U0292650

国家出版基金资助项目

中国针灸大成

Zhongguo Zhenjiu Dacheng Jingluojuan

Compendium of Chinese Acupuncture and Moxibustion

经络卷

总主编／石学敏
执行主编／王旭东 陈丽云 尚 力

经脉图考 清光绪四年刻本

人体经穴脏腑图 清抄彩绘本

节穴身镜 清抄本

湖南科学技术出版社
·长沙·

《中国针灸大成》（第二辑）编委会名单

总 主 编：石学敏（天津中医药大学第一附属医院）

执行主编：王旭东（上海中医药大学）

陈丽云（上海中医药大学）

尚　力（上海中医药大学）

（以下以姓氏笔画为序）

副 主 编：卞金玲（天津中医药大学第一附属医院）

杜宇征（天津中医药大学第一附属医院）

杨丽娜（上海中医药大学）

张建斌（南京中医药大学）

张亭立（上海中医药大学）

倪光夏（南京中医药大学）

编　　委：于莉英　马　泰　马曼华　王旭东　王秋琴　王慕然　卞金玲

卞雅莉　申鹏飞　史慧妍　朱　杰　朱子龙　朱石兵　朱思行

朱蕴菡　庄　艺　衣兰杰　衣兰娟　江杨洋　许　盈　许军峰

孙　增　孙增坤　杜宇征　李　军　李月玮　李星星　杨　杰

杨　涛　杨　萌　杨丽娜　杨艳卓　宋亚芳　张工　张卫茜

张建斌　张亭立　陈杞然　陈丽云　陈雨荟　陈昕悦　林怡冰

尚　力　周　围　周　敏　周文娟　赵炜程　赵晓峰　俞欣雨

施庆武　晁　敏　倪光夏　徐松元　奚飞飞　彭娟娟　戴晓矞

学术秘书：马　泰　宋亚芳　张亭立

序

是书初成，岁在庚子；壬寅将尽，又创续编。华夏天清，神州日朗，国既昌泰，民亦心安。抚胸额首，朋辈相聚酒酣；笑逐颜开，握手道故纵谈。谈古论今，喜看中医盛况；数典读书，深爱针灸文献。针矣砭矣，历史班班可考；焫焉爇焉，成就历历在目。针灸之术，盖吾一生足迹之所跬步蹒跚；集成先贤，乃吾多年夙愿之所魂牵梦绕。湖南科学技术出版社，欲集历代针灸文献于一编，甚合我意，大快我心。吾素好书，老而弥笃，幸喜年将老而体未衰，又得旭东教授鼎力相助，丽云、尚力诸君共同协力，《大成》之作，蒐材博远，体例创新，备而不烦，详而有体。历代针灸著述，美不胜收；各种理论技法，宛在心目。吾深知翰墨之苦，寻书之难；珍本善本，岂能易得？尤其影校对峙，瑕疵不容，若无奉献精神，哪能至此？吾忝列榜首，只是出谋划策；出版社与诸同道，方为编书栋梁。夫万种医书，内外妇儿皆有；针灸虽小，亦医学宝库一脉。《针经》之《问难》，《甲乙》之《明堂》，皇甫谧、王惟一，《标幽赋》《玉龙经》，书集一百一十四种。论、图、歌、文，连类而相继。文献详备，版亦珍奇，法国朝鲜，日本越南，宋版元刻，明清官坊，见善必求，虽远必访。虽专志我针灸，亦合之国策，活我古籍，壮我中华；弘扬国粹，继承发展。故见是书，已无憾。书适成，可以献国家而备采择，供专家而作查考，遗学子而为深耘。吾固知才疏学浅，难为针灸之不刊之梓，尚需方家润色斧削。盼师长悯我诚恳，实乃真心忧，非何求，赐我良教，点我迷津，开我愚钝，正我讹误，使是书趋善近美，助中医药学飞腾世界医学之巅，则善莫大矣！

中国工程院院士

国医大师　石学敏

《中国针灸大成》总主编

穷神极变出针砭　万壑春云一冰台

——代前言

重新认识针灸学

20世纪初，笔者于欧洲巡医，某国际体育大赛前一日，一体育明星腰伤，四壮汉抬一担架，逶迤辗转，访遍当地名医，毫无起色。万般无奈之下，求针灸一试，作死马活马之想。笔者银针一枚，刺入人中，原本动则锥心、嗷嗷呼痛之世界冠军，当即挺立行走，喜极而泣。随行记者瞠目结舌，医疗团队大惊失色——在西方医生的知识储备里，穷尽所有聪明才智，也想不出鼻唇沟和腰部有什么关系，“结构决定功能”的“真理”被人中沟上的一根银针击碎了！

这在中医行业内最平常的针灸技术，却被欧洲人看成“神操作”，恰恰展示了中国传统医学引以为豪的价值观：“立象尽意”。以人类的智慧发现外象与内象的联系，以功能（疗效）作为理论的本源。笔者以为，这是针灸学在诊治疾病之外，对于人类认知世界的重大贡献。亦即：针灸学远远不只是诊疗疾病，更是人类发现世界真理的另一个重要途径。

2018年3月28日，*Science Reports* 杂志发表一篇科学报告，证明了笔者上述观点。国内外媒体宣称美国科学家发现了人体内一个未知的器官，而且是人体中面积最大的一个器官。这一发现能够显著地提高现有医学对癌症以及其他诸多疾病的认知。而这一器官体内的密集结缔组织，实际上是充满流体的间质（interstitium）网络，并发挥着“减震器”的作用。科学家首次建议将该间质组织归为一个完整的器官。也就是说它拥有独立的生理作用和构成部分，并执行着特殊任务，如人体中的心脏、肝脏一样。

基于上述发现是对人体普遍联系方式的一种描述，所以研究中医的学者认为经络就是这样一种结构。人体的十四经脉主要是由组织间隙组成，上连神经和血管，下接局部细胞，直接关系着细胞的生死存亡。经络与间质组织一样无处不在，所有细胞都浸润在组织液中，整体的普遍联系就是通过全身运行的“水”来实现的。事实上，中药就是疏通经络来治病的，这与西药直接杀死病变细胞的药理有着根本的不同。可以这样说，证明了经络的存在，也就间接证明了中药药理的科学性，可以理解为什么癌症在侵袭某些人体部位后更容易蔓延。

笔者认为，中医学者对美国科学家的发现进行相似性印证，或许不那么贴切和完全对应，但是，从整体观念而言，这种发现无疑是西方医学的进步。这也佐证了针灸学知识领域内，古老而晦涩的语言文字里，隐含着朦胧而内涵深远的知识，有待我们深入挖掘研究。

应用现有的科学认知来评价针灸的科学性，我们已经吃尽苦头。“经络研究”进行了几十年，花费无数人力、物力、财力，最终却是一无所获。因为这些研究一直是以西方科学的知识结构、价值观和思维方式来检验古代的成果，犯了本质的错误。“人中”和腰椎、腰肌的关系，任何现代医学知识都是无法证实的，但是我们却硬要在实验室寻找物质基础和有形的联系，终究是没有结果的。古代针刺合谷催产，谁能找到合谷和子宫的关联？若是我们以针灸学的认知为线索，将会获得全新启示，能找到人中与腰部联系通道的人，获得诺贝尔生理学或医学奖将是一件很容易的事。因此，包括中医药学界的学者专家，并未能完全认识到针灸学术的深邃和伟大。我们欠针灸学术一个客观的评价。

不过，尽管科学在不断证实着针灸学的伟大和深奥，但是，在中国传统医学的版图上，无论是古代还是现代，针灸学术的地位，一直处于从属、次要的地位。笔者只有在外国才从事针灸工作，回到中国境内，便重归诊脉开方之途。其中种种隐曲不便展开，但业内视针灸为带有劳作性质的小科的潜意识，却是真实的存在。

再以现存古籍为例，现代中医古籍目录学著作如《中国中医古籍总目》《中医图书联合目录》，收录古籍都在万种以上，但 1911 年以前的针灸类著作数量却不到 200 种。郭霭春先生、黄龙祥先生等针灸文献学家都做过类似的统计，如郭先生《现存针灸医籍》129 种，黄先生《针灸名著集成》180 种（含日本所藏）。且大多是转抄、辑录、类编、汇编、节抄之类，学术含量较高的也就 30 多种。

如今，“中医走向世界”已成为业内共识，但是，准确的说法应该是“针灸走向世界”，遍布欧美、东南亚，乃至非洲、大洋洲的“TCM”，其实都是针灸诊所。由于用药受到种种限制，中药方剂至今未被世界各国广泛接受。中医对世界人民的贡献，针灸至少占 90%以上。因此，全方位审视针灸学的历史地位和医学价值，是中医界必须要做的工作。

此次湖南科学技术出版社策划，针灸学大师石学敏院士领衔，收集现存针灸古籍，编纂一套集成性的针灸文献丛书，为医学界提供相对系统的原生态古典针灸文献，虽然达不到集大成的要求，但至少能满足针灸学者们从事文献研究时看到古籍原貌的愿望，以历史真实的遗存来实现针灸文献的权威性。

历尽坎坷的针灸发展史

从针灸文献的数量和质量上，可以看出针灸学术的地位。其实轻慢针灸技术，这不是现代才有的问题，历史上也曾多次发生类似问题。有高潮也有低谷。

针灸学术最辉煌的时期，莫过于历史的两头：即中医学知识体系的形成阶段和 20 世纪美国总统尼克松访华至今。

一、高光时刻：春秋战国至两汉

春秋战国到西汉时期，是中医学初步成形的时期，药物和药剂的应用还没有成熟，对药物不良反应的认识也不充分，因此，药物的使用受到极大的限制，即便是医学经典著作，《黄帝内经》中也只有13首方剂。而此时的针灸技术相对成熟得多，《灵枢》中针灸理论和技术的内容占比高达80%，文献记载当时针灸主治的疾病几乎涉及人类的所有病种。从现有文献来看，这一时期应该是针灸技术最为辉煌的时期。

汉代，药物学知识日渐丰富，在《黄帝内经》理论指导下，药物配伍理论也得到长足的发展。东汉末年，医圣张仲景著《伤寒杂病论》，完善了《黄帝内经》六经辨治理论，形成了外感热病诊疗体系。该书也是方剂药物运用比较纯熟的标志。仲景治疗疾病的主要方法是方药、针灸，呈针、药并重的态势。至于魏晋皇甫谧之《针灸甲乙经》，则是对先秦两汉针灸学辉煌盛世的全面总结。

此后，方药的发展突飞猛进，势不可挡。诚如笔者在《中医方剂大辞典》第2版“感言”中所述：“《录验方》《范汪方》《删繁方》《小品方》，追随道家气质；《僧深方》《波罗门》《耆婆药》《经心录》，兼修佛学思想……《抱朴子》《肘后方》，为长寿学先导，传急救学仙方。《肘后备急》，成就诺奖；《巢氏病源》，医道大全。《食经》《产经》《素女经》，《崔公》《徐公》《廪丘公》，录诸医经验，载民间验方，百花齐放，蔚为大观……”方药学术，一片繁荣，逐渐成为治疗疾病的主流技术。到了唐代，孙思邈、王焘等人在强盛国力和社会文明的催促下，对方药治疗的盛况进行了总结，《千金要方》《外台秘要》等大型方书是方药技术成为医学主流的写照。

二、初受重创：中唐以降

方药兴起，一段时间内与针灸并驾齐驱，针灸技术在初唐时期在学术界还具有较高地位。杨上善整理《黄帝明堂经》，著《黄帝内经太素》，孙思邈推崇针灸，《千金要方》《外台秘要》中也载录了不少针灸学著作，但都是沿袭前人，未见新作。不仅没有创新，而且出现了对针灸非常不利的信号：王焘在《外台秘要》卷三十九中对针刺治病提出了质疑，贬低针刺的疗效，“汤药攻其内，以灸攻其外，则病无所逃。知火艾之功，过半于汤药矣。其针法，古来以为深奥，今人卒不可解。经云：针能杀生人，不能起死人。若欲录之，恐伤性命。今并不录《针经》，唯取灸法”。这里，王焘大肆鼓吹艾灸，严重质疑针刺，明确提出：我的《外台秘要》只收灸学著作《黄帝明堂经》，不收《针经》，因为针刺会死人！《外台秘要》这样一部权威著作，竟然提出这样的观点，对社会的负面影响可想而知！以至于中唐之后很长一段时间内，社会上只见艾灸，少见针刺，针灸学文献只有灸学著作而无针学之书。这种现象甚至波及日本，当时的唐朝，在日本人心目中可是神圣般的国度，唐风所及，日本的灸疗蔚然成风。

三、再度辉煌：两宋金元

宋代确是中国历史上文化最为繁荣的时代，人文科技在政府的高度重视下得到全面发展。笔者认为，北宋医学最醒目的成就，除了世人熟知的校正医书局对中医古籍的保存和整理之外，王惟一铸针灸铜人，宋徽宗撰《圣济经》，成为三项标志性的成果。

其一，宋代官方设立校正医书局，宋以前所有医学著作得到收集整理，其中包括《针灸甲乙经》等珍贵针灸著作。同时，政府组织纂修的大型综合性医学著作《太平圣惠方》《圣济总录》等，也保留了大量珍贵针灸典籍。

其二，北宋太医院医官王惟一在官方支持下，设计并主持铸造针灸铜人孔穴模型两具，撰《铜人腧穴针灸图经》与之呼应。该书与铜人模型完成了宋以前针灸理论及临床技术的全面总结，对我国针灸学的发展具有深远而重大的影响。

其三，宋徽宗亲自撰述《圣济经》，将儒家思想、伦理秩序全面注入医学知识体系，促进整体思想和辨证论治法则在中医学理论和临床运用等全方位的贯彻运用。在中国五千年历史中，除了《黄帝内经》托黄帝之名外，这是唯一由帝王亲自撰稿的医学书籍。

宋代是中国历史上商品经济、文化教育、科学创新高度繁荣的时代。陈寅恪言："华夏民族之文化，历数千载之演进，造极于赵宋之世。"民间的富庶与社会经济的繁荣实远超盛唐。虽然重文轻武的治国方略导致外族侵略而亡国，但是这个历史时期为人类文明创造了无数辉煌而不朽的文化遗产，其中就包括针灸技术的中兴。

两宋时期，针灸学术的传承和发展是多方位的，不仅有针灸铜人之创新，具有《太平圣惠方》《圣济总录》之存古，更有《针灸资生经》之集大成。

时至金元，窦默（汉卿）在针灸领域独树一帜，成为针灸史上一位标志性人物。其所著《标幽赋》《通玄指要赋》等，完成了对针刺手法的系统总结，印证了《黄帝内经》对手法论述的正确性。并且采用歌赋的形式把幽冥隐晦、深奥难懂的针灸理论表达出来，文字精练，叙述准确，对后世医家影响很大。

由于金元时期针灸书散佚较多，虽然大多内容被明清针灸著作所引录，但终究不利于后世对这一历史时期针灸学成就的认知。就现有文献的学术水平来看，当时对针灸腧穴、刺灸法的研究程度，已经达到了历史最高水平，腧穴主治的内容都已定型，可以作为针灸临床的规范和标准，且高度成熟，一直影响到现在。

因此，可以毫不夸张地说，两宋金元时期是中国针灸从中兴走向成熟的时代，创造了针灸学术的又一个盛世景象。

四、惯性沿袭：明代

明代，开国皇帝朱元璋出身草莽，颇为亲民，对前朝文化兼收并蓄，故针灸术在窦汉卿的总结和普及下，成为解除战火之余灾病之得力手段，而在民间盛行。在临床技艺、操作手法等方面则越来越纯熟。

例如，明初泉石心在《金针赋》中提出了烧山火、透天凉等复式补泻手法，以及青龙摆尾、白虎摇头、苍龟探穴、赤凤迎源等飞经走气法。此后又有徐凤、高武等针灸名家闻名于世，并有著作传世。尤其是杨继洲、靳贤所撰《针灸大成》，是继《针灸甲乙经》《针灸资生经》以后又一集大成者，内容最为详尽，具有较高的学术价值和实用价值。该书被翻译成德文、日文等文字，在世界范围内受到推崇。

明代的针灸学术具有鲜明的特色，即临床较多，理论较少；文献辑录较多，理论创新较少。明代雕版印刷技术发达，书坊林立，针灸书得以广泛传播，但也因此造成了大量抄袭，或抄中有改，抄后改编，单项辑录，多项类编等以取巧、取利、窃名为目的的书籍。大部分存世针灸书都是抄来抄去。从文献的意义上来说，确实起到了存续及传播的作用，但是，就学术发展而言，却缺乏发皇古义之推演、融会新知之发挥。

五、惨遭废止：清代

时至清代，统治在政权稳固后，对中华传统文化的传承和践行，较之前朝有过之而无不及。针灸学术在清代前期尚可延续，乾隆年间的《医宗金鉴》集中医药学之大成，其中《刺灸心法要诀》等，系统记录了古代针灸医学的主要内容，是对针灸学术的最后一次官方总结。道光二年（1882），皇帝发布禁令：废止针灸科。任锡庚《太医院志职掌》：“针刺火灸，终非奉君之所宜，太医院针灸一科，着永远停止。”这一禁令，将针灸科、祝由科逐出医学门墙。此后，针灸的学术传承被拦腰斩断，伴随着“嘉道中衰”，针灸医生完全没有了社会地位，只是因为疗效和廉价，悄悄地转入民间。

从本书收录的文献来看，情况也确实如此，《医宗金鉴》之后，几乎没有像样的针灸类刻本传世，大多是手录之抄本、辑本、节本，再就是日本的各种传本。清晚期，针灸有再起之象，业界出现了公开出版物，但是，比起明代的普及，清代针灸学术几乎没有发展。针灸医生的社会地位彻底沦为下九流，难登大雅之堂，而正是这些民间针灸医生的存在，才使得传统针灸并没有完全失传。

六、现代复兴：近代以来

晚清至民国时期，针灸学开始复兴，民间的针灸医生崭露头角，医界的名家大力提倡，出版书籍，成立学校，开设专科，编写教材……各种针灸文献如雨后春笋，层出不穷。晚清以前数千年流传下来的针灸古籍只有100多种，而同治以后铅字排版、机器印刷迅速普及，仅几十年时间，到1949年新中国成立前的文献综述已达到400多种。

个人以为，晚清以后的针灸复兴，与西学东渐的时代潮流密切相关，当西方的解剖学、生理学理论，临床诊断、外科手术之类的技术成为社会常态时，针灸操作暴露身体之“不雅”就完全不值一提。加之针灸学术的历史积淀和现实疗效，更因为其简便实用和价格优势，自然成为中西医学家青睐的治疗技术。

综上所述，针灸学术发展并非一帆风顺，而是多灾多难。这与使用药物的中医其他分支有很大区别。金代阎明广注何若愚《流注指微赋》言：“古之治疾，特论针石，《素问》先论刺，后论脉；《难经》先论脉，后论刺。刺之与脉，不可偏废。昔之越人起死，华佗愈躄，非有神哉，皆此法也。离圣久远，后学难精，所以针之玄妙，罕闻于世。今时有疾，多求医命药，用针者寡矣。”反复强调前代的针药并用，夸耀名医针技之神奇，而后世的针灸越来越不景气，以至于患者只能“求医命药”，以药为主。其实，金代的针灸学术氛围并不消沉，还是个不错的历史时期，阎明广尚且如此慨叹，可见其他朝代更加严重。究其原因，不外乎以下三个方面。

医生：针灸的操作性很强，需要工匠精神和手工劳作。在中国古代文化传统的“重文轻技”的观念下，凡是能开方治病的，当然不愿动手操作。俗语“君子动口不动手”就是这种观念的世俗化表述。除了出自民间，且为了提高疗效的大医之外，大多数医生多少是有这样的想法。南宋王执中在《针灸资生经》卷二中言：“世所谓医者，则但知有药而已，针灸则未尝过而问焉。人或诘之，则曰是外科也，业贵精不贵杂也。否则曰富贵之家，未必肯针灸也。皆自文其过尔。”“自文其过”，正是这种心态的真实写照。

患者：畏惧针灸是老百姓的普遍心理。《扁鹊心书·进医书表》：“无如叔世衰离，只知耳食，性喜寒凉，畏恶针灸，稍一谈及，俱摇头咋舌，甘死不受。”说是社会上的人只知道道听途说，只要听说施用针灸，死都不肯。除了怕疼怕苦以外，不愿暴露身体，也是畏惧针灸的原因之一。

官府：道光皇帝废止针灸科，理由只有一个，“非奉君之所宜”。也就是中国传统文化中的“忠君”“奉亲”，儒家理学强调“身体发肤，受之父母，不敢毁伤”，针要穿肤，灸要烂肉，这都有违圣人之道，对自己尚且如此，更不用说用这种技术来治疗“君”“亲”之病。除了“不敢毁伤”外，“男不露脐，女不露皮”，暴露身体也是有违圣训的。所以，不惜用强制手段加以禁绝。

其实，无论是平民百姓，还是士者医官，乃至皇帝朝廷，轻视针灸的根本原因，都是根源于儒家伦理纲常。在“独尊儒术”之前，或者儒术不振之时，针灸术就会昌盛。春秋战国百花齐放，所以是针灸的高光时刻；北宋文化昌盛，包罗万象，儒学并未成为主宰，所以平等对待针灸学术；金元外族主政，儒学偃伏，刀兵之下，医学不继，自然推崇针灸。唯有南宋理学兴起，明代理学当道，孔孟之道统治社会，针灸学就会受到制约。这种情况在清代中期到了无以复加的地步，非禁绝不能平其意。

旧时代的伦理确实对针灸术的发展造成了一定的阻碍，但是正如本文标题所说，这是一门学问，是人类认识世界的丰硕成果，正如魏晋时期皇甫谧在《针灸甲乙经·序》中所总结的，“穷神极变，而针道生焉”。穷神极变并不是绞尽脑汁，而是在“内考五脏六腑，外综经络血气色候，参之天地，验之人物……”种种努力之后，方可达成。此类基于天地本质的生命活动，却不是人力所能阻挡。中国针灸，以其原生态的顽强，一直在延续中为人民服务。

200多年前，日本人平井庸信在《名家灸选大成》序言中，已经把药物、针刺、艾灸的适应范围说得很清楚了，对针灸在医学领域中的地位，也有中肯的评价：“夫医斡旋造化，燮理阴阳，以赞天地之化育也。盖人之有生，惟天是命，而所以不得尽其命者，疾病职之由。圣人体天地好生之心，阐明斯道，设立斯职，使人得保终乎天年也，岂其医小道乎哉！其治病之法，则有导引、行气、膏摩、灸熨、刺焫、饮药之数者，而毒药攻其中，针、艾治其外，此三者乃其大者已。《内经》之所载，服饵仅一二，而灸者三四，针刺十居其七。盖上古之人，起居有常，寒暑知避，精神内守，虽有贼风虚邪，无能深入，是以惟治其外，病随已。自兹而降，风化愈薄，适情任欲，病多生于内，六淫亦易中也。故方剂盛行，而针灸若存若亡。然三者各有其用，针之所不宜，灸之所宜；灸之所不宜，药之所宜，岂可偏废乎？非针、艾宜于古，而不宜于今，抑不善用而不用也。在昔本邦针灸之传达备，然贵权豪富，或恶热，或恐疼，惟安甘药补汤，是以针灸之法，寖以陵迟。”而文末所述，是针灸之术在当时日本的态势。鉴于日本社会受伦理纲常的约束较少，所以针灸发展中除了患者畏痛外，实在要比中国简单得多，正因为如此，所以如今我们要跑到日本去寻访针灸古籍。

针灸文献概览

回望历史，中医药古籍琳琅满目，人们常以“汗牛充栋”来形容中医宝库之丰富，但是，针灸文献之数量，只能以凋零、寒酸来形容。如前所述，在现存一万多种中医古籍中，针灸学文献占比还不到百分之二。就本书收载的114种古籍而论，大致有以下几种类型。

一、最有价值的针灸文献

最有价值的针灸文献，指原创，或原创性较高，对推进针灸学术发展作用巨大的著作，如《十一脉灸经》《灵枢》《针灸甲乙经》《针灸资生经》《黄帝明堂经》《铜人腧穴针灸图经》《十四经发挥》《针灸大成》等。

（一）《十一脉灸经》

《十一脉灸经》由马王堆出土帛书《足臂十一脉灸经》《阴阳十一脉灸经》组成，是我国现存最早的经络学和灸学专著，反映了汉代以前医学家对人体生理和疾病的认知状态，与后来发达的中医理论比较，《十一脉灸经》呈现的经脉形态非常原始，还没有形成上下纵横联络成网的经络系统，但是却可以明确看出其与后代经络学说之间的渊源关系，是针灸经络学的祖本，为了解《黄帝内经》成书前的经络形态提供了宝贵的资料。

（二）《黄帝明堂经》

《黄帝明堂经》又名《明堂》《明堂经》，约成书于西汉末至东汉初（公元前138年至公元106年），约在唐以后至宋之初即已亡佚。书虽不存，但却在中国针灸学历史上开创了一个完整的学术体系——腧穴学，是腧穴学乃至针灸学的开山鼻祖。

“明堂”，是上古黄帝居所，也是黄帝观测天象地形和举行重要政治经济文化活动的场所，具有中国文化源头的象征性意义，在远古先民心目中的地位极其崇高。随着文明的发展进步，学术日渐繁荣，人们发现了经络、腧穴，形成对人体生理功能的理性认知，建立了针灸学的基础理论：经络和腧穴。黄帝居于明堂，明堂建有十二宫，黄帝每月轮流居住，与十二经循环相类。黄帝于明堂观察天地时令，又与腧穴流注的时令节律类似。基于明堂功用与经络、腧穴的基本特性的相似性，将记载经络、腧穴特性的书籍命名为《明堂经》。沿袭日久，不断演变，但“明堂”作为腧穴学代名词和腧穴学文献的象征符号，却被历史固定了下来。

《黄帝明堂经》的内容，是将汉以前医学著作中有关腧穴的所有知识，如穴位名称、部位、取穴方法、主治病症、刺法灸法等，加以归纳、梳理、分类、总结，形成了独立的、完整的知识体系。因此，该书是针灸学术发展的标志性成果，也是宋以前最权威的针灸学教科书和腧穴学行业标准。晋皇甫谧编撰综合性针灸著作《针灸甲乙经》，其中腧穴部分多来源于该书。

盛唐时期，政府两次重修该书，形成了两个新的版本，一是甄权的《明堂图》，一是杨上善的《黄帝内经明堂》，又名《黄帝内经明堂类成》。后者较好地保留了《黄帝明堂经》三卷的内容。唐末以后，明堂类著作迅速凋零，几乎荡然无存，所幸本书随鉴真东渡时带至日本，然至唐景福年间（893 年前后）亦仅残存一卷，内容为《明堂序》和第一卷全文。目前日本保存多个该残本的抄本，其中永仁抄本、永德抄本为较早期之抄本，藏于日本京都仁和寺，被日本政府定为“国宝”。清末国人黄以周到日本访书时，得永仁抄本，此书得以回归。本书影印校录了仁和寺的两个版本，这两个版本的书影在国内流传不广，故弥足珍贵。

（三）《针经》和《灵枢》

先秦至汉，我国先后流传过多种名为《针经》的著作，如《黄帝针经》九卷、《黄帝针灸经》十二卷、《针经并孔穴虾蟆图》三卷、《杂针经》四卷、《针经》六卷、《偃侧杂针灸经》三卷、《涪翁针经》、《赤乌神针经》……这些著作现在都已经失传了，在现代中医人心目中，凡是说到《针经》，那一定是指《灵枢》。几乎所有的工具书都称《灵枢》为《针经》。如，今人读张仲景《伤寒论·序》“撰用《素问》《九卷》”，注《九卷》为《灵枢》；读孙思邈《千金要方·大医习业》“凡欲为大医，必须谙《甲乙》《素问》《黄帝针经》、明堂流注……”，注《黄帝针经》为《灵枢》……现今已是定规，固化为中医学的思维定式。

回望历史，这里存在一个难解的历史之谜：在现存历史文献中，《灵枢》作为书名，最早出现在王冰注《素问·三部九候论篇第二十》，此时已是中唐，此前再无痕迹。王冰在《素问》两处不同地方引用了同一段文字，一处称“《针经》曰”，另一处却称“《灵枢经》曰”，全元起《新校正》认为这是王冰的意思：《针经》即《灵枢》。北宋校正医书局则据此将《针经》《灵枢》认定为同一本书而名称不同，并大力推崇，到了南宋史崧编订，《灵枢》已与《素问》等同，登上中医经典的顶峰地位。

更加诡异的是，直到宋哲宗元祐八年（1093）高丽献《黄帝针经》，此前中国从未见到《灵枢》或者相同内容书名不同者。1027 年王惟一奉敕修成《铜人腧穴针灸图经》，国家级的纂修而未见到此书，道理上说不过去。而高丽献书之后的《圣济总录》，也不认这部伟大的巅峰之作，“凡针灸腧穴，并根据《铜人经》及《黄帝三部针灸经》参定”。高丽献书后，《宋志》著录既有《黄帝灵枢经》九卷，也有《黄帝针经》九卷，恰好证明此前将《灵枢》《针经》视作同一著作是有疑问的。

后世史论著述和史家评述，均对《灵枢》存疑多多。如晁公武《读书志》、李濂《医史》以及周学海等，或认为是冒名之作，或认为是后人补缀，或认为即使存在其价值也不如《甲乙经》甚至《铜人针灸经》，而更多人则认为王冰以前即便有《灵枢》，也不能将其认作《黄帝针经》。亦有人认为是南宋史崧对《灵枢》进行了大量增改然后冒名顶替《针经》……

最典型的例证，莫过于历代文献学家均不重视《灵枢》。明代《针灸大成》卷一的《针道源流》可谓是针灸历史考源之作，其中对28种重要针灸著作进行了评述，唯独没有《灵枢》。只是在论述《铜人针灸图》三卷时，称该书穴位："比之《灵枢》本输、骨空等篇，颇亦繁杂也。"说明至少在明代针灸学家心目中，《灵枢》地位并不崇高。

以上存疑，尚需我中医学界深入研究。

（四）《针灸甲乙经》

《针灸甲乙经》成书于三国魏甘露元年（256）至晋太康三年（282）之间，是我国现存最早的针灸学经典著作。作者将前代《素问》《针经》《黄帝明堂经》等针灸经典中的文字加以汇辑类编，首次系统记载人体生理、经络、穴位、针灸法，以及临床应用，成为后世历代针灸著作的祖本。

（五）《铜人腧穴针灸图经》

《铜人腧穴针灸图经》可视为官修腧穴学，属针灸名著之一。

（六）《针灸资生经》

《针灸资生经》系综述性针灸临床著述，内容丰富，资料广博，且有腧穴考证和修正。

（七）《十四经发挥》

《十四经发挥》是经络学重要著作。

（八）《针灸大成》

《针灸大成》是明以前针灸著述之集大成者，也是我国针灸学术史上规模较大较全的重要著作。

二、保留已佚原创书的著作

唐《千金要方》《千金翼方》，保留了大量唐代以前已佚针灸书，如已佚之《甄权针经》，又如《小品方》所引《曹氏灸方》，原书、引书均亡（《小品方》仅剩抄本残卷），但书中内容被《千金要方》载录。尤其是《甄权针经》，作者为初唐针灸的大师级人物，临证实验非常丰富，该书即出自甄氏经验，强调刺法且描述明晰，穴位、刺法与主治精准对应，临床价值和学术价值都非常高。可惜早已亡佚，幸得孙思邈《千金翼方》记述了该书主要内容，这对宋以后针灸学术发展意义非常重大。

《外台秘要》保留了已佚崔知悌《骨蒸病灸方》。

《太平圣惠方》卷九十九保留了早已失传的《甄权针经》和已佚的隋唐间重要腧穴书内容，是宋王惟一《铜人腧穴针灸图经》乃至后世所有《针经》之祖本；卷一百则收录唐代失传之《明堂》，其中包括《岐伯明堂经》《扁鹊明堂经》《华佗明堂》《孙思邈明堂经》《秦承祖明堂》和已失传之北宋医官吴复珪《小儿明堂》，后世所有冠以《黄帝明堂灸经》的各种版本，均是从本书录出后冠名印行，故乃存世《明堂》之祖本。可知该两卷实际上是现存针灸典籍之源头。

《圣济总录》引述了已佚之《崔丞相灸劳法》《普济针灸经》。

《医学纲目》转录了大量金元亡佚的针灸书内容。如，完整保存了元代忽泰《金兰循经取穴图解》一书所附的全部四幅“明堂图”。

以上著作多是综合性医著，亦有针灸专门著作中存有失传古籍的，如《针灸集书》中的《小易赋》，可知前代在蒐集资料、保留遗作方面，建有卓越之功。

三、实用性著作

如前所述，针灸学在其发展过程中遭受颇多摧残，学术发展之路并不顺利，多处于民间实用层面，如《针经摘英》内容简要，言简意赅，是一本简易读本；《扁鹊神应针灸玉龙经》为针灸歌诀；《神应经》临床实用价值较大，颇似临床针灸手册。自明代以后直至晚清，针灸学文献多为循经取穴、临床应用、歌赋韵文等内容，基本上与《针灸大成》大同小异。如《针灸逢源》《针方六集》。另外，辑录、类编、抄录前代文献的著作较多，如《针灸聚英》《针灸素难要旨》等。

再如《徐氏针灸大全》《杨敬斋针灸全书》《勉学堂针灸集成》等，虽然内容都是互相转抄，但是却起到了传播和普及针灸学术的作用。

四、值得研究的针灸文献

上述重要针灸文献都是需要后世深入研究的宝库，如前述《灵枢》的形成发展源流和真相。除此之外，还有一些貌似不重要，其实深藏内涵的文献。

《黄帝虾蟆经》，分9章，借“月中有兔与虾蟆”之古训，记述逐日、逐月、逐年、四时等不同阶段虾蟆和兔在月球上所处位置，与之相应，人体不同穴位、不同经络的血气分布亦不同，由此指出针灸禁刺、禁忌图解、补泻方式等与针灸推拿相关的基础知识。其中有较多费解之处，文字难读，术语生涩。虽列入针灸门类，但是与针灸临床的关系，尚需深入考证和研究。

《子午流注针经》，现代人认为子午流注属古代的时间医学、时间针灸学，但该书内容如何应用到临床，以及其客观评价，亦须深入研究。

《存真环中图》《尊生图要》《人体经穴脏腑图》等彩绘针灸图，可以从古代画师的角度，研究历史氛围下的古代身体观及相关文化。

关于灸学文献

本文标题有“万壑春云一冰台”之句，“冰台”，即艾草。《博物志》：“削冰令圆，举而向日，以艾承其影则得火，故艾名冰台。”在相当长的一个历史阶段内，灸学在针灸领域内占据着统治地位。

现存最早的针灸文献《十一脉灸经》，便是以“灸”命名。有学者据此认为灸法早于针法。但这仅仅是灸法、针法两种医疗技术形成过程中的先后次序问题。待到针法成熟，与灸法并行，广泛运用于临床之后，针灸学术史上有过“崇灸、抑针”的历史现象，而此风至晋唐始盛：晋代《小品》，唐代《外台》，均大肆宣传“针能杀人”，贬针经，崇明堂，甚至以“明堂”作为艾灸疗法的专用定语。这一现象存续多年，历史上也留存有相当数量的灸学专著，或仅以“灸”

字命名的著作。最典型的就是《黄帝明堂灸经》，沿袭者如《西方子明堂灸经》，也有临床灸学如《备急灸法》，甚至单穴灸书，如《灸膏肓腧穴法》。此风东传，唐以后日本有专门的灸家和流派，灸学著作众多，如《名家灸选》《灸草考》《灸焫要览》等灸学专著。明清时期，也曾出现过艾灸流行的小高潮，出现了《采艾编》《采艾编翼》《神灸经纶》等著作。

其实，有识之士一直提倡多法并举，根据病人需要而采用不同疗法。约在公元前 581 年(鲁成公十年)，《左传》记载医缓治晋侯疾，称“疾不可为也，在膏之上，肓之下，攻之不可，达之不及”，据杜预注，此处的“攻”即灸，“达”即针。《灵枢·官能》：“针所不为，灸之所宜”。可见，一个全面的医生，应该针灸并重，各取所长。如果合理使用，效果很好，如《孟子·离娄·桀纣章》：“今之欲王者，尤七年之病，求三年之艾。”

不过，文献记载中的艾灸，尽管有种种神奇疗效的宣传，但却和现代艾灸是完全不同的治疗方法。尽管现代针灸学著作上介绍艾灸有“直接灸”“间接灸”两大类，但如今直接灸几乎绝迹，临床全都是温和舒适的间接灸。

古代多用直接灸、化脓灸，用大艾炷直接烧灼皮肤，结果是皮焦肉烂，感染化脓，然后等待灸疮结痂。灸学著作中还要告诫医患双方：“灸不三分，是谓徒冤。”——烧得不到位，等于白白受罪。因此，此法无异于酷刑加身。为了减轻患者痛苦，古人只得麻醉患者，让他们服用曼陀罗花和火麻花制成的“睡圣散”，麻翻后再灸。

“睡圣散”之类的麻醉药只能减轻当时疼痛，灸后化脓成疮，依旧难熬，因此，到了清代，终于有人加以变革，产生了“太乙神针”之法，此法类似于后世“间接灸”。这种创新，在崇古尊经的时代，容易遭受攻击，被指离经叛道，于是编造出种种神话故事，或称紫霞洞天之异人秘授，或称得之汉阴丛山之壁神授古方……都是时人假托古圣之名，标榜源远流长，以示正宗之惯用套路。尽管此法经过不断渲染，裹上神秘的面纱，但其本质却很简单：药艾条、间接灸而已。此类书籍有《太乙神针心法》《太乙神针》《太乙离火感应神针》等。

古代的直接灸（化脓灸）过于痛苦，现今已不再用，而是采用艾条、温针，更有为方便而设计出温灸器。即便用直接灸的方法，也不会让艾炷烧到皮肉，而是患者感觉热烫，即撤除正在燃烧的艾炷，另换一炷，生怕烫伤，有医院将烫伤起泡都要算作医疗事故。其实，古代的烧灼皮肉虽然痛苦，但真的能够治疗顽疾，诸如寒痹（风湿性关节炎、类风湿关节炎）、顽固性哮喘等，忍受一两次痛苦，可换取顽疾消除。如何取舍？我以为更应以患者意愿为主。

总之，古今艾灸文献中同样蕴含着无数值得探索的秘密，即便是温和的间接灸，也有无穷无尽的待解之谜。笔者常用艾灸治疗子宫内膜异位症所致顽固痛经，仅用足三里、三阴交两个穴位，较之西医的激素、止痛药更为有效，而现今流行的“冬病夏治”三伏药灸，防治“老寒腿”“老寒喘”“老寒泻”，更是另有玄机。

本书编纂概述

2016 年，石学敏院士领衔，湖南科学技术出版社组织申报，《中国针灸大成》入选“十三五”国家重点图书出版规划项目，2022年又获国家出版基金资助，自立项始，距今已有7年。笔者在石院士领导下，在三所院校数十位师生的大力协助下，为此书工作了整整6年。至此雏形初现之时，概述梗概，以志备考。

一、本书的体例和版式

石院士、出版社决定采用影印加校录的体例，颇有远见卓识。但凡古籍整理者，最忌讳的就是这种整理方式，因为读者不仅能看到现代简体汉字标点校录的现代文本和相关校注，更能看到古代珍贵版本的书影，只要整理者功力不足，出现任何错漏，读者立马可以通过对照原书书影而发现。上半部分的书影如同照妖镜，要求录写、断句、标点、校勘不能出一点错误。因此，这种出版形式，对校订者要求极高。出版物面世后，一定会招致方家吹毛求疵，因此具有一定的风险。然而，总主编和出版社明知如此，仍然采用影校对照形式，一是要以此体现本书整理者和出版社编校水平，二是从长远计，错误难免，但是可以通过未来的修订增减，终将成为各种针灸古籍的最佳版本。

本书收录历代针灸古籍共114种，上至秦汉，下至清末，基本涵盖中医史上各个朝代的代表性针灸文献，为全面反映古代针灸学的国际传播，还选收了部分日本、朝鲜、越南等国家的针灸古籍。全书兼收并蓄，溯源求本，是历史上最全面的针灸文献大成。

每种古籍由三部分组成：原书书影、简体汉字录写及标点、校勘与注释。在古籍整理领域，这些内容本应分属影印、点校等不同形式的出版方式，本书将其合为一体，于一页之中得窥原貌和整理状况，信息量是普通古籍整理的数倍。

中医古籍中的文字极不规范，通假、古今、繁简、避讳、俗字等异位字比比皆是，较之正统古籍，中医的世俗化、平民化特点则使得刻书、抄书者求简、求便、求速，更是导致文字混杂，诸如：

“文、纹”“掖、腋”“齐、脐”“王、旺”“鬲、膈”“支、肢”“已、以”“指、趾”“旁、傍”“写、泻”“大、太”“宛、脘”“宛、腕”“窌、髎”“腧、俞、输”“虐、疟”“契、瘈”“累历、瘰疬”……

本书所收古籍中，上述文字互用、代用、混用现象十分严重，如果原字照录，则录写出来的文字必定混乱不堪，影响现代读者阅读；若按照一般古籍校注规范，分别予以注释，则因版面所限，注不胜注。因此，本书录写部分遵循通行原则，在不产生歧义的原则上，予以规范化处理，或在首见处标注，以方便现代学者阅读。

二、本书的版本访求和呈现

为体现本书作者发皇针灸古籍的初心，对版本选择精益求精，千方百计获取珍本善本图书。这在当前一些藏书单位自矜珍秘、秘不示人，或者高价待沽、谋求私利的现状下，珍贵版本的访求难上加难。本书收录的114种古籍书影，虽不能尽善尽美，但已经殚精竭虑，尽呈所能，半数以上都是行业内难以见到的古籍。将如此众多珍贵底本展示给读者，凸显了本书的特色。

学术研究到了一定水平，学者最大的心愿便是阅读原书，求索珍本。石院士、出版社倾尽心力，决心以版本取胜，凸显特色。特别是为了方便学者研究，对一些版本的选择独具匠心，如《针灸甲乙经》，校订者在拥有近10种版本的基础上，大胆选用明代蓝格抄本，就是为学界提供珍稀而不普及的资料。

此外，本书首次刊行面世的，有不少是最新发现的孤本或海外珍藏本，有些版本连《中国中医古籍总目》等目录学著作中都未曾收录。现举例如下。

《铜人腧穴针灸图经》三卷：明正统八年（1443）刻本，该版本为明代早期刻本，仅存孤本，藏于法国国家图书馆。而国内现存最早版本为明代天启年间（1621年后）三多斋刻本。

《神农皇帝真传针灸经》与《神农皇帝真传针灸图》合编：著者不详，成书于明代。此二书国内无传本，无著录，仅日本国立公文书馆内阁文库及京都大学图书馆各有一抄本，亦为本书访得。

《十四经穴歌》：未见著录，《中国中医古籍总目》等中医目录学著作亦无著录。本书收载底本为清代精抄本。

《针灸集书》：成书于明正德十年（1515）。书中"小易赋"则是已经失传的珍贵资料。卷下"经络起止腧穴交会图解"，以十四经为单位，介绍循行部位和所属腧穴。此与《针灸资生经》等前代针灸书以身体部位排列腧穴的方式有明显不同。本书国内仅存残本（明刻朝鲜刊本卷下）一册，足本仅有日本国立公文书馆藏江户时期抄本一部，故本书所收实际上就是孤本，弥足珍贵，亦为首发。

《十四经合参》：国内失传，《中医联合目录》《中国中医古籍总目》等目录学著作均未著录，现仅存抄本为当今孤本，藏于日本宫内厅书陵部。此次依照该本影印刊出。

《经络考略》：清抄孤本，《中医联合目录》《中国中医古籍总目》等目录学著作均无著录。原书有多处缺文、缺页、装订错误导致的错简，现均已据相关资料补出或乙正。

《节穴身镜》二卷：张星余撰。张氏生平里籍无考，书成何时亦无考。但该书第一篇序言作者为"娄东李继贞"，李氏乃明万历年间兵部侍郎兼右都御史，其余两篇序言亦多次提及"大中丞李公"，则此书必成于万历崇祯年间无疑。惜世无传承，现仅有孤抄本存世，抄年不详。本书首次整理出版。

《经穴指掌图》：湖南中医药大学图书馆藏有明崇祯十二年（1639）抄本残卷18页。现访得日本国立公文书馆内阁文库藏有明崇祯年华亭施衙啬斋藏板，属全帙。本书即以该版录出并点校刊印。

《凌门传授铜人指穴》：未见文献著录，仅存抄本。本书首次点校。

《治病针法》：是《医学统宗》之一种。《医学统宗》目前国内仅存残本一部。现访得日本京都大学图书馆藏明隆庆三年（1569）刊本，属全帙，今以此本出版。

《针灸法总要》：抄本，越南阮朝明命八年（1827）作品。藏越南国家图书馆。国内无著录，本书首次刊出。

《选针三要集》一卷：日本杉山和一著，约成书于日本明治二十年（1887）。国内仅有1937年东方针灸书局铅印本及《皇汉医学丛书》等排印本。今据富士川家藏本抄本影印。

《针灸捷径》两卷：约成书于明代正统至成化年间（1439—1487）。本书未见于我国古籍著录，亦未见藏本记载。书中有现存最早以病证为纲的针灸图谱，颇具临床价值，亦合乎书名“捷径”之称。此次刊印，以日本宫内厅藏明正德嘉靖间建阳刊本为底本，该藏本为海外孤本，有较高的针灸文献学价值。

《太平圣惠方·针灸》：本书采用宋代刻（配抄）本为底本，该版本极其珍贵，此次是该版本首次以印刷品形式面世。

以上所列书目，或首次面世，或版本宝贵，仅此一项，已无愧于学界，造福读者。

三、针灸文献的学术传承和素质养成

目前中医药领域西化严重，一切上升渠道都要凭借实验研究、临床研究，而文献整理挖掘研究的现状，只能用“惨不忍睹”来形容。俗语有“心不在马”之譬，原本形容不学无术之人，本书编纂之初，文献专业的研究生居然实证了这个俗语：交来的稿子中，所有的“焉”字全都录作“马”字！而且不是个别人！此情此景，看似搞笑，实则心酸。

通过6年多的工作，老师们不断审核，学生们不断修改，目前的书稿，至少在繁体字识读上，参与者的水平与6年前判若两人。实践出真知，实战锻炼人，本书编委会所有成员有共同体会：在当前的学术大环境下，此书并不能带来业绩，然而增长学问，养成素质，却是实验研究和SCI论文中得不到的。

文献、文化研究的学术氛围，目前依然不是很景气。本书编纂一半之时，本人年届退休，因有重大项目在身，必须完成后方可离任，书记因此热情挽留，约谈返聘，然最终还是不了了之，其中因果未明。本书编纂也因此陷入困境。所幸上海中医药大学青睐，礼聘于我，在人力、物力上大力支持，陈丽云、尚力教授亲力亲为，彰显了一流大学重视人才的气度和心胸，也使得本书得以顺利完成。谨此向上海中医药大学致敬、致谢！

成稿之余，颇有感慨，现代人多称“医者仁心”，其实，仅仅靠“仁心”是当不好医生的。明代裴一中在《言医·序》中言：“学不贯古今，识不通天人，才不近仙，心不近佛者，宁耕田织布取衣食耳，断不可作医以误世。”本书所收所有古籍，都可以让我们学贯古今，识通天人，有神仙之能，有慈悲之心，成为一名真正的医者。

上海中医药大学科技人文研究院教授
《中国针灸大成》执行主编　王旭东

目录

经脉图考

〔清〕陈惠畴 撰　朱蕴菡 校订

清光绪四年刻本

《经脉图考》四卷，清代陈惠畴（字寿田）撰，成书于清道光十八年（1838）。作者认为医者须别脏腑，明经脉，通晓人体生理机制，方能内外通达，临证有据，故采撷古籍中有关经络、内景、骨度等记述，参考会通，发明前哲，辨其讹谬，撰成此书。卷一总论人体内景、周身骨度及经脉循行要穴等；卷二、卷三为十二经脉循行路线、经穴部位名和主病、图像及歌诀；卷四论奇经八脉循行、主病及诸部经络循行发明，对于全身各部的经络分布考证较详。书中插图较细致精确，并对一些穴位的考证提出了作者个人的看法。此次据清光绪四年（1878）黎培敬刻本影印并录出、校订。

序

憶余髫齡時即耳同里陳壽田先
生名咸謂其精於醫也後聞摹
刻銅人圖行世余時方習舉子業
亦不暇考究及此通籍後服官來
黔地僻鮮藏書且兵燹既久疫癘

經脈圖考 序 一

流行為補刊溫證條辨及寒溫條
辨各醫書通行各屬歲丁丑表兄
馬雲牧封翁以先生所著經脈圖考
一書寄余余展讀再三見其講求經
絡考證脈源旁搜博採引授確鑿
為業醫家所必不可少之書雲牧

序

忆余髫龄时，即耳[①]同里陈寿田先生名，咸谓其精于医也。后闻《摹刻铜人图》行世，余时方习举子业，亦不暇考究及此。通籍[②]后服官来黔，地僻，鲜藏书，且兵燹既久，疫疠流行，为补刊《温证条辨》及《寒温条辨》各医书通行各属。岁丁丑，表兄马云牧封翁，以先生所著《经脉图考》一书寄余。余展读再三，见其讲求经络，考证脉源，旁搜博采，引据确凿，为业医家所必不可少之书。云牧

①耳：听说。
②通籍：新官通报名籍于朝廷。

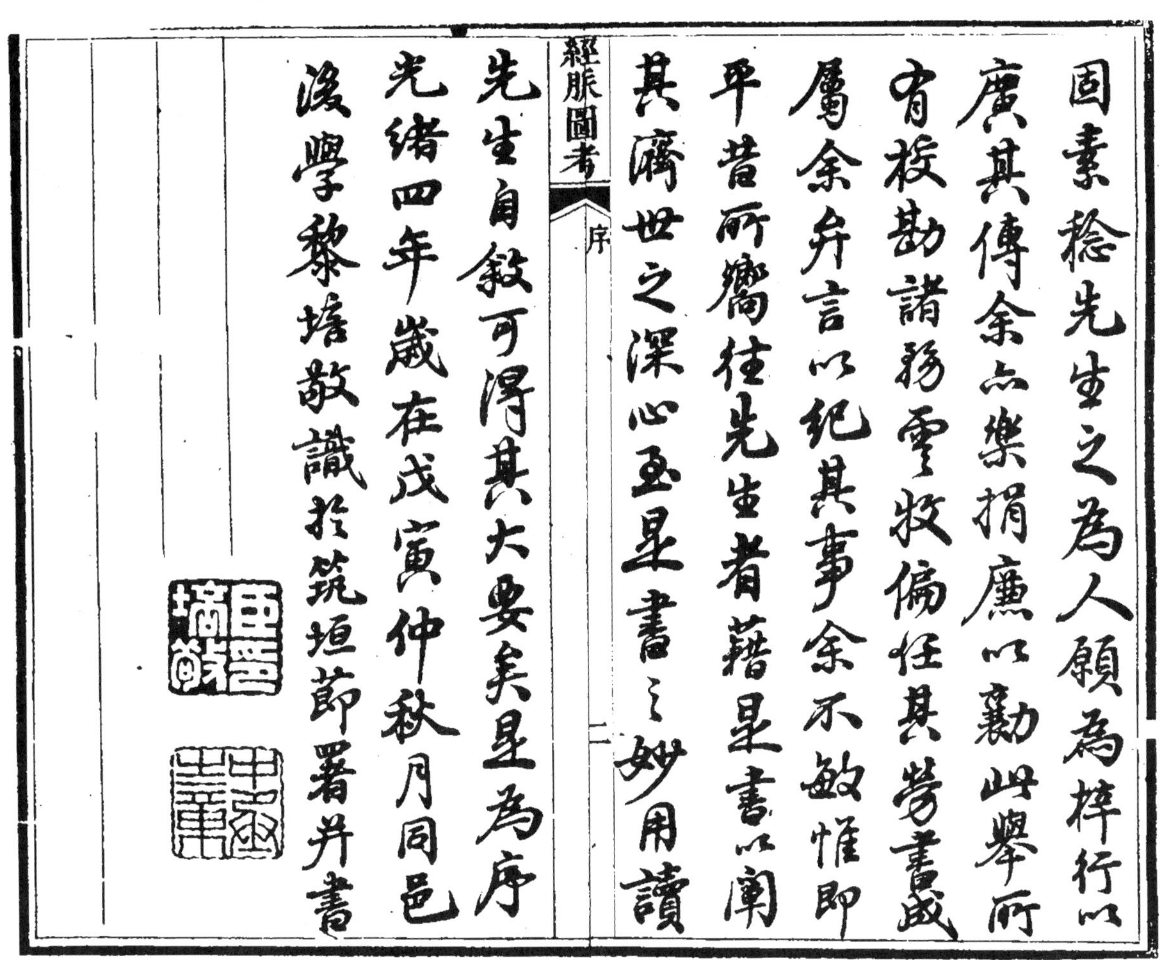

固素稔先生之为人，愿为梓行，以广其传。余亦乐捐廉以襄此举，所有校勘诸务，云牧偏任其劳，书成属余弁言以纪其事，余不敏，惟即平昔所向往先生者，藉是书以阐其济世之深心，至是书之妙用，读先生自叙可得其大要矣，是为序。

光绪四年 岁在戊寅仲秋月 同邑后学黎培敬识于筑垣节署并书

序

陸敬輿有活國活人之稱范希文有良相良醫之慕古君子以仁存心大用之則為良相活國小用之則

為良醫活人若取良醫之術表而彰之以公諸世斯又良相活國之心分而用之活人也我姑丈陳公壽田先生天姿英邁隱於岐

序

陆敬舆有活国活人之称，范希文有良相良医之慕，古君子以仁存心，大用之则为良相活国，小用之则为良医活人。若取良医之术，表而彰之，以公诸世，斯又良相活国之心，分而用之，活人也。我姑丈陈公寿田先生，天资英迈，隐于岐

黃每視人病百不失一晚
年憫醫學之逐末而弃本
也爰纂經脈圖考四編一
骨一絡辨正詳明表裏孔
穴朗若列眉後有學者不

難循是而參妙奧於戲先
生歿垂四十餘年景其術
者稱之頌之習其業者宗
之仰之獨惜是書未克遽
行於世耳丁丑春仲姻家

黄，每视人病，百不失一，晚年悯医学之逐末而弃本也，爰纂《经脉图考》四编，一骨一络，辨正详明，表里孔穴，朗若列眉[①]。后有学者，不难循是而参妙奥。于戏！先生殁垂四十余年，景其术者称之颂之，习其业者宗之仰之，独惜是书未克遽行于世耳。丁丑春仲姻家

①朗若列眉：喻真切无疑。

子陳壽焜遊黔篋中適攜
是編黎簡堂中丞見而悅
之捐廉百金命焜付梓閱
今夏而工竣書来屬予為
之序予維中丞奉

天
子命巡撫一方其所以活
黔之民者吾不得周知第
即疇昔所學決之蓋駸駸
乎有古相臣風焉異時入
叅密勿調和中外燮理陰

子陈寿焜游黔，箧中适携是编，黎简堂中丞见而悦之，捐廉百金，命焜付梓，阅今夏而工竣，书来属予为之序，予维中丞奉天子命巡抚一方，其所以活黔之民者，吾不得周知，第即畴昔所学决之，盖骎骎[1]乎！有古相臣风焉，异时入参密勿[2]，调和中外，燮理阴

①骎骎（qīn qīn）：形容事物日趋进步强大。
②入参密勿：参予重要机密，借指位高权重。

陽在中丞必有措之裕如
者今且於公餘之暇留心
方術鋟善本而惠生靈是
真能以陸范之身心陸范
之心也夫相之良者非徒

諳刑名精法律之謂其謂
殫格致誠正之業馴至脩
齊治平財成輔相俾無一
民一物不得其所夫而后
為有本之學即醫何獨不

阳，在中丞必有措之裕如者，今且于公余之暇留心方术，锓善本而惠生灵，是真能以陆范之身，心陆范之心也。夫相之良者，非徒谙刑名，精法律之谓，其谓殚格致诚正之业驯，至修齐治平，财成辅相[①]，俾无一民一物不得其所。夫而后为有本之学，即医何独不

①财成辅相：典出《易·大畜》："财成天地之道，辅相天地之宜。"指遵循、顺从天地之道。

然近世醫師大都攟摭古
方觕識藥性出而操斯人
生死之權茍且耳僥倖耳
茲編行而后天下習斯術
者知以靈素為根本由是

辨腠理考脈絡通神入聖
途徑在斯則所全活不可
勝計其為功德詎在良相
下哉噫微先生是書不足
副中丞濟世之忱微中丞

然？近世医师大都攟摭[1]古方，粗识药性，出而操斯人生死之权，苟且耳，侥幸耳！兹编行而后，天下习斯术者，知以《灵》《素》为根本，由是辨腠理，考脉络，通神入圣，途径在斯，则所全活不可胜计，其为功德，讵在良相下哉！噫！微先生是书，不足副中丞济世之忱；微中丞

①攟摭（jùn zhí）：亦作“攈摭”。摘取；搜集。

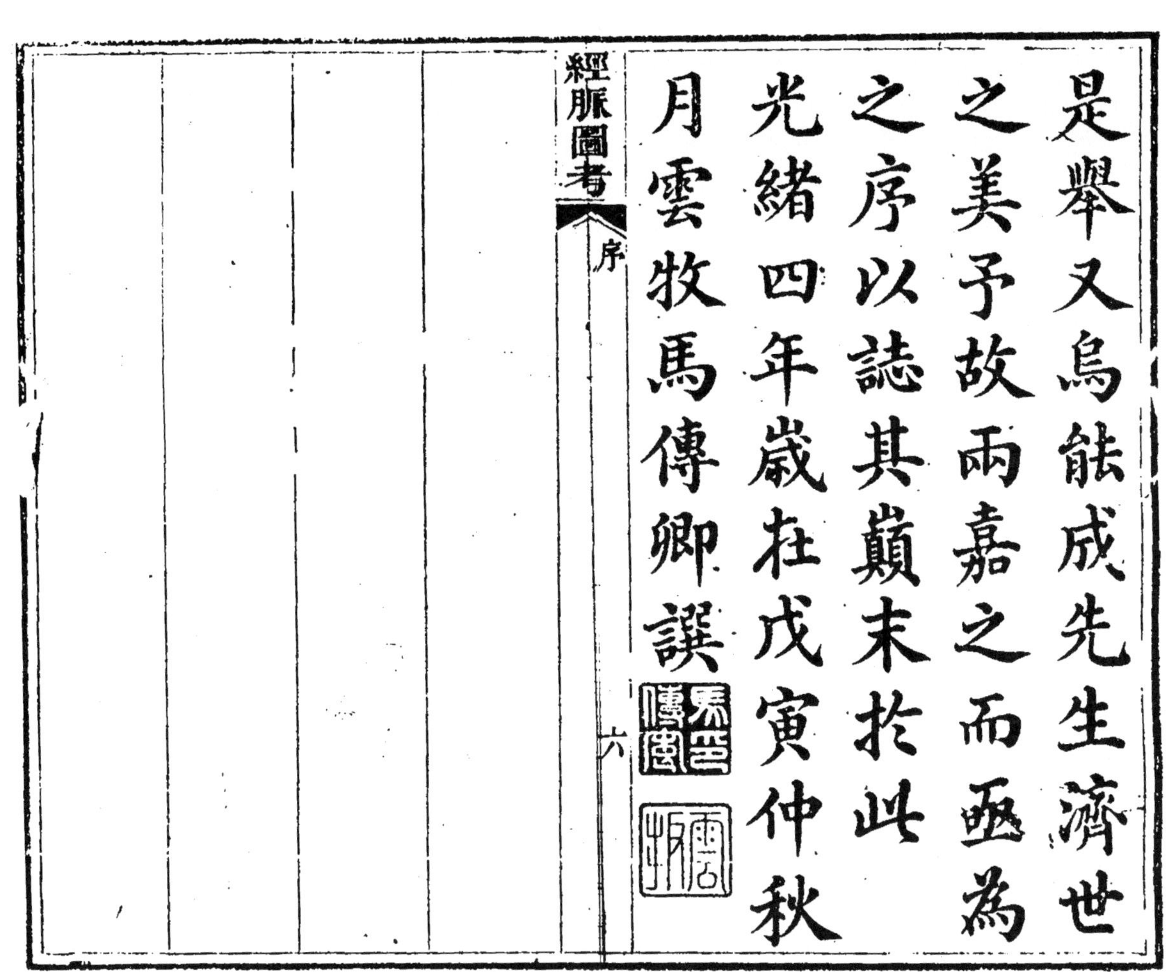

是举，又乌能成先生济世之美？予故两嘉之，而亟为之序，以志其巅末于此。

光绪四年 岁在戊寅仲秋月 云牧马传卿撰

自序

陳惠疇壽田氏撰

天地萬物之橐也涽陽無計量者天之爲天乎化生無法崖者地之爲地乎然虛滿離合流化遍所其神固妙於莫窮其體實貞於不變故圓而無端者天也而推以九野之法凡日星之垂象者天之大體可知矣廣而無極者地也而循以兩界之說凡河嶽之成形者地之大體可識矣暨之天左舒而起牽牛地右闢而起畢昴東西南朔經緯燦然而天地之體畢彰惟天因人惟人象天人身一小天地也欲習岐黃者是又烏可不詳予幼

攻制舉潦倒名場迄無成就遂決然舍去肆力於醫夫醫之爲道非徒鞭治百草也人受天地之中以生太和蘊釀實與同體天有四時五行人有四支五臟和而爲雨怒而爲風凝而爲霜雪張而爲虹蜺此天地之常數也呼吸吐納精氣貫通流而爲營衛彰而爲氣色發而爲聲音此人之常數也五緯盈縮星辰錯行日月薄蝕孛彗飛流天地之危沴也寒暑不時天地之蒸否也石立土踊天地之贅瘤也山崩土陷天地之癰疽也奔風暴雨天地之喘乏也川瀆竭涸天地之枯焦也惟人亦然蒸則

自序

陈惠畴寿田氏撰

天地，万物之橐也。涽阳无计量者，天之为天乎；化生无法崖者，地之为地乎！然虚满离合，流化遍所，其神固妙于莫穷，其体实贞于不变。故圆而无端者，天也，而推以九野之法，凡日星之垂象者，天之大体可知矣。广而无极者，地也，而循以两界之说，凡河岳之成形者，地之大体可识矣。暨之天左舒而起牵牛，地右辟而起毕昂。东西南朔，经纬灿然，而天地之体毕彰，惟天因人，惟人象天，人身一小天地也。欲习岐黄者，是又乌可不详？予幼攻制举，潦倒名场，迄无成就，遂决然舍去，肆力于医。夫医之为道，非徒鞭治百草也。人受天地之中，以生太和蕴酿，实与同体，天有四时五行，人有四肢五脏，和而为雨，怒而为风，凝而为霜雪，张而为虹蜺，此天地之常数也。呼吸吐纳，精气贯通，流而为营卫，彰而为气色，发而为声音，此人之常数也。五纬盈缩，星辰错行，日月薄蚀，孛彗飞流，天地之危沴也；寒暑不时，天地之蒸否也；石立土踊，天地之赘瘤也；山崩土陷，天地之痈疽也；奔风暴雨，天地之喘乏也；川渎竭涸，天地之枯焦也。惟人亦然，蒸则生熱否則生寒結而爲贅瘤陷而爲癰疽奔而爲喘乏竭而爲枯焦且形見於外而診實發於內蓋至乖戾而有疾則必有其得疾之處苟昧其處而妄加調劑是猶以水投石抱薪救火無惑乎方之不靈而病之益憊也予業此有年今老矣雖乏生枯起朽之術竊謂治病者必列別臟腑端絡經脈週身部節不爽毫釐乃能由外達內窮及根蒂得其受病之由而施其補救之術因留心古籍參考會通發明前哲辨其訛謬圖而正之書成曰經脈圖考庶權度規矩不迷所設而芸芸衆生卽以同登仁

壽也夫天地有疾聖人正之以至德輔之以人事人有疾良醫導之以藥石救之以針灸固欲培其元善之氣而葆其太和之體也昔管子之言曰人能正靜皮膚寬裕耳目聰明筋伸而骨堅始足戴大圓而履大方是則予管窺蠡測之意也夫

生热，否则生寒，结而为赘瘤，陷而为痈疽，奔而为喘乏，竭而为枯焦。且形见于外，而诊实发于内，盖至乖戾而有疾，则必有其得疾之处，苟昧其处而妄加调剂，是犹以水投石，抱薪救火，无惑乎？方之不灵，而病之益惫也。予业此有年，今老矣，虽乏生枯起朽之术，窃谓治病者，必列别脏腑，端络经脉，周身部节，不爽毫厘，乃能由外达内，穷及根蒂，得其受病之由，而施其补救之术。因留心古籍，参考会通，发明前哲，辨其讹谬，图而正之。书成曰《经脉图考》，庶权度规矩，不迷所设，而芸芸众生，即以同登仁寿也。夫天地有疾，圣人正之，以至德辅之以人事；人有疾，良医导之，以药石救之。以针灸固欲培其元善之气，而葆其太和之体也。昔管子之言曰：人能正静，皮肤宽裕，耳目聪明，筋伸而骨坚，始足戴大圆而履大方。是则予管窥蠡测之意也夫！

凡例

一經脈爲醫學之首務而內景爲尤切何者洞垣窺藏之技世不再覩欲窺其藏探其府必藉圖摸索故書以內景賦居前而圖居後兼且考定差訛合其經旨使學者熟讀其賦繼玩其圖然後深求乎靈素之藏象陰陽豈不彰明較著毫髮無遺也哉

一銅人骨度經脈氣穴前賢已有圖而言之者惜乎其略而不詳惟介賓暨我

朝

御定醫宗金鑑悉而言之又皆散在鍼刺門而學者以鍼刺爲失傳多置而不察不知百病之生也始於皮膚傳舍於絡傳舍於經傳舍於輸傳舍於伏衝之脈經曰治病必求其本者十二經脈也十二經脈又本之於軀殼腔子軀殼腔子又皮有分部脈有經紀筋有結絡骨有度量其所生病各異別其分部左右上下陰陽所在而病之終始得矣何可置而不察哉今頗深思研慮者正營行次序穴屬尺寸起止彙爲四卷以

凡例

〇经脉为医学之首务，而内景为尤切。何者？洞垣窥藏之技，世不再睹，欲窥其脏，探其腑，必藉图摸索，故书以内景赋居前，而图居后，兼且考定差讹，合其经旨，使学者熟读其赋，继玩其图，然后深求乎。《灵》《素》之藏象阴阳，岂不彰明较著，毫发无遗也哉！

〇《铜人》骨度经脉气穴，前贤已有图而言之者，惜乎其略而不详。惟介宾暨我朝御定《医宗金鉴》，悉而言之，又皆散在针刺门，而学者以针刺为失传，多置而不察。不知百病之生也，始于皮肤，传舍于络，传舍于经，传舍于输，传舍于伏冲之脉。经曰：治病必求其本者，十二经脉也。十二经脉又本之于躯壳腔子，躯壳腔子又皮有分部，脉有经纪，筋有结络，骨有度量。其所生病各异，别其分部左右上下，阴阳所在，而病之终始得矣，何可置而不察哉！今颇深思研虑者，正营行次序、穴属尺寸起止，汇为四卷以

示初學入門之首務焉
一奇經八脈固爲正經流溢之氣然內温藏府外濡腠理無一
不相隨於上下苟不分圖別類何能得其旨趣而李時珍闡
其蘊奥非不獨開生面但其中所言帶脈陰蹻陽維三脈俱
有差失用是裒合內經及諸名家釐正舛錯分圖立說非敢
師心自用原俾循經者如明鏡之鑑物無一不照故也
一經脈營行雖有圖分縷晰而會合週環殊難了了再於諸經
分晰部位核其各經之循於頭者會通頭部循行面目頸項

耳口唇舌胸脇背腹手肘足膝諸部至於谿谷左右四關四
末十二原以及藏府腧屬無不畢備可爲頂門之鍼

示初学入门之首务焉。

〇奇经八脉固为正经流溢之气，然内温脏腑，外濡腠理，无一不相随于上下。苟不分图别类，何能得其旨趣。而李时珍阐其蕴奥，非不独开生面，但其中所言带脉、阴跷、阳维三脉，俱有差失，用是裒[1]合《内经》及诸名家，厘正舛错，分图立说，非敢师心自用，原俾循经者，如明镜之鉴物，无一不照故也。

〇经脉营行，虽有图分缕晰而会合周环，殊难了了。再于诸经分晰部位，核其各经之循于头者，会通头部循行、面目颈项、耳口唇舌、胸胁背腹、手肘足膝诸部，至于溪谷左右、四关四末、十二原以及脏腑腧属，无不毕备，可为顶门之针。

①裒（póu）：聚集。

經脈圖考目錄

经脉图考目录

標本運氣歌　十一募穴歌
八會穴歌　前面頸穴總圖
胸腹總圖　後頭項穴總圖
背部總圖　側面肩項總圖
側脇肋總圖　陰手總圖
陽手總圖　陰足總圖
陽足總圖

卷二

手大陰肺經循行圖　肺經循行經文
肺經穴圖　肺經藏象圖
肺經循行主病總歌　肺經穴歌
取穴分寸並正筋別本標
手陽明大腸經循行圖　大腸經循行經文
大腸經穴圖　大腸經府象圖
大腸經循行主病總歌　大腸經穴歌
取穴分寸並正筋別本標

标本运气歌　十一募穴歌
八会穴歌　前面颈穴总图
胸腹总图　后头顶穴总图
背部总图　侧面肩项总图
侧胁肋总图　阴手总图
阳手总图　阴足总图
阳足总图

卷二

手太阴肺经循行图　肺经循行经文
肺经穴图　肺经脏象图
肺经循行主病总歌　肺经穴歌
取穴分寸并正筋别本标
手阳明大肠经循行图　大肠经循行经文
大肠经穴图　大肠经腑象图
大肠经循行主病总歌　大肠经穴歌
取穴分寸并正筋别本标

卷三

卷三

卷四

卷四

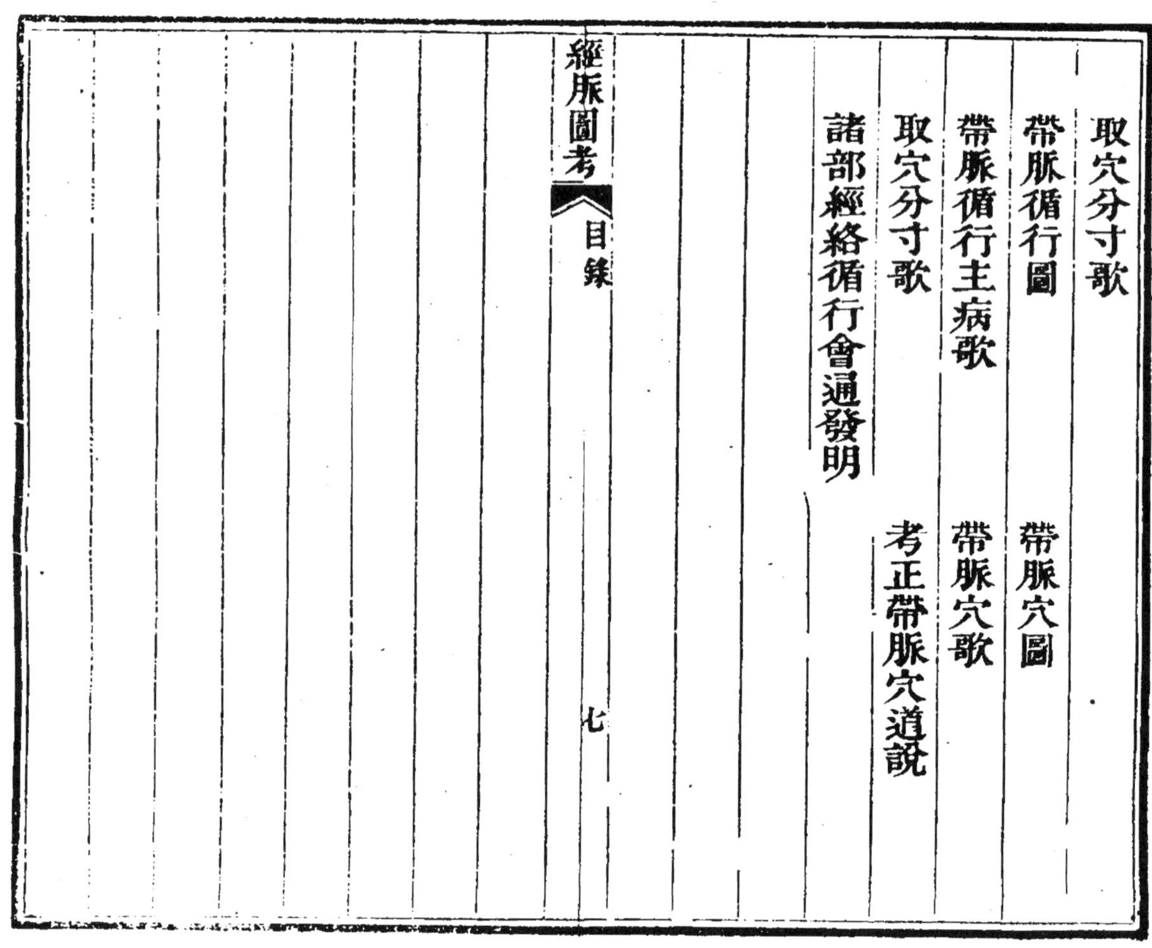

經脈圖考　目錄　七

經脈圖考卷一

湘潭陳惠疇壽田著

內景賦

嘗計夫人生根本兮由乎元氣表裏陰陽兮升降沉浮出入運行兮周而復始神機氣立兮生化無休經絡兮行乎肌表藏府兮通乎咽喉喉在前其形堅健咽在後其質和柔喉通呼吸之氣氣行五藏咽爲飲食之道六府源頭氣食兮何能不亂主宰者會厭分流從此兮下咽入膈藏府兮陰陽不侔五藏者肺爲

華蓋而上連喉管肺之下心包所護而君主可求此卽膻中宗氣所從膈膜周蔽清虛上宮脾居膈下中州胃同膜連胃左運化乃功肝葉障於脾後膽府附於葉東兩腎又居脊下腰間有脈相通主閉蟄封藏之本爲二陰天一之宗此屬喉之前竅精神須賴氣充又如六府陽明胃先熟腐水穀胃脘通咽上口稱爲賁門穀氣從而散宣輸脾經而達肺誠藏府之大源歷幽門之下口聯小腸而盤旋再小腸之下際有闌門者在焉此泌別之關隘分清濁於後前大腸接其右道渣穢於大便膀胱無上

经脉图考卷一

湘潭陈惠畴寿田著

内景赋

尝计夫人生根本兮，由乎元气；表里阴阳兮，升降沉浮；出入运行兮，周而复始；神机气立兮，生化无休。经络兮行乎肌表，脏腑兮通乎咽喉。喉在前，其形坚健；咽在后，其质和柔。喉通呼吸之气，气行五脏；咽为饮食之道，六腑源头。气食兮何能不乱？主宰者会厌分流，从此兮下咽入膈，脏腑兮阴阳不侔。五脏者，肺为华盖，而上连喉管，肺之下，心包所护，而君主可求。此即膻中，宗气所从。膈膜周蔽，清虚上宫。脾居膈下，中州胃同，膜连胃左，运化乃功。肝叶障于脾后，胆腑附于叶东。两肾又居脊下，腰间有脉相通，主闭蛰封藏之本，为二阴天一之宗。此属喉之前窍，精神须赖气充。又如六腑，阳明胃先，熟腐水谷。胃脘通咽，上口称为贲门，谷气从而散宣，输脾经而达肺，诚脏腑之大源。历幽门之下口，联小肠而盘旋。再小肠之下际，有阑门者在焉。此泌别之关隘，分清浊于后前。大肠接其右，道渣秽于大便；膀胱无上

竅由滲泄而通泉羨二陰之和暢皆氣化之自然再詳夫藏府
略備三焦未宣號孤獨之府擅總司之權體三才而定位法六
合而象天上焦如霧兮靄氤氳之天氣中焦如漚兮化營血之
新鮮下焦如瀆兮主宣通乎壅滯此所以上焦主內而不出下
焦主出而如川又總諸藏之所居隔高低之非類求脈氣之往
來果何如而相濟以心主之爲君朝諸經之維系是故怒動於
心肝從而熾慾念方萌腎經精沸搆難釋之苦思枯脾中之生
意肺脈澀而氣沈爲悲憂於心內惟脈絡有以相通故氣得從

心而至雖諸藏之歸心實上系之聯肺肺氣何生根從脾胃賴
水穀於敖倉化精微而爲氣氣旺則精盈精盈則氣盛此是化
源根坎裏藏眞命雖內景之緣由尙根苗之當究既云兩腎之
前又曰膀胱之後出大腸之上左居小腸之下右其中果何所
藏蓄坎離之交姤爲生氣之海爲元陽之竇闢精血於子宮司
人生之夭壽稱命門者是也號天根者非謬使能知地下有雷
聲方悟得春光彌宇宙

窍，由渗泄而通泉。羡二阴之和畅，皆气化之自然。再详夫脏腑略备，三焦未宣，号孤独之腑，擅总司之权，体三才而定位，法六合而象天。上焦如雾兮，霭氤氲之天气；中焦如沤兮，化营血之新鲜；下焦如渎兮，主宣通乎壅滞。此所以上焦主内而不出，下焦主出而如川。又总诸脏之所居，隔高低之非类。求脉气之往来，果何如而相济？以心主之为君，朝诸经之维系。是故怒动于心，肝从而炽。欲念方萌，肾经精沸。构难释之苦思，枯脾中之生意。肺脉涩而气沉，为悲忧于心内。惟脉络有以相通，故气得从心而至。虽诸脏之归心，实上系之联肺。肺气何生？根从脾胃，赖水谷于敖仓[1]，化精微而为气。气旺则精盈，精盈则气盛，此是化源根，坎里藏真命。虽内景之缘由，尚根苗之当究。既云两肾之前，又曰膀胱之后。出大肠之上左，居小肠之下右。其中果何所藏？蓄坎离之交姤，为生气之海，为元阳之窦。辟精血于子宫，司人生之夭寿。称命门者是也，号天根者非谬。使能知地下有雷声，方悟得春光弥宇宙。

①敖仓：亦称“敖庾”，秦代所建仓名。泛指粮仓。

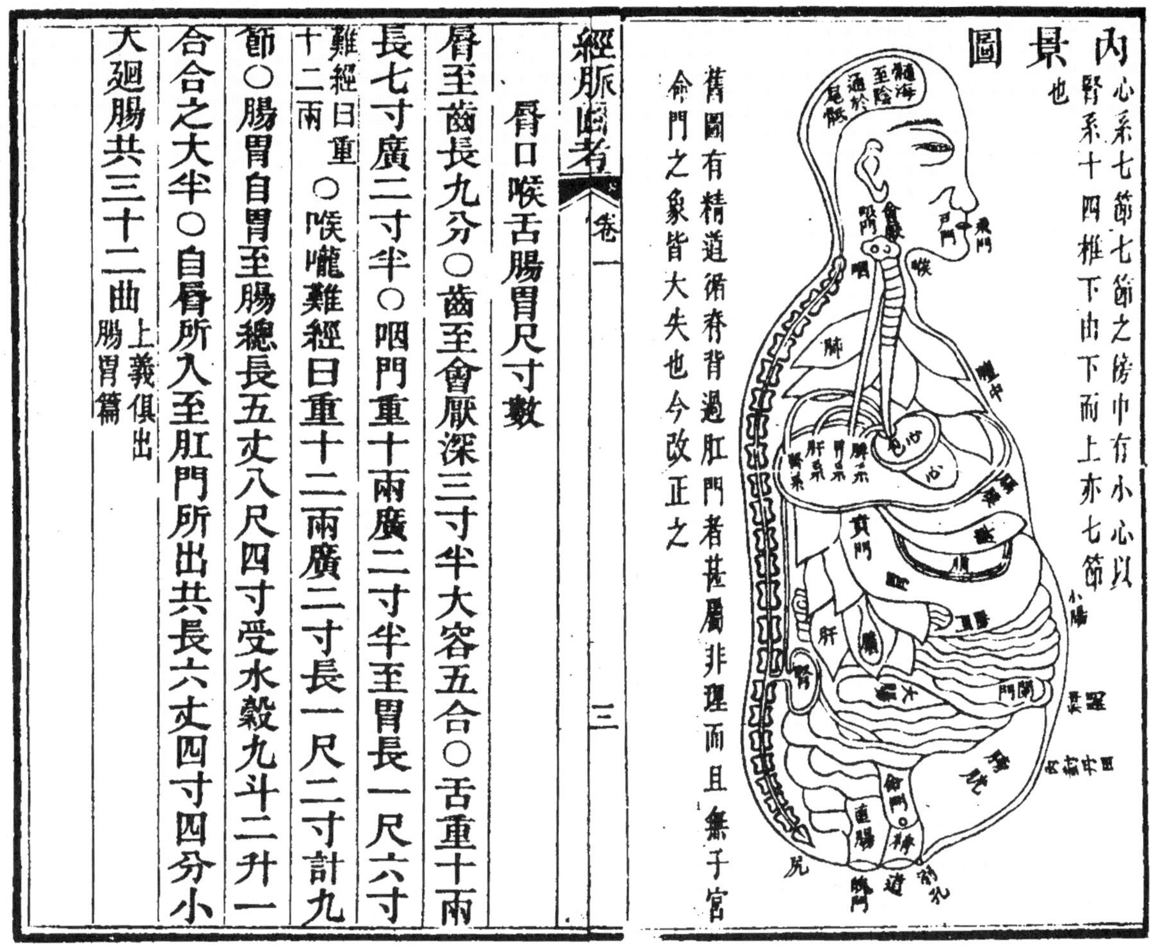
內景圖

心系七節七節之傍中有小心以腎系十四椎下由下而上亦七節也

舊圖有精道循脊背過肛門者甚屬非理而且無子宮命門之象皆大失也今改正之

經脈圖考 卷一 三

脣口喉舌腸胃尺寸數

脣至齒長九分○齒至會厭深三寸半大容五合○舌重十兩長七寸廣二寸半○咽門重十兩廣二寸半至胃長一尺六寸難經曰重十二兩○喉嚨難經曰重十二兩廣二寸長一尺二寸計九節○腸胃自胃至腸總長五丈八尺四寸受水穀九斗二升一合合之大半○自脣所入至肛門所出共長六丈四寸四分小大廻腸共三十二曲上義俱出腸胃篇

内景图（图见上）

心系七节。七节之旁，中有小心，以肾系十四椎下，由下而上，亦七节也。

旧图有精道，循脊背，过肛门者，甚属非理，而且无子宫命门之象，皆大失也。今改正之。

唇口喉舌肠胃尺寸数

唇至齿长九分。

齿至会厌深三寸半，大容五合。

舌重十两，长七寸，广二寸半。

咽门重十两，广二寸半，至胃长一尺六寸。《难经》曰：重十二两。

喉咙《难经》曰：重十二两，广二寸，长一尺二寸，计九节。

肠胃自胃至肠，总长五丈八尺四寸，受水谷九斗二升一合合之大半。

自唇所入至肛门所出，共长六丈四寸四分，小大回肠共三十二曲。上义俱出肠胃篇。

考正內景圖說 壽田

內景圖張介賓先生改正精道由命門而出於莖端其理甚屬明顯有補大造但於喉咽二門分爲二歧不相依副未免有失夫脣口到喉咽處通爲一道至呼氣吸食所始分二門喉門有會厭爲之主宰故氣食不亂今改一大圈象通口一道又分二小門前爲會厭門後爲吸食門合於喉在前咽在後之旨豈不喉咽相爲附着再胃之下口名幽門卽小腸上口經云小腸後附於脊前附於臍上又云小腸上口在臍上二寸近脊既云近

脊則幽門當在近脊之處小腸下際號曰闌門卽大腸上口經云廻腸當臍廣腸附脊由此而觀則闌門必定近臍附於膀胱之上始與秘別清濁之意相合而舊圖幽門近臍闌門附脊位置有乖經旨不合茲遵經旨改正幽門附脊闌門近臍不知有當醫門之考核否也

考正内景图说 *寿田*

《内景图》，张介宾先生改正：精道由命门而出于茎端。其理甚属明显，有补大造。但于喉咽二门，分为二歧，不相依副，未免有失。夫唇口到喉咽处，通为一道，至呼气吸食所，始分二门。喉门有会厌为之主宰，故气食不乱。今改一大圈，象通口一道又分二小门，前为会厌门，后为吸食门，合于喉在前，咽在后之旨，岂不喉咽相为附着？再胃之下口名幽门，即小肠上口。《经》云：小肠后附于脊前，附于脐上。又云：小肠上口在脐上二寸，近脊。既云近脊，则幽门当在近脊之处。小肠下际，号曰阑门，即大肠上口。《经》云：回肠当脐，广肠附脊。由此而观，则阑门必定近脐，附于膀胱之上，始与泌别清浊之意相合。而旧图幽门近脐，阑门附脊，位置有乖，经旨不合。兹遵经旨改正，幽门附脊，阑门近脐，不知有当医门之考核否也。

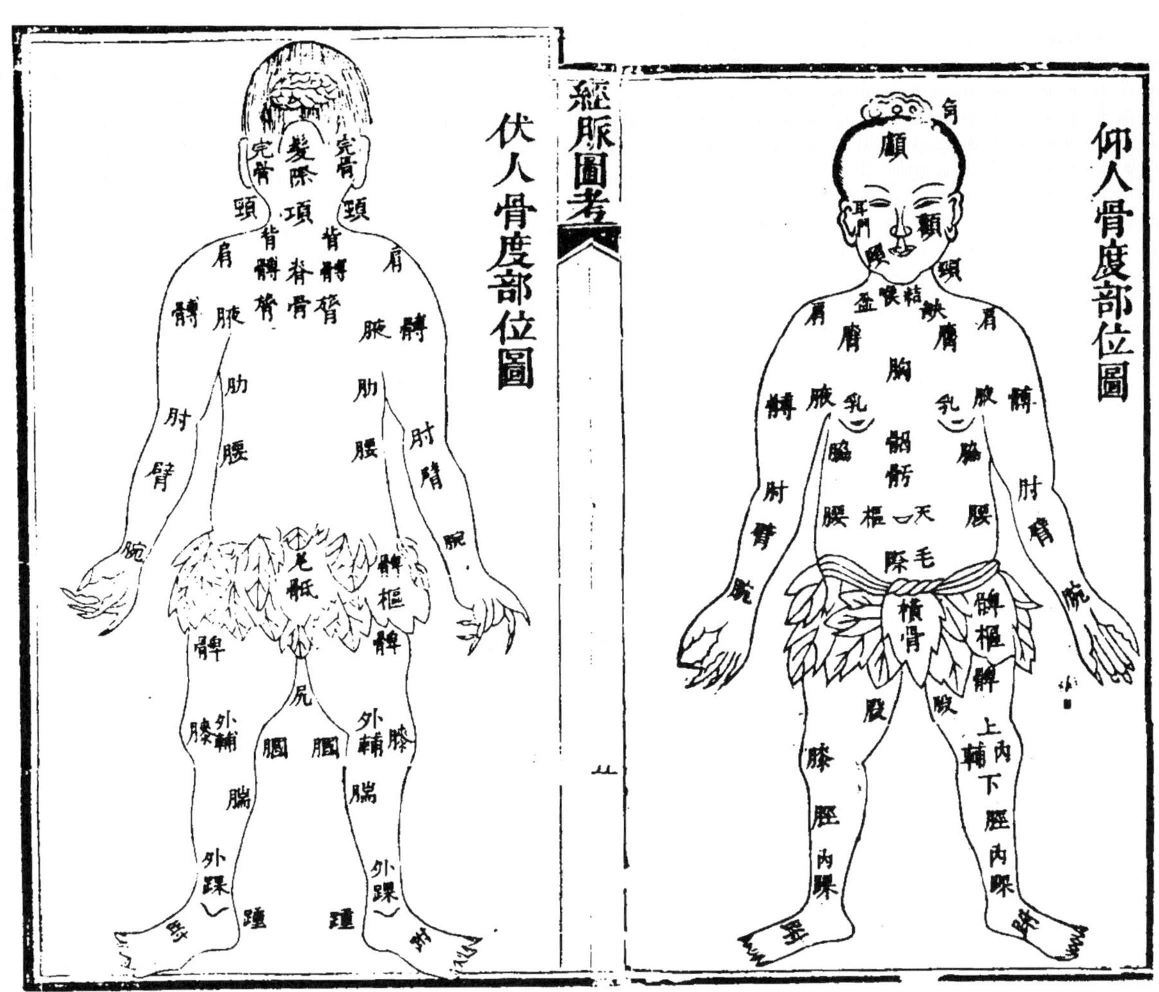

仰人骨度部位图（图见上）

伏人骨度部位图（图见上）

周身骨部名目

巔頂巔也。腦頭中髓也。顖音信，腦蓋骨也。嬰兒腦骨未合，軟而跳動之處，謂之顖門是也。額顱顱前爲髮際，髮際前爲額顱。顔額上曰顔。說文曰：眉目之間也。頞音遏，鼻梁，亦名下極，即山根也。頔音拙，目下爲頔。顳顬顳，柔涉切。顬，音儒。耳前動處，蓋即俗所云兩太陽也。一曰鬢骨。顑音坎，又海敢切。釋義曰：飢而面黃。與經義未合，詳見經絡類部分。頄音求，顴頄間骨。頰耳下曲處爲頰。頤音移，頷中爲頤。頷何敢切，顋下也。虎頭燕頷，義即此。目系目內深處脈也。目內眥目內角也。目銳眥目外角也。人中脣之上，鼻之下也。齒牙前小者曰齒，後大者曰牙。舌本舌根也。咽所以通飲食，居喉之後。喉所以通呼吸，居咽之前。嗌音益，喉也。會厭在喉間，爲音聲啓閉之戶。肺系喉嚨也。頏顙頏，音杭，又上去二聲。顙，思黨切，咽顙也。頸項頭莖之側曰頸，頭莖之後爲項。又腦後曰項。天柱骨肩骨上際，頸骨之根也。肩解膂上兩角爲肩解。肩胛胛，音甲。肩解下成片骨也，亦名肩髆。巨骨膺上橫骨。膺音英。胸前爲膺，一曰胸兩旁高處爲膺。胸中兩乳之間也。膈膈膜也。膈上爲宗氣之所聚，是爲膻中。腋脇之上際。腹臍之上下皆曰腹，臍下爲少腹。季脇脇下小肋。胠音區，去二聲。腋之下，脇之上也。鳩尾蔽心骨也。䯏骬音結于，即鳩尾別名。眇中眇，音秒。季脇下兩旁空軟處也。脊骨脊，音即。椎骨也。胂音申。膂內曰胂，夾脊肉也。膂呂，同脊骨。曰呂，象形也。又曰夾脊，兩旁肉也。髃骨髃，音魚，端也。肩端之骨。腰骨尻上橫骨也。腰髁髁，苦瓦切，中原雅音作去聲。即腰髖骨。自是六椎而下俠脊附着之處也。毛際曲骨兩旁爲毛際，其動脈即足陽明之氣衝也。睪音高。陰丸也。篡初貫切，屏翳兩筋間爲篡。篡內深處爲下極。下極兩陰之間屏翳處也，即會陰穴。臀音屯，機後爲臀，尻旁大肉也。機俠腰髖骨兩旁爲機。髖音寬，尻臀也，一曰兩

經脈圖考　卷一　周身骨部　六

周身骨部名目

巅项巅也。脑头中髓也。囟音信，脑盖骨也。婴儿脑骨未合，软而跳动之处，谓之囟门是也。额颅颅前为发际，发际前为额颅。颜额上曰颜。《说文》曰：眉目之间也。頞音遏，鼻梁，亦名下极，即山根也。頔音拙，目下为頔。颞颥颞，柔涉切。颥，音儒。耳前动处，盖即俗所云两太阳也。一曰鬓骨。顑音坎，又海敢切。释义曰：饥而面黄。与经义未合，详见经络类部分。頄音求，颧颊间骨。颊耳下曲处为颊。颐音移，颌中为颐。颔何敢切，腮下也。虎头燕颔，义即此。目系目内深处脉也。目内眦目内角也。目锐眦目外角也。人中唇之上，鼻之下也。齿牙前小者曰齿，后大者曰牙。舌本舌根也。咽所以通饮食，居喉之后。喉所以通呼吸，居咽之前。嗌音益，喉也。会厌在喉间，为音声启闭之户。肺系喉咙也。颃颡颃，音杭，又上去二声。颡，思党切，咽颡也。颈项头茎之侧曰颈，头茎之后为项。又脑后曰项。天柱骨肩骨上际，颈骨之根也。肩解膂上两角为肩解。肩胛胛，音甲。肩解下成片骨也，亦名肩髆。巨骨膺上横骨。膺音英。胸前为膺，一曰胸两旁高处为膺。胸中两乳之间也。膈膈膜也。膈上为宗气之所聚，是为膻中。腋胁之上际。腹脐之上下皆曰腹，脐下为少腹。季胁胁下小肋。胠区去二音。腋之下，胁之上也。鸠尾蔽心骨也。髑骬音结于，即鸠尾别名。眇中眇，音秒。季胁下两旁空软处也。脊骨脊，音即。椎骨也。胂音申。膂内曰胂，夹脊肉也。膂吕，同脊骨。曰吕，象形也。又曰夹脊，两旁肉也。髃骨髃，音鱼，端也。肩端之骨。腰骨尻上横骨也。腰髁髁，苦瓦切，中原雅音作去声。即腰髂骨。自是六椎而下夹脊附着之处也。毛际曲骨两旁为毛际，其动脉即足阳明之气冲也。睾音高。阴丸也。篡初贯切，屏翳两筋间为篡。篡内深处为下极。下极两阴之间屏翳处也，即会阴穴。臀音屯，机后为臀，尻旁大肉也。机挟腰髋骨两旁为机。髋音宽，尻臀也，一曰两

股間也。尻開高切，尾骶骨也，亦名窮骨。肛音工，又好綱切。俗作綱，大腸門也。臑儒、軟二音，又奴刀切。肩髆下內側對腋處高起，耎白肉也。肘手臂中節也，一曰自曲池以上爲肘。臂肘之上下皆名爲臂，一曰自曲池以下爲臂。腕臂掌之交也。兌骨手外踝也。寸口關前後兩手動脈處，皆曰寸口。關手掌後動脈高骨處，曰關。魚際在手腕之前，其肥肉隆起處，形如魚者，統謂之魚。寸之前，魚之後，曰魚際穴。大指次指謂大指之次指，即食指也。足亦同。小指次指小指之次指，即無名指也。足同。髀比、婢二音。股也，一曰股骨。髀關伏兔上交紋處，曰髀關。髀厭捷骨之下爲髀厭，即髀樞中也。髀樞捷骨之下，髀之上，曰髀樞，當環跳穴。股大腿也。伏兔髀前膝上起肉處，曰伏兔。臏頻、牝二音，膝蓋骨也。膕音國，膝後曲處，曰膕。輔骨膝下內外側大骨也。成骨膝外廉之骨獨起者。腨音篆，一名腓腸，下腿肚也。腓腸腓，音肥，足肚也。胻骨胻，音杭，又形敬切。足脛骨也。骭音幹，足脛骨也。

脛形景、形敬二切，足莖骨也。絕骨外踝上尖骨，曰絕骨。䐃劬允切，筋肉結聚之處也。直音云：腸中脂。王氏曰：肘膝後肉，如塊者。踝骨踝，胡寡切。足跗後兩旁圓骨內，曰內踝，外曰外踝，俗名孤拐骨。手腕兩旁圓骨，亦名踝骨。跗附、敷二音。足面也。內筋內踝上大筋，在太陰後，上踝二寸所。足岐骨大指本節後，曰岐骨。跟音根骨足根也。覈骨覈，亥陌切，又胡骨、亥不二切。一作核骨，足大指本節後，內側圓骨也。踵足跟也。踹音煆，足跟也。本經與腨通用。臚閭、盧二音，皮也。一曰腹前曰臚。三毛足大指爪甲後，爲三毛。毛後橫紋爲聚毛。

骨度下文皆骨度篇古數，然骨之大者則大過，小者則不及，此亦言其則耳。

頭部

頭之大骨圍二尺六寸

股间也。尻开高切，尾骶骨也，亦名穷骨。肛音工，又好纲切。俗作纲，大肠门也。臑儒、软二音，又奴刀切。肩髆下内侧对腋处高起，耎白肉也。肘手臂中节也，一曰自曲池以上为肘。臂肘之上下皆名为臂，一曰自曲池以下为臂。腕臂掌之交也。兑骨手外踝也。寸口关前后两手动脉处，皆曰寸口。关手掌后动脉高骨处，曰关。鱼际在手腕之前其肥肉隆起处，形如鱼者，统谓之鱼。寸之前，鱼之后，曰鱼际穴。大指次指谓大指之次指，即食指也。足亦同。小指次指小指之次指，即无名指也。足同。髀比、婢，二音。股也，一曰股骨。髀关伏兔上交绞处，曰髀关。髀厌捷骨之下为髀厌，即髀枢中也。髀枢捷骨之下，髀之上，曰髀枢，当环跳穴。股大腿也。伏兔髀前膝上起肉处，曰伏兔。膑频、牝二音，膝盖骨也。腘音国，膝后曲处，曰腘。辅骨膝下内外侧大骨也。成骨膝外廉之骨独起者。腨音篆，一名腓肠，下腿肚也。腓肠腓，音肥，足肚也。胻骨胻，音杭，又形敬切。足胫骨也。骭音干，足胫骨也。胫形景、形敬二切，足茎骨也。绝骨外踝上尖骨，曰绝骨。䐃劬允切，筋肉结聚之处也。直音云：肠中脂。王氏曰：肘膝后肉，如块者。踝骨踝，胡寡切。足跗后两旁圆骨内，曰内踝，外曰外踝，俗名孤拐骨。手腕两旁圆骨，亦名踝骨。跗附、敷二音。足面也。内筋内踝上大筋，在太阴后，上踝二寸所。足歧骨大指本节后，曰歧骨。跟音根骨足跟也。覈骨覈，亥陌切，又胡骨、亥不二切。一作核骨，足大指本节后，内侧圆骨也。踵足跟也。踹音煅，足跟也。本经与腨通用。胪闾、卢二音，皮也。一曰腹前曰胪。三毛足大指爪甲后，为三毛。毛后横纹为聚毛。

骨度下文皆《骨度篇》古数，然骨之大者则大过，小者则不及，此亦言其则耳。

头部

头之大骨围，二尺六寸。

髮所覆者顱至項一尺二寸顱額顱覆者言前髮際至後項髮際也
髮以下至頤長一尺頷中爲頤頷顋也
兩顴相去七寸　角以下至柱骨長一尺耳上側旁曰角肩膺上際頸根曰柱骨
耳前當耳門者廣一尺三寸
耳後當完骨者廣九寸完骨耳後髮際高骨也
項髮以下至背骨長三寸半自後髮際以至大椎項骨三節處也
頭部折法以前髮際至後髮際折爲一尺二寸如髮際不明
則取眉心直上後至大杼骨折作一尺八寸此爲直寸橫寸

法以眼內角至外角比爲一寸頭部橫直寸法並依此○督
脈神庭至太陽曲差曲差至少陽本神本神至陽明頭維各
開一寸半自神庭至頭維共開四寸半

胸腹部

結喉以下至缺盆中長四寸此以巨骨上臨中而言即天突穴處
缺盆以下至髃骭之中長九寸
髃骭中至天樞長八寸天樞足陽明穴名在臍旁此指平臍而言
天樞以下至橫骨長六寸半橫骨橫長六寸半毛際下骨曰橫骨○按此古數

发所覆者，颅至项一尺二寸。颅，额颅覆者，言前发际至后项发际也。

发以下至颐，长一尺。颔中为颐。颔，腮也。

两颧相去七寸。角以下至柱骨长一尺。耳上侧旁，曰角。肩膺上际颈根，曰柱骨。

耳前当耳门者，广一尺三寸。

耳后当完骨者，广九寸。完骨，耳后发际高骨也。

项发以下至背骨，长三寸半。自后发际以至大椎项骨三节处也。

头部折法：以前发际至后发际，折为一尺二寸。如发际不明，则取眉心，直上后至大杼骨，折作一尺八寸，此为直寸。横寸法：以眼内角至外角，比为一寸。头部横直寸法，并依此。

督脉神庭至太阳曲差，曲差至少阳本神，本神至阳明头维，各开一寸半。自神庭至头维，共开四寸半。

胸腹部

结喉以下至缺盆中，长四寸。此以巨骨上隘中而言，即天突穴处。

缺盆以下至髃骭之中，长九寸。

髃骭中至天枢，长八寸。天枢，足阳明穴名，在脐旁，此指平脐而言。

天枢以下至横骨，长六寸半，横骨横长六寸半。毛际下骨，曰横骨。〇按：此古数，

以今用上下穴參較多有未合宜從後胸腹折法爲當

胸圍四尺五寸　腰圍四尺二寸　兩乳之間廣九寸半當折八寸爲當○兩髀之間廣六寸半此當兩股之中橫骨兩頭之處俗名髀縫

胸腹折法直寸以中行爲三自缺盆中天突穴起至岐骨際上中庭穴止折作八寸四分自髃骬上岐骨際下至臍心折作八寸臍心下至毛際曲骨穴折作五寸橫寸以兩乳相去折作八寸胸腹橫直寸法並依此

背部

膂骨以下至尾骶二十一節長三尺膂骨脊骨也脊骨外小而內巨人之所以能負任者以是骨之巨也脊骨二十四節今云二十一節者除項骨三節不在內尾骶骨男子者尖女人者平

背部折法自大椎至尾骶通折三尺上七節各長一寸四分一釐共九寸八分七釐中七節各一寸六分一釐共一尺一寸二分七釐第十四節與臍平下七節各一寸二分六釐共八寸八分二釐總共二尺九寸九分六釐不足四釐者有零未盡也直寸依此橫寸用中指同身寸法○脊骨內濶一寸凡云第二行夾脊一寸半三行夾脊三寸者皆除脊一寸外

以今用上下穴参较多有未合，宜从后胸腹折法为当。

胸围四尺五寸。腰围四尺二寸。两乳之间，广九寸半当折八寸为当。

两髀之间，广六寸半。此当两股之中，横骨两头之处，俗名髀缝。

胸腹折法：直寸以中行为三，自缺盆中天突穴起，至歧骨际上中庭穴止，折作八寸四分。自髃骬上歧骨际下至脐心，折作八寸。脐心下至毛际曲骨穴，折作五寸。横寸以两乳相去，折作八寸。胸腹横直寸法，并依此。

背部

膂骨以下至尾骶二十一节，长三尺。膂骨，脊骨也。脊骨外小而内巨，人之所以能负任者，以是骨之巨也。脊骨二十四节，今云二十一节者，除项骨三节不在内。尾骶骨，男子者尖，女人者平。

背部折法：自大椎至尾骶，通折三尺。上七节，各长一寸四分一厘，共九寸八分七厘。中七节，各一寸六分一厘，共一尺一寸二分七厘。第十四节与脐平。下七节，各一寸二分六厘，共八寸八分二厘。总共二尺九寸九分六厘，不足四厘者，有零未尽也。直寸依此，横寸用中指同身寸法。

脊骨内阔一寸。凡云第二行夹脊一寸半，三行夹脊三寸者，皆除脊一寸外，

淨以寸半三寸論故在二行當爲二寸在三行當爲三寸半

側部

自柱骨下行腋中不見者長四寸柱骨頸項根骨也

腋以下至季脇長一尺二寸季脇小脇也○季脇以下至髀樞長六寸大腿曰股股上曰髀捷骨之下大股之上兩骨合縫之所曰髀樞當足少陽之環跳穴處也○髀樞下至膝中長一尺九寸

四肢部

肩至肘長一尺七寸○肘至腕長一尺二寸半臂之中節曰肘○腕至中指本節長四寸臂掌之交曰腕○本節至其末長四寸半指之後節曰本節

橫骨上廉下至內輔之上廉長一尺八寸骨際曰廉膝旁之骨突出者曰輔骨內曰內輔外曰外輔○內輔之上廉以下至下廉長三寸半上廉下廉可摸而得○內輔下廉下至內踝長一尺三寸踝骨義見前○內踝以下至地長三寸○膝以下至外踝長一尺六寸○外踝以下至京骨長三寸○京骨以下至地長一寸○膝膕以下至跗屬長一尺二寸膕腿灣也跗足面也膝在前膕在後跗屬者凡兩踝前後脛掌所交之處皆爲跗之屬也○跗屬

净以寸半、三寸论。故在二行，当为二寸。在三行，当为三寸半。

侧部

自柱骨下行腋中不见者，长四寸。柱骨，颈项根骨也。

腋以下至季胁，长一尺二寸。季胁，小肋也。〇季胁以下至髀枢，长六寸。大腿曰股，股上曰髀。捷骨之下，大股之上，两骨合缝之所，曰髀枢。当足少阳之环跳穴处也。〇髀枢下至膝中，长一尺九寸。

四肢部

肩至肘，长一尺七寸。〇肘至腕，长一尺二寸半。臂之中节，曰肘。〇腕至中指本节，长四寸。臂掌之交，曰腕。〇本节至其末，长四寸半。指之后节，曰本节。

横骨上廉下至内辅之上廉，长一尺八寸。骨际曰廉，膝旁之骨突出者，曰辅骨。内曰内辅，外曰外辅。〇内辅之上廉以下至下廉，长三寸半。上廉下廉，可摸而得。〇内辅下廉下至内踝，长一尺三寸。踝骨义见前。〇内踝以下至地，长三寸。〇膝以下至外踝，长一尺六寸。〇外踝以下至京骨，长三寸。〇京骨以下至地，长一寸。〇膝腘以下至跗属，长一尺二寸。腘，腿弯也。跗，足面也。膝在前，腘在后。跗属者，凡两踝前后，胫掌所交之处，皆为跗之属也。〇跗属

以下至地長三寸○足長一尺二寸廣四寸半

手足折量並用後中指同身寸法

同身寸法說

同身寸者謂同於人身之尺寸也人之長短肥瘦各自不同而穴之橫直尺寸亦不能一如今以中指同身寸法一概混用則人瘦而指長人肥而指短豈不謬誤故必因其形而取之方得其當如標本賦曰取五穴用一穴而必端取三經用一經而可正蓋謂並隣經而正一經聯隣穴而正一穴譬之切字之法上

用一音下用一韻而夾其聲於中則其經穴之情自無所遁矣故頭必因於頭腹必因於腹背必因於背手足必因於手足總其長短大小而折中之庶得謂之同身寸法法附前各條之下而後之所謂中指同身寸法者雖不可混用而亦有當用之處并列於後

中指同身寸法

以男左女右手大指中指圓曲交接如環取中指小節橫紋兩頭盡處比為一寸凡手足尺寸及背部橫寸無折法之處乃用

以下至地，长三寸。

足长一尺二寸，广四寸半。

手足折量并用后中指同身寸法。

同身寸法说

同身寸者，谓同于人身之尺寸也。人之长短肥瘦，各自不同，而穴之横直尺寸，亦不能一。如今以中指同身寸法一概混用，则人瘦而指长，人肥而指短，岂不谬误？故必因其形而取之，方得其当。如《标本赋》曰：取五穴用一穴而必端，取三经用一经而可正。盖谓并邻经而正一经，联邻穴而正一穴。譬之切字之法，上用一音，下用一韵，而夹其声于中，则其经穴之情，自无所遁矣。故头必因于头，腹必因于腹，背必因于背，手足必因于手足，总其长短大小而折中之，庶得谓之同身寸法。法附前各条之下，而后之所谓中指同身寸法者，虽不可混用，而亦有当用之处，并列于后。

中指同身寸法

以男左女右手大指中指，圆曲交接如环，取中指小节横纹两头尽处，比为一寸。凡手足尺寸及背部横寸，无折法之处，乃用

此法其他不必混用

古今尺寸不同說

骨度篇曰人長七尺五寸者其骨節之大小長短各幾何伯高曰頭之大骨圍二尺六寸蓋古之尺小大約古之一尺得今之八寸其言七尺五寸者得今之六尺其言二尺六寸者得今之二尺零八分也其餘倣此然骨大者必有大過骨小者必有不及凡用折法者但隨人之大小而爲盈縮庶盡其善

骨數

王金壇曰人之周身總有三百六十五骨節以一百六十五字都關次之〇首自鈐骨之上爲頭左右前後至轅骨以四十九字共關七十二骨巔中爲都顱骨者一有勢微有髓及有液次顱爲數髏骨者一有勢微有髓髏前爲頂威骨者一微有髓女人無此骨髏後爲腦骨者一有勢微有髓腦後爲枕骨者一有勢無液枕就之中附下爲天蓋骨者一下爲肺系之本蓋骨之後爲天柱骨者一下屬脊窳有髓蓋前爲言骨者一言上復合於髏骨有勢無髓言下爲舌本骨者左右共二有勢無髓髏前爲顖骨者一無勢無液顖下爲伏委骨者一俚人訛爲伏犀骨是也無勢髓伏委之下爲俊

此法，其他不必混用。

古今尺寸不同说

《骨度篇》曰：人长七尺五寸者，其骨节之大小长短各几何？伯高曰：头之大骨，围二尺六寸。盖古之尺小，大约古之一尺，得今之八寸。其言七尺五寸者，得今之六尺；其言二尺六寸者，得今之二尺零八分也，其余仿此。然骨大者必有大过，骨小者必有不及。凡用折法者，但随人之大小而为盈缩，庶尽其善。

骨数

王金坛曰：人之周身，总有三百六十五骨节，以一百六十五字都关次之。〇首自钤骨之上为头，左右前后至辕骨，以四十九字，共关七十二骨。巅中为都颅骨者一有势，微有髓及有液。次颅为数髅骨者一有势，微有髓。髅前为顶威骨者一微有髓，女人无此骨。髅后为脑骨者一有势，微有髓。脑后为枕骨者一有势，无液。枕就之中附下为天盖骨者一下为肺系之本。盖骨之后为天柱骨者一下属脊窳[1]，有髓。盖前为言骨者一言上复合于髅骨，有势，无髓。言下为舌本骨者左右共二有势，无髓。髅前为囟骨者一无势，无液。囟下为伏委骨者一俚人讹为伏犀骨是也，无势髓。伏委之下为俊

①窳（yǔ）：谓器中空空。

骨者一附下即眉字之分也，无势髓。眉上左为天贤骨者一。右为天贵骨者一眉上直目睛也，俱无势髓。左睛之上为智宫骨者一无势髓。右睛之上为命门骨者一两睛之下中央属鼻。鼻之前为梁骨者一无势髓。梁之左为颧骨者一有势无髓。下同。梁之右为纠骨者一颧纠之后即耳之分。梁之端为嵩柱骨者一无势髓。左耳为司正骨者一无势髓。右耳为司邪骨者一同上。正邪之后为完骨者左右共二无势髓。完骨之上附内为嚏骨者一无势，少液。嚏后之上为通骨者左右前后共四有势，少液。嚏上为腭骨者一无势，多液。其腭后连属为颔也，左颔为乘骨者一有势，多液。右颔为车骨者一同上。乘车之后为辕骨者左右共二有势，有液。乘车上下出齿牙三十六事无势髓，庸下就一，则不满其数。

复次，铃骨之下为膻中，左右前后至蓧[1]，以四十字关九十七骨。辕骨之下左右为铃骨者二多液。铃中为会厌骨者一无势髓。铃中之下为咽骨者右中及左共三无髓。咽下为喉骨者左中及右共三同上。喉下为咙骨者环次共十事同上。咙下之骨为肺系骨者累累然共十二无势髓。肺系之后为谷骨者一无髓。谷下为膈道骨者左右共二同上。咙外次下为顺骨者共八少液。顺骨之端为顺隐骨者共八同上。顺之下左为洞骨者

①蓧：古同“条”。

一女人無此順之下右爲㭬骨者一女人無此洞㭬之下中央爲髑骬骨者一無髓俚人呼爲鳩尾髑骬直下爲天樞骨者一無髓鈐下之左右爲缺盆骨者二有勢多液左缺盆前之下爲下猒骨者一無髓右缺盆前之下爲分膳骨者一同上猒膳之後附下爲倉骨者一同上倉之下左右爲髎骨者共八有勢無液髎下之左爲胸骨者一男子此骨大者好勇髎下之右爲蕩骨者一女子此骨大則大夫胸之下爲烏骨者一男子此骨滿者髮早白蕩之下爲臆骨者一此骨高多訛妄鈐中之後爲脊窳骨者共二十二上接天柱有髓脊窳次下爲大動骨者一上通天柱共成二十四椎大動之端爲歸

經脈圖考　卷一　骨數　十四

下骨者一道家謂之尾閭歸下之後爲篡骨者一此骨能限精液歸下之前爲篠骨者一此骨薄者多處貧下○復次缺盆之下左右至衬以二十五字關六十骨此下止分兩手臂至十指之端衆骨支其缺盆之後爲傴甲骨者左右共二有勢多液傴甲之端爲甲隱骨者左右共二此骨長則至賢前支缺盆爲飛動骨者左右共二此骨病痹緩次飛動之左爲龍臑骨者一有勢并無髓液次飛動之右爲虎衝骨者一同上龍臑之下爲龍本骨者一虎衝之下爲虎端骨者一俱有勢有髓本端之下爲腕也龍本上內爲進賢骨者一男子此骨隆爲名臣虎端上內爲及爵骨者一女人此骨高爲命婦

一女人无此。顺之下右为㭬骨者一女人无此。洞㭬之下中央为髑骬骨者一无髓，俚人呼为鸠尾。髑骬直下为天枢骨者一无髓。钤下之左右为缺盆骨者二有势，多液。左缺盆前之下为下厌骨者一无髓。右缺盆前之下为分膳骨者一同上。厌膳之后附下为仓骨者一同上。仓之下左右为髎骨者共八有势，无液。髎下之左为胸骨者一男子此骨大者好勇。髎下之右为荡骨者一女子此骨大则多[①]夫。胸之下为乌骨者一男子此骨满者发早白。荡之下为臆骨者一此骨高多讹妄。钤中之后为脊窳骨者共二十二上接天柱，有髓。脊窳次下为大动骨者一上通天柱，共成二十四椎。大动之端为归下骨者一道家谓之尾闾。归下之后为篡骨者一此骨能限精液。归下之前为篠骨者一此骨薄者多处贫下。

复次，缺盆之下左右至衬，以二十五字关六十骨。此下止分两手臂至十指之端众骨。支其缺盆之后为伛甲骨者左右共二有势，多液。伛甲之端为甲隐骨者左右共二此骨长则至贤。前支缺盆为飞动骨者左右共二此骨消[②]，病痹缓。次飞动之左为龙臑骨者一有势，并无髓液。次飞动之右为虎冲骨者一同上。龙臑之下为龙本骨者一。虎冲之下为虎端骨者一俱有势、有髓。本端之下为腕也，龙本上内为进贤骨者一男子此骨隆为名臣。虎端上内为及爵骨者一女人此骨高为命妇。

①多：原作“大”，据《圣济总录》改。
②消：原缺，据《圣济总录》补。

腕前左右爲上力骨者共八有勢多液次上力爲駐骨者左右共十同上次駐骨爲搦骨者左右共十同上次搦爲助勢骨者左右共十左助外爲爪右助外爲甲爪甲之下各有襯骨左右共十無勢無液○復次髑骬之下左右前後至初步以五十一字關一百三十六骨此下至兩乳下分左右自兩足心衆骨所會處也髑骬之下爲心蔽骨者一無髓髑骬之左爲脇骨者上下共十二居小腸之分也左脇之端各有脇隱骨者分次亦十二無髓脇骨之下爲季脇骨者共二多液季脇之端爲季隱骨者共二無髓髑骬之右爲肋骨者共十二處大腸之

分也右肋之端爲肋隱者共十二無髓肋骨之下爲胗肋骨者共二名無隱骨唯獸有之蓧骨之前爲大横骨者一有勢少髓横骨之前爲白環骨者共二有勢有液白環之前爲内輔骨者左右共二有勢有液内輔之後爲骸關骨者左右共二同上骸關之下爲揵骨者左右共二同上揵骨之下爲髀樞骨者左右共二有勢多髓髀樞下端爲膝蓋骨者左右共二無勢多液膝蓋左右各有俠升骨者共二有勢多液髀樞之下爲骭骨者左右共二有勢多髓骭骨之外爲外輔骨者左右共二有勢有液骭骨之下爲立骨者左右共二同上立骨左右各有内外踝骨者

腕前左右为上力骨者共八有势，多液。次上力为驻骨者左右共十同上。次驻骨为搦骨者左右共十同上。次搦为助势骨者左右共十左助外为爪，右助外为甲。爪甲之下各有衬骨左右共十无势，无液。

复次，髑骬之下，左右前后至初步，以五十一字关一百三十六骨，此下至两乳下分左右自两足心，众骨所会处也。髑骬之下为心蔽骨者一无髓。髑骬之左为胁骨者上下共十二居小肠之分也。左胁之端各有胁隐骨者分次亦十二无髓。胁骨之下为季胁骨者共二多液。季胁之端为季隐骨者共二无髓。髑骬之右为肋骨者共十二处大肠之分也。右肋之端为肋隐者共十二无髓。肋骨之下为胗肋骨者共二名①无隐骨，唯兽有之。蓧骨之前为大横骨者一有势，少髓。横骨之前为白环骨者共二有势，有液。白环之前为内辅骨者左右共二有势，有液。内辅之后为骸关骨者左右共二同上。骸关之下为楗骨者左右共二同上。楗骨之下为髀枢骨者左右共二有势，多髓。髀枢下端为膝盖骨者左右共二无势，多液。膝盖左右各有夹升骨者共二有势，多液。髀枢之下为骭骨者左右共二有势，多髓。骭骨之外为外辅骨者左右共二有势，有液。骭骨之下为立骨者左右共二同上。立骨左右各有内外踝骨者

①名：《圣济总录》作“各”。

共四有勢少液踝骨之前各有下力骨者左右共十有勢多液踝骨之後各有京骨者左右共二有勢少液下力之前各有釋欿骨者左右共十釋欿之前各有起仆骨者共十有勢起仆之前各有平助骨者左右共十有勢平助之前各有襯甲骨者左右共十無勢少液釋欿兩旁各有核骨者左右共二有勢多液起仆之下各有初步骨者左右共二有勢無髓有液女人則無此骨〇凡此三百六十五骨也天地相乘惟人至靈其女人則無頂威左洞右掤及初步等五骨止有三百六十骨又男子女人一百九十骨或隱或襯或無勢髓餘二百五

十六骨並有髓液以藏諸筋以會諸脈谿谷相需而成身形謂之四大此骨度之常也

稽檢骨不合金壇骨數說　壽田

人身三百六十五骨節合周天之三百六十五度王金壇先生總以一百六十五字都關次之矣而經筋骨空骨度氣府氣穴說文師傳甲乙經通天論諸篇之名目與金壇相懸三百六十五之數亦不合不知金壇之考核諱而不呈又不知臆度其詞脗合天數假若臆度何其有無勢髓有液無液之鑿鑿也總之

共四有势，少液。踝骨之前各有下力骨者左右共十有势，多液。踝骨之后各有京骨者左右共二有势，少液。下力之前各有释欿骨者左右共十有势，有液[1]。释欿之前各有起仆骨者共十有势。起仆之前各有平助骨者左右共十有势。平助之前各有衬甲骨者左右共十无势，少液。释欿两旁各有核骨者左右共二有势，多液。起仆之下各有初步骨者左右共二有势，无髓，有液，女人则无此骨。

凡此三百六十五骨也，天地相乘，惟人至灵。其女人则无顶威、左洞右掤及初步等五骨，止有三百六十骨。又男子、女人一百九十骨，或隐或衬，或无势髓。余二百五十六骨，并有髓液，以藏诸筋，以会诸脉，溪谷相需，而成身形，谓之四大，此骨度之常也。

稽检骨不合金坛骨数说　寿田

人身三百六十五骨节，合周天之三百六十五度。王金坛先生总以一百六十五字都关次之矣。而《经筋》《骨空》《骨度》《气府》《气穴》《说文》《师传》《甲乙经》《通天论》诸篇之名目，与金坛相悬三百六十五之数亦不合。不知金坛之考核讳而不呈，又不知臆度其词吻合天数。假若臆度，何其有无势髓、有液无液之凿凿也？总之，

①有势，有液：原缺，据《圣济总录》补。

人身合天內經悉載非自金壇始也又考金鑑正骨科骨度部分清晰名目差同洗寃錄論沿身骨脈自手及頭至足其中肉骨關節交會紊而不明細閱檢骨數檢骨格想是骨無所遁數無所朦且男婦骨之多寡有無逐件拈出必可闢而可闔之骨數也其與周天之數不合者有無勢髓之骨脆嫩之骨檢尋不得故不合也今遵驗骨檢骨之條目錄出及內經正骨科之部分名目一一附註補入醫林之考核豈不詳而且備哉

驗骨數 出洗寃錄

男子骨白女子骨黑 明寃錄云婦人生前出血如河水故骨黑又云婦人按月行經血係流散故骨黑若天癸未至者其骨仍白也

髑髏骨 說文頂也 男子自頂及耳並腦後共八片 蔡州人有九片 腦後橫一縫當正直下至髮際別有一直縫婦人只六片腦後橫一縫當正直下無縫〇金鑑云巔頂骨男子三义女人十字縫一名天靈蓋位居至高內函腦髓以統全體是天靈蓋即頂心骨也又以顖門骨爲天靈蓋者非

牙齒 上下 有二十四或二十八或三十二或三十六

人身合天，《内经》悉载，非自金坛始也。又考《金鉴》正骨科骨度部分，清晰名目，差同《洗冤录》论。沿身骨脉，自手及头至足，其中肉、骨、关节交会，紊而不明，细阅检骨数，检骨格，想是骨无所遁，数无所朦，且男妇骨之多寡有无，逐件拈出，必可辟而可阖之骨数也。其与周天之数不合者，有无势髓之骨、脆嫩之骨，检寻不得故不合也。今遵验骨检骨之条目录出，及《内经》正骨科之部分名目，一一附注补入。医林之考核岂不详而且备哉！

验骨数出《洗冤录》

男子骨白，女子骨黑。明《冤录》云：妇人生前出血如河水，故骨黑。又云：妇人按月行经，血系流散，故骨黑。若天癸未至者，其骨仍白也。

髑髅骨《说文》：顶也。男子自顶及耳，并脑后，共八片蔡州人有九片。脑后横一缝，当正直下至发际，别有一直缝。妇人只六片，脑后横一缝，当正直下无缝。○《金鉴》云：巅，顶骨。男子三叉，女人十字缝，一名天灵盖。位居至高，内函脑髓，以统全体，是天灵盖，即顶心骨也。又以囟门骨为天灵盖者，非。

牙齿上下有二十四，或二十八，或三十二，或三十六。

胸前骨即龜子骨在胸乳間左右排連

心坎骨一片狀如錢大胸膛內有一護心𩩲骨即鳩尾也

肩井臆骨及飯匙骨左右各一片肩井臆骨下為血盆骨其下外連橫髃骨者為飯匙骨又其下即左右排連之龜子骨也

項與脊骨各十二節自項至腰共二十四椎骨上有一大椎骨人身項骨五節背骨十九節合之得二十有四是項之大椎即在二十四骨之內○此與內經所載之數未合集說恐譌肩井飯匙在內庸齋附說屢詢檢官皆云連項大椎骨實得二十四骨今骨圖註項骨五節背骨十九節內方骨一節在尾蛆骨之上是連項大椎尾蛆骨共二十五節矣須知尾蛆骨不入脊骨行下○壽田按項與脊骨各十二節當云共二十四節用各十二節

字未妥

左右肋骨男子各十二條八條長四條短婦人各十四條此統據前後肋言之非前肋有此骨數也

男女腰間各有一骨大如掌有八孔作兩行樣即方骨也其骨孔即四髎穴所金鑑名尾骶骨即尻骨也其形上寬下窄上承腰背諸骨兩旁各有四孔名曰八髎其末節名曰尾閭一名骶端一名橛骨一名窮骨俗名尾椿

手足骨二段男子左右手腕及左右臁肕字典音刃音尹堅肉也人能正靜筋肕而骨強骨邊皆有裨骨婦人無壽田按原用髀字考臂字註自肘至腕曰臂釋名臂裨也在旁曰裨

胸前骨即龟子骨，在胸乳间左右排连。

心坎骨一片状如钱大胸膛内有一护心𩩲骨，即鸠尾也。

肩井臆骨及饭匙骨左右各一片肩井臆骨下为血盆骨，其下外连横髃骨者为饭匙骨，又其下即左右排连之龟子骨也。

项与脊骨各十二节自项至腰共二十四椎骨，上有一大椎骨，人身项骨五节、背骨十九节，合之得二十有四，是项之大椎，即在二十四骨之内。○此与《内经》所载之数未合。集说恐伪，肩井、饭匙在内。《庸斋》附说，屡询检官，皆云：连项大椎骨，实得二十四骨。今骨图注项骨五节，背骨十九节，内方骨一节在尾蛆骨之上，是连项大椎。尾蛆骨共二十五节矣，须知尾蛆骨不入脊骨行下。○寿田按：项与脊骨各十二节，当云共二十四节，用各十二节，字未妥。

左右肋骨男子各十二条，八条长，四条短，妇人各十四条。此统据前后肋言之，非前肋有此骨数也。

男女腰间各有一骨大如掌，有八孔作两行样。即方骨也，其骨孔即四髎穴所，《金鉴》名尾骶骨，即尻骨也。其形上宽下窄，上承腰背，诸骨两旁各有四孔，名曰八髎，其末节名曰尾闾，一名骶端，一名橛骨，一名穷骨，俗名尾椿。

手足骨二段，男子左右手腕及左右臁肕字典音刃，音尹，坚肉也。人能正静筋肕而骨强。骨边皆有裨骨妇人无。寿田按：原用髀字，考臂字。注：自肘至腕，曰臂。《释名》：臂，裨也，在旁曰裨。

韻會曰附也又輔也髀說文股也在下稱也此則肘之旁骨當曰裨骨明矣今改正之足之兩脛骨旁小骨曰䯒骨

兩足膝頭各有厴骨隱在其間如大指大此骨隱在膝蓋中間圖格內不載

手掌腳板各五縫手腳大拇指並腳第五指各二節餘十四指並三節

尾蛆骨若猪腰子仰在脊骨節下男子者其綴脊處凹兩邊皆有尖瓣如稜角周布九竅婦人者其綴脊處平直周布六竅大小便處各一竅

檢骨格出洗冤錄

仰面　頂心骨　顖門骨　兩額角　額顱骨金鑑名山角骨左右共二　兩太陽穴金鑑有扶桑骨近兩額骨旁太陽肉內凹處也　兩眉稜骨金鑑有凌雲骨在前髮際下即正中額骨其兩眉上之骨即俗名左天賢骨右天貴骨兩額角也　兩眼眶骨金鑑名睛明骨即目窠四圍目眶骨也其上曰眉稜骨其下曰䪼骨䪼骨下接上牙床也　鼻梁骨金鑑又有中血堂即鼻內頞下脆骨空虛處也　兩顴骨　兩腮頰骨　頷頦骨金鑑名地閣骨即兩牙車相交之骨又名頦俗名下巴骨上載牙齒　頰車骨金鑑言即下牙床承載諸齒能咀食物有運動之象故名頰車其骨尾形如勾上控於面頰之環又有兩鉤骨名曲頰即上頰之合鉗曲如環形以納下牙車骨尾之鉤者也　兩耳竅

《韵会》曰：附也，又辅也。髀，《说文》股也，在下称也，此则肘之旁骨，当曰裨骨。明矣，今改正之。足之两胫骨旁小骨，曰䯒骨。

两足膝头各有厴骨隐在其间，如大指大。此骨隐在膝盖中间，图格内不载。

手掌脚板各五缝，手脚大拇指并脚第五指各二节，余十四指并三节。

尾蛆骨若猪腰子，仰在脊骨节下。男子者其缀脊处凹，两边皆有尖瓣如棱角，周布九窍。妇人者其缀脊处平直，周布六窍，大小便处各一窍。

检骨格出《洗冤录》

仰面　顶心骨。囟门骨。两额角。额颅骨《金鉴》名山角骨，左右共二。两太阳穴《金鉴》有扶桑骨，近两额骨旁太阳肉内凹处也。两眉棱骨《金鉴》有凌云骨，在前发际下，即正中额骨。其两眉上之骨即俗名左天贤骨，右天贵骨，两额角也。两眼眶骨《金鉴》名睛明骨，即目窠四围目眶骨也。其上曰眉棱骨，其下曰䪼骨。䪼骨下接上牙床也。鼻梁骨《金鉴》又有中血堂，即鼻内頞下脆骨空虚处也。两颧骨。两腮颊骨。颔颏骨《金鉴》名地阁骨，即两牙车相交之骨。又名颏，俗名下巴骨，上载牙齿。颊车骨《金鉴》言：即下牙床承载诸齿，能咀食物，有运动之象，故名颊车。其骨尾形如勾，上控于面颊之环。又有两钩骨名曲颊，即上颊之合钳，曲如环形，以纳下牙车骨尾之钩者也。两耳窍。

兩耳根骨金鑑名玉梁骨即耳門骨其處上即曲頰下即頰車兩骨之合鉗也耳門內上通腦髓亦關靈明耳內又有禁骨口骨上下金鑑又有玉堂在口內上腭一名上含其竅即頏顙齒上下有二十四二十八三十二三十六不等金鑑言口齗所生之骨俗名曰牙有門牙虎牙槽牙上下盡根牙之別也嗓喉結喉骨共四層係脆骨日久易腐龜子骨即胸前三骨心坎骨金鑑名蔽心骨即鳩尾骨也其質係脆骨在胸下岐骨之間又有岐骨即兩凫骨端相接之處其下即鳩尾骨也兩肩井臆骨金鑑名胸骨即髑骬骨乃胸脇衆骨之統名也一名膺骨一名臆骨俗名胸膛其兩側自腋而下至肋骨之盡處統名曰脇也兩血盆骨即缺盆骨兩橫髃骨髃骨者肩端之骨即肩胛骨臼端之上稜骨也其臼含臑上端兩飯匙骨金鑑名鎖子骨經名柱骨橫卧於兩間前缺盆之外其兩端外接於肩解兩胳膊骨金鑑言名肩解即肩髃與臑骨合縫處也俗名吞口一名肩頭其下附於脊背成片如翅者名肩胛亦名肩髆俗名臑板子骨又有臑骨即肩下肘上之骨也自肩下至手腕名肱俗名胳膊兩肘骨胳膊中節上下支骨交接處也俗名鵝鼻骨兩臂骨金鑑言自肘至腕有正輔二根其在下而形體長大連肘尖者為臂骨其在上而形體短細者為輔骨俗名纏骨疊併相倚俱下掌後接於腕焉〇按臂輔骨近於腕者曰關穴有名內外關兩禆骨即輔骨婦人無兩手內外踝兩腕骨金鑑言即掌骨乃五指之本節也一名壅骨俗名虎骨其骨大小六枚湊以成掌非塊然一骨也其上並接臂輔內骨之端其外側之骨名高骨一名銳骨亦名踝骨俗名龍骨以其能宛屈上下故名腕兩手掌骨十塊兩手指骨二十八節金鑑名鎚骨又名竹節骨胯骨前左右金鑑言即髖骨也又名踝骨髖骨外向之凹其

两耳根骨《金鉴》名玉梁骨，即耳门骨。其处上即曲颊，下即颊车，两骨之合钳也。耳门内上通脑髓，亦关灵明，耳内又有禁骨。口骨上下，《金鉴》又有玉堂，在口内上腭，一名上含，其窍即颃颡。齿上下有二十四、二十八、三十二、三十六不等。《金鉴》言口龈所生之骨，俗名曰牙，有门牙、虎牙、槽牙、上下尽根牙之别也。嗓喉结喉骨共四层，系脆骨，日久易腐。龟子骨即胸前三骨。心坎骨《金鉴》名蔽心骨，即鸠尾骨也。其质系脆骨，在胸下歧骨之间。又有歧骨，即两凫骨端相接之处，其下即鸠尾骨也。两肩井臆骨《金鉴》名胸骨，即髑骬骨，乃胸胁众骨之统名也。一名膺骨，一名臆骨，俗名胸膛，其两侧自腋而下至肋骨之尽处，统名曰胁也。两血盆骨即缺盆骨。两横髃骨髃骨者，肩端之骨，即肩胛骨臼端之上棱骨也。其臼含臑上端。两饭匙骨《金鉴》名锁子骨，《经》名柱骨。横卧于两间前缺盆之外，其两端外接于肩解。两胁膊骨《金鉴》言：名肩解，即肩髃，与臑骨合缝处也。俗名吞口，一名肩头，其下附于脊背，成片如翅者名肩胛，亦名肩髆，俗名臑板子骨。又有臑骨，即肩下肘上之骨也。自肩下至手腕，名肱，俗名胳膊。两肘骨胳膊中节上下支骨交接处也，俗名鹅鼻骨。两臂骨《金鉴》言：自肘至腕，有正辅二根，其在下而形体长大连肘尖者为臂骨，其在上而形体短细者为辅骨，俗名缠骨。叠并相倚，俱下掌后接于腕焉。〇按：臂辅骨近于腕者曰关穴，有名内外关。两裨骨即辅骨，妇人无。两手内外踝。两腕骨《金鉴》言：即掌骨，乃五指之本节也。一名壅骨，俗名虎骨，其骨大小六枚，凑以成掌，非块，然一骨也。其上并接臂辅内骨之端，其外侧之骨名高骨，一名锐骨，亦名踝骨，俗名龙骨，以其能宛屈上下故名腕。两手掌骨十块。两手指骨二十八节《金鉴》名锤骨，又名竹节骨。胯骨前左右，《金鉴》言：即髋骨也，又名踝骨，髋骨外向之凹。其形似臼以納髀骨之上端如杵者也名曰機又名髀樞卽環跳穴處 **兩腿骨** 金鑑言名大楗骨一名髀骨上端如杵入於髀樞之臼下端如錘接於骱骨統名曰股臀肉連 **兩膝蓋骨** 金鑑言卽連骸亦名臏骨形圓而扁覆於楗骱上下兩骨之端而有筋聯屬其筋上過大腿至於兩脇下過骱骨至於足背焉 **兩脛骨** **兩骱骨** 卽膝下踝上之小腿骨俗名臁脛骨者也其骨二根在前者名成骨又名骱骨其形粗在後者名輔骨其形細又名勞堂骨婦人無輔骨 **兩足內外踝** 在內者名合骨在外者名核骨 **兩肢骨** 在脛骨之下本節之上又名絕骨 **兩足掌骨跗骨十塊** 金鑑名跗骨又名足跗跌音膚集韻與跗同釋名拜于丈夫爲跌跌然屈折下視地也 **兩脚根骨共八塊** 上承骱輔二骨之末一名跟骨有大筋附之俗名脚攣筋其筋從跟骨過踝骨至腿肚裏上至膕中過臀抵腰脊至項自腦後向前至目眥皆此筋之所達○按跟骨八塊必有筋膜聯屬成縱橫之縫檢驗時筋膜脫去故分八塊也 **脚十趾共二十六節** 金鑑言趾者足之指也名以趾者所以別於手也俗名足節大趾本節後內側圓骨努突者一名核骨又名覈骨俗呼爲孤拐也足外側大骨曰京骨京骨之前當小趾本節後者曰束骨

合面 **腦後骨** **乘枕骨** 左右婦人無左右金鑑名後山骨其骨形狀不同或如品字或如山字或如川字或圓尖或月芽形或偃月形或雞子形皆屬枕骨 **兩耳後骨** 金鑑名壽台骨卽完骨在耳後接於耳之玉樓骨者也 **項骨** 金鑑名旋台骨又名玉柱骨卽頸骨三節也名天柱骨 **脊骨連項骨共二十四節** **兩琵琶骨** 亦名髀骨卽胛骨也 **兩肋骨共二十四條** 卽釵骨婦人多四條金鑑又有髖骨卽胸下之邊肋也上下二條左右共四 **自項骨以下至七**

形似臼，以纳髀骨之上端如杵者也，名曰机，又名髀枢，即环跳穴处。两腿骨《金鉴》言：名大楗骨，一名髀骨。上端如杵，入于髀枢之臼，下端如锤，接于骱骨，统名曰股，臀肉连。两膝盖骨《金鉴》言：即连骸，亦名膑骨，形圆而扁，覆于楗骱上下两骨之端，而有筋联属，其筋上过大腿至于两胁，下过骱骨至于足背焉。两胫骨。两骱骨即膝下踝上之小腿骨，俗名臁胫骨者也。其骨二根，在前者名成骨，又名骱骨，其形粗；在后者名辅骨，其形细，又名劳堂骨。妇人无辅骨。两足内外踝在内者名合骨，在外者名核骨。两肢骨在胫骨之下本节之上，又名绝骨。两足掌骨跗骨十块《金鉴》名跗骨，又名足跗。趺，音肤。《集韵》：与跗同。《释名》：拜于丈夫为趺，趺然屈折下视地也。两脚根骨共八块上承骱辅二骨之末，一名跟骨。有大筋附之，俗名脚挛筋，其筋从跟骨过踝骨至腿肚里，上至腘中，过臀抵腰脊至项，自脑后向前至目眦，皆此筋之所达。〇按：跟骨八块必有筋膜联属成纵横之缝，检验时筋膜脱去，故分八块也。脚十趾共二十六节《金鉴》言：趾者，足之指也。名以趾者，所以别于手也。俗名足节，大趾本节后内侧圆骨努突者，一名核骨，又名覈骨，俗呼为孤拐也。足外侧大骨曰京骨，京骨之前当小趾本节后者，曰束骨。

合面　脑后骨　乘枕骨左右，妇人无左右。《金鉴》名后山骨，其骨形状不同，或如品字，或如山字，或如川字，或圆尖，或月芽形，或偃月形，或鸡子形，皆属枕骨。两耳后骨《金鉴》名寿台骨，即完骨。在耳后接于耳之玉楼骨者也。项骨《金鉴》名旋台骨，又名玉柱骨，即颈骨三节也，名天柱骨。脊骨连项骨共二十四节。两琵琶骨亦名髀骨，即胛骨也。两肋骨共二十四条即钗骨，妇人多四条。《金鉴》又有凫骨，即胸下之边肋也，上下二条，左右共四。自项骨以下至七

節兩旁橫出髖骨按髖骨卽胯骨此言髖骨恐係訛其名耳至六節爲脊背骨

至十二節爲脊膂骨　至十九節爲腰眼骨腰眼骨卽腰門骨與

命門骨也命門當在十四椎下以此言腰不合方骨　胯後骨左右尾蛆骨男九竅女六竅

金鑑言背骨自後身大椎以下腰以上之通稱也其骨一

名脊骨一名膂骨俗呼脊樑骨其形一條居中共二十一

節下盡尻骨之端上載兩肩內繫藏府其兩旁諸骨附接

橫疊而彎合於前則爲胸脇也腰骨卽脊骨十四椎十五

椎十六椎

間之骨也

羞秘骨產門上男子無另有架骨一塊與尾蛆骨相連橫於小腹之下名橫骨男子同

經脈圖考　卷一　檢骨格　三十

节两旁横出髋骨按：髋骨即胯骨，此言髋骨恐系讹其名耳。至六节为脊背骨。至十二节为脊膂骨。至十九节为腰眼骨腰眼骨即腰门骨与命门骨也，命门当在十四椎下，以此言腰不合。方骨。胯后骨左右。尾蛆骨男九窍，女六窍。《金鉴》言：背骨自后身大椎以下，腰以上之通称也。其骨一名脊骨，一名膂骨，俗呼脊梁骨。其形一条居中，共二十一节，下尽尻骨之端，上载两肩内系脏腑，其两旁诸骨附接横叠而弯合于前，则为胸胁也。腰骨即脊骨十四椎、十五椎、十六椎间之骨也。

羞秘骨产门上，男子无。另有架骨一块，与尾蛆骨相连，横于小腹之下，名横骨。男子同。

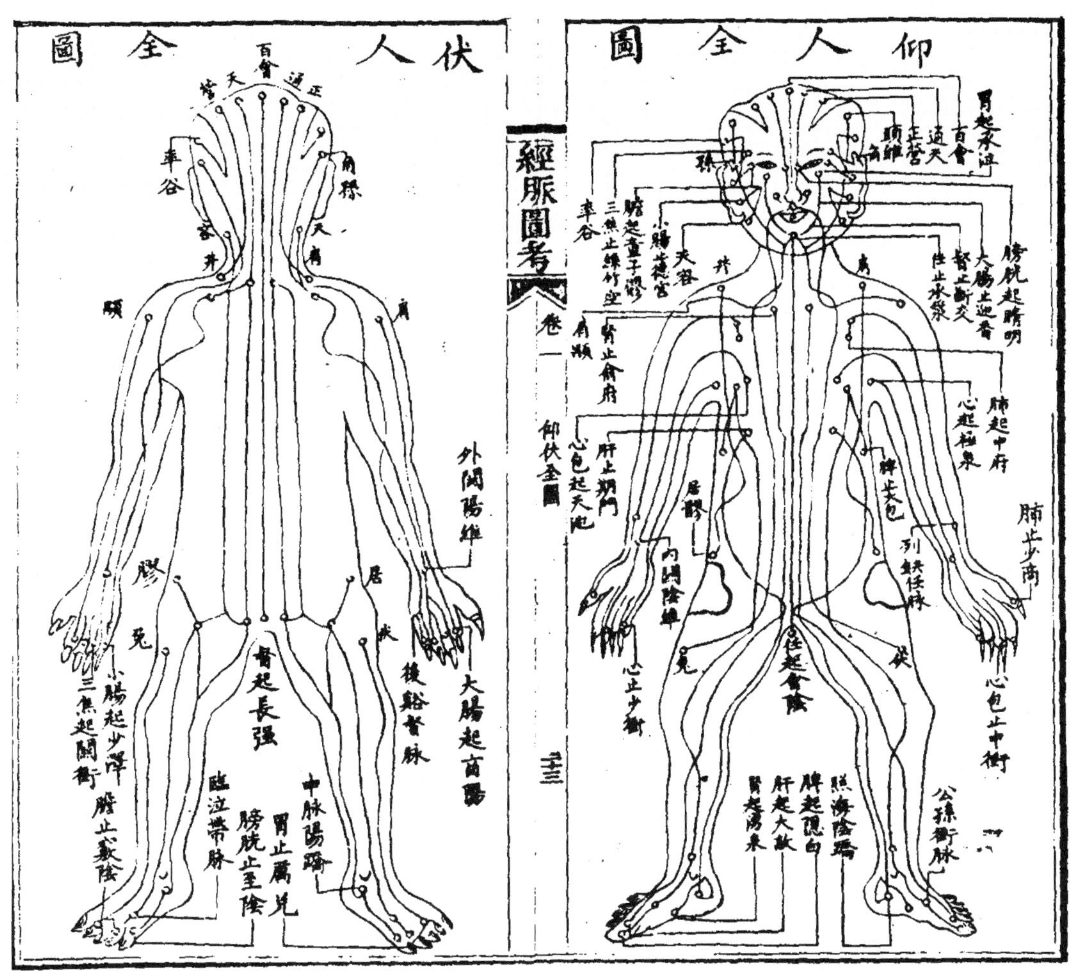

仰人全图（图见上）

伏人全图（图见上）

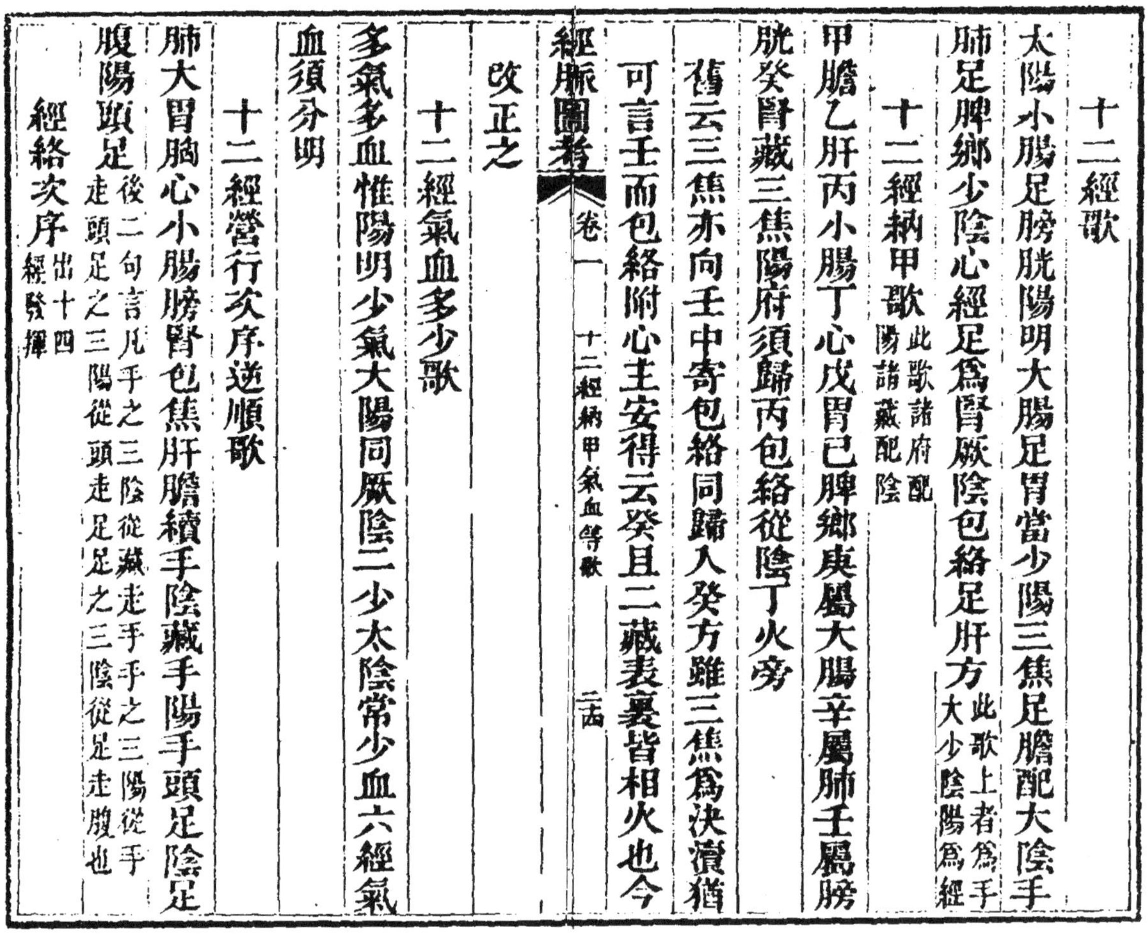

十二經歌

太陽小腸足膀胱陽明大腸足胃當少陽三焦足膽配大陰手肺足脾鄉少陰心經足爲腎厥陰包絡足肝方此歌上者爲手大少陰陽爲經

十二經納甲歌此歌諸府配陽諸藏配陰

甲膽乙肝丙小腸丁心戊胃已脾鄉庚屬大腸辛屬肺壬屬膀胱癸腎藏三焦陽府須歸丙包絡從陰丁火旁

舊云三焦亦向壬中寄包絡同歸入癸方雖三焦爲決瀆猶可言壬而包絡附心主安得云癸且二藏表裏皆相火也今

改正之

十二經氣血多少歌

多氣多血惟陽明少氣大陽同厥陰二少太陰常少血六經氣血須分明

十二經營行次序逆順歌

肺大胃胸心小腸膀腎包焦肝膽續手陰藏手陽手頭足陰足腹陽頭足後二句言凡手之三陰從藏走手手之三陽從手走頭足之三陽從頭走足足之三陰從足走腹也

經絡次序出十四經發揮

十二经歌

太阳小肠足膀胱，阳明大肠足胃当，少阳三焦足胆配，太阴手肺足脾乡，少阴心经足为肾，厥阴包络足肝方此歌上者为手太、少阴阳为经。

十二经纳甲歌此歌诸腑配阳，诸脏配阴。

甲胆乙肝丙小肠，丁心戊胃己脾乡，庚属大肠辛属肺，壬属膀胱癸肾脏，三焦阳腑须归丙，包络从阴丁火旁。

旧云：三焦亦向壬中寄，包络同归入癸方。虽三焦为决渎，犹可言壬，而包络附心主，安得云癸？且二脏表里皆相火也，今改正之。

十二经气血多少歌

多气多血惟阳明，少气太阳同厥阴，二少太阴常少血，六经气血须分明。

十二经营行次序逆顺歌

肺大胃胸心小肠，膀肾包焦肝胆续，手阴脏手阳手头，足阴足腹阳头足。后二句言，凡手之三阴从脏走手，手之三阳从手走头，足之三阳从头走足，足之三阴从足走腹也。

经络次序出《十四经发挥》

十二經絡始於手太陰其支者從腕後出次指端而交於手陽明手陽明之支者從缺盆上挾口鼻而交於足陽明足陽明之支者從跗上出大指端而交於足太陰足太陰之支者從胃別上膈注心中而交於手少陰手少陰無支者直至本經少衝穴而交於手太陽手太陽之支者別頰上至目內眥而交於足太陽足太陽之支者從膊內左右別下合膕中下至小指外側端而交於足少陰足少陰之支者從肺出注胸中而交於手厥陰手厥陰之支者從掌中循小指次指出其端而交於手少陽手

少陽之支者從耳後出至目銳眥而交於足少陽足少陽之支者從跗上入大指爪甲出三毛而交於足厥陰足厥陰之支者從肝別貫膈上注肺入喉嚨之後上額循巔行督脈絡陰器過毛中行任脈入缺盆下注肺中而復交於手太陰也

十二經脈起止歌

經始太陰而厥陰最後穴先中府而終則期門原夫肺脈胸中始生出腋下而行於少商絡食指而接乎陽明大腸起自商陽終迎香於鼻外胃歷承泣而降尋厲兌於足經脾自足之隱白

十二经络始于手太阴，其支者，从腕后出次指端，而交于手阳明。手阳明之支者，从缺盆上挟口鼻而交于足阳明。足阳明之支者，从跗上出大指端而交于足太阴。足太阴之支者，从胃别上膈注心中而交于手少阴。手少阴无支者，直至本经少冲穴而交于手太阳。手太阳之支者，别颊上至目内眦而交于足太阳。足太阳之支者，从膊内左右别下合腘中，下至小指外侧端而交于足少阴。足少阴之支者，从肺出注胸中而交于手厥阴。手厥阴之支者，从掌中循小指次指出其端而交于手少阳。手少阳之支者，从耳后出至目锐眦而交于足少阳。足少阳之支者，从跗上入大指爪甲，出三毛而交于足厥阴。足厥阴之支者，从肝别贯膈上注肺，入喉咙之后，上额循巅行督脉。络阴器，过毛中，行任脉。入缺盆，下注肺中，而复交于手太阴也。

十二经脉起止歌

经始太阴，而厥阴最后；穴先中府，而终则期门。原夫肺脉，胸中始生，出腋下而行于少商，络食指而接乎阳明。大肠起自商阳，终迎香于鼻外。胃历承泣而降，寻厉兑于足经。脾自足之隐白，趨大包於腋下心由極泉而出注小指之少衝小腸兮起端於少澤維肩後上絡乎聽宮膀胱穴自睛明出至陰於足外腎以湧泉發脉通俞府於前胸心包起乳後之天池絡中衝於手中指三焦始名指之外側從關衝而絲竹空膽從瞳子髎穴連竅陰於足之四指肝因大敦而上至期門而復於大陰肺經

周身經絡部位歌

脉絡周身十四經六經表裏督和任陰陽手足經皆六督總諸陽任總陰諸陽行外陰行裏四肢腹背皆如此督由脊骨過齗

交臍腹中行任脉是足大陽經小指藏從跟入膕會尻旁上行夾脊行分四前繫睛明脉最長少陽四指端前起外踝陽關環跳裏從脇貫肩行曲鬢耳前耳後連眥尾大指次指足陽明三里天樞貫乳行腹第三行通上齒環脣俠鼻目顴迎足有三陰行內廉厥中少後大交前腎出足心從內踝俠任胸腹上廉泉大厥兩陰皆足拇內側外側非相聯大陰內側衝門出腹四行兮挨次編厥陰毛際循陰器斜絡期門乳肋間手外三陽誰在上陽明食指肩髃向頰中鑽入下牙床相逢鼻外迎香傍三焦

趋大包于腋下。心由极泉而出，注小指之少冲。小肠兮起端于少泽，维肩后上络乎听宫。膀胱穴自睛明，出至阴于足外。肾以涌泉发脉，通俞府于前胸。心包起乳后之天池，络中冲于手中指。三焦始名指之外侧，从关冲而丝竹空。胆从瞳子髎穴，连窍阴于足之四指。肝因大敦而上，至期门而复于太阴肺经。

周身经络部位歌

脉络周身十四经，六经表里督和任。阴阳手足经皆六，督总诸阳任总阴。
诸阳行外阴行里，四肢腹背皆如此。督由脊骨过龈交，脐腹中行任脉是。
足太阳经小指藏，从跟入腘会尻旁。上行夹脊行分四，前系睛明脉最长。
少阳四指端前起，外踝阳关环跳里。从胁贯肩行曲鬓，耳前耳后连眦尾。
大指次指足阳明，三里天枢贯乳行。腹第三行通上齿，环唇夹鼻目颧迎。
足有三阴行内廉，厥中少后太交前。肾出足心从内踝，夹任胸腹上廉泉。
太厥两阴皆足拇，内侧外侧非相联。太阴内侧冲门出，腹四行兮挨次编。
厥阴毛际循阴器，斜络期门乳肋间。手外三阳谁在上，阳明食指肩髃向。
颊中钻入下牙床，相逢鼻外迎香旁。三焦

名指陽明後貼耳周回眉竹湊大陽小指下行低肩後盤旋耳顴遶還有三陰行臂內大陰大指肩前配厥從中指腋連胸極泉小內心經位手足三陽俱上頭三陰穴止乳胸遊唯有厥陰由額後上巔會督下任流經脈從來皆直行絡從本部絡他經
經凡十四絡十六請君切記須分明
十六絡者自十五絡之外復有胃之大絡名曰虛里也

十二經流注時序歌

肺寅大卯胃辰宮脾巳心午小未中膀申腎酉心包戌亥三子

膽丑肝通
此歌出子午流注等書及張世賢等註釋其以十二時分配十二經似乎近理然而經之長短穴之多少大相懸絕又安能按時分配且失五十周於身之義今亦錄之以俟辯正

十六絡穴歌

手大陰絡名列缺陽明之絡偏歷當豐隆穴係陽明足胃之大絡虛里鄉足大陰絡公孫穴脾經大絡大包塲手少陰絡在通里手大陽絡支正疆足大陽絡飛陽記足少陰絡大鍾藏手厥

名指阳明后，贴耳周回眉竹凑。

太阳小指下行低，肩后盘旋耳颧遗。还有三阴行臂内，太阴大指肩前配。

厥从中指腋连胸，极泉小内心经位。手足三阳俱上头，三阴穴止乳胸游。

唯有厥阴由颡后，上巅会督下任流。经脉从来皆直行，络从本部络他经。

经凡十四络十六，请君切记须分明。

十六络者，自十五络之外，复有胃之大络，名曰虚里也。

十二经流注时序歌

肺寅大卯胃辰宫，脾巳心午小未中。膀申肾酉心包戌，亥三子胆丑肝通。

此歌出《子午流注》等书及张世贤等注释。其以十二时分配十二经，似乎近理。然而经之长短，穴之多少，大相悬绝，又安能按时分配？且失五十周于身之义，今亦录之，以俟辩正。

十六络穴歌

手太阴络名列缺，阳明之络偏历当。丰隆穴系阳明足，胃之大络虚里乡。

足太阴络公孙穴，脾经大络大包场。手少阴络在通里，手太阳络支正疆。

足太阳络飞阳记，足少阴络大钟藏。手厥

陰絡内關地手少陽絡外關央足少陽絡光明位足厥陰絡蠡溝堂屏翳相承任脈絡督之絡脈號長強

經脈篇止十五絡平人氣象論曰胃之大絡名曰虚里是共十六絡也然足大陰絡曰公孫而復有脾之大絡曰大包足陽明絡曰豐隆而復有胃之大絡曰虚里故諸經之絡皆一而惟脾胃之絡皆二也

宗營衛三氣論

宗氣積於胸中出於喉嚨以貫心脈而行呼吸決氣上篇曰上

焦開發宣五穀味熏膚充身澤毛若霧露之溉者是謂宗氣宗之為言大也

營氣者陰氣也水穀之精氣也其精氣之行於經者為營氣營氣出於中焦並胃中出上焦之後上注於肺受氣取汁化而為血以奉生身莫貴於此其行始於大陰肺經漸降而下而終於厥陰肝經隨宗氣而行於十二經隧之中故曰清者為營營行脈中

衛氣者陽氣也水穀之悍氣也其浮氣之慓疾滑利而不循於

阴络内关地，手少阳络外关央。足少阳络光明位，足厥阴络蠡沟堂。屏翳相承任脉络，督之络脉号长强。

《经脉》篇止十五络。《平人气象论》曰：胃之大络，名曰虚里。是共十六络也。然足太阴络曰公孙，而复有脾之大络曰大包，足阳明络曰丰隆，而复有胃之大络曰虚里，故诸经之络皆一，而惟脾胃之络皆二也。

宗营卫三气论

宗气积于胸中，出于喉咙，以贯心脉而行呼吸。《决气》上篇曰：上焦开发，宣五谷味，熏肤充身泽毛，若雾露之溉者，是谓宗气。宗之为言大也。

营气者 阴气也，水谷之精气也。其精气之行于经者，为营气。营气出于中焦，并胃中出上焦之后，上注于肺，受气取汁化而为血，以奉生身，莫贵于此。其行始于太阴肺经，渐降而下，而终于厥阴肝经，随宗气而行于十二经隧之中，故曰清者为营，营行脉中。

卫气者 阳气也，水谷之悍气也。其浮气之慓疾滑利而不循于經者爲衛氣衛氣出於下焦漸升而上每日平旦陰盡陽氣出於目之睛明穴上行於頭晝自足太陽始行於六陽經以下陰分夜自足少陰始行於六陰經復注於腎晝夜各二十五周不隨宗氣而自行於各經皮膚分肉之間故曰濁者爲衛衛行脈外

標本運氣歌 張子和

少陽從本爲相火太陰從本濕土坐厥陰從中火是家陽明從中濕是我太陽少陰標本從陰陽二氣相包裹風從火斷汗之宜燥與濕兼下之可萬病能將火濕分徹開軒岐無縫鎖

十一募穴歌 募結募也爲經氣之所聚

大腸天樞肺中府小腸關元心巨闕膀胱中極腎京門肝募期門膽日月胃中脘兮脾章門三焦募在石門穴

按募祇是十一者心與心包共一募也

八會穴歌

腑會中脘臟章門髓會絶骨筋陽陵骨大椎兮血膈俞氣膻中兮脈大淵 絶骨即懸鐘穴所

经者，为卫气。卫气出于下焦，渐升而上，每日平旦阴尽，阳气出于目之睛明穴，上行于头。昼自足太阳始行于六阳经以下阴分，夜自足少阴始行于六阴经，复注于肾，昼夜各二十五周，不随宗气而自行于各经皮肤分肉之间，故曰浊者为卫，卫行脉外。

标本运气歌张子和

少阳从本为相火，太阴从本湿土坐。厥阴从中火是家，阳明从中湿是我。

太阳少阴标本从，阴阳二气相包裹。风从火断汗之宜，燥与湿兼下之可。

万病能将火湿分，彻开轩岐无缝锁。

十一募穴歌募，结募也，为经气之所聚。

大肠天枢肺中府，小肠关元心巨阙。膀胱中极肾京门，肝募期门胆日月。

胃中脘兮脾章门，三焦募在石门穴。

按：募，只是十一者，心与心包，共一募也。

八会穴歌

腑会中脘脏章门，髓会绝骨筋阳陵。骨大椎兮血膈俞，气膻中兮脉太渊。绝骨，即悬钟穴所。

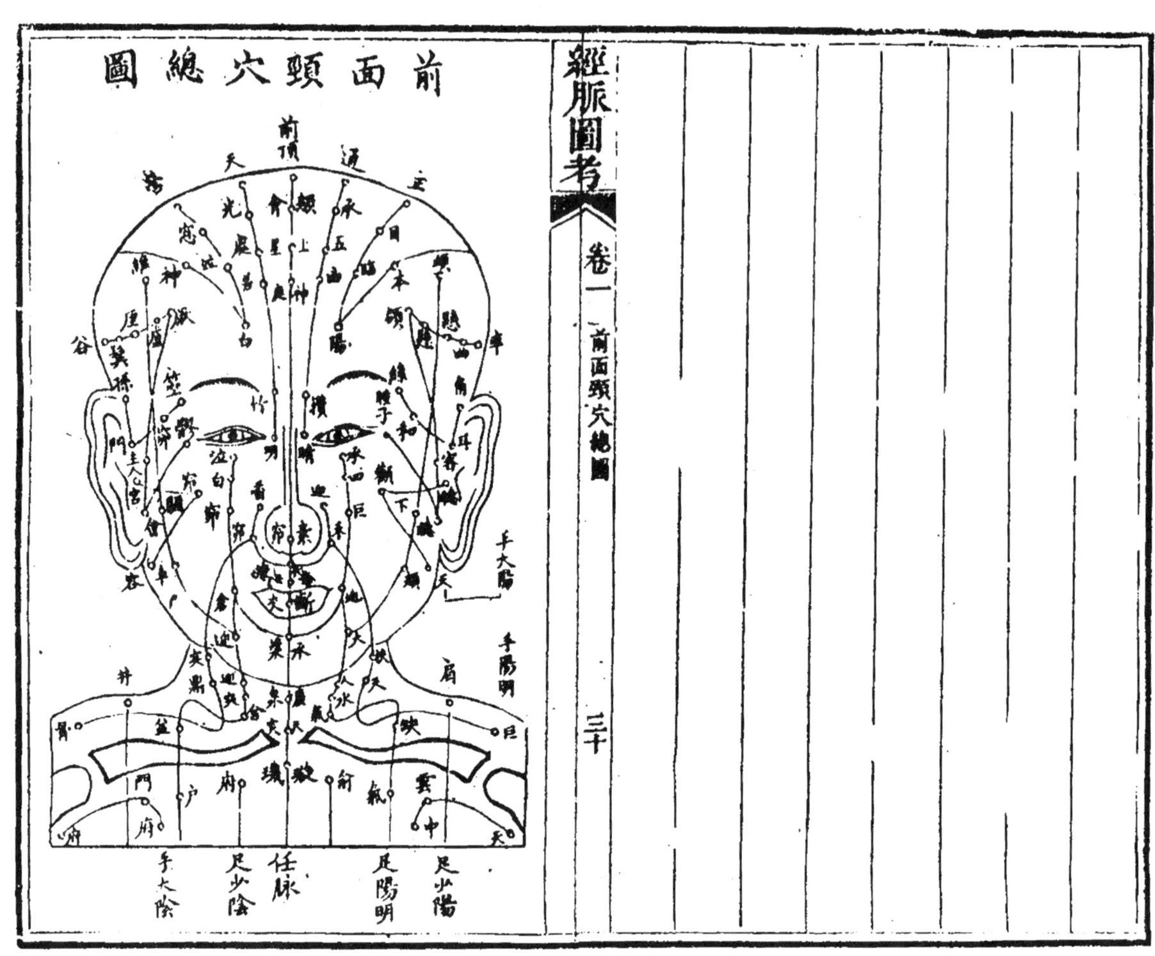

前面颈穴总图（图见上）

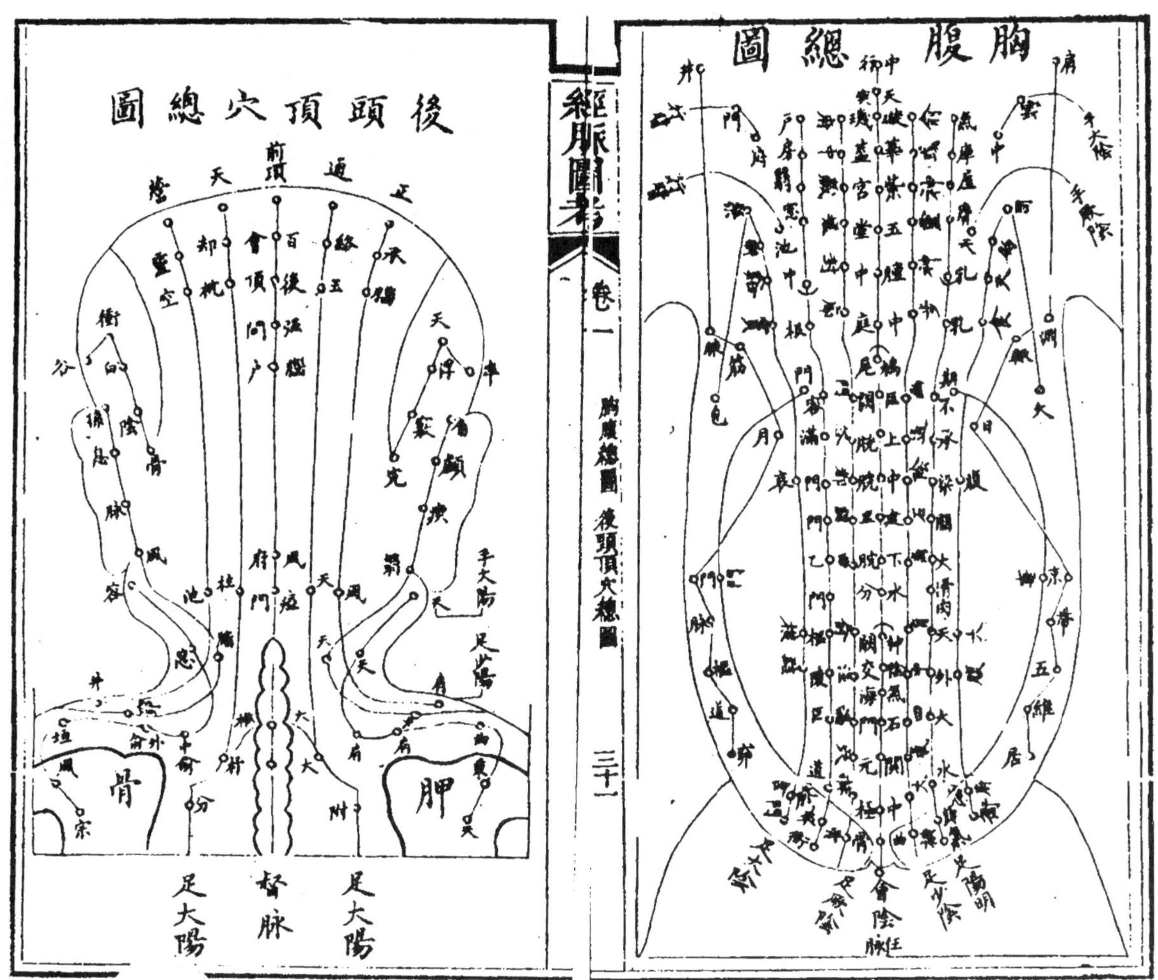

胸腹总图（图见上）

后头顶穴总图（图见上）

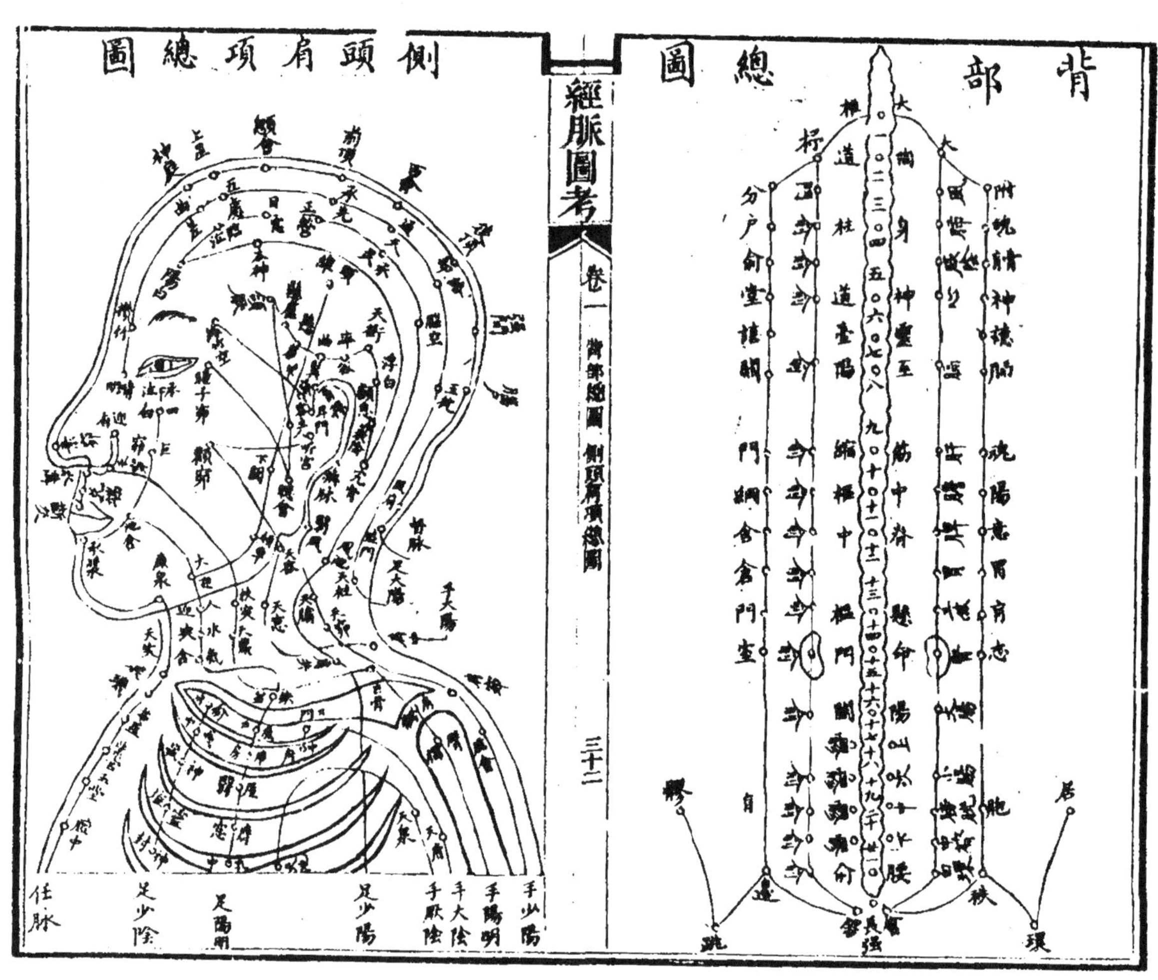

背部总图（图见上）

侧头肩项总图（图见上）

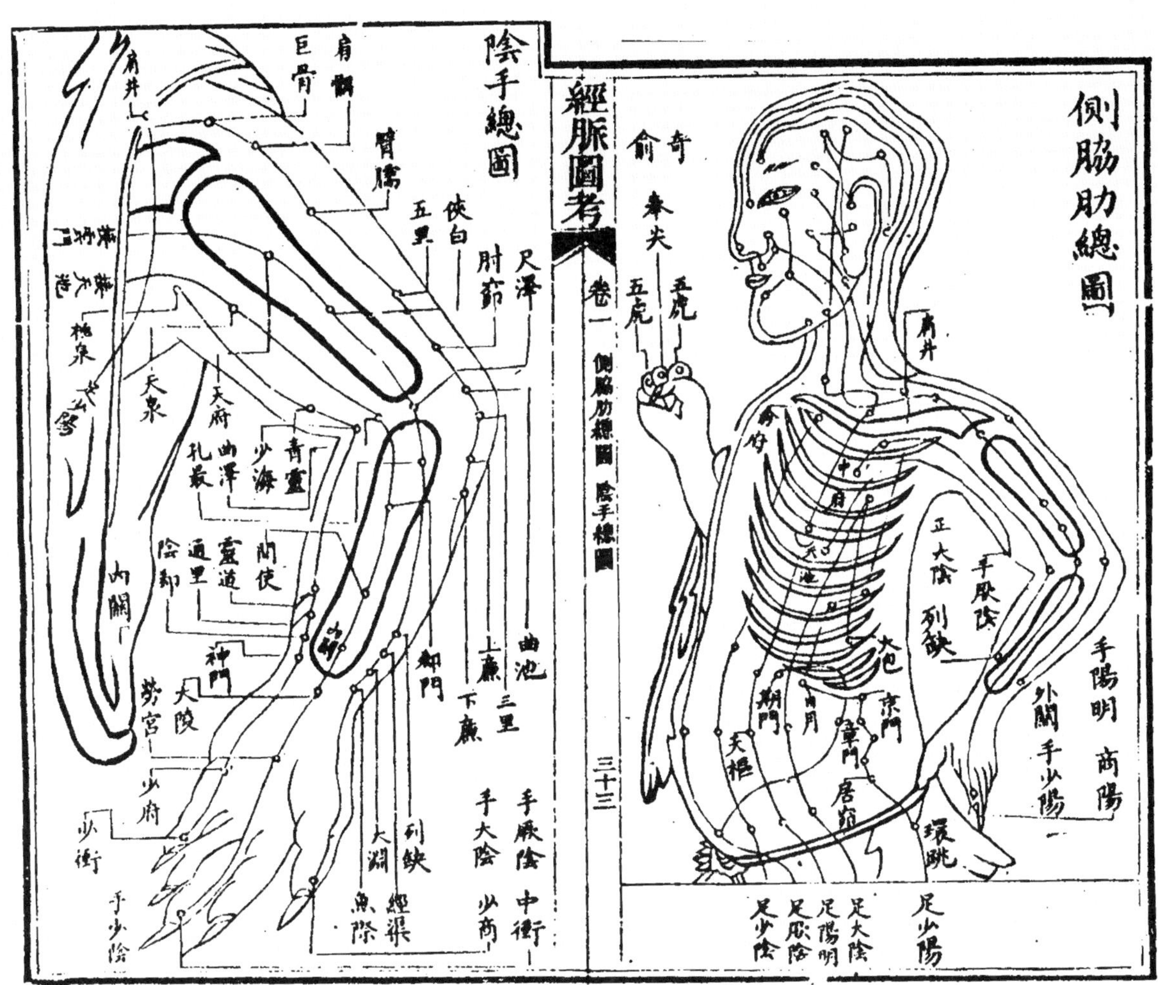

侧胁肋总图（图见上）

阴手总图（图见上）

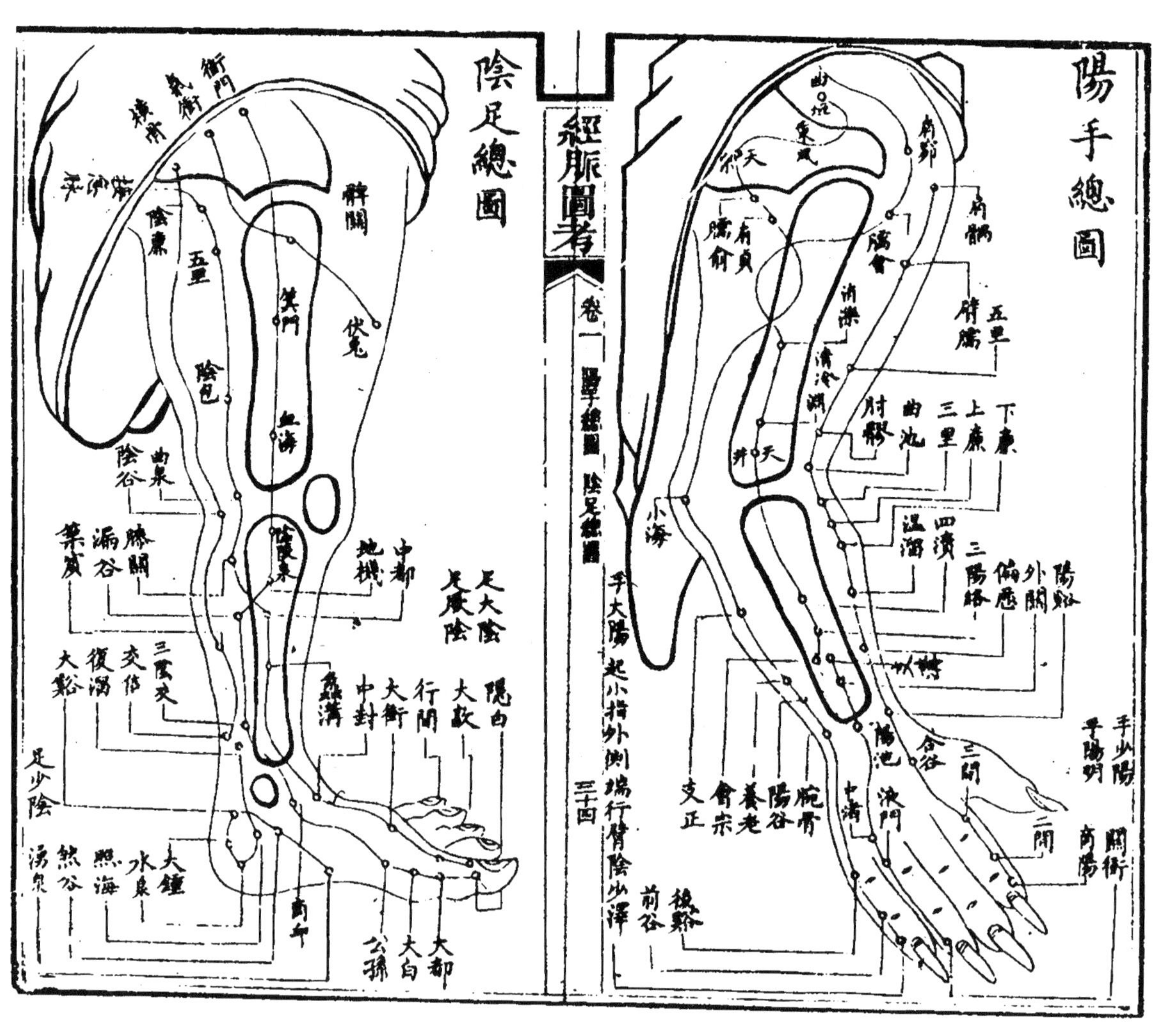

阳手总图（图见上）

阴足总图（图见上）

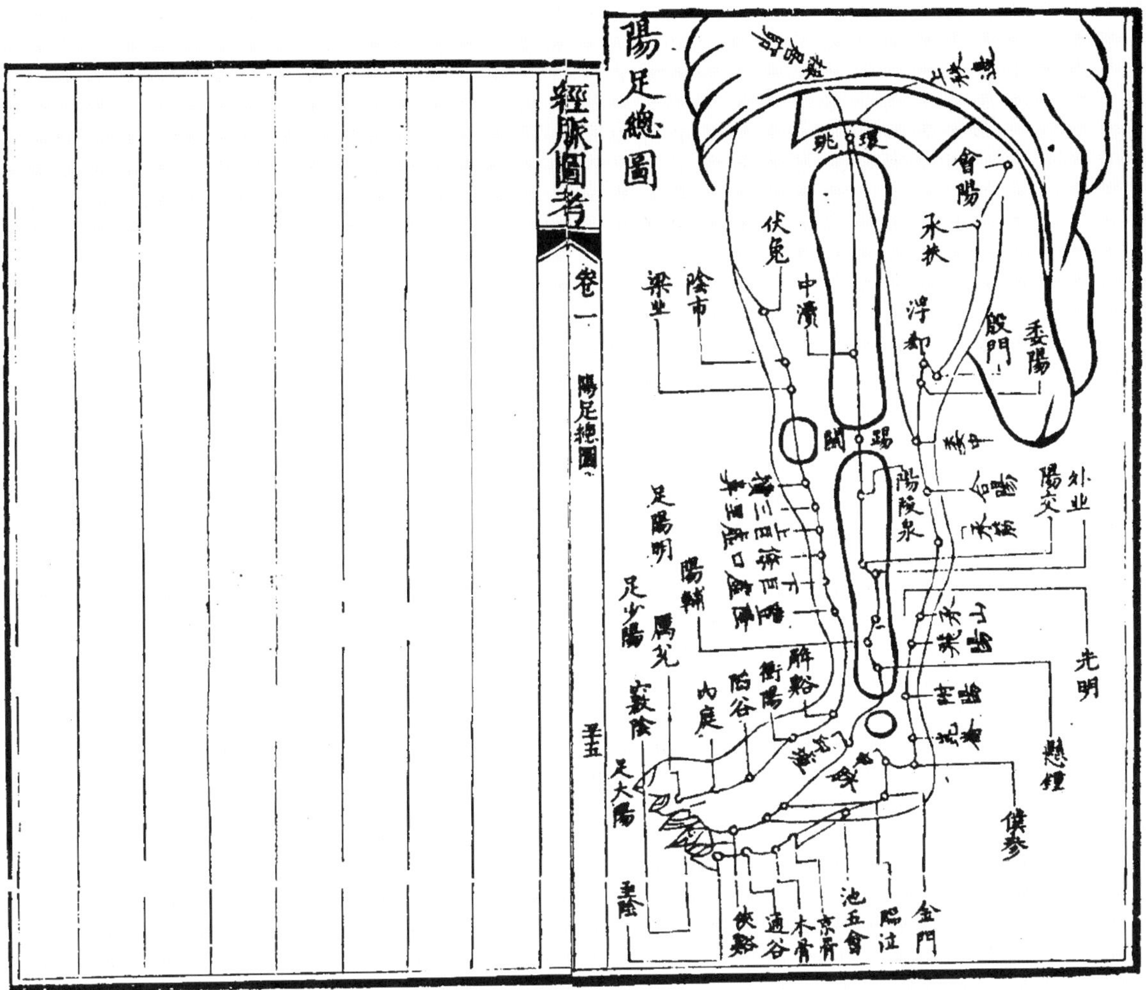

阳足总图（图见上）

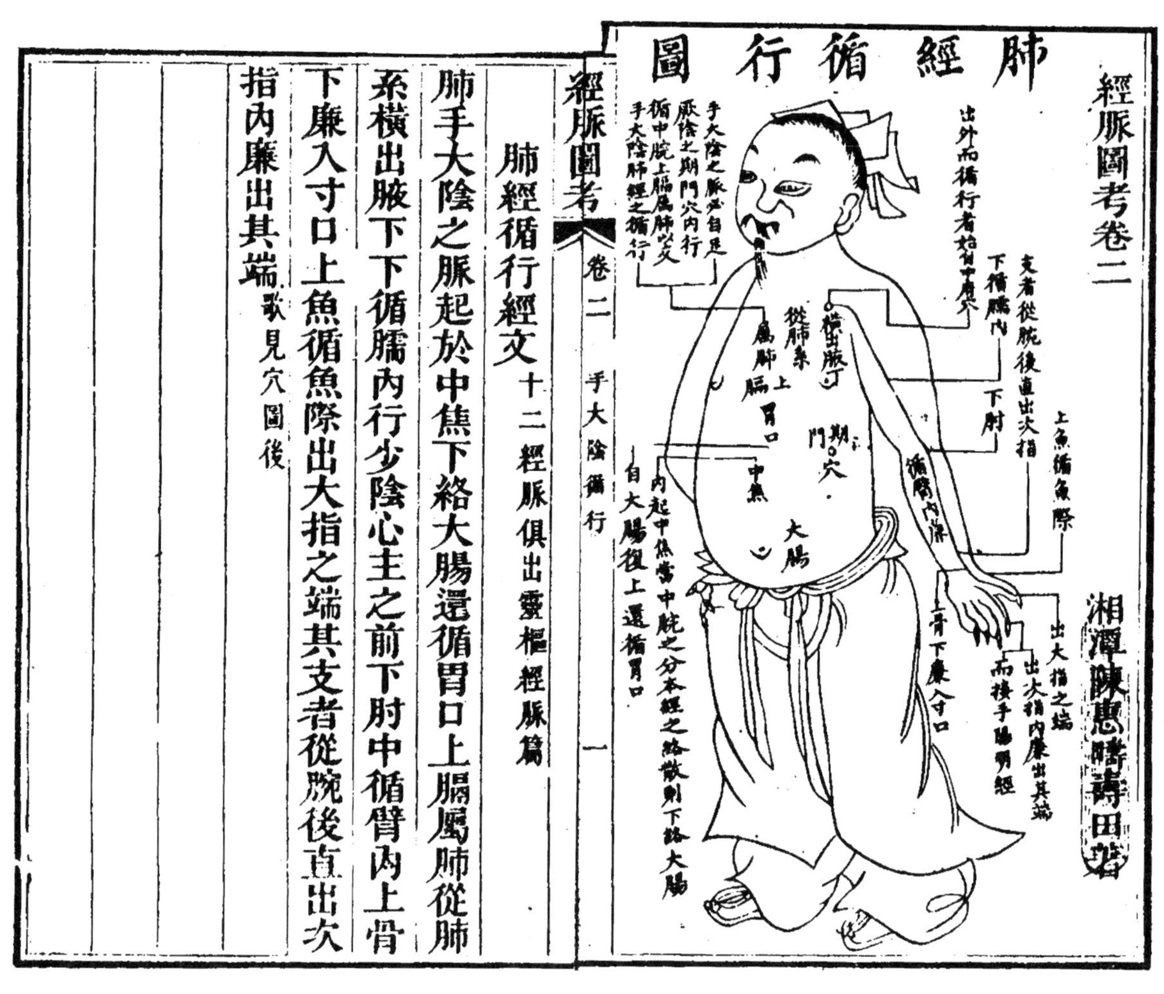

經脈圖考 卷二 手大陰循行 一

肺經循行經文 十二經脈俱出靈樞經脈篇

肺手大陰之脈起於中焦下絡大腸還循胃口上膈屬肺從肺系橫出腋下下循臑內行少陰心主之前下肘中循臂內上骨下廉入寸口上魚循魚際出大指之端其支者從腕後直出次指內廉出其端 歌見穴圖後

经脉图考卷二

湘潭陈惠畴寿田著

肺经循行图（图见上）

肺经循行经文十二经脉俱出《灵枢·经脉篇》。

肺手太阴之脉，起于中焦，下络大肠，还循胃口，上膈属肺。从肺系，横出腋下，下循臑内，行少阴心主之前，下肘中，循臂内上骨下廉，入寸口，上鱼循鱼际出大指之端。其支者，从腕后直出次指内廉，出其端。歌见穴图后。

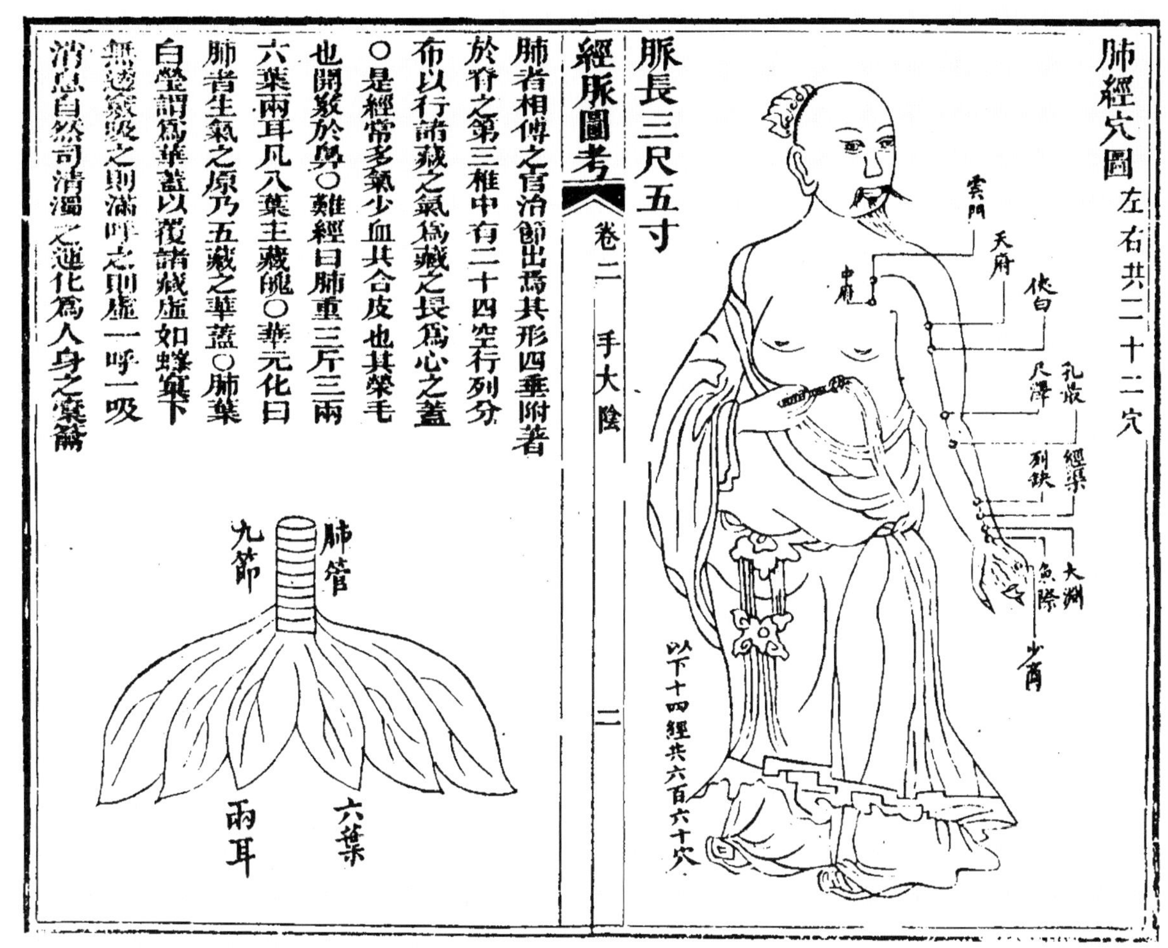
肺經穴圖左右共二十二穴

脈長三尺五寸
經脈圖考 卷二 手大陰 二
肺者相傅之官治節出焉其形四垂附著於脊之第三椎中有二十四空行列分布以行諸藏之氣爲藏之長爲心之蓋○是經常多氣少血其合皮也其榮毛也開竅於鼻○難經曰肺重三斤三兩六葉兩耳凡八葉主藏魄○華元化曰肺者生氣之原乃五藏之華蓋○肺葉白瑩謂爲華蓋以覆諸藏虛如蜂窠下無透竅吸之則滿呼之則虛一呼一吸消息自然司清濁之運化爲人身之橐籥

肺经穴图左右共二十二穴（图见上）

脉长三尺五寸。

肺者，相傅之官，治节出焉。其形四垂，附着于脊之第三椎，中有二十四空，行列分布，以行诸脏之气，为脏之长，为心之盖。

是经常多气少血，其合皮也，其荣毛也，开窍于鼻。

《难经》曰：肺重三斤三两，六叶两耳，凡八叶，主藏魄。

华元化曰：肺者，生气之原，乃五脏之华盖。

肺叶白莹，谓为华盖，以覆诸脏，虚如蜂窠，下无透窍，吸之则满，呼之则虚，一呼一吸，消息自然，司清浊之运化，为人身之橐籥。

肺經循行主病總歌

手大陰肺中焦起，中焦當胃中脘在臍上四寸之分○手之三陰從藏走手皆自内而出也○下絡大腸胃口行，絡聯絡也十二經相通各有表裏凡在本經皆曰屬以此通彼皆曰絡當任脈水分穴之分肺脈絡於大腸自大腸而上復循胃口卽賁門也上膈屬肺從肺系，膈膈膜也肺系卽肺管橫出腋下髆之下脇之上曰腋腋下卽中府之旁謂從肺系而橫出腋下也臑内縈，髆之内側上至腋下至肘嫩耎白肉曰臑天府俠白之次也前於心與心包脈，手之三陰大陰在前厥陰在中少陰在後也下肘循臂骨下廉，臑盡處爲肘肘以下爲臂肘臂之交曰肘中骨卽掌後高骨下廉骨下側也遂入寸口上魚際，寸口卽大淵穴處手腕之前大指本節之間其肉隆起者爲魚寸之前魚之後曰魚際穴大指内側爪甲根。少商穴止支絡還從腕後出，接次指交陽明經。臂掌之交曰腕此本經別絡從腕後上側列缺穴直出次指之端而接乎手陽明經也此經多氣而少血，是動則爲喘滿欬，動變也言變常而爲病也肺主氣膨膨肺脹缺盆痛，缺盆雖十二經之道路而肺爲尤近故肺病則痛其穴在肩下橫骨陷中屬足陽明經兩手交瞀音茂爲臂厥。瞀木痛不仁也手大陰脈由中府出腋下行肘臂間故爲臂厥肺所生病欬上氣，喘渴煩心胸滿結。渴當作喝言聲麤急也肺脈行厥陰心主之前掌心勞宮屬心包故有煩心胸滿之病臑臂之内前廉痛，爲厥或爲掌中熱，大陰之別直入掌中故爲痛厥掌熱肩背痛是氣有餘，手大陰筋結於肩藏附於背故邪氣盛則肩背痛小便數欠或汗出，肺爲腎母邪傷其氣故小便數而欠肺主皮毛而風寒在表故汗出中風氣虛亦痛

肺经循行主病总歌

手太阴肺中焦起，中焦当胃中脘，在脐上四寸之分。〇手之三阴从脏走手，皆自内而出也。下络大肠胃口行，络，联络也。十二经相通，各有表里。凡在本经皆曰属，以此通彼皆曰络。当任脉水分穴之分，肺脉络于大肠，自大肠而上，复循胃口，即贲门也。上膈属肺从肺系，膈，膈膜也。肺系即肺管。横出腋下髆之下胁之上曰腋，腋下即中府之旁，谓从肺系，而横出腋下也。臑内萦，髆之内侧，上至腋，下至肘，嫩耎白肉曰臑，天府、侠白之次也。前于心与心包脉，手之三阴，太阴在前，厥阴在中，少阴在后也。下肘循臂骨下廉，臑尽处为肘，肘以下为臂，肘臂之交曰肘，中骨即掌后高骨，下廉骨下侧也。遂入寸口上鱼际，寸口即太渊穴处，手腕之前，大指本节之间。其肉隆起者为鱼，寸之前鱼之后曰鱼际穴。大指内侧爪甲根。少商穴止。支络还从腕后出，接次指交阳明经。臂掌之交曰腕，此本经别络，从腕后上侧列缺穴直出次指之端，而接乎手阳明经也。此经多气而少血，是动则为喘满咳，动，变也，言变常而为病也。肺主气。膨膨肺胀缺盆痛，缺盆虽十二经之道路，而肺为尤近，故肺病则痛。其穴在肩下横骨陷中，属足阳明经。两手交瞀音茂为臂厥。瞀，木痛不仁也。手太阴脉由中府出腋下，行肘臂间，故为臂厥。肺所生病咳上气，喘渴烦心胸满结。渴当作喝，言声粗急也。肺脉行厥阴心主之前，掌心劳宫属心包，故有烦心胸满之病。臑臂之内前廉痛，为厥或为掌中热，太阴之别直入掌中，故为痛、厥、掌热。肩背痛是气有余，手太阴筋结于肩，脏附于背，故邪气盛则肩背痛。小便数欠或汗出，肺为肾母，邪伤其气，故小便数而欠。肺主皮毛，而风寒在表，故汗出中风。气虚亦痛

溺色變少氣不足以報息肩背者上焦之陽分也氣虛則陽病故爲痛爲寒而怯然少氣金衰則水涸故溺色變黃赤母病及子也

肺經穴歌

手大陰經十一穴中府雲門天府列俠白尺澤孔最存列缺經渠大淵涉魚際直出大指端內側少商如韭葉

中府一名膺中俞 在雲門下一寸去任脈中行六寸乳上三肋間陷中動脈應手仰而取之○肺之募也募結募也爲經氣之所聚他倣此○手足大陰之會

雲門 在巨骨下夾氣戶旁二寸去中行六寸陷中動脈應手舉臂取之脇肋煩滿徹痛喉痺癭氣臂不得舉可炙之

天府 在臂臑內廉腋下三寸動脈陷中以鼻取之

俠白 在天府下去肘上五寸動脈中○手大陰之別

尺澤千金一名鬼堂 在肘中約文上屈肘横文筋骨罅中動脈○手大陰所入爲合從此會合爲合穴甄權云臂屈伸横文間筋骨罅中不宜炙

孔最 在腕上七寸陷中○手大陰之郄郄音隙與郤同地名註郤地謂開隙之地又骨肉之交也

溺色变，少气不足以报息。肩背者，上焦之阳分也。气虚则阳病，故为痛、为寒而怯然少气；金衰则水涸，故溺色变黄赤，母病及子也。

肺经穴歌

手太阴经十一穴，中府云门天府列。侠白尺泽孔最存，列缺经渠太渊涉。

鱼际直出大指端，内侧少商如韭叶。

中府一名膺中俞　在云门下一寸，去任脉中行六寸，乳上三肋间陷中，动脉应手，仰而取之。○肺之募也。募，结募也，为经气之所聚。他仿此。○手足太阴之会。

云门　在巨骨下，夹气户旁二寸，去中行六寸陷中，动脉应手，举臂取之。胁肋烦满彻痛，喉痹瘿气，臂不得举，可灸之。

天府　在臂臑内廉，腋下三寸动脉陷中，以鼻取之。

侠白　在天府下，去肘上五寸动脉中。○手太阴之别。

尺泽千金，一名鬼堂。在肘中约纹上，屈肘横纹筋骨罅中动脉。○手太阴所入为合。从此会合为合穴。甄权云：臂屈伸横纹间筋骨罅中，不宜灸。

孔最　在腕上七寸陷中。○手太阴之郄。郄，音隙，与郤同，地名。注：郤地，谓开隙之地，又骨肉之交也。

列缺　在腕後側上一寸五分滑氏曰以手交叉當食指末筋骨罅中是穴千金云男子陰中疼痛尿血精出灸五十壯○治偏風口眼喎斜手肘痛無力口噤不開痎瘧寒熱煩躁欬嗽喉痹嘔沫縱脣健忘驚癇善笑妄言妄見面目四肢癰腫小便熱痛四肢厥逆瘈瘲尸厥灸至壯百○又馬丹陽天星十二穴云此穴善療偏頭患徧身風痹麻痰涎頻上壅口噤不開牙若能明補寫應手疾如拿

此手太陰之絡從腕後別走陽明直出食指內廉出其端凡人有反關脈者寸關尺三部正脈不見而見於列缺陽谿此經脈虛而絡脈滿千金翼謂陽脈逆反大於寸口三倍者是也

經脈圖考　卷二　手太陰　五

經渠　在寸口陷中○手太陰所行為經又從而行為經穴

大淵　在手掌後陷中○手太陰所注為腧即原也腧與輸通從此而注為腧穴脈會大淵每日平旦寅時脈從此始故一難曰寸口者脈之大會神農經曰治牙疼手腕無力疼痛可灸七壯

魚際　在手大指本節後內側陷中又云散脈中白肉際○手太陰所溜為滎溜流通流如小水為滎穴一傳齒痛不能食飲左患灸左右患灸右男三女四

少商　在手大指內側端去爪甲角如韭葉白肉際宛宛中○

列缺　在腕后侧上一寸五分。滑氏曰：以手交叉，当食指末筋骨罅中是穴。《千金》云：男子阴中疼痛，尿血精出，灸五十壮。○治偏风，口眼㖞斜，手肘痛无力，口噤不开，痎疟，寒热烦躁，咳嗽，喉痹，呕沫，纵唇，健忘惊痫善笑，妄言妄见，面目四肢痈肿，小便热痛，四肢厥逆，瘈疭，尸厥，灸至壮百。○又马丹阳[①]《天星十二穴》云：此穴善疗偏头患，遍身风痹麻，痰涎频上壅，口噤不开牙。若能明补泻，应手疾如拿。

此手太阴之络，从腕后别走阳明，直出食指内廉出其端。凡人有反关脉者，寸关尺三部正脉不见，而见于列缺、阳溪，此经脉虚而络脉满，《千金翼》谓阳脉逆，反大于寸口三倍者是也。

经渠　在寸口陷中。○手太阴所行为经。又从而行为经穴。

太渊　在手掌后陷中。○手太阴所注为腧，即原也。腧与输通，从此而注为输穴。脉会太渊，每日平旦寅时，脉从此始，故《一难》曰：寸口者，脉之大会。《神农经》曰：治牙疼，手腕无力，疼痛，可灸七壮。

鱼际　在手大指本节后内侧陷中，又云散脉中白肉际。○手太阴所溜为荥。溜，流通，流如小水为荥穴。一传齿痛不能食饮，左患灸左，右患灸右，男三女四。

少商　在手大指内侧端，去爪甲角如韭叶，白肉际宛宛中。○

①马丹阳：公元 1123—1183 年，宋代金道士。道教全真道北七真之一，全真道遇仙派的创立者。初名从义，字宜甫，更名钰，字玄宝，号丹阳子。其针灸医技享有盛誉，著有《天星十二穴主治疾病歌》，又名《天星十二神针法》。

手大陰所出爲井如水始出爲井穴唐刺史成君綽忽項腫如升喉閉水粒不下甄權以三稜針刺之微出血立愈○主治項腫喉痹煩心嘔噦心下滿汗出欬逆痎瘧振寒腹脹腸滿雀目不明脣乾唾沫引飲食不下寒慄鼓頷手攣指痛小兒乳蛾○乾坤生意云此爲十井穴凡初中風卒暴昏沉痰涎壅盛不省人事牙關緊閉藥水不下急目三稜鍼刺此穴乃少衝中衝關衝少澤商陽使血氣流行乃起死回生急救之妙訣

手大陰之正別入淵腋少陰之前入走肺散之大腸上出缺盆循喉嚨復合陽明手大陰之正其內行者自天府別入淵腋由手少陰心經之前入內走肺散之大腸其上行者出缺盆循喉嚨復合於手陽明經

手大陰之筋起於大指之上循指上行結于魚後行寸口外側上循臂結肘中上臑內廉入腋下自大指而上皆本經經穴所行之分入腋下方與手少陰之筋合此上皆剛筋也出缺盆結肩前髃此自腋下上出缺盆行肩上三陽之前而結於肩之前髃上結缺盆下結胸裏散貫賁合賁下抵季脇此上行者自腋而上並足三陽之筋上結於缺盆下行者自腋入胸結於胸裏散貫於胃上口賁門之分與手厥陰之筋合下行抵季脇與足少陽厥陰之筋合也手大陰之別名曰列缺起於腕上分間並大陰之經直入掌中散於魚際此手大陰絡穴也不曰絡而曰別者以本經由此別走鄰經也大陰自此別走陽明其大陰本經之脈由此直入掌中散於魚際也其病實則手銳掌熱虛則欠㰦小便遺數取之去腕

手太阴所出为井。如水始出为井穴。唐刺史成君绰忽项肿如升，喉闭，水粒不下。甄权以三棱针刺之，微出血，立愈。〇主治项肿，喉痹，烦心呕哕，心下满，汗出，咳逆，痎疟振寒，腹胀肠满，雀目不明，唇干唾沫引饮，食不下，寒栗鼓颔，手挛指痛，小儿乳蛾。〇《乾坤生意》云：此为十井穴。凡初中风，卒暴昏沉，痰涎壅盛，不省人事，牙关紧闭，药水不下，急目，三棱针刺此穴，乃少冲、中冲、关冲、少泽、商阳，使血气流行，乃起死回生急救之妙诀。

手太阴之正，别入渊腋少阴之前，入走肺，散之大肠，上出缺盆，循喉咙，复合阳明。手太阴之正，其内行者自天府别入渊腋，由手少阴心经之前入内走肺，散之大肠，其上行者出缺盆，循喉咙复合于手阳明经。

手太阴之筋起于大指之上，循指上行，结于鱼后，行寸口外侧，上循臂，结肘中，上臑内廉入腋下，自大指而上，皆本经经穴所行之分，入腋下，方与手少阴之筋合，此上皆刚筋也。出缺盆，结肩前髃，此自腋下上出缺盆，行肩上三阳之前，而结于肩之前髃。上结缺盆，下结胸里，散贯贲，合贲下，抵季胁。此上行者，自腋而上，并足三阳之筋，上结于缺盆。下行者，自腋入胸，结于胸里，散贯于胃上口贲门之分，与手厥阴之筋合，下行抵季胁，与足少阳、厥阴之筋合也。手太阴之别，名曰列缺。起于腕上分间，并太阴之经，直入掌中，散于鱼际。此手太阴络穴也，不曰络而曰别者，以本经由此别走邻经也。太阴自此别走阳明，其太阴本经之脉由此直入掌中，散于鱼际也。其病实，则手锐掌热；虚，则欠㰦，小便遗数。取之去腕寸半別走陽明也欬音去欠欬張口伸腰也實因邪熱有餘虛因肺氣不足治此者取列缺謂實可寫之虛可補之此大陰之絡別走陽明而陽明之絡曰偏歷亦入大陰以其相爲表裏故互爲注絡以相通也他經皆然

手大陰之本在寸口之中大淵穴也標在腋内動也天府穴也

寸半别走阳明也。欬，音去，欠欬，张口伸腰也。实因邪热有余，虚因肺气不足。治此者，取列缺谓实可泻之，虚可补之。此太阴之络，别走阳明，而阳明之络曰偏历，亦入太阴，以其相为表里，故互为注络以相通也。他经皆然。

手太阴之本在寸口之中太渊穴也，标在腋内动也天府穴也。

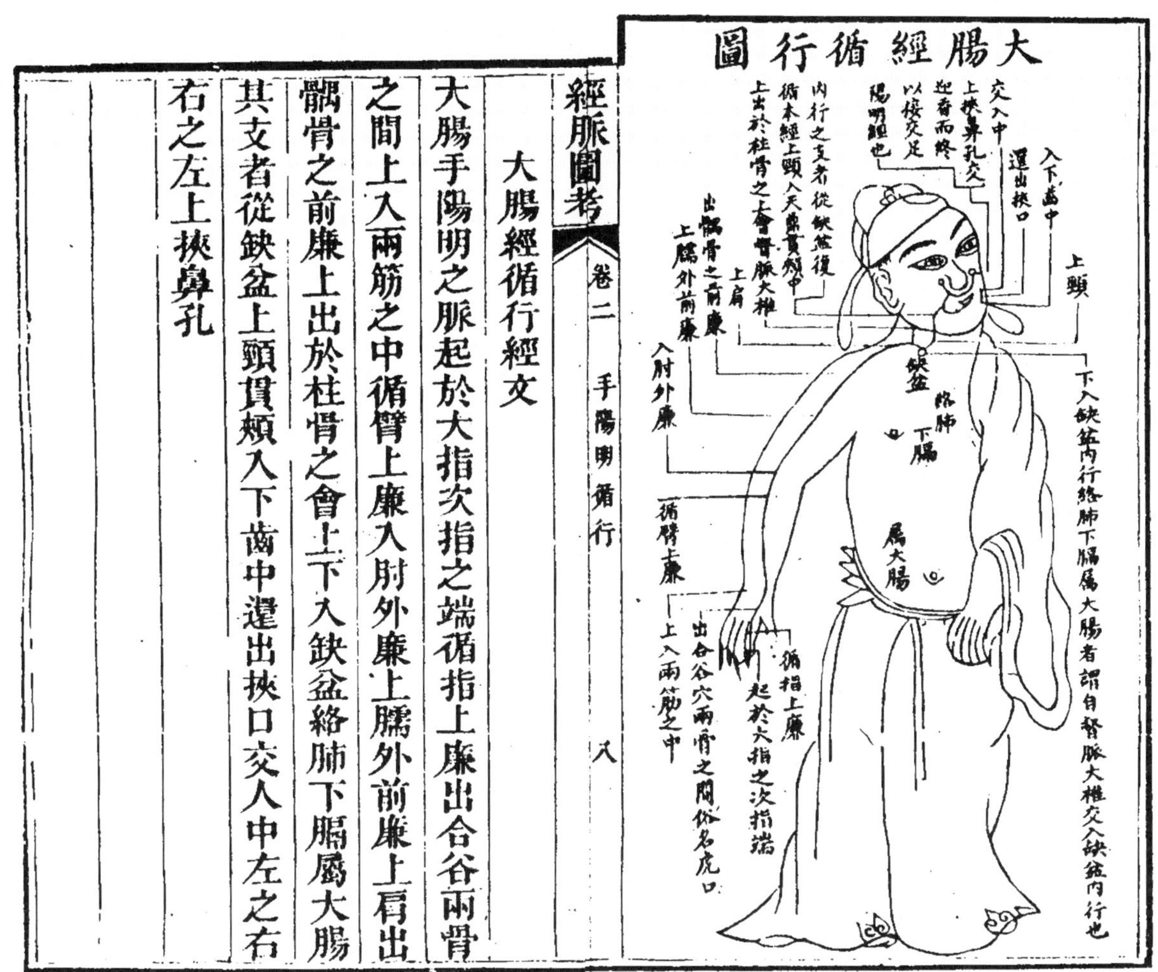
經脈圖考 卷二 手陽明循行 八

大腸經循行經文

大腸手陽明之脈起於大指次指之端循指上廉出合谷兩骨之間上入兩筋之中循臂上廉入肘外廉上臑外前廉上肩出髃骨之前廉上出於柱骨之會上下入缺盆絡肺下膈屬大腸其支者從缺盆上頸貫頰入下齒中還出挾口交人中左之右右之左上挾鼻孔

大肠经循行图（图见上）

大肠经循行经文

大肠手阳明之脉，起于大指次指之端，循指上廉，出合谷两骨之间，上入两筋之中，循臂上廉，入肘外廉，上臑外前廉，上肩，出髃骨之前廉，上出于柱骨之会上，下入缺盆，络肺，下膈，属大肠。其支者，从缺盆上颈，贯颊，入下齿中，还出挟口，交人中，左之右、右之左，上挟鼻孔。

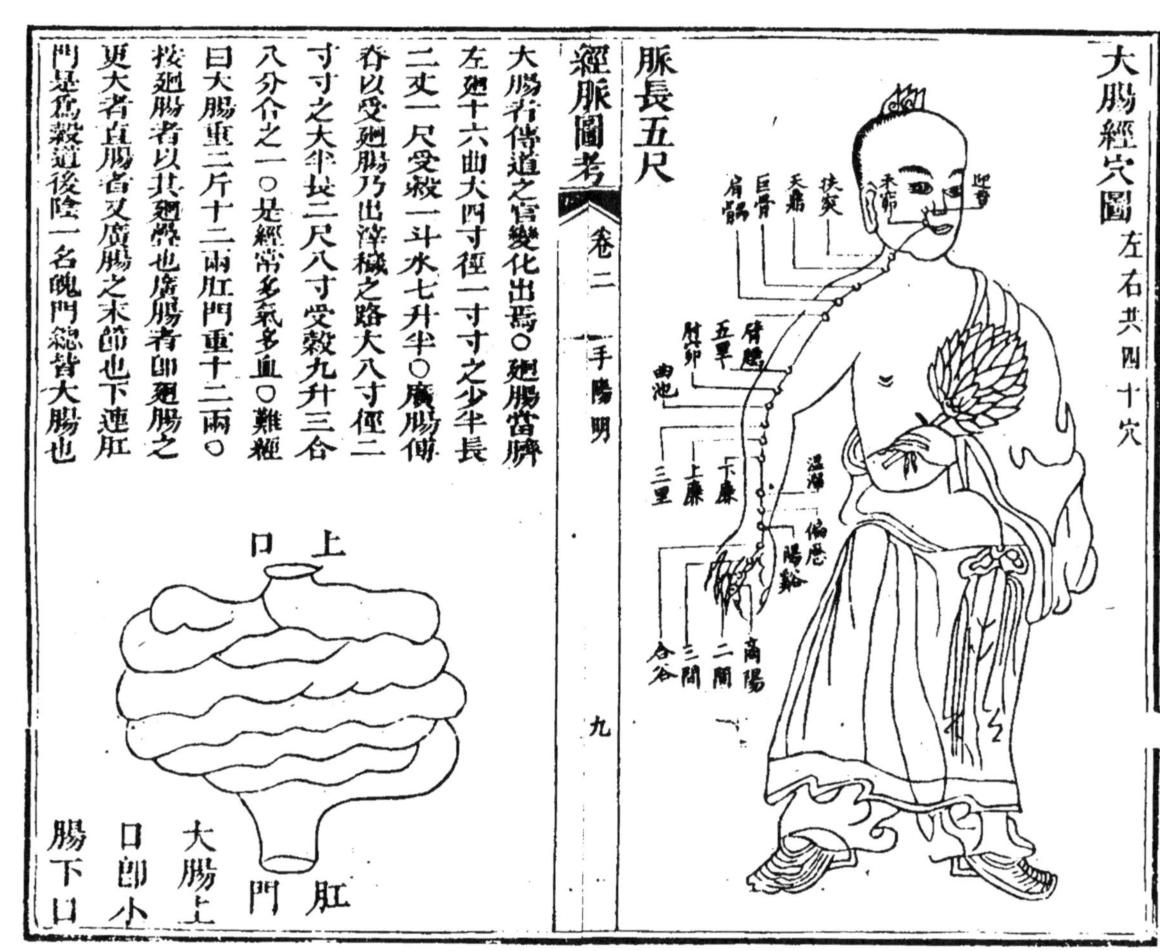
大腸經穴圖 左右共四十穴

脈長五尺

經脈圖考 卷二 手陽明 九

大腸者傳道之官變化出焉○廻腸當臍左廻十六曲大四寸徑一寸寸之少半長二丈一尺受穀一斗水七升半○廣腸傅脊以受廻腸乃出滓穢之路大八寸徑二寸寸之大半長二尺八寸受穀九升三合八分合之一○是經常多氣多血○難經曰大腸重二斤十二兩肛門重十二兩○按廻腸者以其廻疊也廣腸者即廻腸之更大者直腸者又廣腸之末節也下連肛門是爲穀道後陰一名魄門總皆大腸也

大肠经穴图左右共四十穴（图见上）

脉长五尺。

大肠者，传道之官，变化出焉。

回肠当脐左，回十六曲，大四寸，径一寸，寸之少半，长二丈一尺，受谷一斗，水七升半。

广肠傅脊以受回肠，乃出滓秽之路，大八寸，径二寸，寸之大半，长二尺八寸，受谷九升三合八分合之一。

是经常多气多血。

《难经》曰：大肠重二斤十二两，肛门重十二两。

按：回肠者，以其回叠也。广肠者，即回肠之更大者。直肠者，又广肠之末节也。下连肛门，是为谷道。后阴，一名魄门，总皆大肠也。

大腸經循行主病總歌

手陽明經大腸脈次指內側起商陽次指大指次指即食指也手之三陽從手走頭循指上廉入合骨循巡繞也上廉上側也凡經脈陽行於外陰行於內合谷在大指次指岐骨間俗名虎口兩骨兩筋中間行腕中上側兩筋陷中陽谿穴也循臂上廉入肘外廉上臑外廉肩髃音隅肩端骨罅爲肩髃前廉柱骨旁肩背之上頸項之根爲天柱骨本經由肩髃上出膀胱之天柱會於督脈之大椎六陽經皆會於督脈之大椎故內經以此爲會上會此下入缺盆內絡肺下膈屬大腸自大椎而前入足陽明之缺盆絡於肺中復下膈當臍旁天樞之分屬於大腸與肺相表裏支從缺盆上入頸斜貫兩頰下齒當耳下曲處爲頰挾口人中交左右上挾鼻孔盡

經脈圖考 卷二 手陽明 十

迎香人中即督脈之水溝穴由人中而左右互交上挾鼻孔者自禾窌以交迎香手陽明經止此乃自山根交承泣穴而接乎足陽明經也此經血盛氣亦盛是動頸腫下齒痛是主津液病所生大腸與肺爲表裏肺主氣而津液由於氣化故凡大腸之或泄或秘皆津液所生之病而主在大腸也目黃大腸內熱口乾無津鼽衄動喉痹金燥痛在肩前臑大指次指痛不用手陽明之別者合於宗脈故目黃其他諸病皆本經之脈所及虛則寒慄不易復不易溫也有餘當脈熱腫痛

大腸經穴歌

手陽明穴起商陽二間三間合谷藏陽谿偏歷歷溫溜下廉上

大肠经循行主病总歌

手阳明经大肠脉，次指内侧起商阳，次指，大指次指，即食指也。手之三阳，从手走头。循指上廉入合骨，循，巡绕也，上廉上侧也。凡经脉阳行于外，阴行于内。合谷，在大指次指歧骨间，俗名虎口。两骨两筋中间行，腕中上侧两筋陷中，阳溪穴也。循臂上廉入肘外廉上臑外廉，肩髃音隅，肩端骨罅为肩髃前廉柱骨旁，肩背之上，颈项之根为天柱骨。本经由肩髃上出膀胱之天柱，会于督脉之大椎，六阳经皆会于督脉之大椎，故内经以此为会上。会此下入缺盆内，络肺下膈属大肠。自大椎而前，入足阳明之缺盆，络于肺中，复下膈，当脐旁天枢之分，属于大肠，与肺相表里。支从缺盆上入颈，斜贯两颊下齿当耳下曲处为颊。挟口人中交左右，上挟鼻孔尽迎香。人中即督脉之水沟穴，由人中而左右互交上挟鼻孔者，自禾髎以交迎香手阳明经止，此乃自山根交承泣穴而接乎足阳明经也。此经血盛气亦盛，是动颈肿下齿痛。是主津液病所生，大肠与肺为表里，肺主气而津液由于气化，故凡大肠之或泄或秘，皆津液所生之病，而主在大肠也。目黄大肠内热口干无津鼽衄动，喉痹金燥痛在肩前臑，大指次指痛不用，手阳明之别者，合于宗脉，故目黄，其他诸病皆本经之脉所及。虚则寒栗不易复不易温也，有余当脉热肿痛。

大肠经穴歌

手阳明穴起商阳，二间三间合谷藏。阳溪偏历历温溜，下廉上

廉三里長曲池肘髎迎五里臂臑肩髃巨骨起天鼎扶突接禾髎終以迎香二十止

商陽一名絕陽在手食指內側去爪甲角如韭葉〇手陽明所出爲井乾坤生意云此爲十井穴頷腫喉痺䶊衄齒痛灸三壯

二間一名間谷在食指本節前內側陷中〇手陽明所溜爲榮主治頷腫喉痺䶊衄齒痛灸三壯

三間一名少谷在食指本節後內側陷中〇手陽明所注爲腧

合谷一名虎口在手大指次指歧骨間陷中〇手陽明所過爲原神農經云治鼻衄目痛不明牙疼喉痺疥瘡可灸三壯至七壯並治小兒乳蛾

陽谿一名中魁在手腕中上側兩筋間陷中〇手陽明所行爲經

偏歷 在手腕後三寸〇手陽明絡別走大陰

溫溜一名逆注一名蛇頭在手腕後小士五寸大士六寸大士小士謂大人小兒也明堂云腕後五寸六寸間〇手陽明郄

下廉 在曲池下四寸輔骨下去上廉一寸輔兌肉其分外斜

上廉 在三里下一寸曲池下三寸其分獨抵陽明之會外斜

三里一名手三里在曲池下二寸兌肉之端按之肉起

廉三里长。曲池肘髎迎五里，臂臑肩髃巨骨起。天鼎扶突接禾髎，终以迎香二十止。

商阳一名绝阳　在手食指内侧，去爪甲角如韭叶。手阳明所出为井。《乾坤生意》云：此为十井穴，颔肿喉痹，衄衄齿痛，灸三壮。

二间一名间谷　在食指本节前内侧陷中。〇手阳明所溜为荥。主治颔肿，喉痹，衄衄，齿痛，灸三壮。

三间一名少谷　在食指本节后内侧陷中。〇手阳明所注为腧。

合谷一名虎口　在手大指次指歧骨间陷中。〇手阳明所过为原。《神农经》云：治鼻衄，目痛不明，牙疼，喉痹，疥疮，可灸三壮至七壮，并治小儿乳蛾。

阳溪一名中魁　在手腕中上侧，两筋间陷中。〇手阳明所行为经。

偏历　在手腕后三寸。〇手阳明络别走太阴。

温溜一名逆注，一名蛇头　在手腕后，小士五寸，大士六寸。大士小士谓大人小儿也。《明堂》云：腕后五寸六寸间。〇手阳明郄。

下廉　在曲池下四寸辅骨下，去上廉一寸，辅兑肉其分外斜。

上廉　在三里下一寸，曲池下三寸，其分独抵阳明之会外斜。

三里一名手三里　在曲池下二寸，兑肉之端，按之肉起。

曲池十三鬼穴此名鬼臣在肘外輔骨屈肘曲骨之中以手拱胸取之○手陽明所入爲合秦承祖明堂云主大人小兒遍身風疹痂疥

肘髎 在肘大骨外廉陷中與天井相並相去一寸四分

五里 在肘上三寸行向裏大脈中央一云在天府下五寸

臂臑 在肘上七寸䐃肉端肩髃下一寸兩筋兩骨罅宛宛陷中平手取之○手陽明絡也絡手少陽之臑會一曰手足太陽陽維之會明堂禁刺灸七壯主治臂痛無力寒熱瘰癧頸項拘急

肩髃一名中肩井一名偏肩 在膊骨頭肩端上兩骨罅陷中舉臂取之有

空○手太陽陽明陽蹻之會一曰足少陽陽蹻之會千金云灸癭氣左右相當男左十八右十七壯女右十八左十七壯再三以差止

巨骨 在肩尖上行兩叉骨間陷中○手陽明陽蹻之會

天鼎 在頸中缺盆上直扶突後一寸甲乙經曰直扶突氣舍後一寸五分氣府論註曰在扶突後半寸灸三壯主治喉痺嗌腫不得食暴瘖氣硬

扶突一名水穴 在頸當曲頰下一寸甲乙經曰在人迎後一寸五分仰而取之一云氣舍後一寸五分○由此上貫頰入下

曲池十三鬼穴，此名鬼臣　在肘外辅骨屈肘曲骨之中，以手拱胸取之。〇手阳明所入为合。秦承祖[1]《明堂》云：主大人小儿遍身风疹痂疥。

肘髎　在肘大骨外廉陷中，与天井相并，相去一寸四分。

五里　在肘上三寸，行向里大脉中央。一云在天府下五寸。

臂臑　在肘上七寸䐃肉端，肩髃下一寸，两筋两骨罅宛宛陷中，平手取之。〇手阳明络也，络手少阳之臑会，一曰手足太阳、阳维之会。《明堂》禁刺，灸七壮，主治臂痛无力，寒热瘰疬，颈项拘急。

肩髃一名中肩井，一名偏肩　在膊骨头肩端上，两骨罅陷中，举臂取之有空。〇手太阳、阳明、阳跷之会，一曰足少阳、阳跷之会。《千金》云：灸瘿气，左右相当，男左十八右十七壮，女右十八左十七壮，再三以差止。

巨骨　在肩尖上行两叉骨间陷中。〇手阳明、阳跷之会。

天鼎　在颈中缺盆上，直扶突后一寸。《甲乙经》曰：直扶突，气舍后一寸五分。《气府论》注曰：在扶突后半寸。灸三壮，主治喉痹，嗌肿不得食，暴喑气硬。

扶突一名冰穴　在颈当曲颊下一寸。《甲乙经》曰：在人迎后一寸五分，仰而取之。一云气舍后一寸五分。〇由此上贯颊，入下

①秦承祖：南北朝时刘宋医家。精通针灸及医药，被誉为“上手”。著有《脉经》《偃侧杂针灸经》《偃侧人经》《明堂图》《药方》等，均佚。

齿中。

禾髎一名长频　直鼻孔下夹水沟旁五分。灸三壮，主治鼻疮息肉，鼻塞，衄衄。

迎香一名冲阳　在禾髎上一寸，鼻孔旁五分。○手足阳明之会。

手阳明之正，从手循膺乳，别于肩髃，入柱骨，下走大肠，属于肺，上循喉咙，出缺盆，合于阳明也。此大肠与肺为表里，经脉相为一合也。手阳明之正，循胸前膺乳之间。其内行者，别于肩髃，入柱骨，由缺盆下走大肠，属于肺。其上者，循喉咙，复出缺盆，而合于阳明本经也。

手阳明之筋，起于大指次指之端，结于腕，上循臂，上结于肘外，上臑结于髃。自食指尖而上，皆本经经穴所行之次，上臑会与足太阳之筋合，结于肩髃，此皆刚筋也。其支者，绕肩胛挟脊。此支自肩髃屈曲后行，绕肩胛，与手足太阳之筋合而挟于脊。直者，从肩髃上颈。此直者自肩髃行巨骨，上颈中天鼎、扶突之次。其支者，上颊结于頄[1]。此支者，自颈上颊，下入齿中，上结于手太阳颧髎之分。直者，上出手太阳之前，上左角络头，下右颔。此直者自颈出手太阳、天窗、天容之前，行耳前，上额左角，络头，以下右颔，此举左而言右在其中，亦如经脉之左之右，右之左也。故右行者，亦上额右角，交络于头下左颔，以合于太阳、少阳之筋。

手阳明之别名曰偏历，去腕三寸，别入太阴。其别者，上循臂，乘肩髃，上曲颊偏齿。其别者，入耳，合于宗脉。实则龋聋，虚则齿寒。

①頄：原作“鸠”，形误，据文义改。下同。

痹隔取之所別也手陽明之絡名偏歷在腕後三寸上側間別走手大陰者也按本經筋脈皆無入耳上目之文惟此別絡有之宗脈者脈聚于耳目之間者也齲齒蠹病也此經上曲頰偏齒入耳絡肺下膈故實則爲齒齲耳聾虛則爲齒寒內痺而隔治此者當取所別之偏歷

手陽明之本在肘骨中曲池穴上至別陽義未詳標在顏下顏額庭也合鉗上也謂脈由足陽明大迎之次夾耳之兩旁也

痹隔，取之所别也。手阳明之络，名偏历，在腕后三寸上侧间，别走手太阴者也。按：本经筋脉皆无入耳上目之文，惟此别络有之。宗脉者，脉聚于耳目之间者也，龋齿蠹病也。此经上曲颊，偏齿，入耳，络肺，下膈，故实则为齿龋耳聋，虚则为齿寒内痹，而隔治此者，当取所别之偏历。

手阳明之本在肘骨中曲池穴，上至别阳义未详，标在颜下颜，额庭也，合钳上也。谓脉由足阳明大迎之次，夹耳之两旁也。

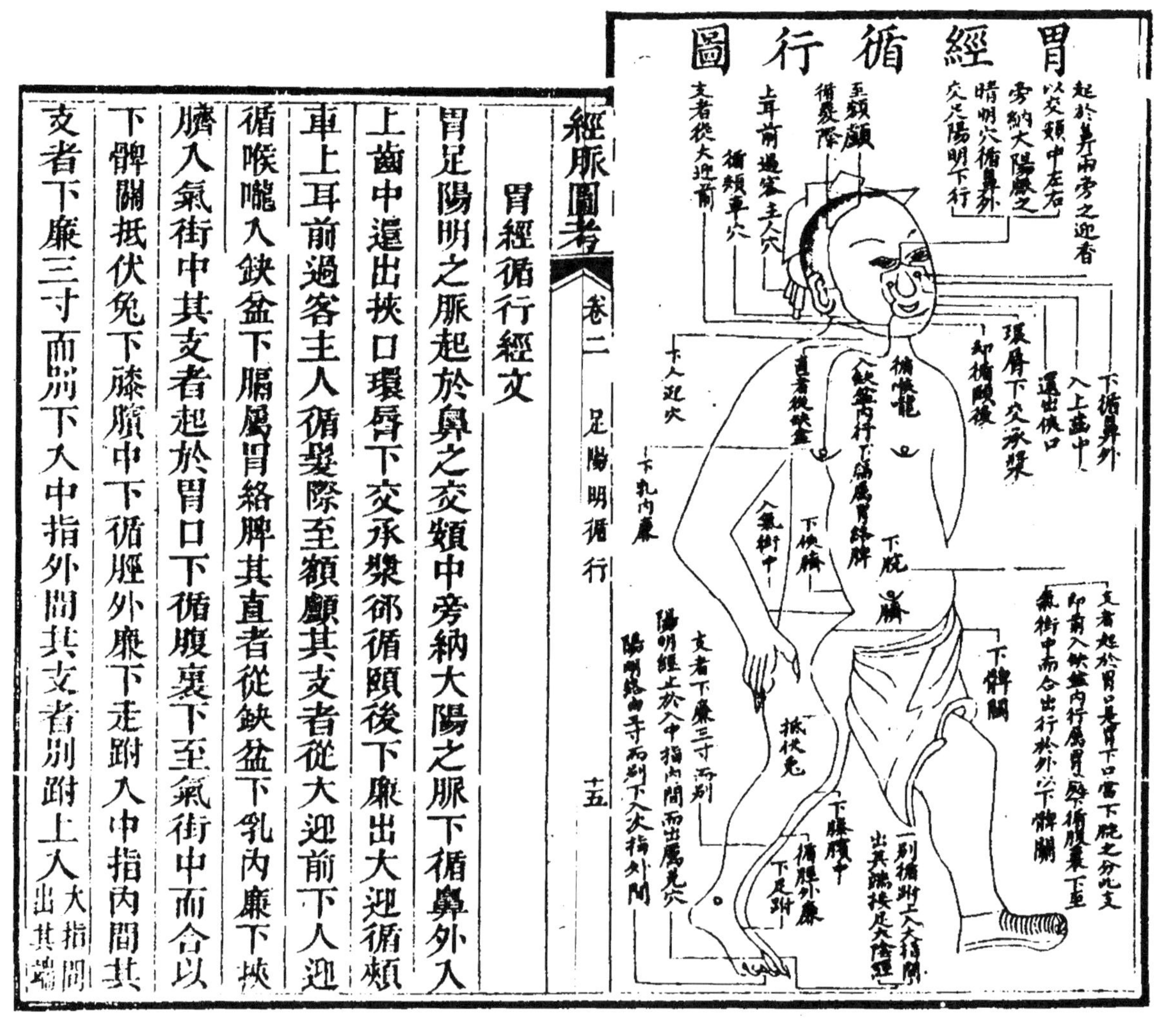

經脈圖考　卷二　足陽明循行　十五

胃經循行經文

胃足陽明之脉起於鼻之交頞中旁納大陽之脉下循鼻外入上齒中還出挾口環唇下交承漿卻循頤後下廉出大迎循頰車上耳前過客主人循髮際至額顱其支者從大迎前下人迎循喉嚨入缺盆下膈屬胃絡脾其直者從缺盆下乳內廉下挾臍入氣街中其支者起於胃口下循腹裏下至氣街中而合以下髀關抵伏兔下膝臏中下循脛外廉下走跗入中指內間其支者下廉三寸而別下入中指外間其支者別跗上入大指間出其端

胃经循行图（图见上）

胃经循行经文

胃足阳明之脉，起于鼻之交頞中，旁纳太阳之脉，下循鼻外，入上齿中，还出挟口环唇，下交承浆，却循颐后下廉，出大迎，循颊车上耳前，过客主人，循发际至额颅。其支者，从大迎前下人迎，循喉咙，入缺盆，下膈，属胃，络脾。其直者，从缺盆下乳内廉，下挟脐，入气街中。其支者，起于胃口，下循腹里，下至气街中而合，以下髀关，抵伏兔，下膝膑中，下循胫外廉，下走跗，入中指内间。其支者，下廉三寸而别，下入中指外间。其支者，别跗上，入大指间，出其端。

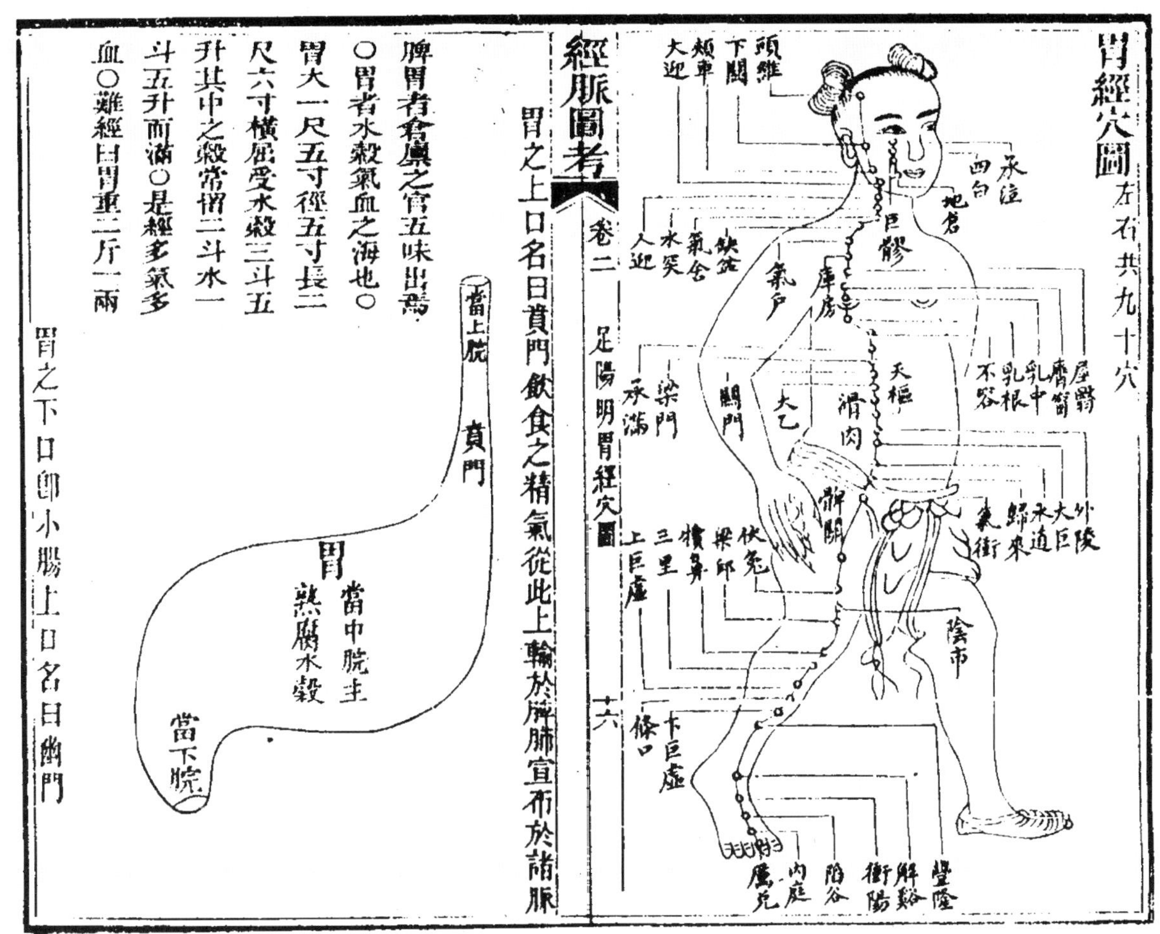

胃经穴图左右共九十穴（图见上）

脾胃者，仓廪之官，五味出焉。

胃者，水谷气血之海也。

胃大一尺五寸，径五寸，长二尺六寸，横屈，受水谷三斗五升，其中之谷当留二斗，水一斗五升而满。

是经多气多血。

《难经》曰：胃重二斤一两。

胃之上口，名曰贲门，饮食之精气从此上输于脾肺，宣布于诸脉。

胃之下口，即小肠上口，名曰幽门。

胃經循行主病總歌

足陽明胃鼻頞起頞鼻莖也亦曰山根足之三陽從頭走足互交旁納足大陽納入也足大陽起睛明穴與頞相近陽明由頞中互交而下行故入之也下循鼻外入上齒鼻外即承泣四白巨髎之分挾口環脣交承漿環遶也承漿任脈穴頤後下廉大迎頰車遊腮下爲頷頷下爲頤頰車在耳下大迎頷下穴名耳前髮際至額顱耳前下關也循髮際以上頭維至額顱會于督脈之神庭額顱髮際前也支循喉嚨入缺盆下膈屬胃絡脾州胃與脾爲表裏此支自缺盆入內下膈當上脘中脘之分屬胃絡脾直者下乳挾臍中直者由缺盆直下而外行自乳中天樞外陵等穴下入氣街中氣街在毛際兩旁鼠鼷上一寸支起胃口腹裏通下至氣街中而合由幽門循腹裏

經脈圖考　卷二　足陽明　七七

過足少陰肓腧之外此即上文支者之脈由胃下行而與直者復合於氣街之中遂下髀關伏兔逢膝上穴名膝臏之中循脛外足跗中指內間終膝蓋曰臏骱骨曰脛足面曰跗此三者犢鼻巨虛衝陽等穴之次也乃循內庭入中指內間而出厲兌足陽明經止此支者下廉三寸別下入中指外間列廉上廉也下廉三寸即豐隆穴是爲陽明別絡故下入中指外間又有支者別跗上大指之間大陰接又其支者自跗上衝陽穴次別行入大指間斜出足厥陰行間之次循大指出其端而接乎足大陰經也此經多氣復多血振寒呻欠面顏黑土病而洒洒振寒者風之勝也善呻數欠胃之鬱也黑水色也土病則水無所畏故黑色反見于面顏病至惡見火與人陽明厥逆則喘而惋惋則惡人也惡火者邪客陽明則熱甚也忌聞木聲心惕惕土惡木也閉戶塞牖欲獨處

胃经循行主病总歌

足阳明胃鼻频起，频，鼻茎也，亦曰山根。足之三阳，从头走足。互交旁纳足太阳，纳，入也，足太阳起睛明穴，与频相近，阳明由频中互交而下行，故入之也。下循鼻外人上齿，鼻外，即承泣、四白、巨髎之分。挟口环唇交承浆，环，绕也。承浆，任脉穴。颐后下廉大迎颊车游，腮下为颔，颔下为颐，颊车在耳下。大迎，颔下穴名。耳前发际至额颅。耳前，下关也，循发际以上头维至额颅，会于督脉之神庭。额颅，发际前也。支循喉咙入缺盆，下膈属胃络脾州。胃与脾为表里。此支自缺盆入内，下膈，当上脘、中脘之分，属胃，络脾。直者下乳挟脐中，直者由缺盆直下而外行，自乳中天枢、外陵等穴下入气街中。气街，在毛际两旁鼠鼷上一寸。支起胃口腹里通，下至气街中而合，由幽门循腹里，过足少阴肓腧之外，此即上文支者之脉由胃下行，而与直者复合于气街之中。遂下髀关伏兔逢膝上穴名。膝膑之中循胫外，足跗中指内间终。膝盖曰膑，骱骨曰胫，足面曰跗，此三者，犊鼻、巨虚、冲阳等穴之次也，乃循内庭，入中指内间而出历兑，足阳明经止此。支者下廉三寸别，下入中指外间列。廉，上廉也。下廉三寸，即丰隆穴，是为阳明别络，故下入中指外间。又有支者别跗上，大指之间太阴接。又其支者，自跗上冲阳穴次，别行入大指间，斜出足厥阴行间之次，循大指出其端，而接乎足太阴经也。此经多气复多血，振寒呻欠面颜黑。土病而洒洒振寒者，风之胜也。善呻数欠，胃之郁也。黑，水色也。土病则水无所畏，故黑色反见于面颜。病至恶见火与人，阳明厥逆，则喘而惋，惋则恶人也。恶火者，邪客阳明，则热甚也。忌闻木声心惕惕。土，恶木也。闭户塞牖欲独处，陰陽相薄而陰勝陽也 甚則登高棄衣走陽盛則四支實故上高而歌熱盛於身故棄衣而走賁響腹脹脈循腹裏水火相激而雷鳴爲骭厥骭足脛也脈自臏下脛骨外廉故爲脛骭厥逆是主血所生病者狂瘧溫淫及汗出熱勝則狂風勝則瘧溫氣淫泆則汗出鼽衄口喎并脣胗音疹脣瘍脈挾口環脣頸腫喉痺腹水腫土不能制水故大腹水腫膺乳膝臏股伏兎骭外廉足跗上皆痛陽明脈從缺盆下乳內廉挾臍腹前陰由股下足以入中指或爲痛與不用氣盛熱在身以前陽明行身之前有餘消穀善饑溺黃甚不足身以前皆寒胃中寒而腹脹滿此陽明虛實寒熱在經在藏之辨

胃經穴歌

四十五穴足陽明承泣四白巨髎臨地倉大迎登頰車下關頭維對人迎水突氣舍連缺盆氣戶庫房屋翳屯膺窗乳中下乳根不容承滿出梁門關門大乙滑肉起天樞外陵大巨裏水道歸來達氣衝髀關伏兎走陰市梁邱犢鼻足三里上巨虛連條口底下巨虛下有豐隆解谿衝陽陷谷同內庭厲兌陽明穴大指次指之端終

承泣一名面髎一名鼷穴在目下七分上直瞳子陷中〇陽蹻任脈足陽明三脈之會

阴阳相薄而阴胜阳也。甚则登高弃衣走，阳盛则四肢实，故上高而歌，热盛于身，故弃衣而走。贲向腹胀脉循腹里，水火相激而雷鸣为骭厥，骭，足胫也，脉自膑下胫骨外廉，故为胫骭厥逆。是主血所生病者。狂疟温淫及汗出，热胜则狂，风胜则疟，温气淫泆则汗出。鼽衄口㖞并唇胗，音疹，唇疡，脉挟口环唇。颈肿喉痹腹水肿，土不能制水，故大腹水肿。膺乳膝膑股伏兔，骭外廉足跗上皆痛，阳明脉从缺盆下乳内廉，挟脐腹前阴由股下足以入中指，或为痛与不用。气盛热在身以前，阳明行身之前。有余消谷善饥溺黄甚，不足身以前皆寒，胃中寒而腹胀满。此阳明虚实寒热，在经在脏之辨。

胃经穴歌

四十五穴足阳明，承泣四白巨髎临。地仓大迎登颊车，下关头维对人迎。

水突气舍连缺盆，气户库房屋翳屯。膺窗乳中下乳根，不容承满出梁门。

关门太乙滑肉起，天枢外陵大巨里。水道归来达气冲，髀关伏兔走阴市。

梁丘犊鼻足三里，上巨虚连条口底。下巨虚下有丰隆，解溪冲阳陷谷同。

内庭厉兑阳明穴，大指次指之端终。

承泣一名面髎，一名鼷穴　在目下七分，上直瞳子陷中。〇阳跷、任脉、足阳明三脉之会。

四白　在目下一寸直瞳子向鳩骨顴空正視取之

巨髎　夾鼻孔旁八分直瞳子○陽蹻足陽明之會○由此入上齒中復出循地倉

地倉一名會維　夾口吻旁四分外如近下微有動脈若久患風其脈亦有不動者○手足陽明任脈陽蹻之會靈官賦云地倉能止口流涎○灸七壯或二七壯病右治左病左治右艾炷宜小如麤釵脚若過大口反喎

大迎一名髓孔　在曲頷頷，腮下也前一寸三分骨陷中動脈○本經自大迎循頰車上耳前下關頭維其支者從大迎前下人迎

寒熱病篇曰臂陽明有入鳩徧齒者名曰大迎則此爲手足陽明之會○灸三壯七壯炷如小麥主治中風牙關不開失音不語口眼歪斜頰腫牙痛失欠牙關脫臼

頰車一名機關一名曲牙　在耳下曲頰端近前陷中側臥開口取之

下關　在客主人下耳前動脈下廉合口有空開口則閉側臥閉口取之○足陽明少陽之會

頭維　在額角入髮際夾本神旁一寸五分神庭旁四寸五分○足少陽陽明之會

人迎一名天五會　在頸下夾結喉旁一寸五分大動脈應手仰而取

四白　在目下一寸，直瞳子，向頄骨顴空，正视取之。

巨髎　夹鼻孔旁八分，直瞳子。○阳跷、足阳明之会。○由此入上齿中，复出循地仓。

地仓一名会维　夹口吻旁四分，外如近下，微有动脉。若久患风，其脉亦有不动者。○手足阳明、任脉、阳跷之会。《灵官赋》云：地仓能止口流涎。灸七壮或二七壮，病右治左，病左治右，艾炷宜小如粗钗脚，若过大，口反㖞。

大迎一名髓孔　在曲颔颔，腮下也前一寸三分骨陷中动脉。○本经自大迎，循颊车，上耳前下关、头维。其支者，从大迎前下人迎。《寒热病》篇曰：臂阳明有入頄遍齿者，名曰大迎，则此为手足阳明之会。○灸三壮、七壮，炷如小麦。主治中风，牙关不开，失音不语，口眼歪斜，颊肿牙痛，失欠，牙关脱臼。

颊车一名机关，一名曲牙　在耳下曲颊端近前陷中，侧卧开口取之。

下关　在客主人下，耳前动脉下廉，合口有空，开口则闭，侧卧闭口取之。○足阳明、少阳之会。

头维　在额角入发际，夹本神旁一寸五分，神庭旁四寸五分。○足少阳、阳明之会。

人迎一名天五会　在颈下，夹结喉旁一寸五分大，动脉应手，仰而取

之〇足陽明少陽之會〇甲乙經曰夾結喉以候五藏氣灸三壯主治欬逆上氣咽喉癰腫短氣喘息不得卧

水突一名水門 在頸大筋前直人迎下夾氣舍上內貼氣喉

氣舍 在頸大筋前直人迎下夾天突邊陷中貼骨尖上有缺

缺盆一名天蓋 在肩上橫骨陷者中〇爲五藏六腑之道

氣戶 在巨骨下夾俞府兩旁各二寸去中行四寸陷中仰而取之

庫房 在氣戶下一寸六分去中行四寸陷中仰而取之

屋翳 在庫房下一寸六分去中行四寸陷中仰而取之

膺窗 在屋翳下一寸六分巨骨下四寸八分去中行四寸陷中仰而取之

乳中 當乳之中一傳胎衣不下以乳頭向下盡處俱灸之即下

乳根 在乳中下一寸六分去中行四寸陷中仰而取之灸三壯五壯主治胸下滿痛臂痛乳痛淒淒寒熱霍亂轉筋四厥〇華陀明堂云主膈氣不下食噎病

不容 在第四肋端幽門旁一寸五分去中行二寸對巨闕甲乙經曰去任脈二寸至兩肘端相去四寸〇按甲乙經

之。〇足阳明、少阳之会。〇《甲乙经》曰：夹结喉以候五藏气。灸三壮，主治咳逆上气，咽喉痈肿，短气，喘息不得卧。

水突一名水门　在颈大筋前，直人迎下，夹气舍上，内贴气喉。

气舍　在颈大筋前，直人迎下，夹天突边陷中，贴骨尖上有缺。

缺盆一名天盖　在肩上横骨陷者中。〇为五脏六腑之道。

气户　在巨骨下，夹俞府两旁各二寸，去中行四寸陷中，仰而取之。

库房　在气户下一寸六分，去中行四寸陷中，仰而取之。

屋翳　在库房下一寸六分，去中行四寸陷中，仰而取之。

膺窗　在屋翳下一寸六分，巨骨下四寸八分，去中行四寸陷中，仰而取之。

乳中　当乳之中。一传胎衣不下，以乳头向下尽处，俱灸之即下。

乳根　在乳中下一寸六分，去中行四寸陷中，仰而取之。灸三壮、五壮，主治胸下满痛，臂痛，乳痛，凄凄寒热，霍乱转筋四厥。〇华佗《明堂》云：主膈气不下食，噎病。

不容　在第四肋端幽门旁一寸五分，去中行二寸，对巨阙。《甲乙经》曰：去任脉二寸至两肘端，相去四寸。〇按：《甲乙经》

曰腹自不容以下至氣衝二十四穴夾幽門兩旁各一寸五分諸書皆同及考幽門則止去中行五分是不容以下諸穴當去中行二寸而諸云三寸者非今悉改爲二寸

承滿　在不容下一寸去中行二寸對上脘

梁門　在承滿下一寸去中行二寸對中脘主治積氣脹滿腸鳴切痛泄痢不食走氣俠臍急痛痃瘧振寒遺溺灸五壯

關門　在梁門下一寸去中行二寸對建里

太乙　在關門下一寸去中行二寸對下脘

滑肉門　在太乙下一寸天樞上一寸去中行二寸對水分灸五壯主治癲狂嘔逆吐血重舌舌強

天樞一名長谿一名穀門　夾臍旁二寸去肓俞一寸五分陷中○大腸募也

外陵　在天樞下一寸去中行二寸對陰交灸五壯主治腹痛心下如懸下引臍痛

大巨一名腋門在天樞下二寸去中行二寸對石門

曰：腹自不容以下至气冲二十四穴，夹幽门两旁各一寸五分。诸书皆同，及考幽门则止去中行五分，是不容以下诸穴当去中行二寸，而诸云三寸者非，今悉改为二寸。

承满　在不容下一寸，去中行二寸，对上脘。

梁门　在承满下一寸，去中行二寸，对中脘。主治积气胀满，肠鸣切痛，泄痢不食，走气夹脐急痛，痃疟振寒，遗溺，灸五壮。

关门　在梁门下一寸，去中行二寸，对建里。

太乙　在关门下一寸，去中行二寸，对下脘。

滑肉门　在太乙下一寸，天枢上一寸，去中行二寸，对水分。灸五壮，主治癫狂，呕逆，吐血，重舌舌强。

天枢一名长溪，一名谷门　夹脐旁二寸，去肓俞一寸五分陷中。大肠募也。

外陵　在天枢下一寸，去中行二寸，对阴交。灸五壮，主治腹痛，心下如悬，下引脐痛。

大巨一名腋门。在天枢下二寸，去中行二寸，对石门。

水道　在大巨下三寸去中行二寸

歸來一名谿穴　在水道下二寸去中行二寸灸五壯主治奔豚九疝陰丸上縮入腹引痛婦人血藏積冷

氣衝一名氣街　在歸來下鼠鼷上一寸動脈應手宛宛中去中行二寸骨空論王氏註曰在毛際兩旁鼠鼷上一寸動脈處也○刺禁論王氏註曰氣街之中膽胃脈也膽之脈循脇裏出氣街繞毛際胃之脈夾臍入氣街中○衝脈所起金鑑云歸來下行在腿班中有肉核名曰鼠谿直上一寸動脈應手旁開中行二寸氣街穴也

髀關　在膝上伏兔後交文中一云在膝上一尺二寸

伏兔　在膝上六寸起肉間正跪坐而取之一云在膝蓋上七寸左右各三指按捺上有肉起如兔狀因以此名

陰市一名陰鼎　在膝上三寸伏兔下陷中拜而取之一云在膝內輔骨後大筋下小筋上屈膝得之

梁邱　在膝上二寸兩筋間○足陽明郄神農經云治膝痛屈伸不得可灸三壯七壯

犢鼻　在膝臏下胻骨上骨解大筋陷中形如牛鼻故名一曰

水道　在大巨下三寸，去中行二寸。

归来一名溪穴　在水道下二寸，去中行二寸。灸五壮，主治奔豚九疝，阴丸上缩，入腹引痛，妇人血藏积冷。

气冲一名气街　在归来下鼠溪上一寸，动脉应手宛宛中，去中行二寸。《骨空论》王氏注曰：在毛际两旁鼠溪上一寸动脉处也。○《刺禁论》王氏注曰：气街之中，胆胃脉也。胆之脉，循胁里，出气街，绕毛际胃之脉，夹脐入气街中。○冲脉所起。《金鉴》云：归来下行，在腿班中有肉核，名曰鼠溪，直上一寸，动脉应手，旁开中行二寸，气街穴也。

髀关　在膝上伏兔后交纹中，一云在膝上一尺二寸。

伏兔　在膝上六寸起肉间，正跪坐而取之。一云在膝盖上七寸，左右各三指，按捺上有肉起如兔状，因以此名。

阴市一名阴鼎　在膝上三寸伏兔下陷中，拜而取之。一云在膝内辅骨后，大筋下小筋上，屈膝得之。

梁丘　在膝上二寸两筋间。○足阳明郄。《神农经》云：治膝痛，屈伸不得，可灸三壮、七壮。

犊鼻　在膝膑下，胻骨上，骨解大筋陷中，形如牛鼻故名。一曰在膝頭下近外窩解中灸三壯主治膝痛不仁難跑起脚氣若膝臏癰腫潰者不可治不潰者可療若犢鼻堅硬勿便攻之先用洗熨而後微刺之愈

三里即下陵出本輸篇在膝眼下三寸胻骨外廉大筋內宛宛中坐而竪膝低跗取之極重按之則跗上動脈止矣○足陽明所入爲合千金云灸二百壯至五百壯一云小兒忌灸三里三十外方可灸不爾反生疾

上巨虛一名巨虛上廉在三里下三寸兩筋骨陷中舉足取之○海論曰衝脈者其輸下出於巨虛之上下廉○巨虛上廉足陽明與大腸合上廉屬大腸下廉屬小腸出本輸篇及邪氣藏府病形篇

條口　在三里下五寸下廉上一寸舉足取之

下巨虛一名巨虛下廉在上廉下三寸兩筋骨陷中蹲地舉足取之○巨虛下廉足陽明與小腸合又爲衝脈下輸

豐隆　在外踝上八寸下廉胻骨外廉陷中○足陽明絡別走太陰灸三壯主治頭痛面腫喉痹不能言

解谿　在衝陽後一寸五分足腕上繫鞋帶處陷中一曰在足大指次指之間直上跗上陷者宛宛中刺瘧論註曰在衝陽後三寸半氣穴論註曰二寸半甲乙經曰一寸半

在膝头下近外窟解中。灸三壮，主治膝痛不仁，难跑，起脚气，若膝膑痈肿溃者，不可治，不溃者可疗。若犊鼻坚硬，勿便攻之，先用洗熨，而后微刺之愈。

三里即下陵，出《本输》篇　在膝眼下三寸，胻骨外廉，大筋内宛宛中，坐而竖膝，低跗取之。极重按之，则跗上动脉止矣。〇足阳明所入为合。《千金》云：灸二百壮至五百壮。一云小儿忌灸三里，三十外方可灸，不尔反生疾。

上巨虚一名巨虚上廉　在三里下三寸，两筋骨陷中，举足取之。〇《海论》曰：冲脉者，其输下出于巨虚之上下廉。〇巨虚上廉，足阳明与大肠合。上廉属大肠，下廉属小肠，出《本输》篇及《邪气脏腑病形》篇。

条口　在三里下五寸，下廉上一寸，举足取之。

下巨虚一名巨虚下廉　在上廉下三寸，两筋骨陷中，蹲地举足取之。〇巨虚下廉，足阳明与小肠合，又为冲脉下输。

丰隆　在外踝上八寸，下廉胻骨外廉陷中。〇足阳明络别走太阴。灸三壮，主治头痛，面肿，喉痹不能言。

解溪　在冲阳后一寸五分，足腕上系鞋带处陷中。一曰在足大指次指之间，直上跗上陷者宛宛中。《刺疟论》注曰：在冲阳后三寸半。《气穴论》注曰：二寸半。《甲乙经》曰：一寸半。

○足陽明所行爲經疔痎瘧寒熱須兼刺厲兌三里解谿商丘出血

衝陽一名會原即仲景所謂趺陽也在足跗上五寸高骨間動脈去陷谷二寸○足陽明所過爲原刺禁論曰刺跗上中大脈血出不止死即此穴也

陷谷　在足大指次指外間本節後陷中去內庭二寸○足陽明所注爲腧

內庭　在足大指次指外間陷中○足陽明所溜爲滎

厲兌　在足大指次指端去爪甲如韭葉○按本輸篇曰厲兌者足大指內次指之端也經脈經筋等篇俱云中指繆

經脈圖考　卷二　足陽明　三四

刺篇曰邪客於足陽明之絡刺足中指次指爪甲上各一痏據此諸篇之說可見中指次指之間皆陽明脈氣所發也○足陽明所出爲井刺一分留一呼灸一壯主治尸厥口噤氣絶狀如中惡心腹滿水腫熱病汗不出寒熱瘧不食面腫喉痺齒齲惡風鼻不利多驚發狂好臥足寒膝臏腫痛

足陽明之正上至髀入於腹裏屬胃散之脾上通於心上循咽出於口上頞䪼還繫目系合於陽明也此脾胃二經表裏相爲一合也足陽明上至髀關其內行者由氣街入腹裏屬於胃散於脾上通於心循咽出於口上頞䪼入承泣之次繫目系爲目下網以合於陽明本經也

○足阳明所行为经。疔痎疟寒热，须兼刺厉兑、三里、解溪、商丘出血。

冲阳一名会原，即仲景所谓趺阳也　在足跗上五寸高骨间，动脉去陷谷二寸。○足阳明所过为原。《刺禁论》曰：刺跗上，中大脉，血出不止，死，即此穴也。

陷谷　在足大指、次指外间本节后陷中，去内庭二寸。○足阳明所注为腧。

内庭　在足大指、次指外间陷中。○足阳明所溜为荥。

厉兑　在足大指、次指端，去爪甲如韭叶。○按：《本输》篇曰：厉兑者，足大指内次指之端也。《经脉》《经筋》等篇俱云中指。《缪刺》篇曰：邪客于足阳明之络，刺足中指、次指爪甲上各一痏。据此诸篇之说，可见中指、次指之间皆阳明脉气所发也。○足阳明所出为井。刺一分，留一呼，灸一壮。主治尸厥，口噤气绝，状如中恶，心腹满，水肿，热病汗不出，寒热疟不食，面肿，喉痹，齿龋，恶风鼻不利，多惊发狂，好卧足寒，膝膑肿痛。

足阳明之正，上至髀，入于腹里，属胃，散之脾，上通于心，上循咽出于口，上额頞，还系目系，合于阳明也。此脾胃二经，表里相为一合也。足阳明上至髀关，其内行者，由气街入腹里，属于胃，散于脾，上通于心，循咽出于口，上额頞，入承泣之次，系目系为目下纲，以合于阳明本经也。

足陽明之筋，起於中三指，結於跗上，邪外上加於輔骨，上結於膝外廉，直上結於髀樞，上循脇，屬脊。中三指即足之中指厲兌之旁也，結於跗上衝陽之次，乃從足面邪行出大陰、少陽兩筋之間，上輔骨，結於膝之外廉，直上髀樞，行少陽之前，循脇向後，內屬於脊。其直者，上循骭，結於膝。其支者，結於外輔骨，合少陽。其直者，自跗循骭，結於膝下外廉三里之次，上臏中。其支者，自前跗上邪外上行，結於外輔骨、陽陵泉之分，與少陽相合。其直者，上循伏兔，上結於髀，聚於陰器上腹而布。此直者，由膝臏直上，循伏兔、髀關之分，結於髀中，乃上行聚於陰器、陰陽總宗筋之會，會於氣街，而陽明爲之長，乃自橫骨之分，左右夾行，循天樞、關門等穴而上布於腹，此上至頸，皆剛筋也。至缺盆而結，上頸，上挾口，合於頄，下結於鼻，上合於大陽。大陽爲目上網，陽明爲目下網。自缺盆，上人迎，循頤頰，上挾口吻，與陽蹻會於地倉，上合於顴髎，下結於鼻旁，復上睛明穴合於足大陽。大陽細筋散於目上，故爲目上網；陽明細筋散於目下，故爲目下網。其支者，從頰結於耳前。其支者，自頤頰間上結耳前，會於足少陽之上關、頷厭，上至頭維而終也。足陽明之別名曰豐隆，去踝八寸，別走大陰。其別者，循脛骨外廉，上絡頭項合諸經之氣，下絡喉嗌。其病氣逆，則喉痹瘁瘖，實則狂巔，虛則足不收，脛枯，取之所別也。胃爲五藏六府之海，而喉嗌缺盆爲諸經之孔道，故合諸經之氣下行，而絡喉嗌爲病，如此治之者，當取所別之豐隆也。

胃之大絡名曰虛里，貫膈絡肺，出於左乳下，其動應衣，脈宗氣

足阳明之筋，起于中三指，结于跗上，斜外上加于辅骨，上结于膝外廉，直上结于髀枢，上循胁，属脊。中三指即足之中指厉兑之旁也，结于跗上冲阳之次，乃从足面斜行出太阴、少阳两筋之间，上辅骨，结于膝之外廉，直上髀枢，行少阳之前，循胁向后，内属于脊。其直者，上循骭，结于膝。其支者，结于外辅骨，合少阳。其直者，自跗循骭，结于膝下外廉三里之次，上膑中。其支者，自前跗上斜外上行，结于外辅骨、阳陵泉之分，与少阳相合。其直者，上循伏兔，上结于髀，聚于阴器上腹而布。此直者，由膝膑直上，循伏兔、髀关之分，结于髀中，乃上行聚于阴器、阴阳总宗筋之会，会于气街，而阳明为之长，乃自横骨之分，左右夹行，循天枢、关门等穴而上布于腹，此上至颈，皆刚筋也。至缺盆而结，上颈，上挟口，合于頄，下结于鼻，上合于太阳。太阳为目上纲，阳明为目下纲。自缺盆，上人迎，循颐颊，上挟口吻，与阳跷会于地仓，上合于颧髎，下结于鼻旁，复上睛明穴合于足太阳。太阳细筋散于目上，故为目上纲；阳明细筋散于目下，故为目下纲。其支者，从颊结于耳前。其支者，自颐颊间上结耳前，会于足少阳之上关、颔厌，上至头维而终也。足阳明之别名曰丰隆，去踝八寸，别走太阴。其别者，循胫骨外廉，上络头项合诸经之气，下络喉嗌。其病气逆，则喉痹瘁喑，实则狂巅，虚则足不收，胫枯，取之所别也。胃为五脏六腑之海，而喉嗌缺盆为诸经之孔道，故合诸经之气下行，而络喉嗌为病，如此治之者，当取所别之丰隆也。

胃之大络名曰虚里，贯膈络肺，出于左乳下，其动应衣，脉宗气

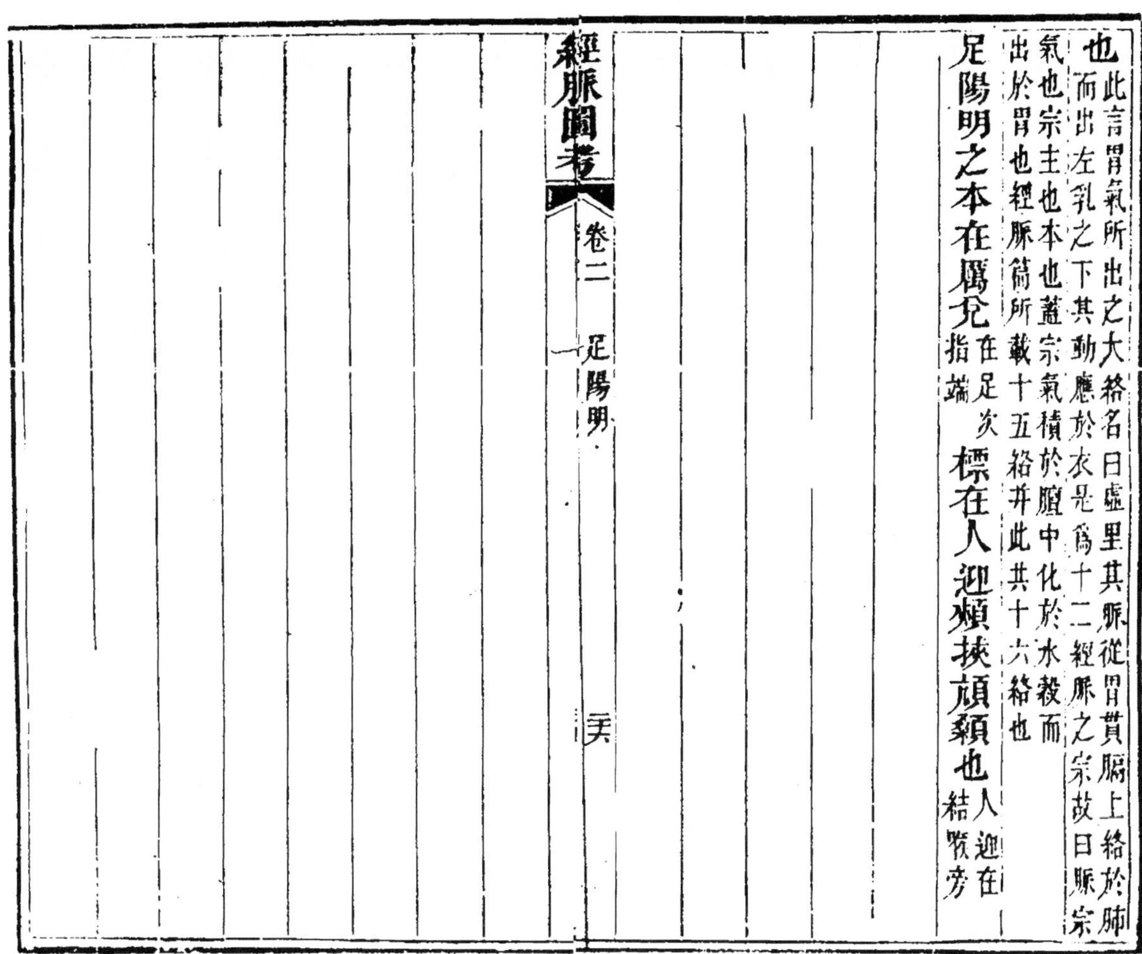

也。此言胃气所出之大络，名曰虚里。其脉从胃贯膈上络于肺，而出左乳之下，其动应于衣，是为十二经脉之宗，故曰脉宗气也。宗，主也，本也。盖宗气积于膻中，化于水谷而出于胃也。《经脉》篇所载十五络，并此共十六络也。

足阳明之本在厉兑在足次指端，标在人迎颊，夹颃颡也人迎在结喉旁。

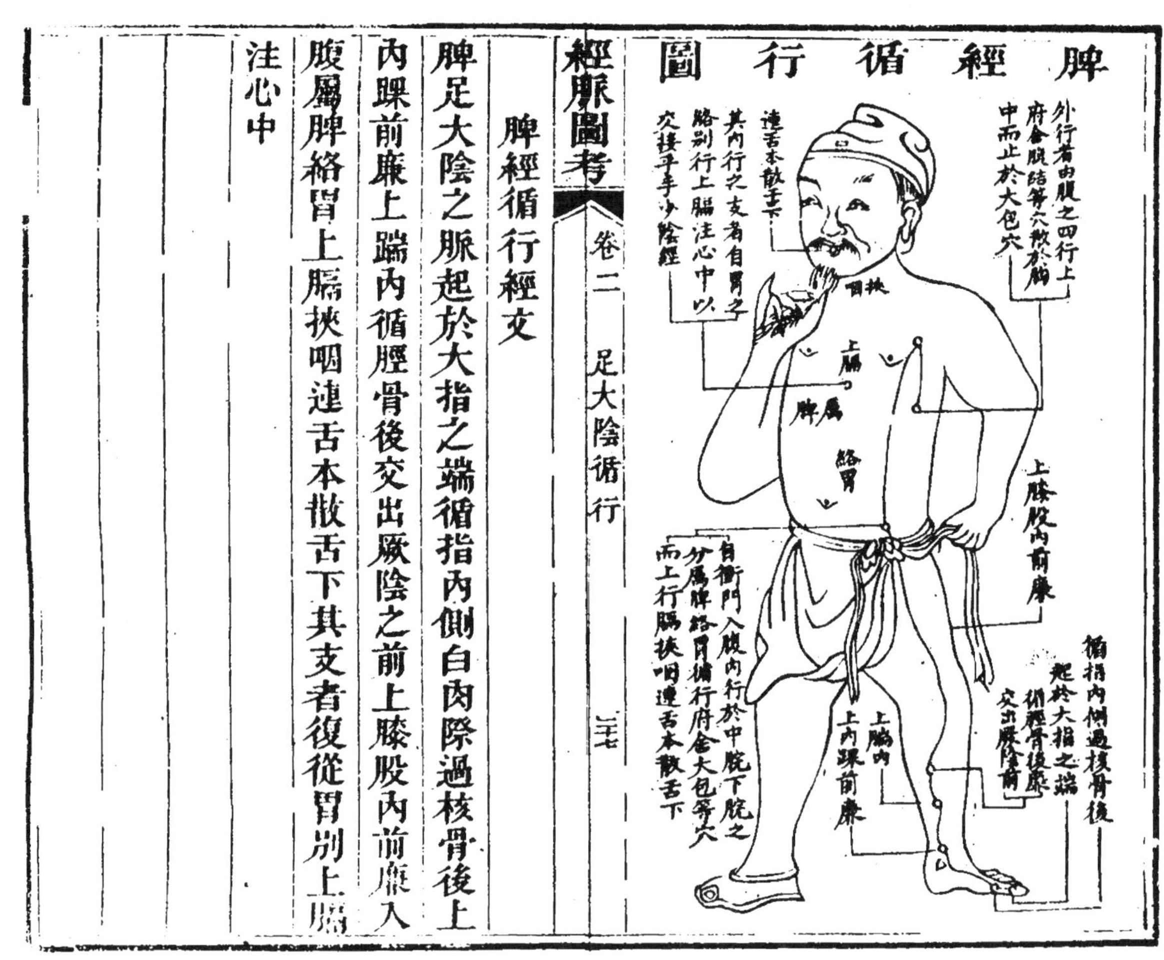
經脈圖考　卷二　足大陰循行　二十七

脾經循行經文

脾足大陰之脈起於大指之端循指內側白肉際過核骨後上內踝前廉上踹內循脛骨後交出厥陰之前上膝股內前廉入腹屬脾絡胃上膈挾咽連舌本散舌下其支者復從胃別上膈注心中

脾经循行图（图见上）

脾经循行经文

脾足太阴之脉，起于大指之端，循指内侧白肉际，过核骨后，上内踝前廉，上踹内，循胫骨后交出厥阴之前，上膝股内前廉，入腹，属脾，络胃，上膈，挟咽，连舌本，散舌下。其支者，复从胃别上膈，注心中。

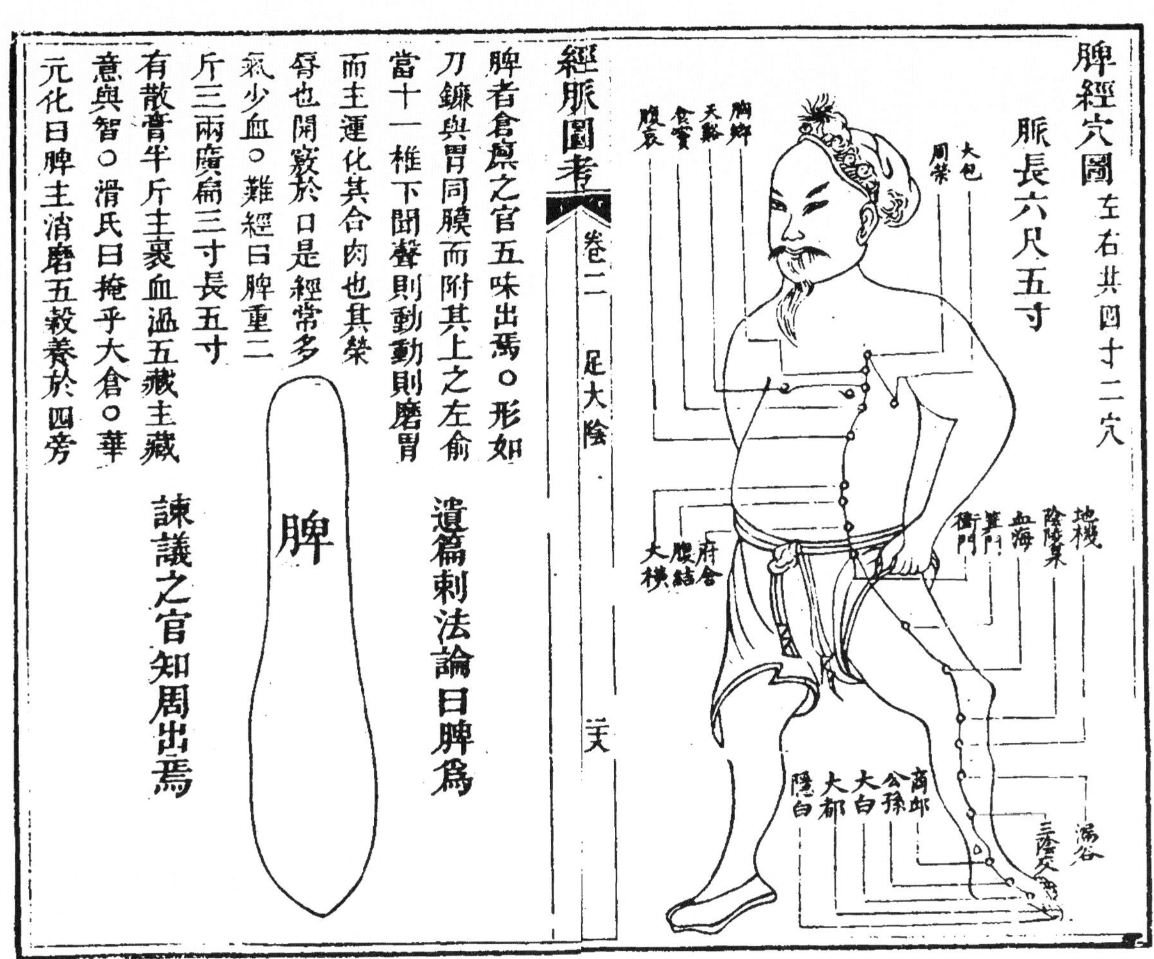

脾经穴图左右共四十二穴（图见上）

脉长六尺五寸。

脾者，仓廪之官，五味出焉。

形如刀镰，与胃同膜而附其上之左，俞当十一椎下，闻声则动，动则磨胃，而主运化。其合肉也，其荣唇也，开窍于口。是经常多气少血。

《难经》曰：脾重二斤三两，广扁三寸，长五寸，有散膏半斤。主裹血，温五脏，主藏意与智。

滑氏曰：掩乎大仓。

华元化曰：脾主消磨五谷，养于四旁。

《遗篇·刺法论》曰：脾为谏议之官，知周出焉。

脾經循行主病總歌

大陰脾起足大指脾起足大指端隱白穴足之三陰從足走腹循指內側白肉際過核骨後內踝前核骨大指本節後內側圓骨也滑氏言爲孤拐骨非蓋孤拐卽踝骨核骨惟一踝骨則有內外之分滑氏以足根爲踝亦非上踹音煅經中與腨通用足肚也亦名腓腸循脛本經由脛後漏谷上行交出足厥陰之前卽地機之分膝股裏股大腿也一曰髀內爲股股內前廉入腹中自衝門穴入腹內行屬脾絡胃當中脘下脘之分上膈通挾咽連舌散舌下自胃脘上行連舌本散舌下而終支者從胃注心宮足大陰外行者由腹之四行上府舍腹結等穴而散於胸中而止於大包其支者內行從胃脘別上膈注心中而接乎手少陰經也此經血少而氣旺是痛卽病舌本強食

則嘔出脾不能運則物盛滿而溢胃脘痛心中善噫而腹脹噫音隘噯嘆聲陰邪盛則上走陽明陽明之正上通於心故上走心爲噫氣滯故也得後大便與氣失氣快然衰陽氣出則陰邪散故快然如衰脾病身重脾主肌肉本尅土也不能動搖瘕泄滯則爲瘕瘕寒則爲溏泄水閉及黃疸土不制水則爲泄爲水閉爲不能臥煩心心痛本經支脈上膈注心中食難消食不下強立股膝內多腫脾主四支脈起於足拇以上膝股故爲腫爲厥爲大指不用不能臥因胃不和

脾經穴歌

足大陰脾起足拇隱白先從內側起大都大白繼公孫商邱直上三陰塢漏谷地機陰陵泉血海箕門衝門前府舍腹結大橫

脾经循行主病总歌

太阴脾起足大指，脾起足大指端隐白穴，足之三阴，从足走腹。循指内侧白肉际，过核骨后内踝前，核骨，大指本节后内侧圆骨也。滑氏言为孤拐骨，非。盖孤拐即踝骨，核骨，惟一踝骨，则有内外之分，滑氏以足根为踝，亦非。上踹音煅，经中与腨通用，足肚也，亦名腓肠循胫本经由胫后漏谷上行，交出足厥阴之前，即地机之分膝股里，股，大腿也，一曰髀内为股。股内前廉入腹中，自冲门穴入腹内行。属脾络胃当中脘、下脘之分上膈通，挟咽连舌散舌下。自胃脘上行，连舌本，散舌下而终。支者从胃注心宫，足太阴外行者，由腹之四行上府舍、腹结等穴而散于胸中，而止于大包。其支者，内行从胃脘别上膈，注心中，而接乎手少阴经也。此经血少而气旺，是动[①]即病舌本强，食则呕出脾不能运，则物盛满而溢胃脘痛，心中善噫而腹胀，噫，音隘，嗳叹声。阴邪盛，则上走阳明，阳明之正，上通于心，故上走心为噫气滞故也。得后大便与气失气快然衰，阳气出，则阴邪散，故快然如衰。脾病身重脾主肌肉，本克土也不能动摇，瘕泄滞则为瘕瘕，寒则为溏泄水闭及黄疸，土不制水，则为泄，为水闭，为不能卧。烦心心痛本经支脉上膈，注心中食难消食不下，强立股膝内多肿，脾主四肢，脉起于足拇以上膝股，故为肿为厥，为大指不用。不能卧因胃不和。

脾经穴歌

足太阴脾起足拇，隐白先从内侧起。大都太白继公孙，商丘直上三阴坞。漏谷地机阴陵泉，血海箕门冲门前。府舍腹结大横

①动：原作“痛”，据《灵枢·经脉》改。

上腹哀食竇天谿連胸鄉周榮大包盡二十一穴大陰全

隱白　在足大指內側端去爪甲角如韭葉○足大陰所出爲井刺一分留三呼灸三壯主治小兒客忤驚風

大都　在足大指本節後內側骨縫白肉際陷中○足大陰所溜爲滎

大白　在足大指後內側核骨下赤白肉際陷中○足大陰所注爲腧卽原也

公孫　在足大指內側本節後一寸內踝前陷中正坐合足掌

相對取之○大陰絡別走陽明主治寒瘧不食痛氣好大息多寒熱汗出喜嘔卒面腫心煩多飲膽虛腹虛水腫腹脹如鼓脾冷胃痛○刺四分留七呼灸三壯○截法云能治心肝脾肺腎胃膽俱瘧及諸黃疸

商邱　在內踝下微前陷中前有中封後有照海此穴居中內踝下有橫文如偃口形○足大陰所行爲經灸三壯百證賦云專治痔漏最良

三陰交　在內踝上除踝三寸骨下陷中○足三陰之交會刺此穴能落死胎妊娠不可刺○灸五十壯主喉痺項頸滿腸痔氣逆痔血陰急鼻衄夢泄腳氣

上，腹哀食窦天溪连。胸乡周荣大包尽，二十一穴太阴全。

隐白　在足大指内侧端，去爪甲角如韭叶。足太阴所出为井。刺一分，留三呼，灸三壮，主治小儿客忤惊风。

大都　在足大指本节后内侧骨缝，白肉际陷中。足太阴所溜为荥。

太白　在足大指后内侧核骨下，赤白肉际陷中。足太阴所注为腧，即原也。

公孙　在足大指内侧本节后一寸，内踝前陷中，正坐，合足掌相对取之。太阴络别走阳明。主治寒疟不食，痛气，好太息，多寒热，汗出喜呕，卒面肿，心烦多饮，胆虚，腹虚，水肿腹胀如鼓，脾冷胃痛。刺四分，留七呼，灸三壮。截法云：能治心、肝、脾、肺、肾、胃、胆，俱疟及诸黄疸。

商丘　在内踝下，微前陷中，前有中封，后有照海，此穴居中，内踝下有横纹如偃口形。足太阴所行为经。灸三壮，《百证赋》云：专治痔漏，最良。

三阴交　在内踝上，除踝三寸骨下陷中。足三阴之交会。刺此穴，能落死胎，妊娠不可刺。灸五十壮。主喉痹，项颈满，肠痔气逆，痔血阴急，鼻衄，梦泄，脚气。

漏谷一名大陰絡　在內踝上六寸骨下陷中

地機一名脾舍　在膝下五寸內側骨下陷中伸足取之一曰在別走上一寸孔在膝下五寸○足太陰郄灸五壯主治腰痛不可俛仰溏泄腹脹水腫不嗜食精不足小便不利足痺痛女子癥瘕

陰陵泉　在膝下內輔骨下陷中伸足取之或曲膝取之與少陽經陽陵泉內外相對一曰稍高一寸○足太陰所入為合天星秘訣云若是小腸連臍痛先刺陰陵後涌泉

血海一名百蟲窠　在膝臏上一寸內廉白肉際陷中一云在膝內輔骨上橫入五分

箕門　在魚腹上越兩筋間陰股內廉動脉應手一云股上起筋間○甲乙經曰太陰內市

衝門一名慈宮　上去大橫五寸在府舍下橫骨兩端約文中動脉去腹中行三寸半○足太陰厥陰之會

府舍　在腹結下三寸去腹中行三寸半○足厥陰太陰陰維之會○甲乙經曰此脉上下入腹絡胸結心肺從脇上至肩此太陰郄三陰陽明支別

漏谷一名太阴络　在内踝上六寸，骨下陷中。

地机一名脾舍　在膝下五寸，内侧骨下陷中，伸足取之。一曰在别走上一寸，孔在膝下五寸。足太阴郄。灸五壮。主治腰痛不可俯仰，溏泄，腹胀，水肿，不嗜食，精不足，小便不利，足痹痛，女子癥瘕。

阴陵泉　在膝下内辅骨下陷中，伸足取之，或曲膝取之。与少阳经阳陵泉内外相对，一曰稍高一寸。足太阴所入为合。《天星秘诀》云：若是小肠连脐痛，先刺阴陵，后涌泉。

血海一名百虫窠　在膝膑上一寸，内廉白肉际陷中。一云在膝内辅骨上横入五分。

箕门　在鱼腹上，越两筋间阴股内廉，动脉应手。一云股上起筋间。《甲乙经》曰：太阴内市。

冲门一名慈宫　上去大横五寸，在府舍下，横骨两端约纹中动脉，去腹中行三寸半。足太阴、厥阴之会。

府舍　在腹结下三寸，去腹中行三寸半。足厥阴、太阴、阴维之会。《甲乙经》曰：此脉上下入腹络胸，结心肺，从胁上至肩，此太阴郄，三阴阳明支别。

腹結一名腹屈 在大横下一寸三分去腹中行三寸半灸五壯主治欬逆遶臍腹痛中寒瀉痢心痛

大横 在腹哀下三寸五分平臍去腹中行三寸半○足大陰陰維之會

腹哀 在日月下一寸五分去腹中行三寸半○足大陰陰維之會

食竇 在天谿下一寸六分陷中舉臂取之

天谿 在胸鄉下一寸六分陷中仰而取之

經脈圖考 卷二 足大陰

胸鄉 在周榮下一寸六分陷中仰而取之

周榮 在中府下一寸六分陷中仰而取之

大包 在淵腋下三寸○脾之大絡布胸脇中出九肋間及季脇端總統陰陽諸絡由脾灌溉五藏刺三分灸三壯主治胸中喘痛腹有大氣不得息實則其身盡寒虛則百節皆縱

足大陰之正上至髀合於陽明與別俱行上結於咽貫舌中足大陰之正上股內合於足陽明與別者俱行上咽貫舌

足大陰之筋起於大指之端內側上結於內踝自隱白循覈骨而上結於內踝

腹结一名腹屈　在大横下一寸三分，去腹中行三寸半。灸五壮，主治咳逆，绕脐腹痛，中寒，泻痢，心痛。

大横　在腹哀下三寸五分，平脐，去腹中行三寸半。〇足太阴、阴维之会。

腹哀　在日月下一寸五分，去腹中行三寸半。〇足太阴、阴维之会。

食窦　在天溪下一寸六分陷中，举臂取之。

天溪　在胸乡下一寸六分陷中，仰而取之。

胸乡　在周荣下一寸六分陷中，仰而取之。

周荣　在中府下一寸六分陷中，仰而取之。

大包　在渊腋下三寸。〇脾之大络布胸胁中，出九肋间及季胁端，总统阴阳诸络，由脾灌溉五脏。刺三分，灸三壮，主治胸中喘痛，腹有大气不得息。实则其身尽寒，虚则百节皆纵。

足太阴之正，上至髀，合于阳明，与别俱行，上结于咽，贯舌中。足太阴之正，上股内合于足阳明，与别者俱行，上咽，贯舌。

足太阴之筋，起于大指之端内侧，上结于内踝。自隐白，循覈骨而上结于内踝，下商邱穴其直者結於膝内輔骨陰陵泉上循陰股結於髀箕門聚於陰器自箕門乃上横骨兩端與足厥陰會於衝門横繞曲骨並足少陰陽明之筋而聚於陰器皆剛筋也上腹結於臍循腹裏結於肋散於胸中其内者著於脊其前行者自陰器上腹會手少陰之筋結於臍循腹裏由大横腹哀之次結於肋乃散爲柔細之筋上行布於胸中胸鄉大包之次其内行者由陰器宗筋之間並陽明少陰之筋而上著於脊

足太陰之別名曰公孫去本節之後一寸別走陽明其別者入絡腸胃厥氣上逆則霍亂實則腸中切痛虚則鼓脹取之所別也厥氣者脾氣失調而或寒或熱皆爲厥氣逆而上行則爲霍亂本經入腹屬脾絡胃故爲如此之病治此者當取所別之公孫也

經脈圖考 卷二 足太陰 三三

脾之大絡名曰大包出淵腋下三寸布胸脇實則身盡痛虚則百節盡皆縱此脈若羅絡之血者皆取之脾之大絡脈也脾之大絡名大包在淵腋下三寸布胸脇出九肋間總統陰陽諸絡由脾灌溉五藏者也故其爲病如此羅絡之血者言此大絡包羅諸絡之血故皆取脾之大絡以去之大絡即大包也

足太陰之本在中封前上四寸之中中封足厥陰經穴前上四寸之中當是三陰交也標在背腧與舌本也背腧即脾腧也舌本舌根也

下商丘穴。其直者，结于膝内辅骨阴陵泉，上循阴股结于髀箕门，聚于阴器，自箕门乃上横骨两端，与足厥阴会于冲门，横绕曲骨，并足少阴、阳明之筋，而聚于阴器，皆刚筋也。上腹结于脐，循腹里，结于肋，散于胸中。其内者，着于脊。其前行者，自阴器上腹，会手少阴之筋结于脐，循腹里，由大横、腹哀之次结于肋，乃散为柔细之筋，上行布于胸中，胸乡、大包之次。其内行者，由阴器宗筋之间，并阳明、少阴之筋，而上着于脊。

足太阴之别名曰公孙，去本节之后一寸，别走阳明。其别者，入络肠胃。厥气上逆则霍乱，实则肠中切痛，虚则鼓胀，取之所别也。厥气者，脾气失调而或寒或热，皆为厥气逆而上行，则为霍乱。本经入腹，属脾络胃，故为如此之病。治此者，当取所别之公孙也。

脾之大络名曰大包，出渊腋下三寸，布胸胁，实则身尽痛，虚则百节尽皆纵。此脉若罗络之血者，皆取之脾之大络脉也。脾之大络名大包，在渊腋下三寸，布胸胁出九肋间，总统阴阳诸络，由脾灌溉五脏者也。故其为病如此罗络之血者，言此大络包罗诸络之血，故皆取脾之大络以去之，大络即大包也。

足太阴之本在中封前上四寸之中，中封，足厥阴经穴，前上四寸之中，当是三阴交也。标在背腧与舌本也。背腧，即脾腧也。舌本，舌根也。

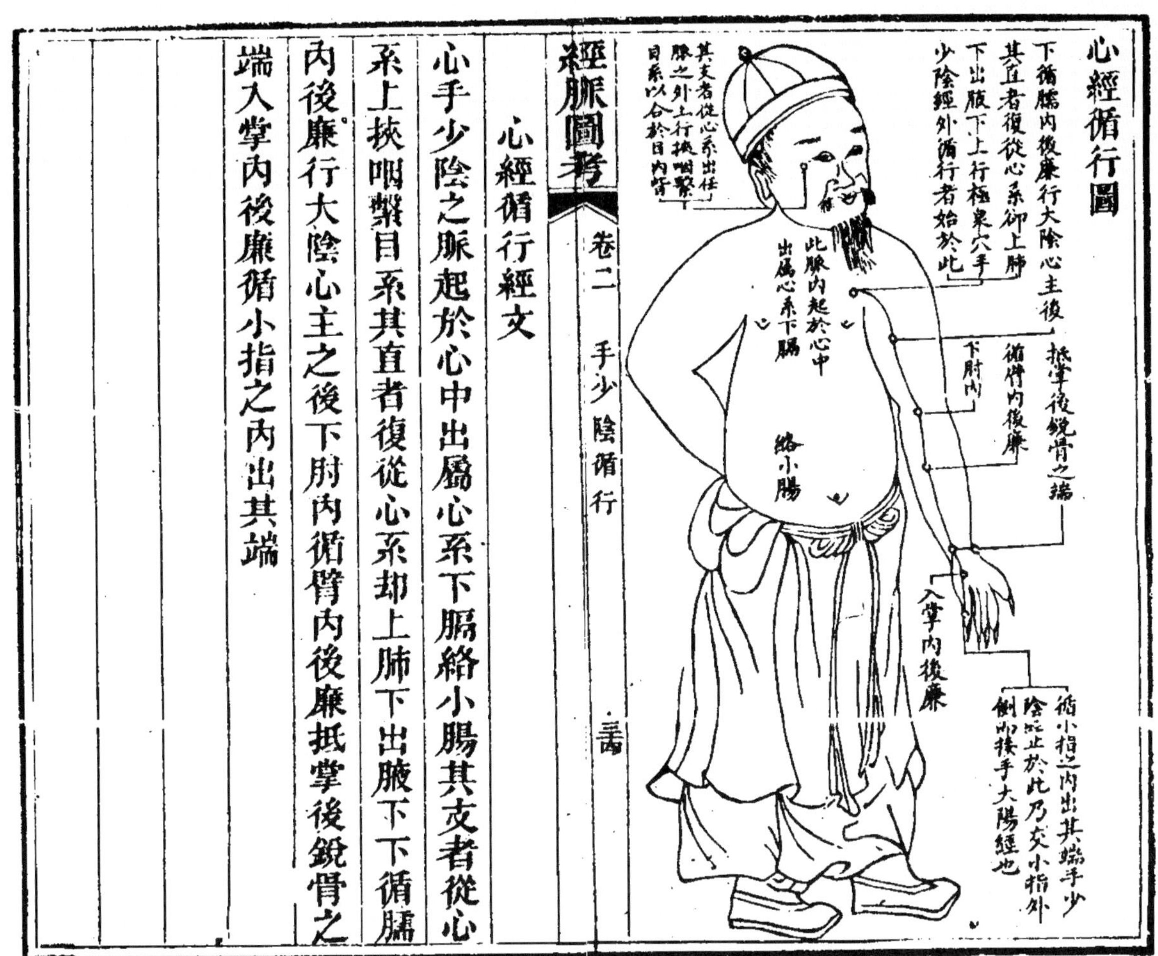

心經循行經文

心手少陰之脉起於心中出屬心系下膈絡小腸其支者從心系上挾咽繫目系其直者復從心系卻上肺下出腋下下循臑內後廉行大陰心主之後下肘內循臂內後廉抵掌後銳骨之端入掌內後廉循小指之內出其端

心经循行图（图见上）

心经循行经文

心手少阴之脉，起于心中，出属心系，下膈，络小肠。其支者，从心系，上挟咽，系目系。其直者，复从心系，却上肺，下出腋下，下循臑内后廉，行太阴心主之后，下肘内，循臂内后廉，抵掌后锐骨之端，入掌内后廉，循小指之内出其端。

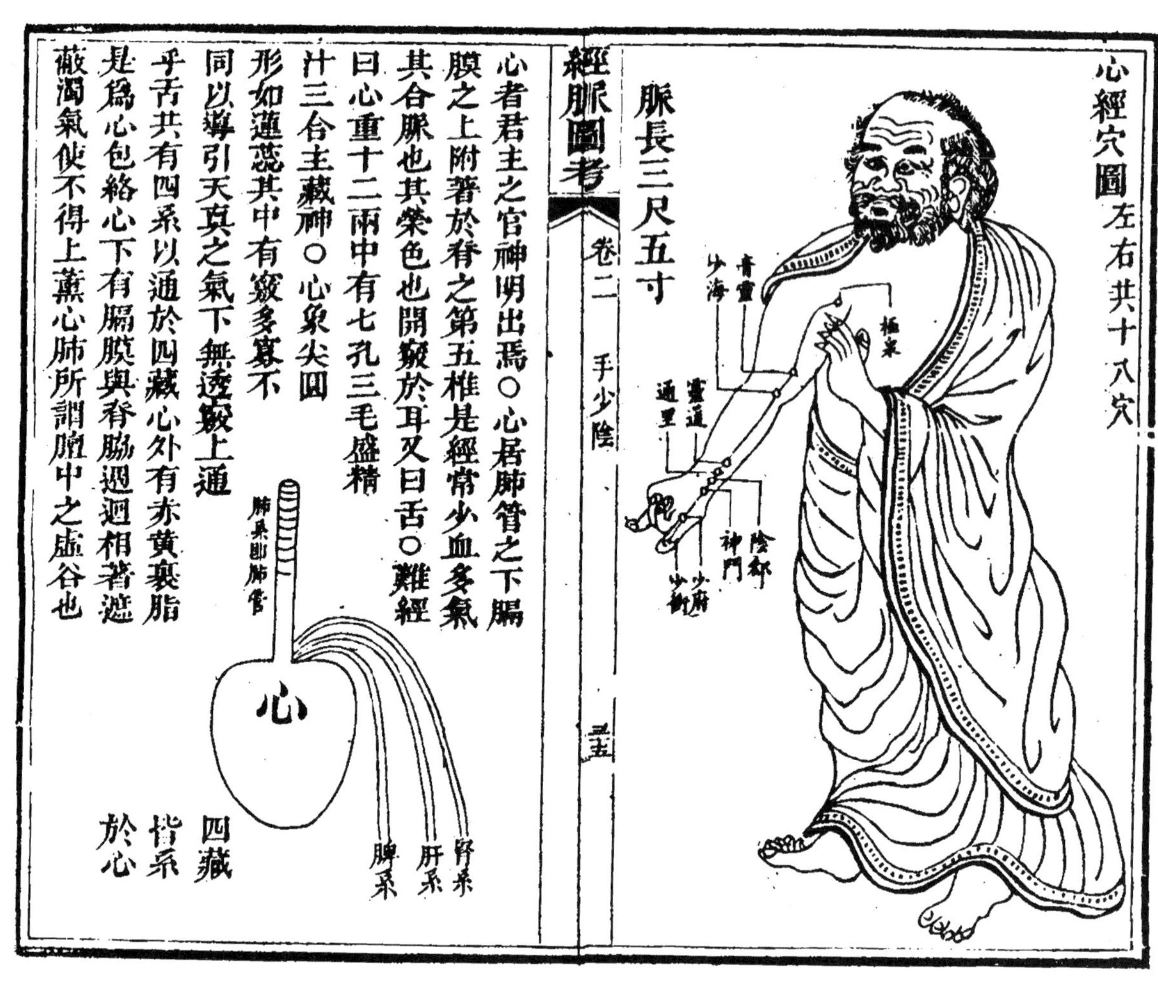

心者君主之官神明出焉○心居肺管之下膈膜之上附著於脊之第五椎是經常少血多氣其合脈也其榮色也開竅於耳又曰舌○難經曰心重十二兩中有七孔三毛盛精汁三合主藏神○心象尖圓形如蓮蕊其中有竅多寡不同以導引天真之氣下無透竅上通乎舌共有四系以通於四藏心外有赤黃裹脂是爲心包絡心下有膈膜與脊脅週迴相著遮蔽濁氣使不得上薰心肺所謂膻中之虛谷也

心经穴图左右共十八穴（图见上）

脉长三尺五寸。

心者，君主之官，神明出焉。

心居肺管之下，膈膜之上，附着于脊之第五椎。是经常少血多气。其合脉也，其荣色也，开窍于耳又曰舌。

《难经》曰：心重十二两，中有七孔，三毛，盛精汁三合，主藏神。

心象尖圆，形如莲蕊，其中有窍，多寡不同，以导引天真之气，下无透窍，上通乎舌，共有四系，以通于四脏。心外有赤黄裹脂，是为心包络。心下有膈膜，与脊胁周回相着，遮蔽浊气，使不得上熏心肺，所谓膻中之虚谷也。

四脏皆系于心。

心经循行主病总歌

手少阴脉起心经，心当五椎之下，其系有五，上系连肺，肺下系心，心下三系连脾、肝、肾，故心通五脏之气而为之主也。下膈直络小肠承。当脐上二寸下脘之分，络小肠也。支者挟咽系目系，支者，从心系出任脉之外，上行挟咽，系目系，以合于内眦。直者从心系上肺腾，下腋其正脉，自前心系复上肺，由足少阳渊腋之分出腋下，上[①]行极泉，本经之外行者始此循臑后廉青灵穴出，太阴心主之后行，手之三阴，少阴居太阴、厥阴之后。下肘循臂内后廉抵掌后，锐骨之端手腕下踝为锐骨，即神门穴也小指停。入掌内后廉，循小指之内出其端，手少阴经止此，乃交小指外侧而接乎太阳经也。滑氏曰：心为君主之官，尊于他脏，故其交经受授，不假支别云。此经少血而多气，是动咽干心内疼，本经支脉从心系上挟咽。目黄胁痛系目出腋渴欲饮，心火炎，则心液津耗。臑臂痛厥脉行臑臂内后廉掌热蒸。脉入掌内后廉。

心经穴歌

手少阴心起极泉，青灵少海灵道全。通里阴郄神门下，少府少冲小指边。

极泉　在臂内，腋下筋间动脉，入胸中。

青灵　在肘上三寸，伸肘举臂取之。滑氏曰：自极泉下循臑内后廉，行太阴、心主两经之后，历青灵穴。《甲乙经》无

①上：原缺，据《医经原旨》补。

此穴

少海一名曲節 在肘內廉節後陷中又云肘內大骨下去肘端五分肘內橫文頭屈肘向頭取之○手少陰所入爲合

靈道 在掌後一寸五分一曰一寸○手少陰所行爲經

通里 在腕側後一寸陷中○手少陰絡別走手大陽經

陰郄一曰手少陰郄 在掌後脉中去腕五分當小指之後

神門一名兌衝一名中都 在掌後銳骨端陷中當小指後○手少陰所注爲腧

少府 在小指本節後骨縫陷中直勞宮○手少陰所溜爲滎 此穴灸三壯主治痎瘧久不愈振寒煩滿少氣胸中痛悲恐畏人臂痠肘腋攣急陰挺出陰痒陰痛遺尿偏墜小便不利

少衝一名經始 在手小指內側端去爪甲角如韭葉○手少陰所出爲井 乾坤生意云此爲十井穴治同手大陰

手少陰之正別入於淵腋兩筋之間屬於心上走喉嚨出於面合目內眥 手少陰之正自腋下三寸足少陽淵腋之次行兩筋之間內屬於心與手大陽入腋走心者合乃上行挾於咽出於面合於目內眥是當與足大陽睛明相會矣

此穴。

少海一名曲节 在肘内廉节后陷中。又云肘内大骨下，去肘端五分，肘内横纹头，屈肘向头取之。○手少阴所入为合。

灵道 在掌后一寸五分，一曰一寸。○手少阴所行为经。

通里 在腕侧后一寸陷中。○手少阴络别走手太阳经。

阴郄一曰手少阴郄 在掌后脉中，去腕五分，当小指之后。

神门一名兑冲，一名中都 在掌后锐骨端陷中，当小指后。○手少阴所注为腧。

少府 在小指本节后骨缝陷中，直劳宫。○手少阴所溜为荥。此穴灸三壮，主治痎疟久不愈，振寒烦满，少气，胸中痛，悲恐畏人，臂酸肘腋挛急，阴挺出，阴痒阴痛，遗尿偏坠，小便不利。

少冲一名经始 在手小指内侧端，去爪甲角如韭叶。○手少阴所出为井。《乾坤生意》云：此为十井穴，治同手太阴。

手少阴之正，别入于渊腋两筋之间，属于心，上走喉咙，出于面，合目内眦。手少阴之正，自腋下三寸足少阳、渊腋之次，行两筋之间，内属于心，与手太阳入腋走心者合，乃上行，挟于咽，出于面，合于目内眦，是当与足太阳、睛明相会矣。

手少陰之筋起於小指之內側結於銳骨門胂上結肘內廉少海上入腋極泉交大陰挾乳裏此經自指至腋而交乎大陰之筋斜絡挾乳內行以上皆剛筋也結於胸中循賁下繫於臍蓋自乳裏內行與三陰之筋合心主少陰之筋皆與大陰合於賁而下行也下行也

手少陰之別名曰通里去腕一寸半別而上行走手大陽循經入於心中繫舌本屬目系其實則支膈虛則不能言取之掌後一寸別走大陽也本經入心下膈故邪實則支膈謂膈間若有所支而不暢也其支者上繫舌本故虛則不能言當取通里以治之也

手少陰之本在銳骨之端神門穴也標在背腧也心腧也

手少阴之筋，起于小指之内侧，结于锐骨神门，上结肘内廉少海，上入腋极泉，交太阴，挟乳里，此经自指至腋，入腋而交手太阴之筋，斜络，挟乳内行以上，皆刚筋也。结于胸中，循贲，下系于脐。自乳里内行，结于胸中，与三阴之筋合。盖心主少阴之筋，皆与太阴合于贲而下行也。

手少阴之别名曰通里，去腕一寸半，别而上行，走手太阳。循经入于心中，系舌本，属目系。其实则支膈，虚则不能言，取之掌后一寸，别走太阳也。本经入心，下膈，故邪实则支膈，谓膈间若有所支而不畅也。其支者，上系舌本，故虚则不能言，当取通里以治之也。

手少阴之本在锐骨之端神门穴也，标在背腧也心腧也。

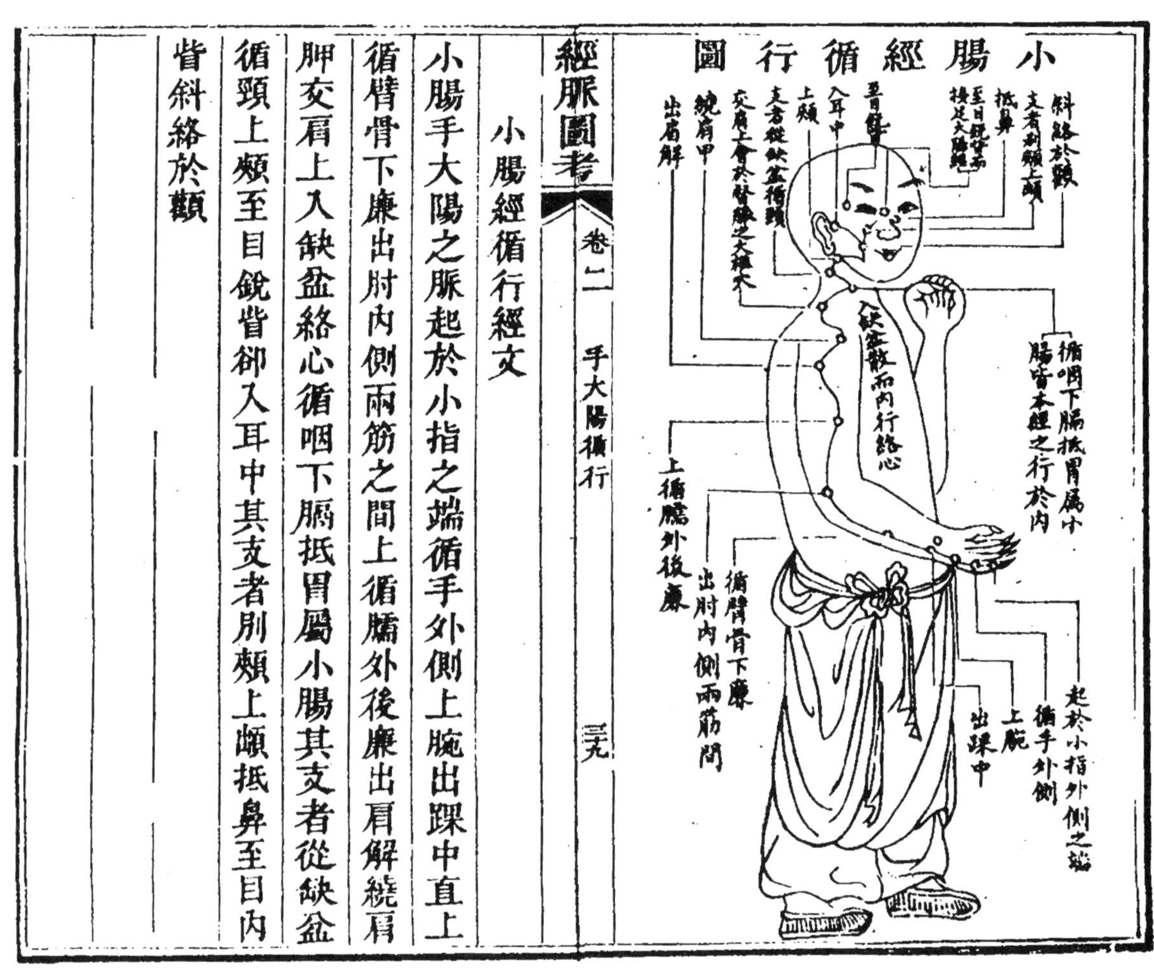

經脈圖考 卷二 手大陽循行 三九

小腸經循行經文

小腸手大陽之脈起於小指之端循手外側上腕出踝中直上循臂骨下廉出肘內側兩筋之間上循臑外後廉出肩解繞肩胛交肩上入缺盆絡心循咽下膈抵胃屬小腸其支者從缺盆循頸上頰至目銳眥卻入耳中其支者別頰上䪼抵鼻至目內眥斜絡於顴

小肠经循行图（图见上）

小肠经循行经文

小肠手太阳之脉，起于小指之端，循手外侧，上腕，出踝中，直上循臂骨下廉，出肘内侧两筋之间，上循臑外后廉，出肩解，绕肩胛，交肩上，入缺盆，络心，循咽，下膈，抵胃，属小肠。其支者，从缺盆，循颈，上颊至目锐眦，却入耳中。其支者，别颊上䪼，抵鼻至目内眦，斜络于颧。

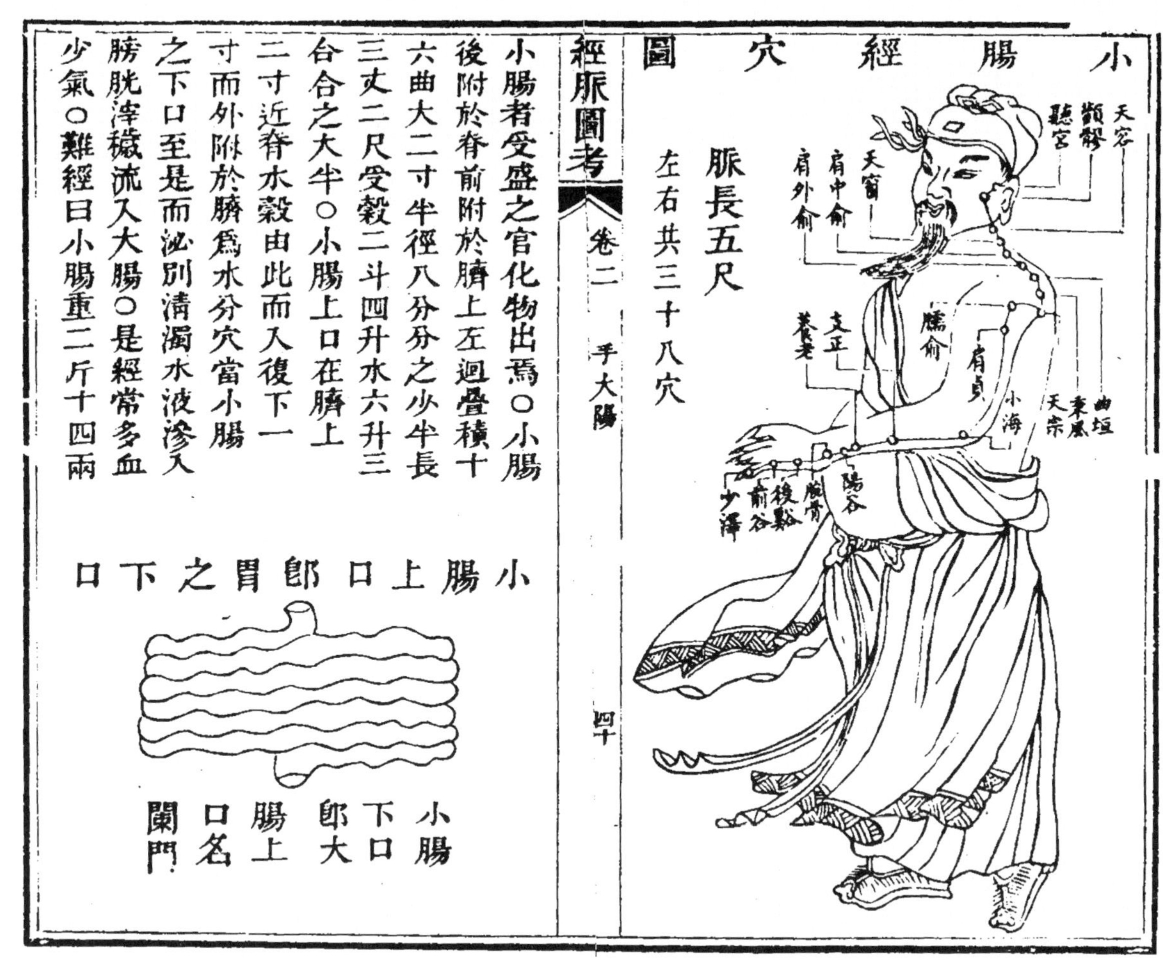

小肠经穴图左右共三十八穴（图见上）

脉长五尺。

小肠者，受盛之官，化物出焉。

小肠后附于脊，前附于脐，上左回叠，积十六曲，大二寸半，径八分分之少半，长三丈二尺，受谷二斗四升，水六升三合合之大半。

小肠上口在脐上二寸，近脊，水谷由此而入，复下一寸而外附于脐，为水分穴，当小肠之下口，至是而泌别清浊，水液渗入膀胱，滓秽流入大肠。

是经常多血少气。

《难经》曰：小肠重二斤十四两。

小肠上口即胃之下口。

小肠下口即大肠上口，名阑门。

小腸經循行主病總歌

手太陽經小腸脉小指之端外側起少澤循手外側上腕出踝中銳骨上臂骨出肘內側兩筋之間本經循臂骨下廉陽谷等穴出肘內側兩骨尖中小海穴也此處捺之應於小指之上臑外後廉行手陽明少陽之外出肩解肩後骨縫曰肩解即肩貞穴而繞肩胛臑俞天宗等處滑氏曰脊兩傍為膂膂上兩角為肩解肩解下成片骨為肩胛即肩髆也交肩之上秉風曲垣等穴左右交於兩肩之上會於督脉之大椎入缺盆直絡心中自缺盆由胸中下行入膻中絡心循咽嗌下膈抵胃屬小腸自缺盆循咽下膈抵胃下行當臍上二寸之分屬小腸此經之內行者支從缺盆上頸頰至目銳眥入耳中其支行於外者出缺盆循頸中之天窗上頰後之天容由

顴髎以入耳中之聽宮手太陽經止於此支者別頰頰車顴髎之次斜上䪼目下也抵鼻至於目內眥其絡與足太陽接交目內眥足太陽之睛明穴也嗌痛頸腫本經脉循咽下膈支者循頸上頰此寒淫所勝病及火府也頭難回不可以顧肩似拔兮臑似折脉循臑出肩耳聾目黃腫頰間脉入耳至目外眥上頰是所生病為主液小腸主泌別清濁病則水穀不分而流衍無制頸頷肩臑肘臂外後廉痛此經少氣而多血

小腸經穴歌

手太陽經小腸穴少澤先於小指設前骨後谿腕骨間陽谷須同養老列支正小海上肩貞臑俞天宗秉風合曲垣肩外復肩

小肠经循行主病总歌

手太阳经小肠脉，小指之端外侧起少泽，循手外侧上腕出踝中锐骨，上臂骨出肘内侧，两筋之间本经循臂骨下廉阳谷等穴，出肘内侧两骨尖中，小海穴也，此处捺之应于小指之上臑外后廉，行手阳明少阳之外。出肩解肩后骨缝曰肩解，即肩贞穴。而绕肩胛，臑俞、天宗等处。滑氏曰：脊两旁为膂，膂上两角为肩解，肩解下成片骨为肩胛，即肩髆也。交肩之上秉风、曲垣等穴左右交于两肩之上，会于督脉之大椎入缺盆，直络心中自缺盆，由胸中下行入膻中，络心循咽嗌，下膈抵胃属小肠。自缺盆，循咽，下膈抵胃，下行当脐上二寸之分，属小肠，此经之内行者。支从缺盆上颈颊，至目锐眦入耳中。其支行于外者出缺盆，循颈中之天窗上颊后之天容，由颧髎以入耳中之听宫，手太阳经止于此。支者别颊颊车、颧髎之次斜上䪼目下也，抵鼻至于目内眦，其络与足太阳接，交目内眦，足太阳之睛明穴也。嗌痛颈肿本经脉循咽下膈支者，循颈上颊，此寒淫所胜病及火府也头难回，不可以顾。肩似拔兮臑似折，脉循臑出肩。耳聋目黄肿颊间，脉入耳，至目外眦上颊。是所生病为主液，小肠主泌别清浊，病则水谷不分而流衍无制。颈颔肩臑肘臂外后廉痛，此经少气而多血。

小肠经穴歌

手太阳经小肠穴，少泽先于小指设。前骨后溪腕骨间，阳谷须同养老列。

支正小海上肩贞，臑俞天宗秉风合。曲垣肩外复肩

中天窗循次上天容此經穴數一十九還有顴髎入聽宮

少澤一名小吉　在手小指外側端去爪甲角一分陷中○甲乙經曰在小指之端去爪甲一分陷中○手大陽所出爲井刺一分留二呼灸一壯主治痎瘧寒熱汗不出喉痹舌强心煩欬嗽瘛瘲臂痛頸項痛不可顧目生翳及療婦人無乳先寫後補○乾坤生意云此爲十井穴治同手大陰

前谷　在手小指外側本節前陷中○手大陽所溜爲榮

後谿　在手小指本節後外側橫文尖上陷中仰手握拳取之一云在手腕前外側拳尖起骨下陷中○手大陽所注爲腧刺一分留二呼灸一壯三壯玉龍賦云專治時疫痎瘧一傳治蚤食午吐午食晚吐灸此左右二穴九壯立愈

腕骨　在手外側腕前起骨下陷中○手大陽所過爲原

陽谷　在手外側腕中銳骨下陷中○手大陽所行爲經灸三壯治小兒瘛瘲舌强

養老　在手外踝骨上一空腕後一寸陷中手大陽郄

支正　在腕後外廉五寸○手大陽絡別走少陰

小海　在肘內大骨外去肘端五分陷中屈手向頭取之○手

中，天窗循次上天容。此经穴数一十九，还有颧髎入听宫。

少泽一名小吉　在手小指外侧端，去爪甲角一分陷中。〇《甲乙经》曰：在小指之端，去爪甲一分陷中。〇手太阳所出为井。刺一分，留二呼，灸一壮。主治痎疟寒热汗不出，喉痹，舌强，心烦，咳嗽，瘛疭，臂痛，颈项痛不可顾，目生翳及疗妇人无乳，先泻后补。《乾坤生意》云：此为十井穴，治同手太阴。

前谷　在手小指外侧本节前陷中。〇手太阳所溜为荥。

后溪　在手小指本节后，外侧横纹尖上陷中，仰手握拳取之。一云在手腕前，外侧拳尖起骨下陷中。〇手太阳所注为腧。刺一分，留二呼，灸一壮、三壮。《玉龙赋》云：专治时疫痎疟。一传治早食午吐，午食晚吐，灸此左右二穴，九壮立愈。

腕骨　在手外侧腕前起骨下陷中。〇手太阳所过为原。

阳谷　在手外侧腕中锐骨下陷中。〇手太阳所行为经。灸三壮，治小儿瘛疭，舌强。

养老　在手外踝骨上一空，腕后一寸陷中。手太阳郄。

支正　在腕后外廉五寸。〇手太阳络，别走少阴。

小海　在肘内大骨外，去肘端五分陷中，屈手向头取之。〇手大陽所入爲合。刺二分，留七呼，灸五壯、七壯。主治肘臂肩臑頸項痛，寒熱，齒根痛，風眩，瘍腫，小腹痛，五癇，瘈瘲。

肩貞　在肩曲胛下兩骨解間，肩髃後陷中。

臑俞　在肩髎後大骨下，胛上廉陷中，舉臂取之。○手足大陽、陽維、陽蹻之會。

天宗　在秉風後大骨下陷中。

秉風　在肩上天髎外小髃骨，舉臂有空。○手大陽、陽明、手足少陽之會。

曲垣　在肩中央曲胛陷中，按之應手痛。

肩外俞　在肩胛上廉，去脊大椎旁三寸陷中，與大杼平。

肩中俞　在肩胛內廉，去脊大椎旁二寸陷中。

天窗一名窗籠　在頸大筋前，曲頰下，扶突後，動脈應手陷中。千金云：狂邪鬼語灸九壯，癮疹灸七壯。

天容　在耳下，曲頰下後。灸三壯，主治癭氣頸癰，不可回顧，不能言，齒噤，耳鳴耳聾，喉痺咽中如梗，寒熱，胸滿嘔逆吐沫。

顴髎一名兌骨　在面頄骨下廉銳骨端陷中。○手少陽大陽之會。

太阳所入为合。刺二分，留七呼，灸五壮、七壮。主治肘臂、肩臑、颈项痛，寒热，齿根痛，风眩，疡肿，小腹痛，五痫，瘈疭。

肩贞　在肩曲胛下，两骨解间，肩髃后陷中。

臑俞　在肩髎后大骨下，胛上廉陷中，举臂取之。○手足太阳、阳维、阳跷之会。

天宗　在秉风后大骨下陷中。

秉风　在肩上天髎外小髃骨，举臂有空。○手太阳、阳明、手足少阳之会。

曲垣　在肩中央曲胛陷中　按之应手痛。

肩外俞　在肩胛上廉，去脊大椎旁三寸陷中，与大杼平。

肩中俞　在肩胛内廉，去脊大椎旁二寸陷中。

天窗一名窗笼　在颈大筋前，曲颊下，扶突后，动脉应手陷中。《千金》云：狂邪鬼语灸九壮，瘾疹灸七壮。

天容　在耳下，曲颊下后。灸三壮，主治瘿气颈痈，不可回顾，不能言，齿噤，耳鸣耳聋，喉痹咽中如梗，寒热，胸满呕逆吐沫。

颧髎一名兑骨　在面頄骨下廉锐骨端陷中。○手少阳、太阳之会。

刺二分禁灸主治口喎面赤目黄眼瞤不止顗腫齒痛

聽宮一名多所聞在耳中珠子大如赤小豆〇手足少陽手太陽之會

手太陽之正指地別於肩解入腋走心繫小腸也此小腸與心爲表裏經脈相爲一合也指地者地屬陰居天之内手太陽内行之脈別於肩解入腋走心繫於小腸皆自上而下自外而内故曰指地經脈篇言交肩上入缺盆絡心此言別於肩解入腋走心蓋前後皆有入心之脈也

手太陽之筋起於小指之上結於腕上循臂内廉結於肘内鋭骨之後彈之應小指之上入結於腋下手小指之上外側少澤穴也上行結於手腕外側腕骨陽谷之次上循臂内側結於肘下鋭骨之後小海之次但於肘尖上兩骨罅中以指捺其筋則痠麻應於小指之上是其驗也又由肘上臑外廉入結於後腋之下此皆剛筋也其支者後走腋後廉上繞肩胛循頸出走太陽之前結於耳後完骨其支者自腋下與足太陽之筋合走腋後廉上繞肩胛行肩外腧肩中腧循頸中天窗之分出走太陽經筋自缺盆出者之前同上結於耳後完骨之次也其支者入耳中直者出耳上下結於頷上屬目外眥此支者自頸上曲牙入耳中聽宮之分其直者上行出耳上會於手少陽角孫之次其前而下者循頤結於頷與手陽明之筋會合其前而上者屬目外眥瞳子髎之次與手足少陽之筋合也

手太陽之別名曰支正上腕五寸内注少陰其別者上走肘絡

刺二分，禁灸。主治口㖞，面赤，目黄，眼瞤不止，顗肿齿痛。

听宫一名多所闻。在耳中珠子，大如赤小豆。〇手足少阳、手太阳之会。

手太阳之正，指地，别于肩解，入腋走心，系小肠也。此小肠与心为表里，经脉相为一合也。指地者，地属阴，居天之内，手太阳内行之脉，别于肩解，入腋走心，系于小肠，皆自上而下，自外而内，故曰指地。《经脉》篇言交肩，上入缺盆，络心，此言别于肩解，入腋走心，盖前后皆有入心之脉也。

手太阳之筋，起于小指之上，结于腕，上循臂内廉，结于肘内锐骨之后，弹之应小指之上，入结于腋下。手小指之上外侧，少泽穴也。上行结于手腕外侧腕骨、阳谷之次，上循臂内侧，结于肘下锐骨之后小海之次，但于肘尖上两骨罅中，以指捺其筋，则酸麻应于小指之上，是其验也。又由肘上臑外廉入，结于后腋之下，此皆刚筋也。其支者，后走腋后廉，上绕肩胛，循颈，出走太阳之前，结于耳后完骨。其支者，自腋下与足太阳之筋合，走腋后廉，上绕肩胛，行肩外俞、肩中俞，循颈中天窗之分出走太阳经筋。自缺盆出者之前同上，结于耳后完骨之次也。其支者，入耳中，直者出耳上，下结于颔上，属目外眦。此支者，自颈上曲牙，入耳中听宫之分；其直者上行出耳上，会于手少阳、角孙之次；其前而下者，循颐，结于颔，与手阳明之筋会合；其前而上者，属目外眦、瞳子髎之次，与手足少阳之筋合也。

手太阳之别名曰支正，上腕五寸，内注少阴。其别者，上走肘，络肩髃實則節弛肘廢虛則生肬小者如指痂疥取之所別也支正在腕後五寸走臂內側注手少陰者也此經走肘絡肩故邪實則脈絡壅滯而節弛肘廢正虛則血氣不行大則爲肬卽贅瘤也小則爲指間痂疥之類治此者當取所別之支正也

手太陽之本在外踝之後當是養老穴也標在命門之上一寸也當是睛明穴上一寸蓋睛明爲手足太陽之會

肩髃，实则节弛肘废，虚则生疣，小者如指痂疥，取之所别也。支正在腕后五寸，走臂内侧，注手少阴者也。此经走肘络肩，故邪实则脉络壅滞而节弛肘废，正虚则血气不行，大则为肬，即赘瘤也，小则为指间痂疥之类，治此者，当取所别之支正也。

手太阳之本在外踝之后，当是养老穴也。标在命门之上一寸也。当是睛明穴上一寸，盖睛明为手足太阳之会。

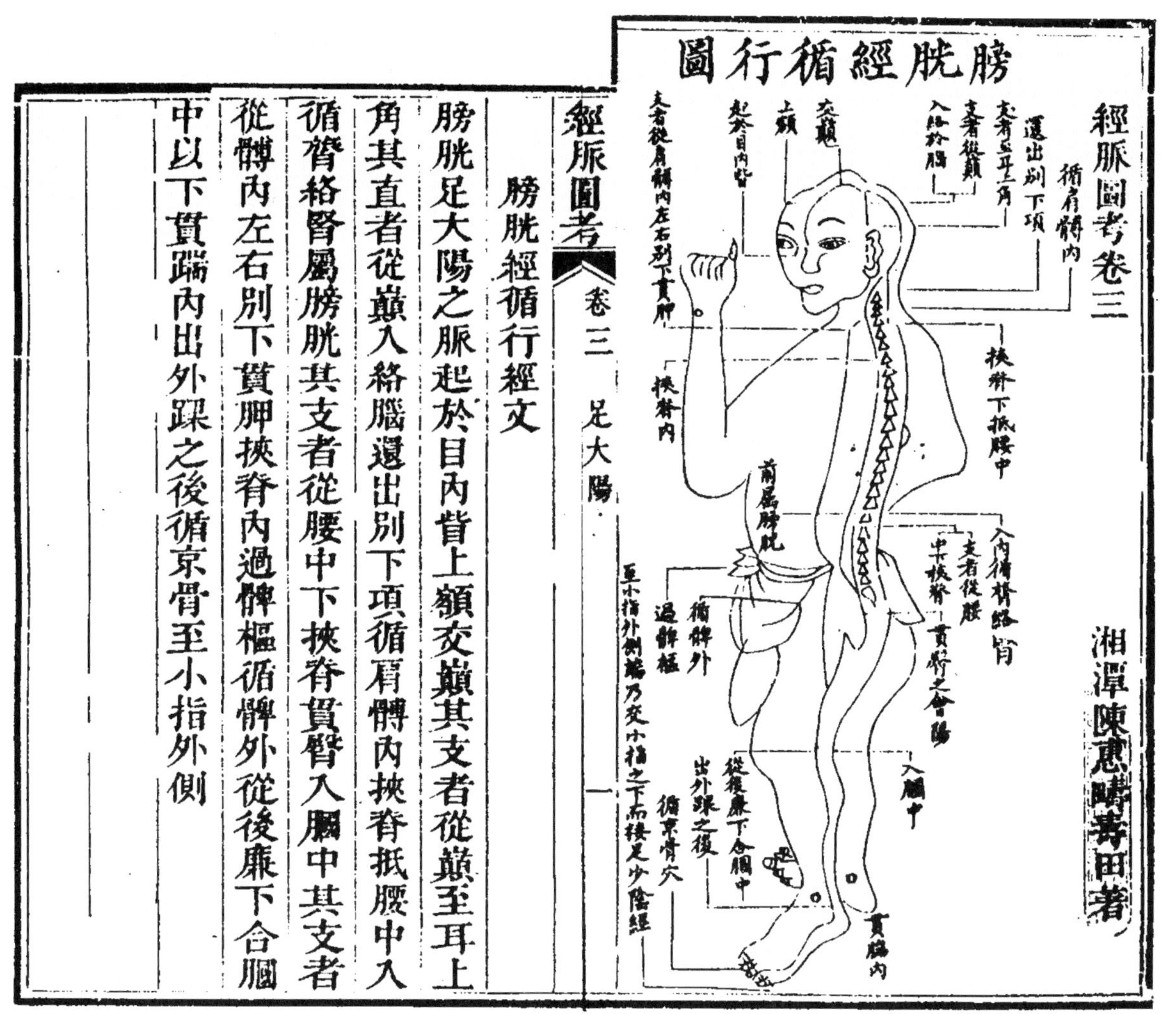

经脉图考卷三

湘潭陈惠畴寿田著

膀胱经循行图（图见上）

膀胱经循行经文

膀胱足太阳之脉，起于目内眦，上额，交巅。其支者，从巅至耳上角。其直者，从巅入络脑，还出别下项，循肩髆内，挟脊，抵腰中，入循膂，络肾，属膀胱。其支者，从腰中下，挟脊，贯臀，入腘中。其支者，从髆内左右，别下贯胛，挟脊内，过髀枢，循髀外，从后廉下合腘中，以下贯踹内，出外踝之后，循京骨至小指外侧。

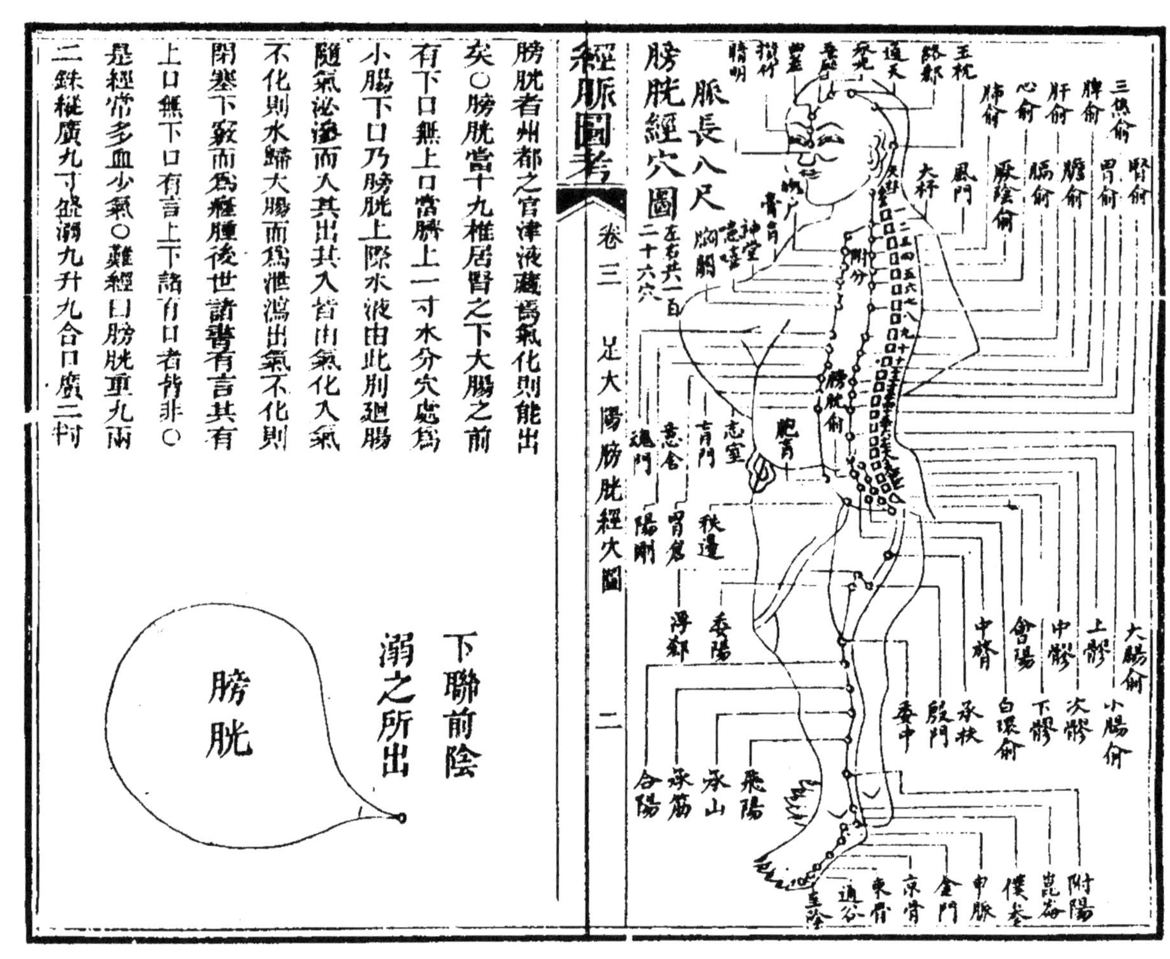

膀胱经穴图左右共一百二十六穴（图见上）

脉长八尺。

膀胱者，州都之官，津液藏焉，气化则能出矣。

膀胱当十九椎，居肾之下，大肠之前，有下口，无上口，当脐上一寸水分穴处，为小肠下口，乃膀胱上际，水液由此别回肠，随气泌渗而入，其出其入，皆由气化。入气不化，则水归大肠，而为泄泻。出气不化，则闭塞下窍，而为癃肿。后世诸书有言其有上口无下口，有言上下诸有口者，皆非。

是经常多血少气。

《难经》曰：膀胱重九两二铢，纵广九寸，盛溺九升九合，口广二寸半。

下联前阴，溺之所出。

膀胱經循行主病總歌

足太陽經膀胱脉目內眥睛明上額交巔由攢竹而上至絡郄穴左右斜行而交於巔頂之百會 支者從巔入耳上角其支者由百會旁行至耳上角過足少陽之曲鬢率谷天衝浮白竅陰完骨故此六穴者皆爲足太陽少陽之會 直者從百會巔入絡腦間自百會行通天絡郄玉枕入絡於腦中也 還出別下項循肩髆自腦復出別下項由天柱而下會於督脉之陶道絡郄循肩髆內分作四行而下 挾脊抵腰此言內兩行者去脊一寸五分行十二俞等穴而抵腰中也 循膂旋脊兩旁之內爲膂 絡腎正屬膀胱府自腰中入膂絡腎前屬膀胱 一支貫臀入膕傳從腰中循髖骨下夾脊歷四髎穴貫臀之會陽下行承扶委陽等穴入膕之委中也尻旁大肉曰臀膝後曲處曰膕 一支從髆內左右

別貫胛此言肩髆內大杼下外兩行也左右貫胛去脊各三寸別行歷附分魄戶等穴而下行也 挾脊內過髀樞 循髀外從後廉下 合膕行由秩邊過髀樞會於足少陽環跳穴循髀外後廉去承扶一寸五分之間下行復與前之入膕中者相合 貫腨內 出外踝循京骨小指本節後大骨曰京骨 小指外側至陰全足太陽經止此乃交於小指之下而接乎足少陰經 此經少氣而多血頭痛脊痛腰如折目似脫兮項似拔膕如結兮腨如裂髀不可曲以上皆足太陽經脉所歷之處而見諸證皆濕淫所勝土邪傷水也 及爲踝厥脉出外踝之後筋亦結於外踝也 是所生病在筋結周身筋脉惟足太陽爲多爲巨其下者結於腫腨膕臀等處其上者挾腰脊絡肩項上頭爲目上綱下結於頄故凡爲攣爲弛爲反張戴眼之類皆足太陽之水虧而主筋所生病 痔脉入肛 瘧經爲表 狂癲邪入於陽疾並

膀胱经循行主病总歌

足太阳经膀胱脉，目内眦睛明上额交巅。由攒竹而上至络却穴左右斜行，而交于巅顶之百会。支者从巅入耳上角，其支者，由百会旁行至耳上角，过足少阳之曲鬓、率谷、天冲、浮白、窍阴、完骨，故此六穴者皆为足太阳、少阳之会。直者从百会巅入络脑间，自百会行通天、络却、玉枕，入络于脑中也。还出别下项循肩膊，自脑复出别下项，由天柱而下会于督脉之陶道，络却循肩膊内分作四行而下。挟脊抵腰此言内两行者，去脊一寸五分，行十二俞等穴而抵腰中也循膂旋，脊两旁之内为膂。络肾正属膀胱府。自腰中入膂，络肾前，属膀胱。一支贯臀入腘传，从腰中，循髋骨下，夹脊，历四髎穴，贯臀之会阳，下行承扶、委阳等穴，入腘之委中也。尻旁大肉曰臀，膝后曲处曰腘。一支从膊内左右别贯胛，此言肩膊内、大杼下，外两行也。左右贯胛，去脊各三寸别行，历附分、魄户等穴而下行也。挟脊内过髀枢循髀外从后廉下合腘行，由秩边过髀枢，会于足少阳环跳穴，循髀外后廉，去承扶一寸五分之间，下行复与前之入腘中者相合。贯腨内出外踝循京骨，小指本节后大骨，曰京骨。小指外侧至阴全。足太阳经止此，乃交于小指之下而接乎足少阴经。此经少气而多血，头痛脊痛腰如折，目似脱兮项似拔，腘如结兮腨如裂，髀不可曲以上皆足太阳经脉所历之处而见诸证，皆湿淫所胜，土邪伤水也及为踝厥。脉出外踝之后，筋亦结于外踝也。是所生病在筋结，周身筋脉，惟足太阳为多为巨。其下者，结于肿腨腘臀等处，其上者，挟腰脊，络肩项，上头为目上纲，下结于頄，故凡为挛、为弛、为反张戴眼之类，皆足太阳之水亏，而主筋所生病。痔脉入肛疟经为表狂癫邪入于阳疾并

生䵷衄太陽經氣不能循經下行上衝於惱而爲是病也目黃而淚出頭顖項背腰尻膕腨病若動時皆痛徹以上皆經脈所過

膀胱經穴歌

足太陽經六十三睛明攢竹曲差參五處承光接通天絡郤玉枕天柱邊大杼風門引肺俞厥陰心膈肝膽居脾胃三焦腎俞次大腸小腸膀胱如中膂白環皆二行去脊中間二寸許上髎次髎中復下會陽須向尻旁取還有附分在三行二椎三寸半相當魄戶膏肓與神堂譩譆膈關魂門旁陽綱意舍及胃倉肓

門志室連胞肓秩邊承扶殷門穴浮郄相鄰是委陽委中再下合陽去承筋承山相次長飛陽附陽達崑崙僕參申脈過金門京骨曲骨近通谷小指外側尋至陰

睛明一名淚孔 在目內眥外一分宛宛中○氣府論註曰手足大陽足陽明陰陽蹻五脈之會

攢竹一名始光一名員柱一名夜光一名光明 在眉頭陷者中明堂用細三稜鍼刺之宜泄熱氣眼目大明宜刺三分出血

曲差一名鼻衝 在神庭旁一寸五分入髮際正頭取之

生，䵷衄太阳经气不能循经下行，上冲于恼而为是病也目黄而泪出头，囟项背腰尻腘腨，病若动时皆痛彻。以上皆经脉所过。

膀胱经穴歌

足太阳经六十三，睛明攒竹曲差参。五处承光接通天，络却玉枕天柱边。

大杼风门引肺俞，厥阴心膈肝胆居。脾胃三焦肾俞次，大肠小肠膀胱如。

中膂白环皆二行，去脊中间二寸许。上髎次髎中复下，会阳须向尻旁取。

还有附分在三行，二椎三寸半相当。魄户膏肓与神堂，譩譆膈关魂门旁。

阳纲意舍及胃仓，肓门志室连胞肓。秩边承扶殷门穴，浮郄相邻是委阳。

委中再下合阳去，承筋承山相次长。飞阳附阳达昆仑，仆参申脉过金门。

京骨曲骨近通谷，小指外侧寻至阴。

睛明一名泪孔 在目内眦外一分宛宛中。〇《气府论》注曰：手足太阳、足阳明、阴阳跷五脉之会。

攒竹一名始光，一名员柱，一名夜光，一名光明 在眉头陷者中。《明堂》用细三棱针刺之，宣泄热气，眼目大明，宜刺三分出血。

曲差一名鼻冲 在神庭旁一寸五分入发际，正头取之。

五處 在曲差後五分夾上星旁一寸五分

承光 在五處後一寸五分水熱穴論註曰五處後一寸甲乙經五處後二寸此穴刺三分禁灸

通天一名天臼 在承光後一寸五分一曰横直百會旁一寸五分刺三分留七呼灸三壯千金云癭氣面腫灸五十壯百證賦云能去鼻内無聞之苦

絡郤一名强陽一名腦蓋 在通天後一寸五分甲乙經一寸三分

玉枕 在絡郤後一寸五分甲乙經曰在絡郤後七分夾腦戶旁一寸三分起肉枕骨上入後髮際三寸按甲乙經之數與督脈之數不合

天柱 俠項後大筋外廉髮際陷中

大杼 在項後第一椎下兩旁相去脊中各二寸陷中正坐取之○海論曰衝脈者其輸上在於大杼○氣穴論註曰督脈別絡手足大陽三脈之會

風門一名熱府 在二椎下兩旁各去脊中二寸正坐取之○督脈足大陽之會○熱府腧也刺五分留七呼灸五壯○主治傷寒頭痛項强目瞑鼽嚏胸中熱嘔逆氣喘臥不安身熱黄疸癰疽發背此穴能寫一身熱氣常灸之永無癰疽瘡疥等患

五处　在曲差后五分，夹上星旁一寸五分。

承光　在五处后一寸五分。《水热穴论》注曰：五处后一寸。《甲乙经》：五处后二寸。此穴刺三分，禁灸。

通天一名天臼　在承光后一寸五分。一曰横直，百会旁一寸五分。刺三分，留七呼，灸三壮。《千金》云：瘿气面肿，灸五十壮。《百证赋》云：能去鼻内无闻之苦。

络却一名强阳，一名脑盖　在通天后一寸五分。《甲乙经》：一寸三分。

玉枕　在络却后一寸五分。《甲乙经》曰：在络却后七分，夹脑户旁一寸三分，起肉枕骨上，入后发际三寸。按：《甲乙经》之数与督脉之数不合。

天柱　夹项后大筋外廉发际陷中。

大杼　在项后第一椎下两旁，相去脊中各二寸陷中，正坐取之。《海论》曰：冲脉者，其输上在于大杼。〇《气穴论》注曰：督脉别络手足太阳三脉之会。

风门一名热府　在二椎下两旁，各去脊中二寸，正坐取之。〇督脉、足太阳之会。〇热府腧也。刺五分，留七呼，灸五壮。主治伤寒，头痛项强，目瞑，鼽嚏，胸中热，呕逆气喘卧不安，身热黄疸，痈疽发背。此穴能泻一身热气，常灸之，永无痈疽疮疥等患。

肺俞　在三椎下去脊中各二寸又以手搭背左取右右取左當中指末處是穴正坐取之千金曰肺俞對乳引繩度之素問曰刺中肺三日死千金云治吐血唾血上氣欬逆喉痹灸隨年壯主治內言治腰脊强痛背僂如龜寒熱癭氣黃疸

厥陰俞　在四椎下去脊中二寸正坐取之此穴出山眺經甲乙經無

心俞　在五椎下去脊中二寸正坐取之素問曰刺中心一日死神農經云小兒氣不足者數歲不能語可灸五壯艾炷如麥粒

膈俞　在七椎下去脊中二寸正坐取之〇爲血之會此血會也諸血病者皆宜灸之

肝俞　在九椎下去脊中二寸正坐取之素問曰刺中肝五日死

膽俞　在十椎下去脊中二寸正坐取之素問曰刺中膽一日半死

脾俞　在十一椎下去脊中各二寸正坐取之素問曰刺中脾十日死

胃俞　在十二椎下去脊中二寸正坐取之

三焦俞　在十三椎下去脊中二寸正坐取之千金云少腹堅大如盤盂胸腹脹滿飲食不消婦人癥聚瘦瘠灸三焦俞百壯三報之〇治尿血灸百壯

腎俞　在十四椎下與臍平去脊中二寸正坐取之素問曰刺中腎六日

肺俞　在三椎下，去脊中各二寸。又以手搭背，左取右，右取左，当中指末处是穴，正坐取之。《千金》曰：肺俞对乳引绳度之。《素问》曰：刺中肺，三日死。《千金》云：治吐血唾血，上气咳逆，喉痹，灸随年壮。主治内言，治腰脊强痛，背偻如龟，寒热，瘿气，黄疸。

厥阴俞　在四椎下，去脊中二寸，正坐取之。此穴出《山眺经》，《甲乙经》无。

心俞　在五椎下，去脊中二寸，正坐取之。《素问》曰：刺中心，一日死。《神农经》云：小儿气不足者，数岁不能语，可灸五壮，艾炷如麦粒。

膈俞　在七椎下，去脊中二寸，正坐取之。〇为血之会。此血会也，诸血病者，皆宜灸之。

肝俞　在九椎下，去脊中二寸，正坐取之。《素问》曰：刺中肝，五日死。

胆俞　在十椎下，去脊中二寸，正坐取之。《素问》曰：刺中胆，一日半死。

脾俞　在十一椎下，去脊中各二寸，正坐取之。《素问》曰：刺中脾，十日死。

胃俞　在十二椎下，去脊中二寸，正坐取之。

三焦俞　在十三椎下，去脊中二寸，正坐取之。《千金》云：少腹坚大如盘盂，胸腹胀满，饮食不消，妇人癥聚瘦瘠，灸三焦俞百壮，三报之。〇治尿血，灸百壮。

肾俞　在十四椎下，与脐平，去脊中二寸，正坐取之。《素问》曰：刺中肾，六日

死〇素問血氣形志篇有五藏俞度

黃帝問於岐伯曰願聞五藏出於背者五藏居中其脈氣俱出於背之足大陽經是爲五藏之俞岐伯曰背中大俞在杼骨之端大俞卽大杼穴肺俞在三焦之間心俞在五焦之間膈俞在七焦之間肝俞在九焦之間脾俞在十一焦之間腎俞在十四焦之間皆挾脊相去三寸所焦卽椎之義指脊骨之節間也自大杼至腎俞左右各去脊中一寸五分故云挾脊相去三寸所也則欲得而驗之按其處應在中而痛解乃其俞也驗取穴之法但按其俞穴之處必痛而且解卽其所也解痠軟解散之謂〇欲知背俞先度其兩

乳間中折之更以他草度去半已卽以兩隅相拄也拄音主支也撐也乃舉以度其背令其一隅居上齊脊大椎兩隅在下當其下隅者肺之俞也此亦取五藏俞之法先以草橫量兩乳之間中半摺折之又另以一草比前草而去其半取齊中折之數乃豎立長草橫置短草於下兩頭相拄象△三隅乃舉此草以量其背令一隅居上齊脊中之大椎其在下兩隅當三椎之間卽肺俞穴復下一度謂以上隅齊三椎卽肺俞中央其下兩隅卽五椎之間心之俞也復下一度左角肝之俞也右角脾之俞也復下一度腎之俞也是謂五藏之俞灸刺之度也按肝脾腎俞取法與諸書不合當以背俞篇及甲乙經等書爲是

死。《素问·血气形志篇》有五脏俞度。

黄帝问于岐伯曰：愿闻五脏，出于背者。五脏居中，其脉气俱出于背之足太阳经，是为五脏之俞。岐伯曰：背中大俞，在杼骨之端。大俞即大杼穴。肺俞在三焦之间，心俞在五焦之间，膈俞在七焦之间，肝俞在九焦之间，脾俞在十一焦之间，肾俞在十四焦之间，皆挟脊相去三寸所。焦即椎之义，指脊骨之节间也。自大杼至肾俞，左右各去脊中一寸五分，故云挟脊相去三寸所也。则欲得而验之，按其处应在中而痛解，乃其俞也。验取穴之法，但按其俞穴之处必痛，而且解即其所也，解酸软、解散之谓。〇欲知背俞，先度其两乳间，中折之，更以他草度去半已，即以两隅相拄也。拄，音主，支也，撑也。乃举以度其背，令其一隅居上，齐脊大椎，两隅在下，当其下隅者，肺之俞也。此亦取五脏俞之法，先以草横量两乳之间，中半折折之，又另以一草比前草，而去其半，取齐中折之数，乃竖立长草，横置短草于下，两头相拄象△三隅乃举此草，以量其背令一隅居上，齐脊中之大椎，其在下两隅，当三椎之间，即肺俞穴。复下一度，谓以上隅齐三椎，即肺俞中央，其下两隅，即五椎之间。心之俞也，复下一度，左角肝之俞也，右角脾之俞也，复下一度，肾之俞也，是谓五脏之俞，灸刺之度也。按：肝、脾、肾俞取法与诸书不合，当以《背俞》篇及《甲乙经》等书为是。

大腸俞　在十六椎下去脊中二寸伏而取之刺三分留七呼灸三壯○主治脊强不得俯仰腰痛腹脹繞臍切痛腸澼瀉痢食不化大小便不利

小腸俞　在十八椎下去脊中二寸伏而取之千金云消渴口乾不可忍者灸百壯橫三間寸灸之

膀胱俞　在十九椎下去脊中二寸伏而取之

中膂內俞一名脊內俞　在二十椎下去脊中二寸夾脊胂起肉間伏而取之

白環俞　在二十一椎下去脊中二寸伏而取之

上髎　在腰髁骨下一寸夾脊兩旁第一空陷中○繆刺論註曰腰下夾尻有空骨各四蓋即此四髎穴也刺腰痛論註曰上髎當髁骨下陷中餘三髎少斜下按之陷中是也腰髁者即十六椎下腰脊兩旁起骨之夾脊者○足太陽少陽之絡

次髎　夾脊旁第二空陷中

中髎　夾脊旁三空陷中

下髎　夾脊旁四空陷中○刺腰痛篇及繆刺論王註皆曰足厥陰支別者與太陰少陽結於腰髁下夾脊第三第四

大肠俞　在十六椎下，去脊中二寸，伏而取之。刺三分，留七呼，灸三壮。〇主治脊强，不得俯仰，腰痛腹胀，绕脐切痛，肠澼泻痢，食不化，大小便不利。

小肠俞　在十八椎下，去脊中二寸，伏而取之。《千金》云：消渴，口干不可忍者，灸百壮，横三间寸灸之。

膀胱俞　在十九椎下，去脊中二寸，伏而取之。

中膂内俞一名脊内俞　在二十椎下，去脊中二寸，夹脊胂起肉间，伏而取之。

白环俞　在二十一椎下，去脊中二寸，伏而取之。

上髎　在腰髁骨下一寸，夹脊两旁第一空陷中。〇《缪刺论》注曰：腰下夹尻有空骨各四，盖即此四髎穴也。《刺腰痛论》注曰：上髎，当髁骨下陷中，余三髎少斜下按之陷中是也。腰髁者，即十六椎下，腰脊两旁起骨之夹脊者。〇足太阳、少阳之络。

次髎　夹脊旁第二空陷中。

中髎　夹脊旁三空陷中。

下髎　夹脊旁四空陷中。〇《刺腰痛篇》及《缪刺论》王注皆曰：足厥阴支别者，与太阴、少阳结于腰髁下，夹脊第三、第四

骨空中其穴即中髎下髎也

會陽一名利機 在陰尾尻骨兩旁〇甲乙經曰督脈氣所發刺二分灸五壯一曰刺八分主治腹中寒氣泄瀉腸澼便血久痔陽氣虛乏陰汗濕

附分 在二椎下附項內廉兩旁相去脊中各三寸半正坐取之手足太陽之會

魄戶 在三椎下去脊中各三寸半正坐取之神農經云治虛勞發熱可灸十四壯

膏肓俞 在四椎下五椎上去脊中各三寸半正坐曲脊取之

〇千金翼云先令病人正坐曲脊伸兩手以臂著膝前令正直手大指與膝頭齊以物支肘勿令臂動乃從胛骨上角摸索至胛骨下頭其間當有四肋三間依胛骨之際相去骨際如容側指許按其中一間空處自覺牽引肩中是其穴也左右各灸至百壯或三五百多至千壯當氣下礱礱然如流水之降若停痰宿疾亦必下也若病人已困不能正坐當令側臥挽上臂令前索孔穴灸之〇又法但以右手搭左肩上中指稍所不及處是其穴也左手亦然乃

骨空中，其穴即中髎、下髎也。

会阳一名利机 在阴尾尻骨两旁。〇《甲乙经》曰：督脉气所发。刺二分，灸五壮。一曰刺八分。主治腹中寒气，泄泻，肠澼，便血，久痔，阳气虚乏，阴汗湿。

附分 在二椎下，附项内廉两旁相去脊中各三寸半，正坐取之。手足太阳之会。

魄户 在三椎下，去脊中各三寸半，正坐取之。《神农经》云：治虚劳发热，可灸十四壮。

膏肓俞 在四椎下五椎上，去脊中各三寸半，正坐曲脊取之。

《千金翼》云：先令病人正坐曲脊，伸两手，以臂着膝前令正直，手大指与膝头齐，以物支肘，勿令臂动，乃从胛骨上角摸索至胛骨下头，其间当有四肋三间，依胛骨之际相去骨际如容侧指许，按其中一间空处，自觉牵引肩中是其穴也。左右各灸至百壮或三五百，多至千壮。当气下礱礱然，如流水之降。若停痰宿疾，亦必下也。若病人已困，不能正坐，当令侧卧，挽上臂令前索孔穴灸之。又法：但以右手搭左肩上，中指梢所不及处，是其穴也，左手亦然。乃以前法灸之其有不能久坐伸臂者亦可伏衣襆上伸兩臂令人挽兩胛骨使相離遠不爾胛骨覆穴不得其眞也所伏衣襆當令大小得宜不爾則前卻亦失其穴也此穴灸後令人陽氣日盛當消息自為補養令得平復則諸病無所不治○又法如其人骨節分明則以椎數為準若脊背肥厚骨節難尋須以大椎至尾骶量分三尺折取之不然則以平臍十四椎命門為則逐椎分寸取之則穴無不眞然取大椎之法除項骨三節不在內或人亦有項骨短

而無可尋者但當以平肩之處為第一椎以次求之可無差也○捷徑云灸膏肓功效諸書例能言之而取穴則未也千金等方之外莊綽論之最詳然繁而無統不能歸定於一余嘗以意取之令病人兩手交在兩膊上灸時亦然胛骨遂開其穴立見以手指摸索第四椎下兩旁各三寸四肋三間之中按之痠疼是穴灸至千壯少亦七七壯當以千金立點立灸坐點坐灸臥點臥灸為的劉瑾云取膏肓二穴當除第一椎小骨不算若連第一椎數下當在五

以前法灸之。其有不能久坐伸臂者，亦可伏衣幞上伸两臂，令人挽两胛骨使相离远，不尔胛骨覆穴不得其真也，所伏衣幞当令大小得宜，不尔则前却亦失其穴也。此穴灸后，令人阳气日盛，当消息自为补养令得平复，则诸病无所不治。

又法：如其人骨节分明，则以椎数为准。若脊背肥厚，骨节难寻，须以大椎至尾骶量分三尺折取之，不然则以平脐十四椎命门为则，逐椎分寸取之，则穴无不真。然取大椎之法，除项骨三节不在内，或人亦有项骨短而无可寻者，但当以平肩之处为第一椎，以次求之，可无差也。

《捷径》云：灸膏肓。功效诸书例能言之，而取穴则未也。《千金》等方之外，庄绰论之最详。然繁而无统，不能归定于一。余尝以意取之，令病人两手交在两膊上，灸时亦然。胛骨遂开，其穴立见。以手指摸索第四椎下两旁各三寸，四肋三间之中，按之酸疼是穴。灸至千壮，少亦七七壮。当以千金立点立灸，坐点坐灸，卧点卧灸为的。刘瑾云：取膏肓二穴，当除第一椎小骨不算，若连第一椎数下，当在五椎下兩旁各三寸半共折七寸分兩旁按其痠疼處乃是眞穴每依此灸療多獲全愈○灸七七壯至百壯千壯一云灸後當灸足三里以引火實下○此穴自晉以前所未有乃後人之所增也此穴主治百病無所不療虛羸瘦損五勞七傷諸病夢遺失精上氣欬逆痰火發狂健忘胎前產後可灸二七至七七壯

神堂　在五椎下去脊中各三寸半陷中正坐取之

譩譆　在肩髆內廉六椎下去脊中各三寸半正坐取之○甲乙經曰以手痛按之病者呼譩譆是穴蓋因其痛也千金云多汗瘧病灸五十壯

膈關　在七椎下去脊中各三寸半陷中正坐開肩取之○此亦血會刺五分灸五壯治諸血病

魂門　在九椎下相去脊中各三寸半陷中正坐取之

陽剛　在十椎下去脊中三寸半陷中正坐取之

意舍　在十一椎下去脊中三寸半陷中正坐取之

胃倉　在十二椎下去脊中各三寸半正坐取之

肓門　在十三椎下去脊中各三寸半又肋間陷中前與鳩尾

椎下，两旁各三寸半，共折七寸，分两旁，按其酸疼处，乃是真穴。每依此灸疗，多获全愈。灸七七壮至百壮、千壮。一云灸后当灸足三里，以引火实下。此穴自晋以前所未有，乃后人之所增也。此穴主治百病，无所不疗，虚羸瘦损，五劳七伤诸病，梦遗失精，上气咳逆，痰火发狂，健忘，胎前产后，可灸二七至七七壮。

神堂　在五椎下，去脊中各三寸半陷中，正坐取之。

噫嘻　在肩膊内廉六椎下，去脊中各三寸半，正坐取之。《甲乙经》曰：以手痛按之，病者呼噫嘻是穴。盖因其痛也。《千金》云：多汗疟病，灸五十壮。

膈关　在七椎下，去脊中各三寸半陷中，正坐开肩取之。此亦血会。刺五分，灸五壮，治诸血病。

魂门　在九椎下，相去脊中各三寸半陷中，正坐取之。

阳刚　在十椎下，去脊中三寸半陷中，正坐取之。

意舍　在十一椎下，去脊中三寸半陷中，正坐取之。

胃仓　在十二椎下，去脊中各三寸半，正坐取之。

肓门　在十三椎下，去脊中各三寸半又肋间陷中，前与鸠尾

相直正坐取之

志室　在十四椎下去脊中各三寸半陷中正坐取之

胞肓　在十九椎下去脊中各三寸半陷中伏而取之

秩邊　在二十一椎下去脊中各三寸半陷中伏而取之刺五分灸三壯主治腰痛五痔小便赤澁

承扶一名肉郄一名陰關一名皮部　在尻臀下股陰上約文中

殷門　在承扶下六寸膕上兩筋之間

浮郄　在委陽上一寸屈膝得之

委陽　在承扶下六寸屈伸取之○邪氣藏府病形篇曰三焦合入於委陽甲乙經曰委陽三焦下輔腧也在足大陽之前少陽之後出於膕中外廉兩筋間此足大陽別絡也○本輸篇曰三焦下腧出於委陽並大陽之正入絡膀胱約下焦實則閉癃虛則遺溺遺溺則補之閉癃則寫之刺七分留五呼灸三壯

委中一名血郄　在膕中央約文動脈陷中伏臥屈足取之○足大陽所入爲合刺五分留七呼灸三壯一云禁灸春月勿令出血蓋大陽合腎腎主於冬水衰於春

相直，正坐取之。

志室　在十四椎下，去脊中各三寸半陷中，正坐取之。

胞肓　在十九椎下，去脊中各三寸半陷中，伏而取之。

秩边　在二十一椎下，去脊中各三寸半陷中，伏而取之。刺五分，灸三壮。主治腰痛，五痔，小便赤涩。

承扶一名肉郄，一名阴关，一名皮部　在尻臀下，股阴上约纹中。

殷门　在承扶下六寸，腘上两筋之间。

浮郄　在委阳上一寸，屈膝得之。

委阳　在承扶下六寸，屈伸取之。○《邪气脏腑病形》篇曰：三焦合入于委阳。《甲乙经》曰：委阳，三焦下辅腧也。在足太阳之前，少阳之后，出于腘中外廉两筋间，此足太阳别络也。○《本输》篇曰：三焦下腧，出于委阳，并太阳之正，入络膀胱，约下焦。实则闭癃，虚则遗溺。遗溺则补之，闭癃则泻之。刺七分，留五呼，灸三壮。

委中一名血郄。在腘中央约纹动脉陷中，伏卧屈足取之。○足太阳所入为合。刺五分，留七呼，灸三壮。一云禁灸。春月勿令出血，盖太阳合肾，肾主于冬，水衰于春，

故春毋令出血

合陽　在膝膕約文下二寸

承筋一名腨腸一名直腸　在腨腸中央陷中腳跟上七寸灸三壯禁刺

承山一名肉柱一名魚腹　在兌腨腸下分肉間陷中一云腿肚下尖分肉間靈光賦云治轉筋並久痔今時多用此穴治傷寒立效亦有初發瘧疾者灸之立已

飛陽一名厥陽　在足外踝上七寸後陷中○足太陽絡別走少陰

附陽　在足外踝上三寸大陽前少陽後筋骨之間○陽蹻之郄

崑崙　在足外踝後五分跟骨上陷中細動脈應手○足大陽所行爲經刺三分留七呼灸三壯○馬丹陽天星十二穴云治轉筋腰尻痛膞重更連陰頭疼脊背急暴喘滿衝心舉步行不得動足即呻吟若欲求安樂須尋此穴鍼○神農經云小兒陰腫可灸三壯炷如小麥

僕參一名安邪　在跟骨下陷中拱足得之○足大陽陽蹻之會

申脈　在足外踝下五分陷中容爪甲許白肉際○陽蹻脈所生刺三分留七呼灸三壯靈光賦云陽蹻陰蹻及陽陵陰陵四穴治腳氣又兼足三里同治腳氣亦去在腰諸疾

故春毋令出血。

合阳　在膝腘约纹下二寸。

承筋一名腨肠，一名直肠　在腨肠中央陷中，脚跟上七寸。灸三壮，禁刺。

承山一名肉柱，一名鱼腹　在兑腨肠下分肉间陷中。一云腿肚下尖分肉间。《灵光赋》云：治转筋并久痔。今时多用此穴治伤寒，立效，亦有初发疟疾者，灸之立已。

飞阳一名厥阳。在足外踝上七寸后陷中。○足太阳络，别走少阴。

跗阳　在足外踝上三寸，太阳前少阳后筋骨之间。○阳跷之郄。

昆仑　在足外踝后五分跟骨上陷中，细动脉应手。○足太阳所行为经。刺三分，留七呼，灸三壮。○马丹阳《天星十二穴》云：治转筋腰尻痛，膊重更连阴，头疼脊背急，暴喘满冲心，举步行不得，动足即呻吟。若欲求安乐，须寻此穴针。○《神农经》云：小儿阴肿，可灸三壮，炷如小麦。

仆参一名安邪　在跟骨下陷中，拱足得之。○足太阳、阳跷之会。

申脉　在足外踝下五分陷中，容爪甲许白肉际。○阳跷脉所生。刺三分，留七呼，灸三壮。《灵光赋》云：阳跷、阴跷及阳陵、阴陵四穴，治脚气，又兼足三里，同治脚气，亦去在腰诸疾。

金門一名關梁 在足外踝下一寸○足太陽郄陽維別屬也

京骨 在足小指外側本節後大骨下赤白肉際陷中可按而得○足太陽所過為原

束骨 在足小指外側本節後陷中赤白肉際○足太陽所注為腧

通谷 在足小指外側本節前陷中○足太陽所溜為滎

至陰 在足小指外側去爪甲角如韭葉○足太陽所出為井張仲文治婦人橫產手先出諸符藥不效為灸右腳小指尖三壯炷如小麥下火立產

足太陽之正別入於膕中其一道下尻五寸別入於肛屬於膀胱散之腎循膂當心入散直者從膂上出於項復屬於太陽此為一經也此膀胱與腎為表裏故其經脈相為一合也足太陽之正入膕中與少陰合而上行其別一道下尻五寸當承扶之次上入肛門內行腹中屬於膀胱散於腎循膂當心入散上出於項而復屬於本經太陽此內外同為一經也

足太陽之筋起於足小指上結於踝邪上結於膝足太陽之筋起於足小指爪甲之側即足太陽經脈所止之處至陰穴次也循足跗外側上結於外踝昆崙之分乃邪上跗陽而結於膝膕之分結聚也其下循足外踝結於踵上循跟結於膕其下足跗之下也踵即足跟之突出者跟即踵上之鞕筋處也乃僕參申脈之分結於膕委中也○膕音國鞕硬同其別者結於踹外上膕中內

金门一名关梁　在足外踝下一寸。○足太阳郄，阳维别属也。

京骨　在足小指外侧本节后大骨下赤白肉际陷中，可按而得。○足太阳所过为原。

束骨　在足小指外侧本节后陷中，赤白肉际。○足太阳所注为腧。

通谷　在足小指外侧本节前陷中。○足太阳所溜为荥。

至阴　在足小指外侧，去爪甲角如韭叶。○足太阳所出为井。张仲文治妇人横产手先出，诸符药不效，为灸右脚小指尖三壮，炷如小麦，下火立产。

足太阳之正，别入于腘中，其一道下尻五寸，别入于肛，属于膀胱，散之肾，循膂，当心入散。直者，从膂上出于项，复属于太阳，此为一经也。此膀胱与肾为表里，故其经脉相为一合也。足太阳之正，入腘中，与少阴合而上行，其别一道下尻五寸，当承扶之次，上入肛门，内行腹中，属于膀胱，散于肾，循膂，当心入散，上出于项而复属于本经太阳，此内外同为一经也。

足太阳之筋，起于足小指上，结于踝，斜上结于膝。足太阳之筋，起于足小指爪甲之侧，即足太阳经脉所止之处至阴穴次也，循足跗外侧上结于外踝昆仑之分，乃斜上跗阳，而结于膝腘之分，结聚也。其下循足外踝，结于踵上，循跟，结于腘。其下，足跗之下也。踵，即足跟之突出者。跟，即踵上之鞕筋处也。乃仆参、申脉之分，结于腘委中也。○腘，音国；鞕，硬同。其别者，结于踹外，上腘中内廉與膕中並此即大筋之旁出者別而爲柔耎短筋亦猶木之有枝也後凡言別者支者皆倣此此支自外踝別行由足腨肚之下尖處行少陽之後結於腨之外側絡穴飛陽之分乃上膕内廉合大筋於委中而一之也上結於臀尾骶骨旁會陽之分也〇臀音屯上挾脊上項夾脊背分左右上項會於督脈之陶道大椎此皆附脊之剛筋也其支者別入結於舌本其支者自項別入内行與手少陽之筋結於舌本散於舌下自此以上皆柔耎之筋而散於頭面其直者結枕骨上頭下顔結於鼻其直者自項而上與足少陰之筋合於腦後枕骨間由是而上過於頭前下於顔以結於鼻下之兩旁也額上曰顔其支者爲目上網下結於頄網綱維也所以約束目睫司開闔者也目下曰頄即顴也此支自通項於腦者下屬目本散於目上爲目上網下行者結於頄與足少陽之筋合頄音求其支者從腋後外廉結於肩髃又其支者從挾脊循腋後外廉行足少陽之後上至肩會手陽明之筋結於肩髃其支者入腋下上出缺盆上結於完骨此支後行者從腋後從腋下向前邪出陽明之缺盆乃從耳後直上會於手太陽足少陰之筋結於完骨完骨耳後高骨也其支者出缺盆邪上出於頄此支前行者同前缺盆之筋岐出別上頤頷邪行出於頄與前之下結於頄者相合也

足太陽之別名曰飛陽去踝七寸別走少陰實則鼽窒頭背痛虛則鼽衄取之所別也足太陽之絡名飛陽在足外踝上七寸別走足少陰者也此經起於目内眥絡腦行頭背故其病如此治此者當取所別之飛陽

足太陽之本在跟以上五寸中跗陽穴也標在兩絡命門命門者目

廉，与腘中并此即大筋之旁出者，别而为柔软短筋，亦犹木之有枝也。后凡言别者、支者，皆仿此。此支自外踝别行，由足腨肚之下尖处，行少阳之后，结于腨之外侧络穴飞阳之分，乃上腘内廉合大筋于委中而一之也。上结于臀，尾骶骨旁会阳之分也。臀，音屯。上挟脊上项。夹脊背，分左右上项会于督脉之陶道、大椎，此皆附脊之刚筋也。其支者，别入结于舌本。其支者，自项别入内行，与手少阳之筋结于舌本，散于舌下，自此以上皆柔软之筋而散于头面。其直者，结枕骨，上头下颜，结于鼻。其直者，自项而上，与足少阴之筋合于脑后枕骨间，由是而上过于头前下于颜，以结于鼻下之两旁也。额上曰颜。其支者，为目上纲，下结于頄。纲，纲维也。所以约束目睫，司开阖者也。目下曰鸠，即颧也。此支自通项于脑者下属目本，散于目上为目上纲，下行者结于頄，与足少阳之筋合。頄，音求。其支者，从腋后外廉结于肩髃。又其支者从挟脊，循腋后外廉行足少阳之后，上至肩，会手阳明之筋，结于肩髃。其支者，入腋下，上出缺盆，上结于完骨。此支后行者，从腋后，从腋下向前斜出阳明之缺盆，乃从耳后直上，会于手太阳、足少阴之筋，结于完骨。完骨，耳后高骨也。其支者，出缺盆，斜上出于頄。此支前行者，同前缺盆之筋歧出，别上颐颔，斜行出于頄，与前之下结于頄者相合也。

足太阳之别名曰飞阳，去踝七寸，别走少阴，实则鼽窒头背痛，虚则鼽衄，取之所别也。足太阳之络名飞阳，在足外踝上七寸，别走足少阴者也。此经起于目内眦，络脑，行头背，故其病如此，治此者，当取所别之飞阳。

足太阳之本在跟以上五寸中跗阳穴也，标在两络命门。命门者，目

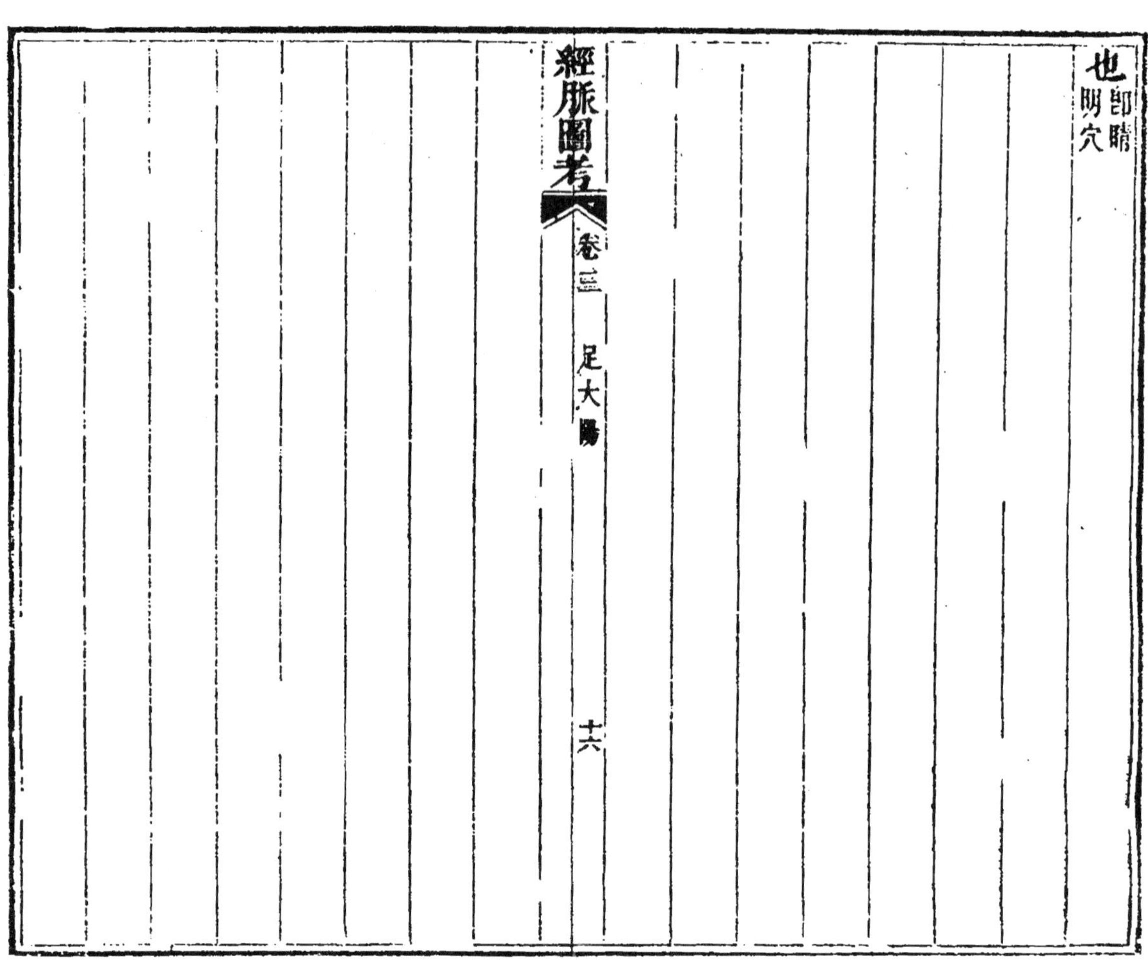

也即睛明穴。

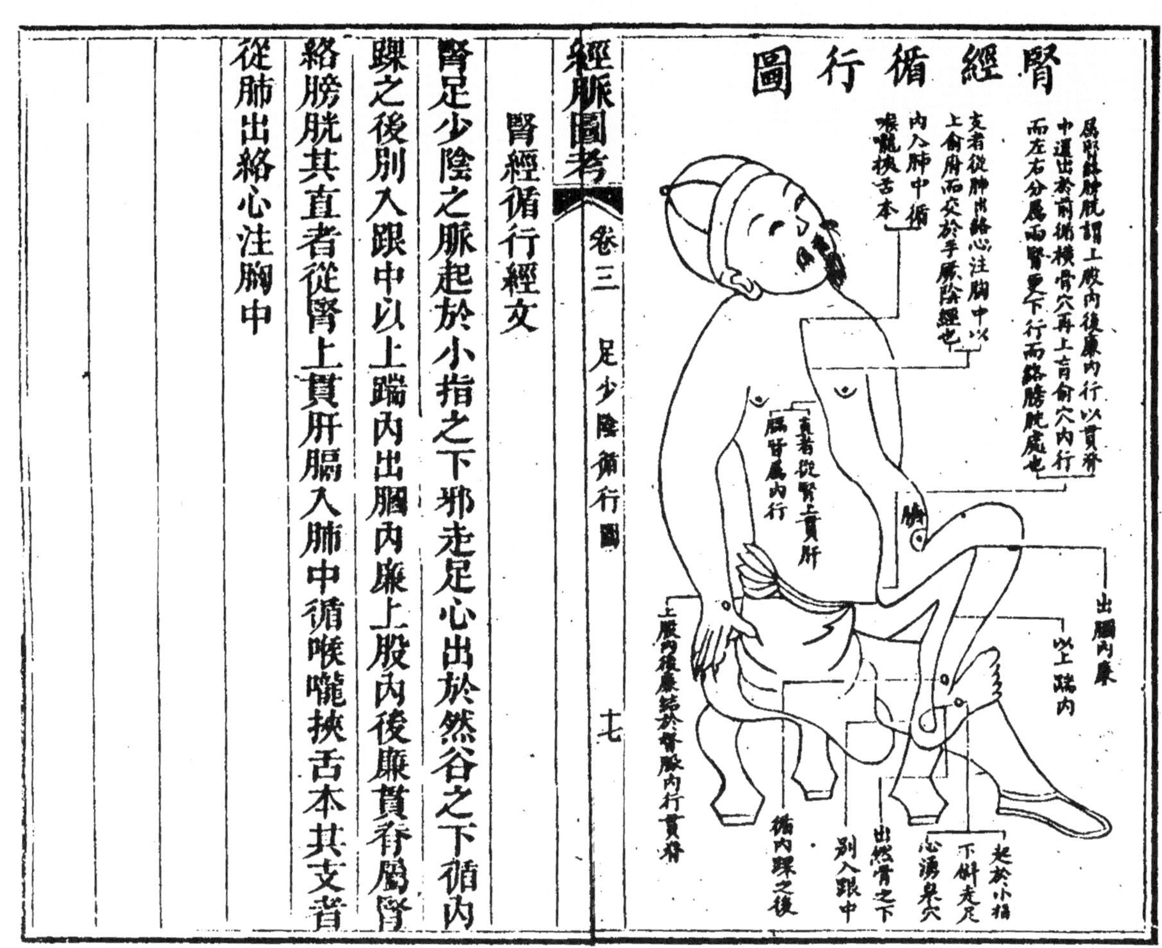

腎經循行經文

腎足少陰之脈起於小指之下邪走足心出於然谷之下循內踝之後別入跟中以上踹內出膕內廉上股內後廉貫脊屬腎絡膀胱其直者從腎上貫肝膈入肺中循喉嚨挾舌本其支者從肺出絡心注胸中

肾经循行图（图见上）

肾经循行经文

肾足少阴之脉，起于小指之下，邪走足心，出于然谷之下，循内踝之后，别入跟中，以上踹内，出腘内廉，上股内后廉，贯脊，属肾，络膀胱。其直者，从肾上，贯肝膈，入肺中，循喉咙，挟舌本。其支者，从肺出，络心，注胸中。

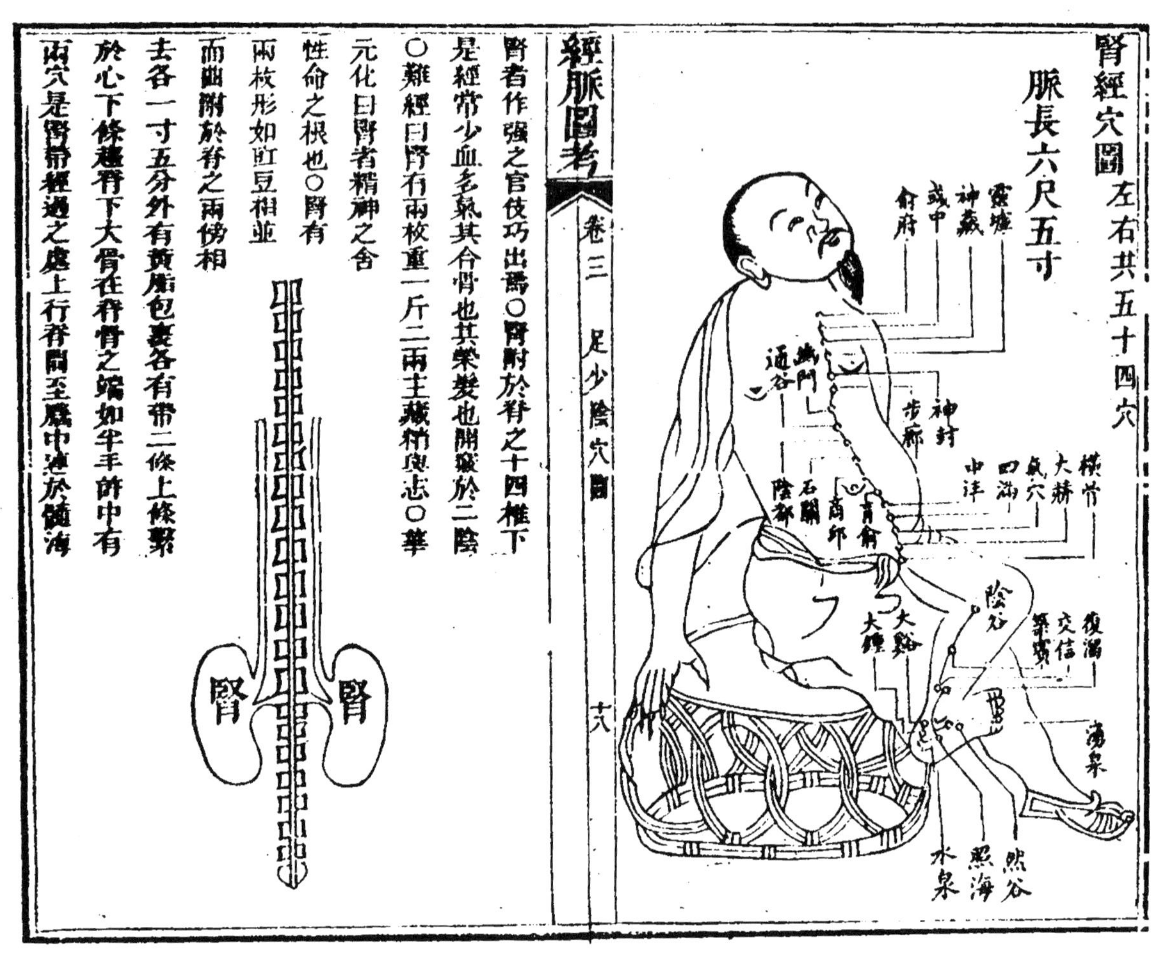

肾经穴图左右共五十四穴（图见上）

脉长六尺五寸。

肾者，作强之官，伎巧出焉。

肾附于脊之十四椎下，是经常少血多气，其合骨也，其荣发也，开窍于二阴。

《难经》曰：肾有两枚，重一斤二两，主藏精与志。

华元化曰：肾者，精神之舍，性命之根也。

肾有两枚，形如豇豆，相并而曲附于脊之两旁，相去各一寸五分，外有黄脂包裹，各有带二条，上条系于心，下条趋脊下大骨，在脊骨之端如半手许，中有两穴，是肾带经过之处，上行脊间至脑中，连于髓海。

肾经循行主病总歌

足肾经脉属少阴，斜从小指趋足心。足太阳之脉终于足小指，而足少阴脉于小指下接之，斜走足心涌泉穴。出于然骨在内踝前大骨下循内踝之后别，入跟中上腨内出腘内廉寻。自复溜、交信过足太阴之三阴交，以上腨内之筑宾，出腘内廉之阴谷。上股内后廉直贯脊，结于督脉之长强，贯脊中而后属肾。属肾下络膀胱深。前当关元、中极之分，而络于膀胱。滑氏曰：由阴谷上股内后廉，贯脊，会于长强，还出于前，循横骨而上至肓俞之次，脐之左右，属肾，下脐至关元、中极之分，而络膀胱也。直者从肾肓俞之分贯肝膈，入肺中挟舌本循喉咙。自肓俞上行，循商曲等穴至俞府，而上循喉咙，并人迎挟舌本而终。〇按：足少阴经考之本篇及《经别》《经筋》等篇，皆言由脊里上注心肺，而散于胸中。惟《骨空论》曰：冲脉起于气街，并少阴之经，挟脐上行至胸中而散。故《甲乙经》曰：于俞府下至步廊等六穴，皆云足少阴脉气所发，幽门至横骨等十一穴，皆云冲脉、足少阴之会。故滑氏注如此，实本《甲乙》《铜人》诸书，而《甲乙》又本于《骨空论》也。支者从肺络心上，注胸膻中交于手厥阴。其支者，自神藏之际，从肺络心注胸中，以上俞府诸穴，少阴经止此，而接乎手厥阴经也。此经多气而少血，是动病饥不欲食，肾虽阴藏，元阳所居，水中有火，为脾胃之关。阴动则阳衰，而脾困真火，不能温养化源也。面如漆柴水色黑，阴邪见也。肾藏精，精衰则枯如柴，而无发生也咳唾有血，喝喝而喘真阴损则虚火上奔，子病及母也坐而欲起辄阴处不能静也。两目睆睆如无所见，目瞳子者，骨之精也。肾精内夺，则睆睆如无所见，故凡目多昏黑者，必真水亏也。心如悬心肾不交则精离散若饥阴虚则内馁，故常若饥状，土邪淫胜，病本于肾也皆精失，善恐心惕惕如人將捕之腎在志爲恐腎氣怯故爲病如此咽腫舌乾兼口熱上氣腎水上溢爲腫心痛或心煩本經之脈循喉嚨挾舌本其支者從肺出絡心故爲病如此黃疸陰虛陽實爲黃疸一云腎水乘脾或爲女勞疸腸澼陽邪自表入藏并聚於陰留薄下焦則爲腸澼及痿骨痿厥下不足則上逆脊股後廉之內痛皆經脈所過嗜臥多陰少陽精神匱也逆調論曰腎者水藏主津液主臥與喘也足下熱痛切脈起足心

腎經穴歌

足少陰穴二十七湧泉然谷大谿立大鍾水泉連照海復溜交信築賓實陰谷膝內輔骨後已上從足走至膝橫骨大赫聯氣穴四滿中注肓俞臍商曲石關陰都密通谷幽門寸半闢折量腹上分十一步廊神封膺靈墟神藏彧中俞府畢

湧泉一名地衝 在足心陷中屈足卷指宛宛中○足少陰所出爲井史記漢北齊王阿母患足下熱喘滿淳于意曰熱厥也刺足心立愈○千金云鼻衄不止灸二百壯

然谷一名龍淵一名然骨 在足內踝前起大骨下陷者中別於足大陰之郄○足少陰所溜爲滎刺三分留三呼灸三壯一曰刺不宜見血治喘煩滿欬血喉痺消渴舌縱心恐氣少涎出小腹脹痿厥寒疝足跗腫䯒痠寒熱不久立男子遺精婦陰挺月經不調難成孕初生小兒臍風動撮口洞泄此穴寫○百證賦云此穴易醒臍風

惕如人将捕之，肾在志为恐肾气怯，故为病如此。咽肿舌干兼口热，上气肾水上溢为肿心痛或心烦，本经之脉循喉咙，挟舌本。其支者，从肺出，络心，故为病如此。黄疸阴虚阳实为黄疸，一云肾水乘脾，或为女劳疸肠澼阳邪自表入脏，并聚于阴，留薄下焦，则为肠澼及痿骨痿厥下不足则上逆。脊股后廉之内痛，皆经脉所过。嗜卧多阴少阳，精神匮也。《逆调论》曰：肾者水脏，主津液，主卧与喘也足下热痛切。脉起足心。

肾经穴歌

足少阴穴二十七，涌泉然谷太溪立。大钟水泉连照海，复溜交信筑宾实。阴谷膝内辅骨后，已上从足走至膝。横骨大赫联气穴，四满中注肓俞脐。商曲石关阴都密，通谷幽门寸半辟。折量腹上分十一，步廊神封膺灵墟，神藏彧中俞府毕。

涌泉一名地冲　在足心陷中，屈足卷指宛宛中。〇足少阴所出为井。《史记》汉北齐王阿母患足下热，喘满，淳于意曰：热厥也，刺足心立愈。〇《千金》云：鼻衄不止，灸二百壮。

然谷一名龙渊，一名然骨　在足内踝前起大骨下陷者中，别于足太阴之郄。〇足少阴所溜为荥。刺三分，留三呼，灸三壮。一曰刺不宜见血。治喘，烦满，咳血，喉痹，消渴，舌纵心恐，气少涎出，小腹胀，痿厥寒疝，足跗肿，胻酸，寒热不久立，男子遗精，妇阴挺，月经不调，难成孕，初生小儿脐风动撮口，洞泄，此穴泻。《百证赋》云：此穴易醒脐风。

大谿一名呂細 在足內踝後五分跟骨上動脈陷中男子婦人病有此脈則生無此脈則死○足少陰所注爲腧卽原也神農經云治牙疼可灸七壯

大鍾 在足跟後衝中大骨上兩筋間水熱穴論註曰在足內踝後衝中○足少陰絡別走大陽

水泉 在足內踝下大谿下一寸○足少陰郄

照海 在足內踝下一寸陷中容爪甲一云在內踝下四分微前高骨陷中前後有筋上有踝骨下有軟骨其穴居中

神農經云在內踝直下白肉際是穴○陰蹻所生攔江賦云治喋口喉風用三稜鍼出血卽安

復溜一名昌陽一名伏白 在足內踝後上除踝二寸陷者中前傍骨是復溜後傍筋是交信二穴止隔一筋○足少陰所行爲經刺三分留三呼灸五壯七壯○靈光賦云治腫如神

交信 在足內踝上二寸少陰前大陰後筋骨間○陰蹻之郄

築賓 在足內踝後上腨分中○陰維之郄刺三分灸五壯主治小兒胎疝癲疾吐舌發狂罵詈腹痛嘔吐涎沫足腨痛

太溪一名吕细 在足内踝后五分，跟骨上动脉陷中。男子妇人病有此脉则生，无此脉则死。○足少阴所注为腧，即原也。《神农经》云：治牙疼，可灸七壮。

大钟 在足跟后冲中，大骨上两筋间。《水热穴论》注曰：在足内踝后冲中。○足少阴络，别走太阳。

水泉 在足内踝下，太溪下一寸。○足少阴郄。

照海 在足内踝下一寸陷中，容爪甲。一云在内踝下四分，微前高骨陷中。前后有筋，上有踝骨，下有软骨，其穴居中。《神农经》云：在内踝直下白肉际是穴。○阴跷所生。《拦江赋》云：治喋口喉风，用三棱针，出血即安。

复溜一名昌阳，一名伏白 在足内踝后上，除踝二寸陷者中，前傍骨是复溜，后傍筋是交信，二穴止隔一筋。○足少阴所行为经。刺三分，留三呼，灸五壮、七壮。《灵光赋》云：治肿如神。

交信 在足内踝上二寸，少阴前太阴后筋骨间。○阴跷之郄。

筑宾 在足内踝后上腨分中。○阴维之郄。刺三分，灸五壮。主治小儿胎疝，癫疾吐舌，发狂骂詈，腹痛，呕吐涎沫，足腨痛。

陰谷　在膝下内輔骨後大筋下小筋上按之應手屈膝乃得之○足少陰所入爲合

横骨一名下極　在太赫下一寸肓俞下五寸宛曲如仰月中央去任脈之中行旁開五分陰上横骨中○按少腹下尖自横骨上行不可槩用腹中分寸當以大陰之衝門起自横骨兩端以至陽明之氣衝少陰之横骨至中行之曲骨穴通計折量始得其準凡上至腹中皆當以此類推○衝脈足少陰之會

太赫一名陰維一名陰關　在氣穴下一寸去中行五分○衝脈足少陰之會

氣穴一名胞門一名子戶　在四滿下一寸去中行五分○衝脈足少陰之會

四滿一名髓海　在中注下一寸去中行五分○衝脈足少陰之會

中注　在肓俞下一寸去中行五分○衝脈足少陰之會

肓俞　在商曲下一寸當作二寸直臍旁去臍中五分○衝脈足少陰之會

阴谷　在膝下内辅骨后，大筋下小筋上，按之应手，屈膝乃得之。○足少阴所入为合。

横骨一名下极　在大赫下一寸，肓俞下五寸，宛曲如仰月中央，去任脉之中行旁开五分，阴上横骨中。○按：少腹下尖自横骨上行，不可概用。腹中分寸，当以太阴之冲门起，自横骨两端，以至阳明之气冲，少阴之横骨，至中行之曲骨穴，通计折量，始得其准。凡上至腹中，皆当以此类推。○冲脉、足少阴之会。

大赫一名阴维，一名阴关　在气穴下一寸，去中行五分。○冲脉、足少阴之会。

气穴一名胞门，一名子户　在四满下一寸，去中行五分。○冲脉、足少阴之会。

四满一名髓海　在中注下一寸，去中行五分。○冲脉、足少阴之会。

中注　在肓俞下一寸，去中行五分。○冲脉、足少阴之会。

肓俞　在商曲下一寸当作二寸，直脐旁，去脐中五分。○冲脉、足少阴之会。

商曲　在石關下一寸去中行五分○衝脈足少陰之會

石關　在陰都下一寸去中行五分○衝脈足少陰之會

陰都一名食宮　在通谷下一寸夾中脘相去五分○衝脈足少陰之會

通谷　在幽門下一寸陷中夾上脘相去五分○衝脈足少陰之會

幽門一名土門　夾巨闕兩旁各五分陷中○衝脈足少陰之會

步廊　在神封下一寸六分陷中去中行二寸夾中庭仰而取

之

神封　在靈墟下一寸六分去中行二寸仰而取之

靈墟　在神藏下一寸六分去中行二寸陷中仰而取之

神藏　在彧中下一寸六分陷中去中行二寸仰而取之

彧中　在俞府下一寸六分陷中去中行二寸仰而取之

俞府　在巨骨下夾璇璣旁二寸陷中仰而取之

足少陰之正至膕中別走大陽而合上至腎當十四傾椎同出屬帶脈直者繫舌本復出於項合於大陽此為一合成以諸陰之

商曲　在石关下一寸，去中行五分。○冲脉、足少阴之会。

石关　在阴都下一寸，去中行五分。○冲脉、足少阴之会。

阴都一名食宫　在通谷下一寸，夹中脘，相去五分。○冲脉、足少阴之会。

通谷　在幽门下一寸陷中，夹上脘，相去五分。○冲脉、足少阴之会。

幽门一名土门　夹巨阙，两旁各五分陷中。○冲脉、足少阴之会。

步廊　在神封下一寸六分陷中，去中行二寸，夹中庭，仰而取之。

神封　在灵墟下一寸六分，去中行二寸，仰而取之。

灵墟　在神藏下一寸六分，去中行二寸陷中，仰而取之。

神藏　在彧中下一寸六分陷中，去中行二寸，仰而取之。

彧中　在俞府下一寸六分陷中，去中行二寸，仰而取之。

俞府　在巨骨下，夹璇玑旁二寸陷中，仰而取之。

足少阴之正，至腘中，别走太阳而合上至肾，当十四顀椎同，出属带脉。直者，系舌本，复出于项，合于太阳，此为一合成，以诸阴之別皆爲正也。足少陰之正自膕中合於大陽內行上至腎當十四椎旁腎俞之次出屬帶脉其直者上繫舌本復出於項合於大陽是爲六合之一也然有表必有裏有陽必有陰故諸陽之正必成於諸陰之別此皆正脉相爲離合非旁通交會之謂也餘倣此

足少陰之筋起於小指之下並足大陰之筋邪走內踝之下結於踵與大陽之筋合而上結於內輔之下足少陰之筋起小指下邪趨足心又邪趨內側上然骨並足大陰商邱之次走內踝之下結於跟踵之間與大陽之筋合由踵內側上行結於內輔骨下陰谷之次並大陰之筋而上循陰股結於陰器自內輔並大陰之筋上循陰股上橫骨與大陰厥陰陽明之筋合而結於陰器皆剛筋也循脊內挾膂上至項結於枕骨與足大陽之筋

合自陰器內行由子宮上系腎間並衝脉循脊兩旁挾膂上至項與足大陽之筋合結於枕骨內屬髓海○膂音旅

足少陰之別名曰大鍾當踝後繞跟別走大陽其別者並經上走於心包下外貫腰脊其病氣逆則煩悶實則閉癃虛則腰痛取之所別也足少陰之絡名大鍾在足跟後骨上兩筋間別走足大陽者也按十二經脉言本經從肺出絡心此言上走心包下外貫腰脊故其爲病如此

足少陰之本在內踝下上三寸中踝上二寸復溜交信也踝下一寸照海也標在背腧與舌下兩脉也背腧腎腧也舌下兩脉廉泉也

别，皆为正也。足少阴之正，自腘中合于太阳，内行上至肾，当十四椎旁肾俞之次，出属带脉。其直者，上系舌本，复出于项，合于太阳，是为六合之一也。然有表必有里，有阳必有阴，故诸阳之正，必成于诸阴之别，此皆正脉相为离合，非旁通交会之谓也。余仿此。

足少阴之筋，起于小指之下，并足太阴之筋，斜走内踝之下，结于踵，与太阳之筋合，而上结于内辅之下，足少阴之筋，起小指下，斜趋足心，又斜趋内侧上然骨，并足太阴商丘之次，走内踝之下，结于跟踵之间，与太阳之筋合，由踵内侧上行，结于内辅骨下阴谷之次。并太阴之筋，而上循阴股，结于阴器，自内辅并太阴之筋上，循阴股上横骨，与太阴、厥阴、阳明之筋合，而结于阴器，皆刚筋也。循脊内挟膂上至项，结于枕骨，与足太阳之筋合。自阴器内行，由子宫上系肾间，并冲脉循脊两旁，挟膂上至项，与足太阳之筋合，结于枕骨内，属髓海。○膂，音旅。

足少阴之别名曰大钟，当踝后绕跟，别走太阳。其别者，并经上走于心包下，外贯腰脊。其病气逆则烦闷，实则闭癃，虚则腰痛，取之所别也。足少阴之络名大钟，在足跟后骨上两筋间，别走足太阳者也。按：十二经脉言本经从肺出络心，此言上走心包，下外贯腰脊，故其为病如此。

足少阴之本，在内踝下上三寸中。踝上二寸，复溜、交信也。踝下一寸，照海也。标在背腧与舌下两脉也。背腧，肾腧也。舌下两脉，廉泉也。

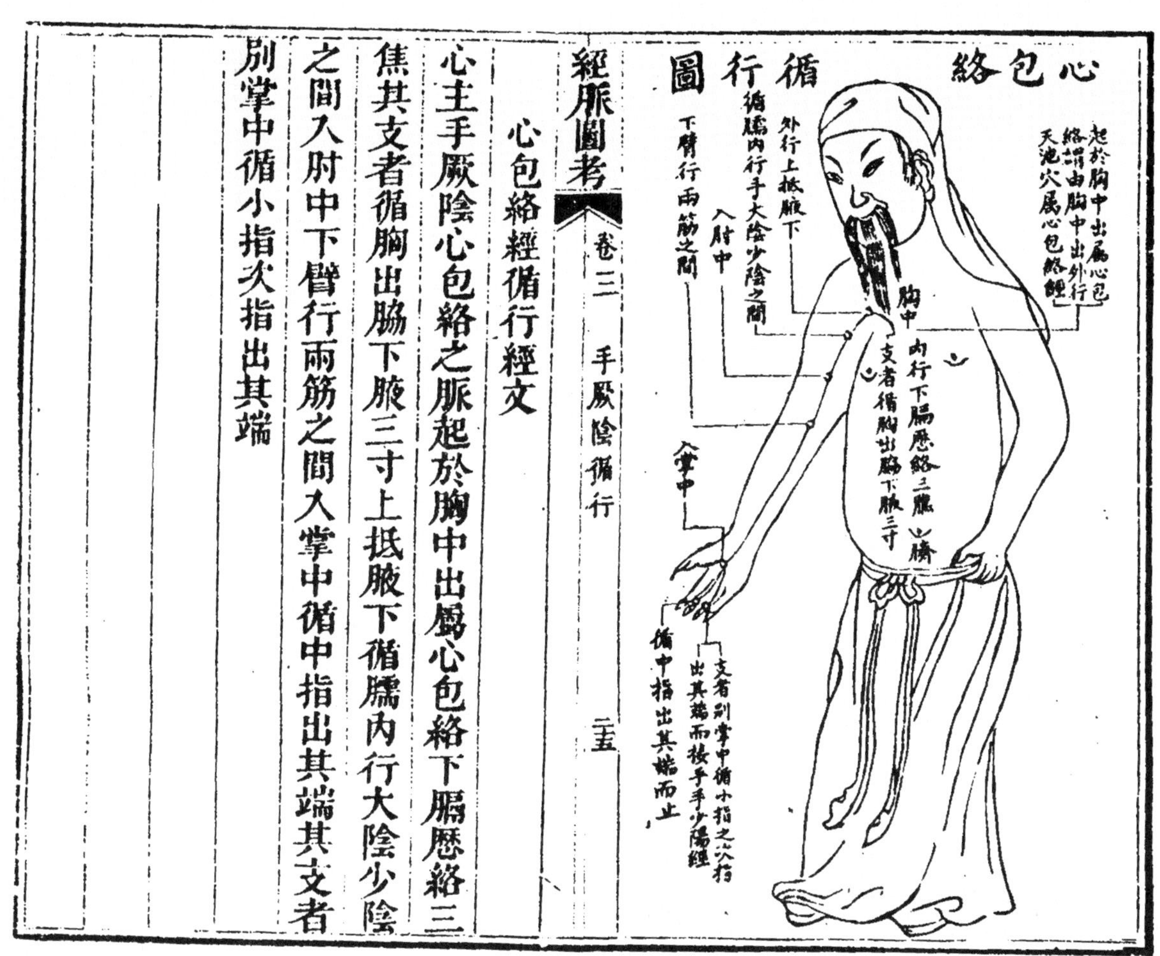

心包络循行图（图见上）

心包络经循行经文

心主手厥阴心包络之脉，起于胸中，出属心包络，下膈，历络三焦。其支者，循胸出胁，下腋三寸，上抵腋下，循臑内，行太阴、少阴之间，入肘中，下臂，行两筋之间，入掌中，循中指出其端。其支者，别掌中，循小指次指出其端。

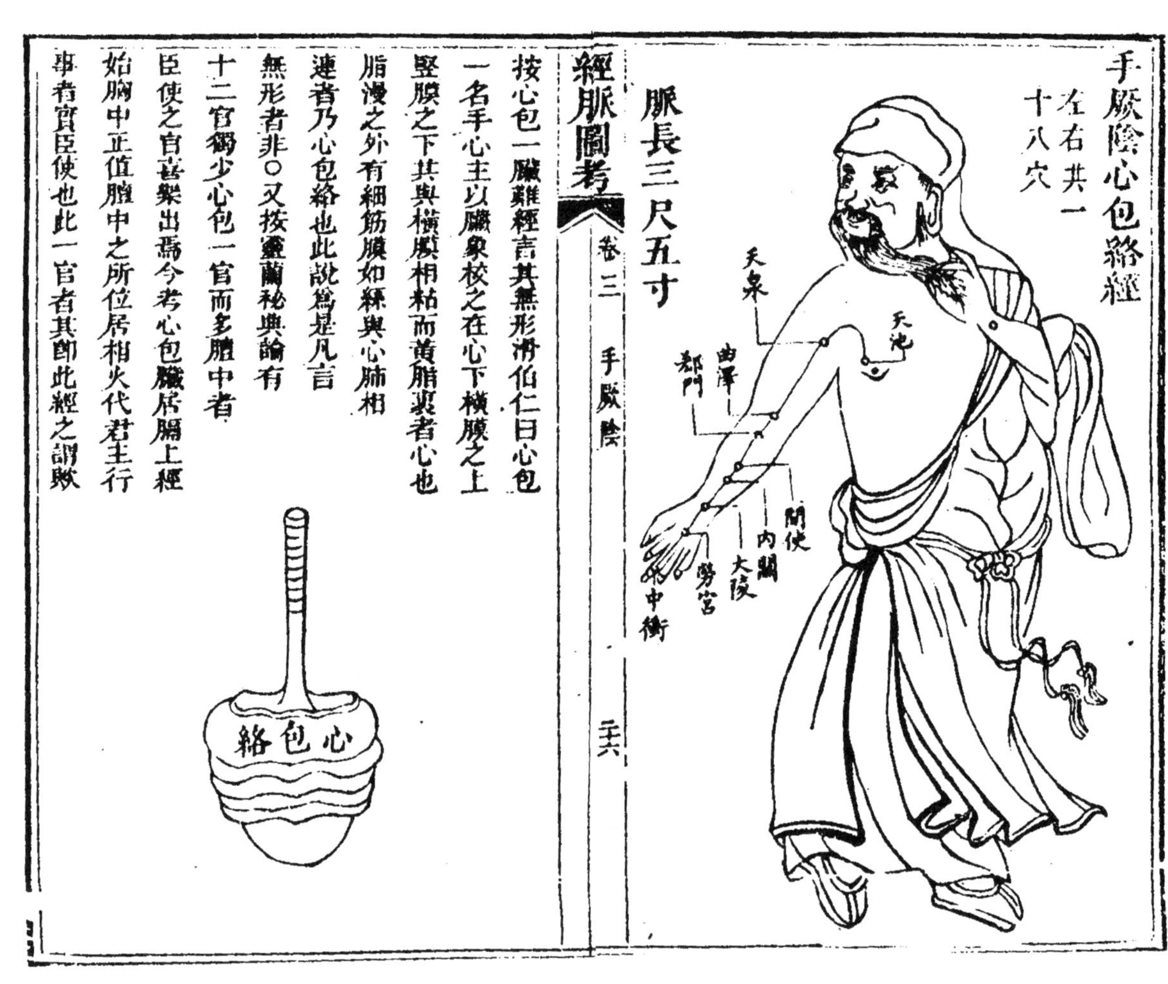

手厥陰心包絡經 左右共一十八穴

脈長三尺五寸

按心包一臟難經言其無形滑伯仁曰心包一名手心主以臟象校之在心下橫膜之上竪膜之下其與橫膜相粘而黄脂裹者心也脂漫之外有細筋膜如絲與心肺相連者乃心包絡也此說為是凡言無形者非○又按靈蘭秘典論有十二官獨少心包一官而多膻中者臣使之官喜樂出焉今考心包臟居膈上經始胸中正值膻中之所位居相火代君主行事者實臣使也此一官者其即此經之謂歟

手厥阴心包络经左右共一十八穴（图见上）

脉长三尺五寸。

按：心包一脏，《难经》言其无形。滑伯仁曰：心包，一名手心主。以脏象校之，在心下横膜之上，竖膜之下，其与横膜相粘而黄脂裹者，心也。脂漫之外，有细筋膜如丝，与心肺相连者，乃心包络也。此说为是，凡言无形者，非。

又按：《灵兰秘典论》有：十二官，独少心包一官，而多膻中者，臣使之官，喜乐出焉。今考心包，脏居膈上，经始胸中，正值膻中之所，位居相火，代君主行事者，实臣使也，此一官者，其即此经之谓欤！

心包经循行主病总歌

手厥阴经心主标，邪之中心皆在包络，代君火行事也。以用而言则曰心主，以经而言则曰心包络。心包下膈历络三焦。包络为心主之外卫，三焦为脏腑之外卫，故为表里，相络三焦，有上中下，故必下膈而遍历之也。起自胸中膻中支者出胁循胃出胁，下腋三寸天池穴，经之外行者始此，由此而上抵腋下之天泉循臑内迢，太阴肺少阴心中间走。手之三阴，厥阴在中也。入肘中曲泽穴下臂行两筋之间超，掌后两筋横纹陷中，内关、大陵等穴。行掌心劳宫穴出中指其出端。中冲穴而终。支者别掌中从小指次指交，自劳宫别行无名指端，而接乎手少阳经也。是经少气原多血。是动则病手心热。臂肘挛急腋下肿，甚则支满在胸胁。心中憺憺时大动，以上皆经脉所及。面赤目黄心之华在面目者，心之使，寒淫所胜，心火受病也笑不歇。心在声为笑。是主脉所生病者心主脉，掌中热心烦心痛掣。皆经脉所过。

心包经穴歌

心包九穴天池近，天泉曲泽郄门认。间使内关逾大陵，劳宫中冲中指尽。

天池一名天会　在乳后一寸，腋下三寸，着胁，直腋撅肋间。《气府论》注曰：在乳后同身寸之二寸。〇手厥阴、足少阳之会。《千金》

云治頸漏瘰癧灸百壯

天泉一名天濕 在曲腋下去肩臂二寸舉臂取之

曲澤 在肘內廉橫紋陷中筋內側動脈屈肘得之〇手厥陰所入爲合

郄門 在掌後去腕五寸 〇手厥陰郄刺三分灸五壯主治嘔血衄血心痛嘔噦驚恐神氣不足久痔

間使 在掌後三寸兩筋間陷中〇手厥陰所行爲經小兒客忤久瘧可灸〇千金云乾嘔不止所食即吐不停灸三十壯若四肢脈絕不至者灸之便通此法能起死人又治卒死灸百息

內關 在掌後去腕二寸兩筋間與外關相對〇手厥陰絡別走手少陽神農經云治心疼腹脹腹內諸疾可灸七壯

大陵 在掌後骨下橫紋中兩筋間陷中〇手厥陰所注爲腧即原也千金云吐血嘔逆灸五十壯又云凡卒患腰腫附骨癰疽節腫遊風熱毒此等疾但初覺有異即急灸之從手掌後第一橫紋後兩筋間灸五壯立愈患左灸右患右灸左當中者兩手俱灸

勞宮一名五里一名掌中 在掌中央動脈屈無名指取之〇手厥陰所溜爲榮一傳癲狂灸此效

云：治颈漏瘰疬，灸百壮。

天泉一名天湿　在曲腋下，去肩臂二寸，举臂取之。

曲泽　在肘内廉横纹陷中，筋内侧动脉，屈肘得之。〇手厥阴所入为合。

郄门　在掌后去腕五寸。〇手厥阴郄。刺三分，灸五壮。主治呕血衄血，心痛，呕哕，惊恐，神气不足，久痔。

间使　在掌后三寸两筋间陷中。〇手厥阴所行为经。小儿客忤，久疟，可灸。《千金》云：干呕不止，所食即吐不停，灸三十壮。若四肢脉绝不至者，灸之便通，此法能起死人。又治卒死，灸百息。

内关　在掌后，去腕二寸两筋间，与外关相对。〇手厥阴络，别走手少阳。《神农经》云：治心疼腹胀，腹内诸疾，可灸七壮。

大陵　在掌后骨下横横纹中两筋间陷中。〇手厥阴所注为腧，即原也。《千金》云：吐血呕逆，灸五十壮。又云：凡卒患腰肿，附骨痈疽节肿，游风热毒此等疾，但初觉有异，即急灸之。从手掌后第一横纹后两筋间，灸五壮立愈。患左灸右，患右灸左，当中者两手俱灸。

劳宫一名五里，一名掌中。在掌中央动脉，屈无名指取之。〇手厥阴所溜为荥。一传癫狂，灸此效。

中衝　在手中指端去爪甲如韭葉陷中○手厥陰所出爲井刺一分留三呼灸一壯神農經云治小兒夜啼多哭灸一壯炷如小麥乾坤生意云此爲十井穴治同肺經

手心主之正別下淵腋三寸入胸中別屬三焦出循喉嚨出耳後合少陽完骨之下手厥陰之正其別而內行者與少陰之脈同自腋下三寸足少陽淵腋之次入胸中屬於三焦乃出循喉嚨行耳後合手足少陽於完骨之下

手心主之筋起於中指與太陰之筋並行結於肘內廉中指端中衝之次也循指入掌中至掌後大陵之次並手太陰之筋上結於肘內廉曲澤之次上臂陰結腋下下散前後挾脇上臂陰天泉之次由曲腋間並大陰之筋結於腋下當天池之次下行前後布散挾脇聯於手大陰足少陽之

筋此經自掌至腋皆剛筋也其支者入腋散胸中結於臂此支者自天池之分入腋內散於胸中臂當作賁蓋此支並大陰之筋入散胸中故同結於賁也

手心主之別名曰內關去腕二寸出於兩筋之間循經以上繫於心包絡心系實則心痛虛則爲頭强取之兩筋間也手厥陰之絡名內關在掌後去腕二寸兩筋間別走手少陽者也此經繫心包絡心系又去耳後合少陽完骨之下故邪實則心痛虛則頭强不利也皆取內關治之

手心主之本在掌後兩筋之間二寸中內關也標在腋下下三寸也天池也

中冲　在手中指端，去爪甲如韭叶陷中。手厥阴所出为井。刺一分，留三呼，灸一壮。《神农经》云：治小儿夜啼多哭，灸一壮，炷如小麦。《乾坤生意》云：此为十井穴，治同肺经。

手心主之正，别下渊腋三寸，入胸中，别属三焦，出循喉咙，出耳后，合少阳完骨之下。手厥阴之正，其别而内行者，与少阴之脉同，自腋下三寸足少阳渊腋之次，入胸中，属于三焦，乃出，循喉咙，行耳后，合手足少阳于完骨之下。

手心主之筋，起于中指，与太阴之筋并行，结于肘内廉，中指端，中冲之次也，循指，入掌中，至掌后大陵之次，并手太阴之筋上，结于肘内廉曲泽之次。上臂阴，结腋下，下散前后挟胁。上臂阴天泉之次，由曲腋间并太阴之筋，结于腋下，当天池之次下行，前后布散挟胁，联于手太阴、足少阳之筋。此经自掌至腋，皆刚筋也。其支者，入腋，散胸中，结于臂。此支者，自天池之分，入腋内，散于胸中。臂当作贲盖，此支并太阴之筋，入散胸中，故同结于贲也。

手心主之别名曰内关，去腕二寸，出于两筋之间，循经以上系于心包，络心系。实则心痛，虚则为头强，取之两筋间也。手厥阴之络名内关，在掌后，去腕二寸两筋间，别走手少阳者也。此经系心包，络心系，又去耳后合少阳完骨之下，故邪实则心痛，虚则头强不利也，皆取内关治之。

手心主之本，在掌后两筋之间二寸中内关也，标在腋下下三寸也天池也。

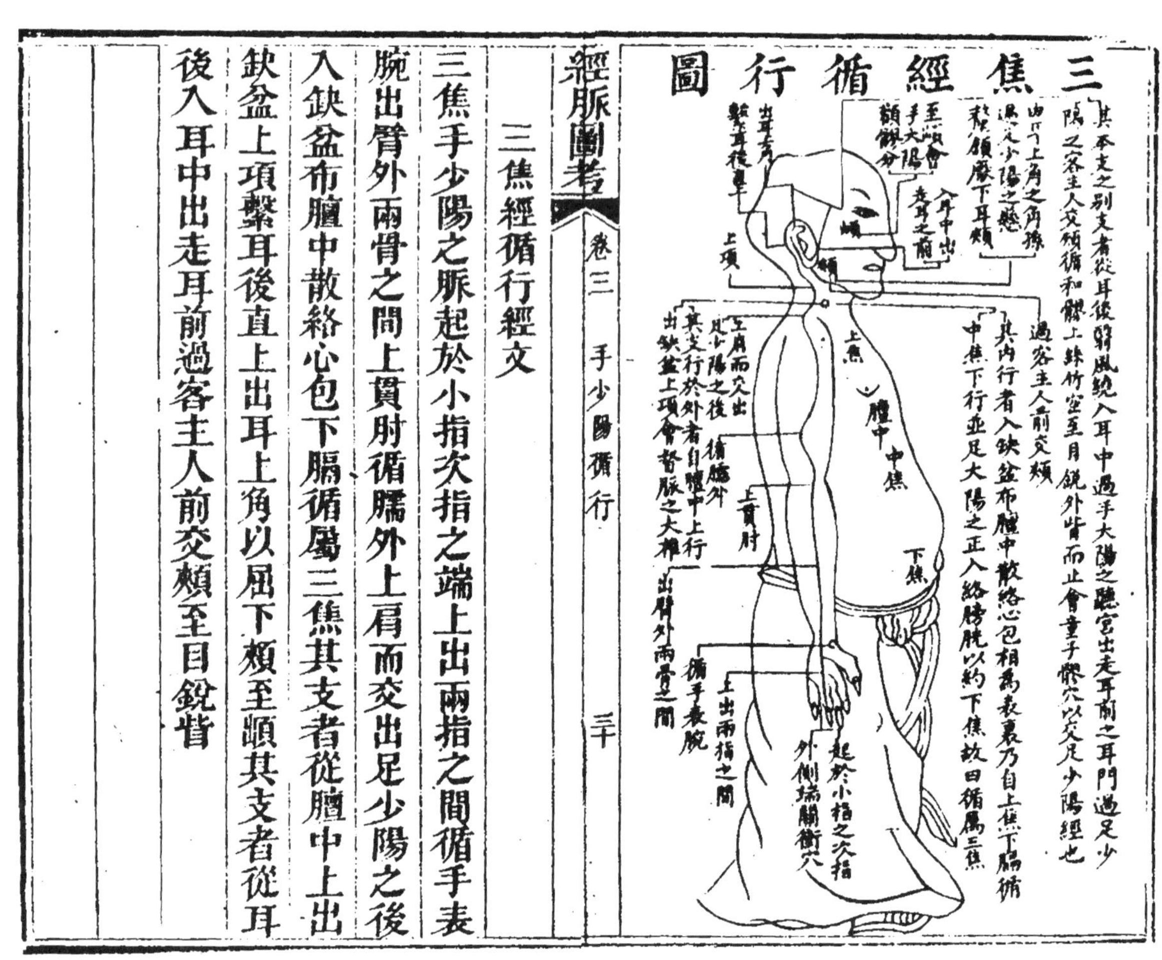
三焦經循行圖

經脈圖考 卷三 手少陽循行 三十

三焦經循行經文

三焦手少陽之脈起於小指次指之端上出兩指之間循手表腕出臂外兩骨之間上貫肘循臑外上肩而交出足少陽之後入缺盆布膻中散絡心包下膈循屬三焦其支者從膻中上出缺盆上項繫耳後直上出耳上角以屈下頰至䪼其支者從耳後入耳中出走耳前過客主人前交頰至目銳眥

三焦经循行图（图见上）

三焦经循行经文

三焦手少阳之脉，起于小指次指之端，上出两指之间，循手表腕，出臂外两骨之间，上贯肘，循臑外上肩，而交出足少阳之后，入缺盆，布膻中，散络心包，下膈，循属三焦。其支者，从膻中上出缺盆，上项，系耳后直上，出耳上角，以屈下颊至䪼。其支者，从耳后，入耳中，出走耳前，过客主人前，交颊，至目锐眦。

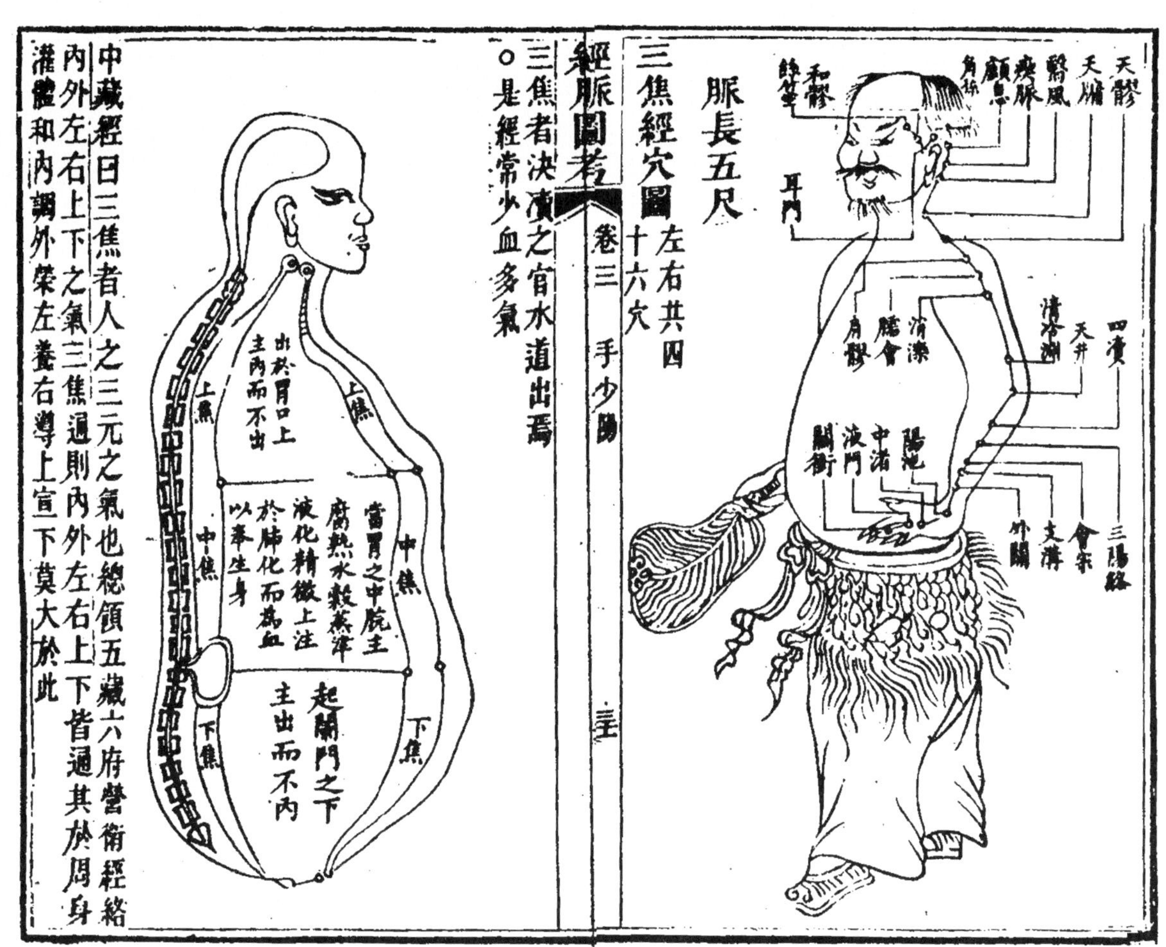

三焦经穴图左右共四十六穴（图见上）

脉长五尺。

三焦者，决渎之官，水道出焉。

是经常少血多气。

《中藏经》曰：三焦者，人之三元之气也。总领五脏六腑、营卫、经络、内外、左右、上下之气。三焦通，则内外左右上下皆通，其于周身灌体，和内调外，荣左养右，导上宣下，莫大于此。

三焦經循行主病總歌

手少陽經三焦脈，起於手小指次指端無名指，兩指之間液門、中渚循手表腕陽池也，出臂外兩骨之間行外關歷支溝，上行貫肘天井循臑外，上肩交出足少陽之後寰。循臑外，行手大陽之前，歷清泠淵、消濼、臑會上肩髎，過足少陽之肩井，自天髎而交出足少陽之後也。入缺盆而布膻中，散絡心包下膈從，循屬三焦並足大陽，下輔腧在委陽足大陽穴宮。其內行者，入缺盆，復由足陽明之外，下布膻中，散絡心包，而爲表裏，乃自上焦下膈，循中焦下行，並足大陽之正，入絡膀胱，以約下焦，故委陽爲三焦之下輔腧也。支行於外者從膻中上出缺盆循天髎，上項會於督脈之大椎，循天牖繫耳後之翳風穴直上上角孫，在耳之上角，由是過足少陽之懸釐、頷厭。下行耳頰至䪼目下也際。支從耳後翳風入耳中存過手大陽之聽宮，出走耳前由耳門過足少陽之客主人交兩頰循和髎上絲竹空，至目銳眥會於瞳子髎膽經論，手少陽經止此，而接乎足少陽經也。是經少血還多氣。耳聾渾渾焞焞聽不明也嗌腫及喉痺，脈上項繫耳後，故爲是病以少陽相火動也。氣所生病三焦爲水瀆之府，水病必由於氣也。汗出多，三焦出氣以溫肌肉充膚，故汗出。頰腫痛及目銳眥，耳後肩臑肘臂外，小指次指不如意。皆經脈所過邪犯之也。

三焦經穴歌

手少陽三焦所從，二十三穴起關衝，向液門中渚陽池，歷外關

三焦经循行主病总歌

手少阳经三焦脉，起于手小指次指端无名指，两指之间液门、中渚循手表腕阳池也，出臂外两骨之间行外关历支沟，上行贯肘天井循臑外，上肩交出足少阳之后寰。循臑外，行手太阳之前，历清泠渊、消泺、臑会上肩髎，过足少阳之肩井，自天髎而交出足少阳之后也。入缺盆而布膻中，散络心包下膈从，循属三焦并足太阳，下辅腧在委阳足太阳穴宫。其内行者，入缺盆，复由足阳明之外，下布膻中，散络心包，而为表里，乃自上焦下膈，循中焦下行，并足太阳之正，入络膀胱，以约下焦，故委阳为三焦之下辅腧也。支行于外者从膻中上出缺盆循天髎，上项会于督脉之大椎，循天牖系耳后之翳风穴直上上角孙，在耳之上角，由是过足少阳之悬厘、颔厌。下行耳颊至䪼目下也际。支从耳后翳风入耳中存过手太阳之听宫，出走耳前由耳门过足少阳之客主人交两颊循和髎上丝竹空，至目锐眦会于瞳子髎胆经论，手少阳经止此，而接乎足少阳经也。是经少血还多气。耳聋浑浑淳淳听不明也嗌肿及喉痹，脉上项系耳后，故为是病以少阳相火动也。气所生病三焦为水渎之府，水病必由于气也。汗出多，三焦出气以温肌肉充肤，故汗出。颊肿痛及目锐眦，耳后肩臑肘臂外，小指次指不如意。皆经脉所过邪犯之也。

三焦经穴歌

手少阳三焦所从，二十三穴起关冲，向液门中渚阳池，历外关

支溝會宗三陽絡入於四瀆注天井清冷淵中消濼臑會肩髎同天髎天牖經翳風瘈脈顱息角孫入耳門和髎絲竹空

關衝 在手名指外側端去爪甲角如韭葉○手少陽所出爲井刺一分留三呼灸三壯主治頭痛口乾喉痺霍亂胸中氣噎不食肘臂動不能舉目昏昏乾坤生意云此爲十井穴治同肺經

液門 在手小指次指岐骨間陷者中握拳取之○手少陽所溜爲滎

中渚 在手名指本節後間陷中在液門上一寸把拳取之○

手少陽所注爲腧

陽池一名別陽 在手表腕上陷者中自本節後骨直對腕中○手少陽所過爲原神農經云治手腕疼無力不能上舉至頭可灸七壯

外關 在腕後二寸兩筋間陷中與內關相對○手少陽絡別走心主神農經云治肘臂不得屈伸五指盡疼不能握物可灸七壯○捷徑云通治諸證

支溝一名飛虎 在腕後三寸兩骨間陷中○手少陽所行爲經

會宗 在腕後三寸空中一云空中一寸○手少陽郄金鑑云支溝會宗二穴相並平直空中相離一寸

支沟会宗，三阳络入于四渎，注天井清冷渊中，消泺臑会肩髎同，天髎天牖经翳风，瘈脉颅息角孙入，耳门和髎丝竹空。

关冲　在手名指外侧端，去爪甲角如韭叶。○手少阳所出为井。刺一分，留三呼，灸三壮。主治头痛，口干，喉痹，霍乱，胸中气噎不食，肘臂动不能举，目昏昏。《乾坤生意》云：此为十井穴，治同肺经。

液门　在手小指次指歧骨间陷者中，握拳取之。○手少阳所溜为荥。

中渚　在手名指本节后间陷中，在液门上一寸，把拳取之。○手少阳所注为腧。

阳池一名别阳。在手表腕上陷者中，自本节后骨直对腕中。○手少阳所过为原。《神农经》云：治手腕疼，无力不能上举至头，可灸七壮。

外关　在腕后二寸两筋间陷中，与内关相对。○手少阳络，别走心主。《神农经》云：治肘臂不得屈伸，五指尽疼不能握物，可灸七壮。《捷径》云：通治诸证。

支沟一名飞虎。在腕后三寸两骨间陷中。○手少阳所行为经。

会宗　在腕后三寸空中，一云空中一寸。○手少阳郄。《金鉴》云：支沟、会宗二穴相并平直，空中相离一寸。

三陽絡一名通間　在臂上大交脈支溝上一寸
四瀆　在肘前五寸外廉陷中
天井　在肘外大骨尖後肘上一寸兩筋間陷中屈肘得之甄權云在曲肘後一寸叉手按膝頭取之○手少陽所入爲合刺三分留七呼灸三壯主治寫一切瘰癧瘡腫癮疹
清冷淵　在肘上二寸伸肘舉臂取之
消濼　在肩下臂外間腋斜肘分下行一傳海南治牙疼灸此穴
臑會一名臑髎　在臂前廉去肩端三寸宛宛中○手陽明少陽二

絡之會
肩髎　在肩端臑上陷中斜舉臂取之
天髎　在肩缺盆中上毖骨際陷者中一曰直肩井後一寸又云須缺盆陷處上有空起肉上是穴○手足少陽陽維三脈之會
天牖　在頸大筋外缺盆上天容後天柱前完骨下髮際中上夾耳後一寸
翳風　在耳後尖角陷中按之引耳中痛○手足少陽之會

三阳络一名通间　在臂上大交脉支沟上一寸。

四渎　在肘前五寸外廉陷中。

天井　在肘外大骨尖后，肘上一寸两筋间陷中，屈肘得之。甄权云：在曲肘后一寸，叉手按膝头取之。○手少阳所入为合。刺三分，留七呼，灸三壮。主治泻一切瘰疬疮肿瘾疹。

清泠渊　在肘上二寸，伸肘举臂取之。

消泺　在肩下臂外间腋斜肘分下行。一传海南治牙疼，灸此穴。

臑会一名臑髎　在臂前廉，去肩端三寸宛宛中。○手阳明、少阳二络之会。

肩髎　在肩端臑上陷中，斜举臂取之。

天髎　在肩缺盆中上，毖骨际陷者中。一曰直肩井后一寸，又云须缺盆陷处上有空起肉上是穴。○手足少阳、阳维三脉之会。

天牖　在颈大筋外缺盆上，天容后，天柱前，完骨下，发际中，上夹耳后一寸。

翳风　在耳后尖角陷中，按之引耳中痛。○手足少阳之会。

瘈脈一名資脈 在耳本後雞足青絡脈中刺一分灸三壯○主治頭風耳鳴小兒驚癇瘈瘲嘔吐瀉痢無時驚恐目澁眵瞢

顱息 在耳後間青絡脈中百證賦云痓病非顱息不愈○甲乙經曰灸三壯禁刺出血多則殺人

角孫 在耳廓中間上髮際下開口有空○手太陽手足少陽三脈之會甲乙經手太陽作手陽明寒熱病篇曰足太陽有入頄徧齒者名曰角孫則足太陽脈亦會於此○刺三分灸三壯○主治目生翳齒齦腫不能嚼脣吻燥頸項強○一云堪治耳齒之病

經脈圖考 卷三 手少陽

耳門 在耳前起肉當耳缺處陷中刺三分留三呼灸三壯一云禁灸○主治耳聾聤耳膿汁耳生瘡齒齲脣吻強百證賦云兼絲竹空能住牙疼於頃刻

和髎 在耳前兌髮下橫動脈○手足少陽手太陽三脈之會

絲竹空一名目髎 在眉後陷中○甲乙經曰足少陽脈氣所發一云手足少陽脈氣所發刺三分留三呼禁灸灸之不幸令人目小及盲○主治頭痛目赤目眩視物𥆨𥆨拳毛倒睫風癇戴眼發狂吐涎沫偏正頭風痛宜出血百證賦云兼耳門治牙疼於頃刻

手少陽之正指天別於巔入缺盆下走三焦散於胸中也此三焦心主表裏經脈相爲一合也指天者天屬陽運於地之外手少陽之正上別於巔入缺盆下走三焦散於胸中包羅藏府之外故

瘈脉一名资脉 在耳本后鸡足青络脉中。刺一分，灸三壮。○主治头风耳鸣，小儿惊痫，瘈疭，呕吐，泻痢，无时惊恐，目涩眵瞢。

颅息 在耳后间青络脉中。《百证赋》云：痓病，非颅息不愈。○《甲乙经》曰：灸三壮，禁刺出血，多则杀人。

角孙 在耳廓中间上，发际下开口有空。○手太阳、手足少阳三脉之会。《甲乙经》手太阳作手阳明。《寒热病》篇曰：足太阳有入頄遍齿者，名曰角孙，则足太阳脉亦会于此。刺三分，灸三壮。○主治目生翳，齿龈肿，不能嚼，唇吻燥，颈项强。○一云堪治耳齿之病。

耳门 在耳前起肉，当耳缺处陷中。刺三分，留三呼，灸三壮，一云禁灸。○主治耳聋，聤耳，脓汁，耳生疮，齿龋，唇吻强。《百证赋》云：兼丝竹空，能住牙疼于顷刻。

和髎 在耳前兑发下横动脉。○手足少阳、手太阳三脉之会。

丝竹空一名目髎 在眉后陷中。○《甲乙经》曰：足少阳脉气所发。一云手足少阳脉气所发。刺三分，留三呼。禁灸，灸之不幸，令人目小及盲。○主治头痛，目赤目眩，视物𥆨𥆨，拳毛倒睫，风痫戴眼，发狂吐涎沫，偏正头风痛，宜出血。《百证赋》云：兼耳门，治牙疼于顷刻。

手少阳之正，指天别于巅，入缺盆，下走三焦，散于胸中也。此三焦心主表里，经脉相为一合也。指天者，天属阳，运于地之外，手少阳之正，上别于巅，入缺盆，下走三焦，散于胸中，包罗脏腑之外，故曰指天。

手少陽之筋起於小指次指之端結於腕中循臂結於肘上繞臑外廉上肩走頸合於手大陽小指次指之端無名指關衝之次也上結於手腕之陽池循臂外關支溝之次出臂上兩骨間結於肘自肘上臑外廉由臑會行大陽之裏陽明之外上肩髎走頸中天牖之分與手大陽之筋合皆剛筋也其支者當曲頰入繫舌本其支者自頸中當曲頰下入繫舌本與足大陽之筋合其支者上曲牙循耳前屬目外眥上乘頷頷當作額經文是頷字結於角又支者自頰行曲牙會足陽明之筋循耳前上行與手大陽足大陽之筋屈曲交綰而會於耳上之角孫乃屬目外眥而復會於瞳子髎之次與三陽交會上出兩額之左右以結於額之上角也

手少陽之別名曰外關去腕二寸外遶臂注胸中合心主病實則肘攣虛則不收取之所別也手少陽之絡名外關在腕後二寸兩筋間別走手厥陰心主者也此經遶臂故爲肘攣及不收之病治此當取所別之外關

手少陽之本在小指次指之間上二寸當是液門穴也標在耳後上角當是角孫穴也下外眥也當是絲竹空穴

曰指天。

手少阳之筋，起于小指次指之端，结于腕中，循臂，结于肘，上绕臑外廉，上肩走颈，合于手太阳。小指次指之端，无名指关冲之次也，上结于手腕之阳池，循臂外关、支沟之次，出臂上两骨间，结于肘，自肘上臑外廉，由臑会行太阳之里、阳明之外，上肩髎走颈中天牖之分，与手太阳之筋合，皆刚筋也。其支者，当曲颊入，系舌本。其支者，自颈中，当曲颊下入，系舌本，与足太阳之筋合。其支者，上曲牙，循耳前，属目外眦，上乘颔，颔，当作额，经文是颔字。结于角。又支者，自颊行曲牙，会足阳明之筋，循耳前，上行与手太阳、足太阳之筋屈曲交绾，而会于耳上之角孙，乃属目外眦，而复会于瞳子髎之次，与三阳交会，上出两额之左右，以结于额之上角也。

手少阳之别名曰外关，去腕二寸，外绕臂，注胸中，合心主。病实则肘挛，虚则不收，取之所别也。手少阳之络名外关，在腕后二寸两筋间，别走手厥阴，心主者也。此经绕臂，故为肘挛及不收之病，治此当取所别之外关。

手少阳之本，在小指次指之间上二寸当是液门穴也，标在耳后上角当是角孙穴也，下外眦也当是丝竹空穴。

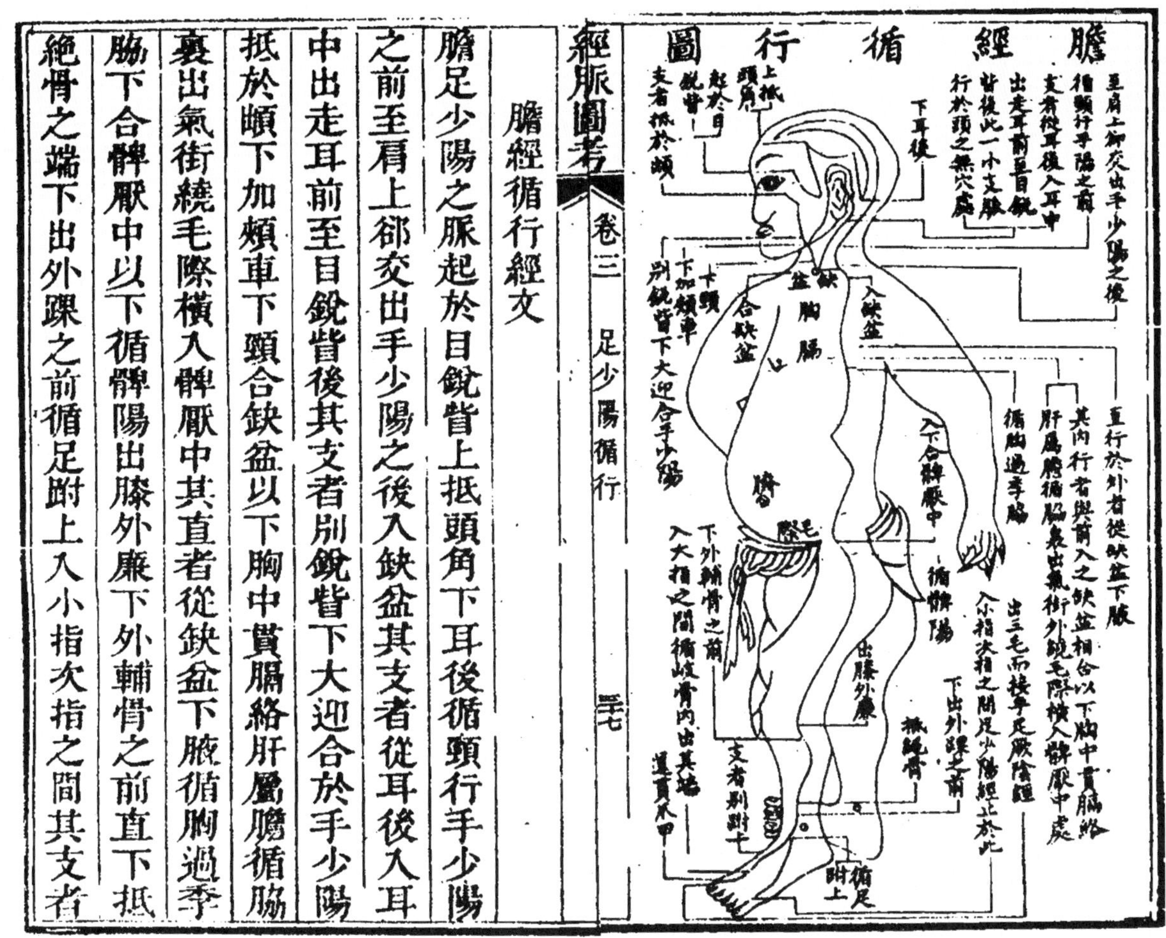

膽經循行經文

膽足少陽之脈起於目銳眥上抵頭角下耳後循頸行手少陽之前至肩上郤交出手少陽之後入缺盆其支者從耳後入耳中出走耳前至目銳眥後其支者别銳眥下大迎合於手少陽抵於䪼下加頰車下頸合缺盆以下胸中貫膈絡肝屬膽循脇裏出氣街繞毛際橫入髀厭中其直者從缺盆下腋循胸過季脇下合髀厭中以下循髀陽出膝外廉下外輔骨之前直下抵絕骨之端下出外踝之前循足跗上入小指次指之間其支者

胆经循行图（图见上）

胆经循行经文

胆足少阳之脉，起于目锐眦，上抵头角，下耳后，循颈，行手少阳之前，至肩上，却交出手少阳之后，入缺盆。其支者，从耳后入耳中出，走耳前至目锐眦后。其支者，别锐眦，下大迎，合于手少阳，抵于䪼，下加颊车，下颈，合缺盆，以下胸中，贯膈，络肝，属胆，循胁里，出气街，绕毛际，横入髀厌中。其直者，从缺盆下腋，循胸，过季胁下，合髀厌中，以下循髀阳，出膝外廉，下外辅骨之前，直下抵绝骨之端，下出外踝之前，循足跗，上入小指次指之间。其支者，

別跗上入大指之間循大指歧骨內出其端還貫爪甲出三毛

别跗上，入大趾之间，循大趾歧骨内出其端，还贯爪甲，出三毛。

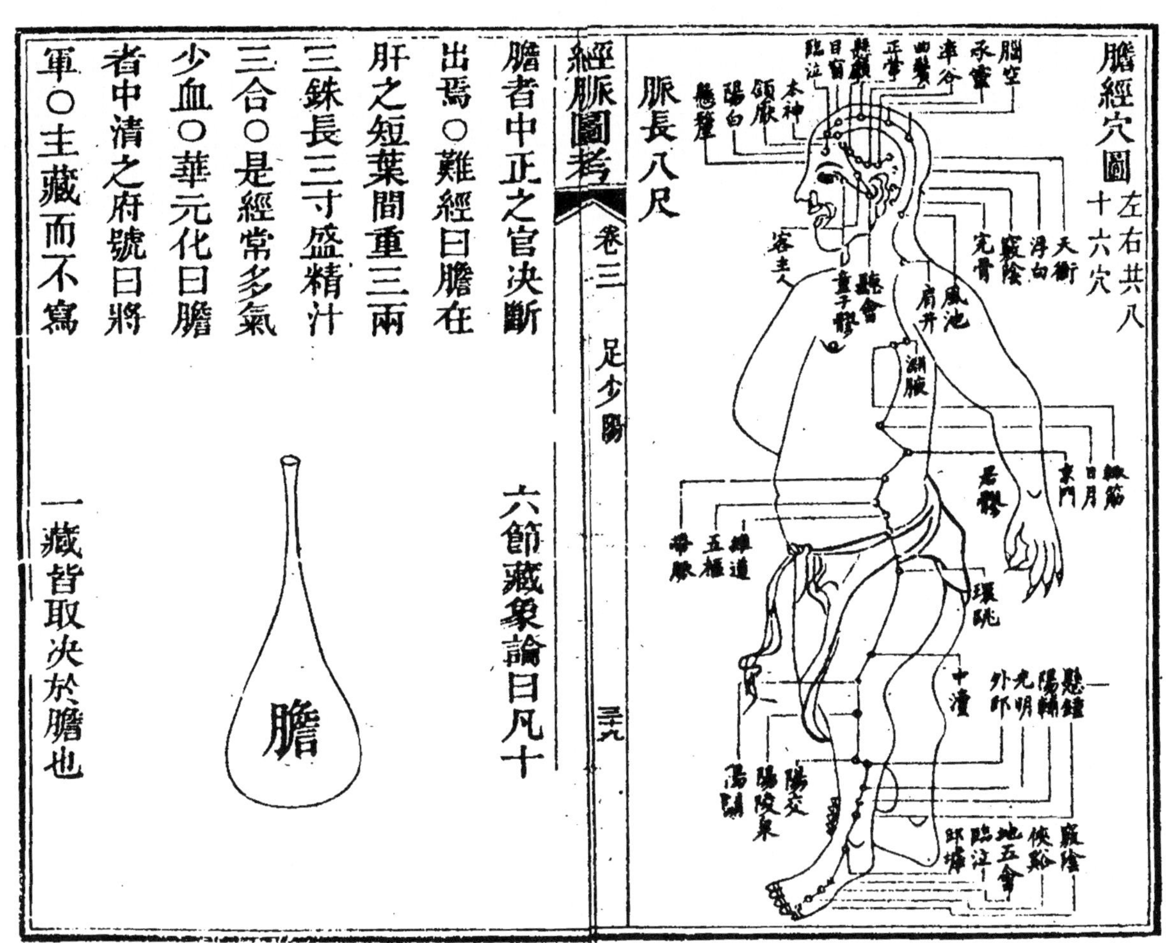

胆经穴图左右共八十六穴（图见上）

脉长八尺。

胆者，中正之官，决断出焉。

《难经》曰：胆在肝之短叶间，重三两三铢，长三寸，盛精汁三合。

是经常多气少血。

华元化曰：胆者，中清之府，号曰将军。

主藏而不泻。

《六节脏象论》曰：凡十一脏皆取决于胆也。

膽經循行主病總歌

足少陽脈膽經傳，起於兩目銳眥邊瞳子髎穴上抵頭角下耳後自目銳眥由聽會客主人上抵頭角循頷厭下懸顱懸釐從耳上髮際入曲鬢率谷歷手陽明之角孫外折下耳後行天衝完骨等穴又自完骨外折上行循本神前至陽白復內折上行循臨泣腦空等穴由風池而下行也循頸過手少陽之天牖行手少陽前下至肩上肩井卻交出手少陽後過督脈之大椎會於手太陽之秉風而前行陽明缺盆之外旋支者耳後顳顬之次過手少陽之翳風穴入耳中過手太陽之聽宮出走耳前復自聽會至目銳眥逢支別銳眥下大迎足太陽穴在頷前一寸三分動脈陷中合手少陽絲竹和髎之次而下抵䪼宮下加頰車下頸行合於缺

盆胸中承其下於足陽明者合於下關乃自頰車下頸循本經之前與前之入缺盆者相合內行而下入胸中貫膈絡肝原屬膽自胸中手厥陰天池之分貫膈足厥陰期門之分絡肝本經日月之分屬膽而為表裏也脇裏出氣街毛際縈循脇裏由足厥陰之章門下行足陽明之氣街繞毛際合於足厥陰入髀厭中環跳穴脈來橫直者缺盆下腋循胸過季脇肝經章門下合髀厭中直下而行於外者從缺盆下腋循胸歷淵液輒筋日月過季脇循京門帶脈等穴下行由居髎入足太陽之四髎下行復與前之入髀厭者相合於環跳穴也下循髀陽髀之外側出膝外廉下於外輔骨膝下兩旁高骨之前由髀陽行太陽陽明之中歷中瀆陽關出膝外廉下外輔之前自陽陵泉以下陽交等穴也直下抵絕骨之端下出外踝之前循足跗上入小指次指間外踝上骨際曰絕骨其端即陽輔穴下懸

胆经循行主病总歌

足少阳脉胆经传，起于两目锐眦边瞳子髎穴，上抵头角下耳后，自目锐眦，由听会、客主人上抵头角，循颔厌，下悬颅、悬厘，从耳上发际入曲鬓、率谷，历手阳明之角孙外折，下耳后，行天冲、完骨等穴，又自完骨外折上行，循本神前至阳白，复内折上行，循临泣、脑空等穴，由风池而下行也。循颈过手少阳之天牖行手少阳前下，至肩上肩井却交出手少阳后，过督脉之大椎，会于手太阳之秉风而前行。阳明缺盆之外旋。支者耳后颞颥之次，过手少阳之翳风穴入耳中过手太阳之听宫，出走耳前复自听会至目锐眦逢。支别锐眦下大迎，足太阳穴在颔前一寸三分动脉陷中。合手少阳丝竹、和髎之次而下抵䪼宫，下加颊车下颈行，合于缺盆胸中承，其下于足阳明者合于下关，乃自颊车下颈，循本经之前，与前之入缺盆者相合内行而下入胸中。贯膈络肝原属胆，自胸中手厥阴天池之分，贯膈足厥阴期门之分，络肝本经日月之分，属胆，而为表里也。胁里出气街毛际萦，循胁里，由足厥阴之章门下行，足阳明之气街绕毛际，合于足厥阴。入髀厌中环跳穴脉来横。直者缺盆下腋循胸过，季胁肝经章门下合髀厌中，直下而行于外者，从缺盆下腋，循胸，历渊液、辄筋、日月，过季胁，循京门、带脉等穴下行，由居髎入足太阳之四髎，下行复与前之入髀厌者相合于环跳穴也。下循髀阳髀之外侧出膝外廉，下于外辅骨膝下两旁高骨之前，由髀阳行太阳、阳明之中，历中渎、阳关出膝外廉，下外辅之前，自阳陵泉以下阳交等穴也。直下抵绝骨之端下出外踝之前，循足跗上入小指次指间，外踝上骨际曰绝骨，其端即阳辅穴下悬

钟。循足面上之丘墟、临泣等穴，乃入小趾次趾之间，抵窍阴穴而终也。支别跗上入大趾之间，循大趾歧骨内出其端，还贯爪甲出三毛，足厥阴经于此连。足大趾次趾本节后骨缝为歧骨，大趾爪甲后二节间为三毛。此经多气而少血，是动口苦胆病，则液泄而上溢善太息木郁不舒，心胁疼痛转侧难，本经之别，贯心，循胁里。甚则面微有尘体无膏泽，本经之别，散于面，胆木病则郁，而不能生荣燥金胜之也。足外反热为阳厥，本经行足之外，木病从火，故为阳厥。骨所生病刚气失，胆味苦，苦走骨，故胆主骨所生病。又骨为干，其质刚，胆为中正之官，其气亦刚，胆病则失其刚，故病及于骨，凡惊伤胆者，骨必软，即其明证。目之锐眦及头颔，缺盆腋下肿痛惨，马刀瘰疬也侠瘿夹颈瘤属颈腋生，汗出振寒疟疾成，少阳居三阳之中，半表半里，故阳盛则汗出，风胜则振寒为疟。胸胁肋髀膝至胫，绝骨外踝诸节疼。皆本经之脉所及。

胆经穴歌

足少阳经瞳子髎，四十三穴行迢迢。听会客主颔厌集，悬颅悬厘曲鬓翘。

率谷天冲浮白次，窍阴完骨本神至。阳白临泣开目窗，正营承灵脑空是。

风池肩井渊腋长，辄筋日月京门乡。带脉五枢维道续，居髎环跳下中渎。

阳关阳陵复阳交，外丘光明阳辅高。悬钟丘墟足临泣，地五侠溪窍阴毕。

瞳子髎一名大陽 一名前關 在目外去眥五分○手大陽手足少陽三脈之會刺三分灸三壯○主治頭痛目癢外眥赤痛瞖膜青盲遠視䀮䀮淚出多眵

聽會一名聽河 一名後關 在耳前陷中客主人下一寸動脈宛宛中去耳珠下開口有空側臥張口取之刺四分灸三壯○主治耳聾耳鳴牙車脫臼齒痛中風瘈瘲喎斜

客主人一名上關 在耳前起骨上廉開口有空側臥張口取之○手足少陽足陽明三脈之會○本輸篇曰刺之則呿不能欠者即此穴

頷厭 在耳前曲角顳顬上廉即腦空之上 手足少陽足陽明之會

懸顱 在耳前曲角上顳顬之中○寒熱病篇曰足陽明有挾鼻入於面者名曰懸顱是此爲足少陽陽明之會故氣府論註爲足陽明脈氣所發

懸釐 在耳前曲角上顳顬下廉○手足少陽陽明四脈之會

曲鬢 在耳上入髮際曲隅陷中鼓頷有空○足大陽少陽之會

率谷 在耳上入髮際一寸半陷中嚼牙取之○足大陽少陽

瞳子髎一名太阳，一名前关　在目外，去眦五分。○手太阳、手足少阳三脉之会。刺三分，灸三壮。○主治头痛目痒，外眦赤痛，翳膜青盲，远视䀮䀮，泪出多眵。

听会一名听河，一名后关　在耳前陷中，客主人下一寸动脉宛宛中，去耳珠下，开口有空，侧卧张口取之。刺四分，灸三壮。○主治耳聋耳鸣，牙车脱臼，齿痛，中风，瘈疭，㖞斜。

客主人一名上关　在耳前起骨上廉，开口有空，侧卧张口取之。○手足少阳、足阳明三脉之会。○《本输》篇曰：刺之则呿[1]不能欠者，即此穴。

颔厌　在耳前曲角颞颥上廉即脑空之上。手足少阳、足阳明之会。

悬颅　在耳前曲角上颞颥之中。○《寒热病篇》曰：足阳明有挟鼻入于面者，名曰悬颅，是此为足少阳、阳明之会。故《气府论》注为足阳明脉气所发。

悬厘　在耳前曲角上颞颥下廉。○手足少阳、阳明四脉之会。

曲鬓　在耳上入发际曲隅陷中，鼓颔有空。○足太阳、少阳之会。

率谷　在耳上入发际一寸半陷中，嚼牙取之。○足太阳、少阳

①呿（qū）：张口。

之會小兒急慢驚風灸三壯炷如小麥

天衝 在耳後入髮際二寸一曰在耳上如前三分○足大陽少陽之會

浮白 在耳後入髮際一寸○足大陽少陽之會

竅陰一名枕骨 在完骨上枕骨下搖動有空○足少陽大陽之會

完骨 在耳後入髮際四分○足大陽少陽之會

本神 在曲差旁一寸五分一曰直耳上入髮際四分○足少陽陽維之會

陽白 在眉上一寸直瞳子○甲乙經曰足少陽陽維之會氣府論王氏註曰足陽明陰維二脈之會

臨泣 在目上直入髮際五分陷中正睛取之○足大陽少陽陽維三脈之會刺三分留七呼灸三壯一曰禁灸○主治鼻塞目眩生翳眵䁾冷淚眼目諸疾驚癎反視卒暴中風不識人脇下痛痎疾日西發

目窗一名至榮 在臨泣後一寸○足少陽陽維之會一云在臨泣後半寸

正營 在目窗後一寸一云半寸○足少陽陽維之會

之会。小儿急慢惊风，灸三壮，炷如小麦。

天冲 在耳后入发际二寸，一曰在耳上如前三分。〇足太阳、少阳之会。

浮白 在耳后入发际一寸。〇足太阳、少阳之会。

窍阴一名枕骨 在完骨上，枕骨下，摇动有空。〇足少阳、太阳之会。

完骨 在耳后入发际四分。〇足太阳、少阳之会。

本神 在曲差旁一寸五分，一曰直耳上入发际四分。〇足少阳、阳维之会。

阳白 在眉上一寸直瞳子。〇《甲乙经》曰：足少阳、阳维之会。《气府论》王氏注曰：足阳明、阴维二脉之会。

临泣 在目上直入发际五分陷中，正睛取之。〇足太阳、少阳、阳维三脉之会。刺三分，留七呼，灸三壮，一曰禁灸。〇主治鼻塞，目眩生翳，眵䁾冷泪，眼目诸疾，惊痫反视，卒暴中风不识人，胁下痛，痎疾日西发。

目窗一名至荣 在临泣后一寸。〇足少阳、阳维之会。一云在临泣后半寸。

正营 在目窗后一寸，一云半寸。〇足少阳、阳维之会。

承靈　在正營後一寸五分○足少陽陽維之會

腦空一名顳顬　在承靈後一寸五分夾玉枕骨下陷中氣府論王氏註曰夾枕骨後枕骨上○足少陽陽維之會昔魏公苦患頭風發即心亂目眩華陀刺此立愈

風池　在耳後顳顬後腦空下髮際陷中按之引耳一云耳後陷中後髮際大筋外廉○足少陽陽維之會刺四分灸三壯七壯炷不用大○千金云治癭氣灸百壯○玉龍賦云兼絕骨可療傴僂

肩井一名膊井　在肩上陷解中缺盆上大骨前一寸半以三指按

取之當中指下陷者中○手足少陽足陽明陽維之會灸癩疝隨年壯百證賦云治乳癰極效

淵腋一名泉腋　在腋下三寸宛宛中舉臂取之禁灸刺三分

輒筋　在腋下三寸復前行一寸着脇○鍼灸大成曰一名神光一名膽募其穴則曰腋下三寸復前一寸三肋端橫直蔽骨旁七寸五分平直兩乳側臥屈上足取之膽之募足太陽少陽之會

日月一名神光　在期門下五分○氣府論註曰在第三肋端橫直

承灵　在正营后一寸五分。○足少阳、阳维之会。

脑空一名颞颥　在承灵后一寸五分，夹玉枕骨下陷中。《气府论》王氏注曰：夹枕骨后枕骨上。○足少阳、阳维之会。昔魏公苦患头风，发即心乱，目眩，华佗刺此立愈。

风池　在耳后，颞颥后，脑空下发际陷中，按之引耳。一云耳后陷中，后发际大筋外廉。○足少阳、阳维之会。刺四分，灸三壮、七壮，炷不用大。《千金》云：治瘿气，灸百壮。《玉龙赋》云：兼绝骨，可疗伛偻。

肩井一名膊井　在肩上陷解中，缺盆上大骨前一寸半，以三指按取之，当中指下陷者中。○手足少阳、足阳明、阳维之会。灸癞疝，随年壮。《百证赋》云：治乳痈，极效。

渊腋一名泉腋　在腋下三寸宛宛中，举臂取之。禁灸，刺三分。

辄筋　在腋下三寸，复前行一寸着胁。○《针灸大成》曰：一名神光，一名胆募，其穴则曰腋下三寸，复前一寸，三肋端，横直蔽骨旁七寸五分，平直两乳，侧卧，屈上足取之。胆之募。足太阳、少阳之会。

日月一名神光　在期门下五分。○《气府论》注曰：在第三肋端，横直

心蔽骨旁各同身寸之二寸五分上直兩乳○膽之募也○足大陰少陽陽維之會

京門一名氣俞一名氣府　在監骨腰中季脇本夾脊一云在臍上五分旁九寸半季脇本夾脊側臥屈上足伸下足舉臂取之○腎之募也

帶脈　在季脇下一寸八分陷中一云在臍旁八寸半肥人九寸瘦人八寸如帶繞身管束諸經○足少陽帶脈之會

五樞　在帶脈下三寸一曰在水道旁一寸半陷中○足少陽

帶脈之會

維道一名外樞　在章門下五寸三分一曰在中極旁八寸五分○足少陽帶脈之會

居髎　在章門下八寸三分監骨上陷中○足少陽陽蹻之會

環跳　在髀樞中側臥伸下足屈上足取之○足少陽大陽之會馬丹陽天星十二穴云能鍼偏廢軀折腰莫能顧冷風并濕痺身體似繩拘腿胯連腨痛屈轉重欷吁若人能鍼灸頃刻病消除

中瀆　在髀骨外膝上五寸分肉間陷中○足少陽絡別走厥

心蔽骨旁，各同身寸之二寸五分，上直两乳。○胆之募也。○足太阴、少阳、阳维之会。

京门一名气俞，一名气府　在监骨腰中季胁本夹脊，一云在脐上五分旁九寸半季胁本夹脊，侧卧屈上足伸下足，举臂取之。○肾之募也。

带脉　在季胁下一寸八分陷中，一云在脐旁八寸半，肥人九寸，瘦人八寸，如带绕身，管束诸经。○足少阳、带脉之会。

五枢　在带脉下三寸，一曰在水道旁一寸半陷中。○足少阳、带脉之会。

维道一名外枢　在章门下五寸三分，一曰在中极旁八寸五分。○足少阳、带脉之会。

居髎　在章门下八寸三分，监骨上陷中。○足少阳、阳跷之会。

环跳　在髀枢中，侧卧伸下足，屈上足取之。○足少阳、太阳之会。马丹阳《天星十二穴》云：能针偏废躯，折腰莫能顾，冷风并湿痹，身体似绳拘，腿胯连腨痛，屈转重欷吁。若人能针灸，顷刻病消除。

中渎　在髀骨外，膝上五寸分肉间陷中。○足少阳络，别走厥

陰

陽關　在陽陵泉上三寸犢鼻外陷中

陽陵泉　在膝下一寸外廉陷中尖骨前筋骨間蹲坐取之○足少陽所入爲合○爲筋之會 神農經云治足膝冷痺不仁屈伸不得半身不遂脇肋疼痛可灸十四壯至二十一壯

陽交一名別陽一名足髎　在足外踝上七寸斜屬三陽分肉間○陽維之郄

外邱　在外踝上七寸○甲乙經曰足少陽郄

光明　在外踝上五寸○足少陽絡別走厥陰

陽輔一名分肉　在足外踝上除骨四寸輔骨前絶骨端如前三分刺腰痛論註曰如後二分去邱墟七寸筋肉分間○氣穴論註曰陽維脈氣所發○足少陽所行爲經 神農經云治膝胻痠疼偏風不隨可灸十四壯

懸鍾一名絶骨　在足外踝上三寸當骨尖前動脈中尋按取之鍼灸經曰尋摸尖骨者乃是絶骨兩分開爲足三陽之大絡按之陽明脈絶乃取之○爲髓之會

阴。

阳关　在阳陵泉上三寸，犊鼻外陷中。

阳陵泉　在膝下一寸外廉陷中，尖骨前筋骨间，蹲坐取之。○足少阳所入为合。○为筋之会。《神农经》云：治足膝冷痹不仁，屈伸不得，半身不遂，胁肋疼痛，可灸十四壮至二十一壮。

阳交一名别阳，一名足髎　在足外踝上七寸，斜属三阳分肉间。○阳维之郄。

外丘　在外踝上七寸。○《甲乙经》曰：足少阳郄。

光明　在外踝上五寸。○足少阳络，别走厥阴。

阳辅一名分肉　在足外踝上除骨四寸，辅骨前绝骨端如前三分。《刺腰痛论》注曰：如后二分，去丘墟七寸，筋肉分间。○《气穴论》注曰：阳维脉气所发。○足少阳所行为经。《神农经》云：治膝胻酸疼，偏风不随，可灸十四壮。

悬钟一名绝骨　在足外踝上三寸，当骨尖前动脉中寻按取之。《针灸经》曰：寻摸尖骨者，乃是绝骨两分开，为足三阳之大络，按之阳明脉绝乃取之。○为髓之会。

邱墟　在足外踝下如前陷中去臨泣三寸足少陽所過爲原

臨泣　在足小指次指本節後間陷中去俠谿一寸五分○足少陽所注爲腧

地五會　在足小指次指本節後陷中去俠谿一寸 刺一分禁灸

俠谿　在足小指次指本節前岐骨間陷中○足少陽所溜爲滎

竅陰　在足小指次指端去爪甲如韭葉○足少陽所出爲井 刺一分留三呼灸三壯○主治脇痛欬逆不得息手足煩熱汗不出癰疽口乾頭痛喉痹舌强耳聾轉筋肘不能舉

足少陽之正繞髀入毛際合於厥陰別者入季脇之間循胸裏屬膽散之上肝貫心以上挾咽出頤頷中散於面繫目系合少陽於外眥也 此膽肝二經爲表裏經脈相爲一合也足少陽繞髀陽入毛際與足厥陰合其內行而別者乃自季脇入胸屬膽散之上肝由肝之上系貫心上挾咽自頤頷中出散於面上繫目系復合少陽之本經於目外眥瞳子髎也

足少陽之筋起於小指次指上結外踝上循脛外廉結於膝外廉 小指次指即第四指竅陰之次也外踝邱墟之次脛外廉外邱陽交之次膝外廉陽陵泉陽關之次此皆剛筋也 其支者別起外輔骨上走髀前者結於伏兎之上後者結於尻 膝下

丘墟　在足外踝下如前陷中，去临泣三寸，足少阳所过为原。

临泣　在足小指次指本节后间陷中，去侠溪一寸五分。○足少阳所注为腧。

地五会　在足小指次指本节后陷中，去侠溪一寸。刺一分，禁灸。

侠溪　在足小指次指本节前歧骨间陷中。○足少阳所溜为荥。

窍阴　在足小指次指端，去爪甲如韭叶。○足少阳所出为井。刺一分，留三呼，灸三壮。○主治胁痛，咳逆不得息，手足烦热汗不出，痈疽，口干头痛，喉痹，舌强耳聋，转筋肘不能举。

足少阳之正，绕髀，入毛际，合于厥阴。别者，入季胁之间，循胸里属胆，散之上肝贯心，以上挟咽，出颐颔中，散于面，系目系，合少阳于外眦也。此胆肝二经为表里，经脉相为一合也。足少阳绕髀阳，入毛际，与足厥阴合，其内行而别者，乃自季胁入胸，属胆，散之上肝，由肝之上系贯心，上挟咽，自颐颔中出，散于面上，系目系，复合少阳之本经于目外眦瞳子髎也。

足少阳之筋，起于小指次指上，结外踝上，循胫外廉，结于膝外廉。小指次指，即第四指窍阴之次也。外踝，丘墟之次。胫外廉，外丘、阳交之次。膝外廉，阳陵泉、阳关之次。此皆刚筋也。其支者，别起外辅骨上走髀，前者结于伏兔之上，后者结于尻。膝下兩旁突出之骨曰輔骨膝上六寸起肉曰伏兎尾骶骨曰尻此支自外輔骨上走於髀分爲二岐前結於陽明之伏兎後結於督脈之尻至此剛柔相制所以聯髀膝而運樞機也其直者上乘眇季脇上走腋前廉繫於膺乳結於缺盆季脇下兩旁耎處曰眇胸上兩旁高處曰膺此直者自外輔骨走髀由髀樞上行乘眇循季脇上走腋當手太陰之下出腋前廉橫繫於胸乳之分上結於缺盆與手太陰之筋相合皆剛筋也眇音秒五音篇曰少也直者上出腋貫缺盆出太陽之前循耳後上額角交巔上下走頷上結於頄此直者自上走腋處直上出腋貫於缺盆與上之結於缺盆者相合乃行足太陽經筋之前循耳上額角交太陽之筋於巔上復從足陽明頭維之分走耳前下顋頷復上結於頄支者結於目眥爲外維此支者從顴上斜趨結於目外眥而爲目之外維凡人能左右盼視者正以此筋爲之伸縮也

足少陽之別名曰光明去踝五寸別走厥陰下絡足跗實則厥虛則痿躄坐不能起取之所別也足少陽之絡名光明在外踝上五寸別走足厥陰者也此經下絡足跗故爲厥爲痿躄治此者當取所別之光明也

足少陽之本在竅陰之間在小指次指之端標在窗籠之前窗籠者耳也即手太陽聽宮穴

两旁突出之骨曰辅骨，膝上六寸起肉曰伏兔，尾骶骨曰尻，此支自外辅骨上走于髀，分为二歧，前结于阳明之伏兔，后结于督脉之尻，至此刚柔相制，所以联髀膝而运枢机也。其直者，上乘眇[1]季胁，上走腋前廉，系于膺乳，结于缺盆。季胁下两旁耎处曰眇，胸上两旁高处曰膺。此直者自外辅骨走髀，由髀枢上行乘眇，循季胁，上走腋，当手太阴之下出腋前廉，横系于胸乳之分上，结于缺盆，与手太阴之筋相合，皆刚筋也。眇，音秒。《五音》篇曰：少也。直者，上出腋，贯缺盆，出太阳之前，循耳后上额角，交巅上，下走颔，上结于頄。此直者，自上走腋处直上，出腋，贯于缺盆，与上之结于缺盆者相合，乃行足太阳经筋之前，循耳上额角，交太阳之筋于巅上，复从足阳明头维之分，走耳前下腮颔，复上结于頄。支者，结于目眦为外维。此支者，从颧上斜趋，结于目外眦，而为目之外维。凡人能左右盼视者，正以此筋为之伸缩也。

足少阳之别名曰光明，去踝五寸，别走厥阴，下络足跗。实则厥，虚则痿躄，坐不能起，取之所别也。足少阳之络名光明，在外踝上五寸，别走足厥阴者也。此经下络足跗，故为厥为痿躄，治此者当取所别之光明也。

足少阳之本在窍阴之间在小指次指之端，标在窗笼之前，窗笼者耳也。即手太阳听宫穴。

①眇（miǎo）：季胁下方挟脊两旁空软部分。

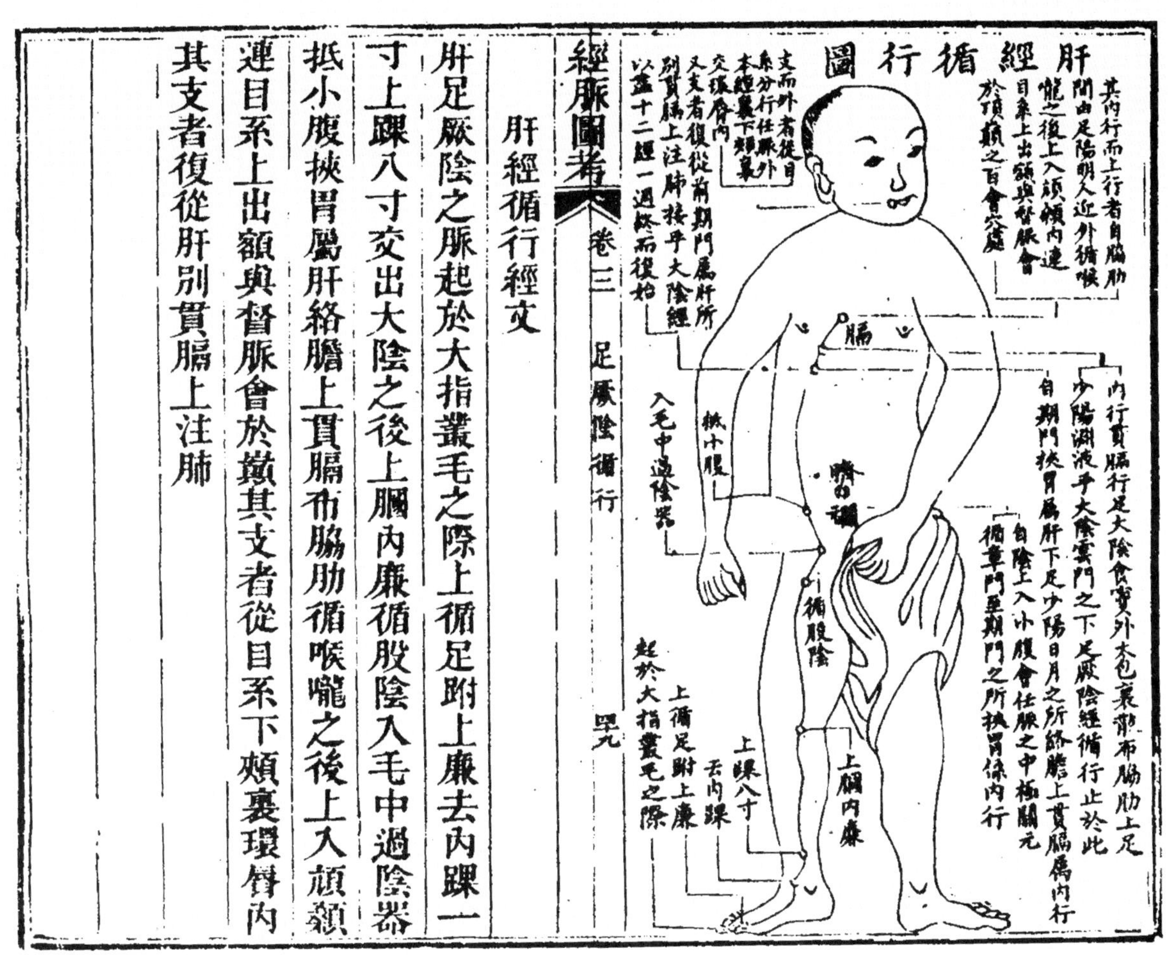

肝经循行图（图见上）

肝经循行经文

肝足厥阴之脉，起于大指丛毛之际，上循足跗上廉，去内踝一寸，上踝八寸，交出太阴之后，上腘内廉，循股阴，入毛中，过阴器，抵小腹，挟胃，属肝络胆，上贯膈，布胁肋，循喉咙之后，上入颃颡，连目系，上出额，与督脉会于巅。其支者，从目系下颊里，环唇内。其支者，复从肝别贯膈，上注肺。

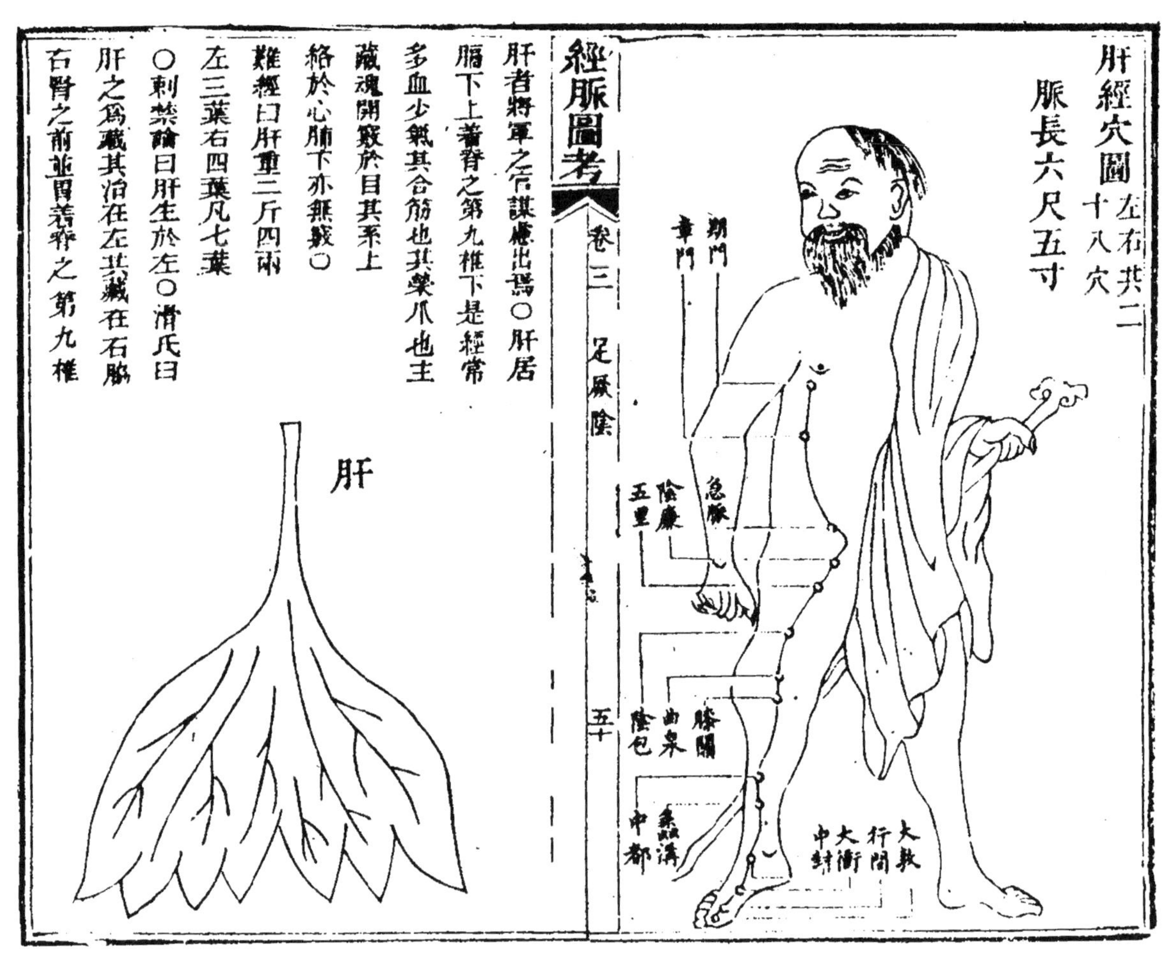

肝经穴图左右共二十八穴（图见上）

脉长六尺五寸。

肝者，将军之官，谋虑出焉。

肝居膈下，上着脊之第九椎下，是经常多血少气，其合筋也，其荣爪也，主藏魂，开窍于目，其系上络于心肺，下亦无窍。

《难经》曰：肝重二斤四两，左三叶，右四叶，凡七叶。

《刺禁论》曰：肝生于左。

滑氏曰：肝之为脏，其治在左，其脏在右胁右肾之前，并胃着脊之第九椎。

肝经循行主病总歌

足厥阴肝脉所终，起于大指毛际丛，足大指爪甲横纹后，毛际大敦穴。循足跗上廉上内踝，内踝前一寸，中封也。出太阴后入腘中，上踝八寸中都之分，交出足太阴之后，上腘内廉至膝关、曲泉等穴。循股阴入毛中绕阴器，股阴内侧也，循股内之阴包、五里、阴廉上，会足太阴之冲门、府舍，入阴毛中之急脉，遂左右相交环姚[1]绕阴器，而会于任脉之曲骨。上抵小腹挟胃通，属肝络胆自阴上入小腹，会于任脉之中极、关元，循章门至期门之所，挟胃属肝，下足少阳日月之所络胆上贯膈，布于胁肋自期门上，贯膈，行足太阴食窦之外，大包之里，散布胁肋，上足少阳渊腋、手太阴云门之下，足厥阴经穴止此循喉咙之后，上入颃颡咽颡连目系目内深处，出额会督顶巅逢。其内行而上者，自胁肋间，由足阳明人迎之外，循喉咙之后，入颃颡，行足阳明大迎、地仓、四白之外，内连目系，上出足少阳阳白之外，临泣之里，与督脉相会于顶之百会。其支复从目系出，下行颊里交环唇。此支从前目系之分，下行任脉之外，本经之里，环于口唇之内。支者从肝别贯膈，上注于肺乃交宫。又其支者，从前期门属肝所行足太阴食窦之外，本经之里，别贯膈，上注于肺，下行至中焦，挟中脘之分，复接于手太阴之肺经，以尽十二经之一周，终而复始也。是经血多而气少，腰痛俯仰难为工，本经支别者，与脾胆之脉，同结于腰踝下中髎、下髎之间，故为腰痛。《刺腰痛》篇曰：厥阴之脉，令人腰痛，腰中如张弓弩弦。妇少腹肿即疝病也男㿉音颓疝，本经气逆，则为睾肿卒疝。嗌干脉循喉咙脱色面尘蒙，皆经脉所及，燥淫所胜，病本于肝也。一云木郁为病，故有脱色尘蒙。胸满呕逆及飧泄，本经上行者，挟胃贯膈，木克土也。狐疝

---

①姚：疑为衍文。

遺尿肝虛或閉癃肝火也本經下行者過陰器抵小腹故爲此諸病

肝經穴歌

足厥陰經一十四大敦行間大衝是中封蠡溝伴中都膝關曲泉陰包次五里陰廉上急脈章門纔過期門至

大敦　在足大指端去爪甲如韭葉及三毛中一云內側爲隱白外側爲大敦○足厥陰所出爲井凡疝氣腹脹足踵者皆宜灸之以泄肝木而脾胃之土自安又治五淋灸三十壯又失尿不禁灸七壯小兒灸一壯

行間　在足大指間動脈應手陷中一云在足大指次指岐骨

間上下有筋前後有小骨尖其穴正居陷中有動脈應手○足厥陰所溜爲滎失尿不禁灸七壯通玄賦云治膝腫腰疼○千金云小兒重舌灸行間隨年壯又莖中痛灸五十壯

大衝　在足大指本節後二寸一云一寸五分內間陷者中動脈應手一云在足大指本節後行間上二寸內間有絡亘連至地五會二寸骨罅間動脈應手陷中○足厥陰所注爲腧即原也刺三分留十呼灸三壯○神農經云治寒濕脚氣痛行步難可灸三壯○馬丹陽天星十二穴云能治生死病能醫驚癇風咽喉并心脹兩足不能動七疝偏墜腫眼目似雲朦亦能療

遗尿肝虚或闭癃。肝火也，本经下行者，过阴器，抵小腹，故为此诸病。

肝经穴歌

足厥阴经一十四，大敦行间大冲是。中封蠡沟伴中都，膝关曲泉阴包次。

五里阴廉上急脉，章门才过期门至。

大敦　在足大指端，去爪甲如韭叶及三毛中。一云内侧为隐白，外侧为大敦。〇足厥阴所出为井。凡疝气腹胀足踵者，皆宜灸之以泄，肝木而脾胃之土自安。又治五淋，灸三十壮，又失尿不禁，灸七壮，小儿灸一壮。

行间　在足大指间，动脉应手陷中。一云在足大指次指歧骨间，上下有筋，前后有小骨尖，其穴正居陷中，有动脉应手。〇足厥阴所溜为荥。失尿不禁，灸七壮。《通玄赋》云：治膝肿腰疼。〇《千金》云：小儿重舌，灸行间，随年壮。又茎中痛，灸五十壮。

太冲　在足大指本节后二寸。一云一寸五分内间陷者中，动脉应手。一云在足大指本节后，行间上二寸，内间有络亘连至地五会二寸骨罅间，动脉应手陷中。〇足厥阴所注为腧，即原也。刺三分，留十呼，灸三壮。〇《神农经》云：治寒湿脚气痛，行步难，可灸三壮。〇马丹阳《天星十二穴》云：能治生死病，能医惊痫风，咽喉并心胀，两足不能动，七疝偏坠肿，眼目似云蒙，亦能疗

腰痛鍼下有神功
中封一名懸泉 在足內踝前一寸筋裏宛宛中一云在內踝前一寸斜行小脈上貼足腕上大筋陷中仰足取之○足厥陰所行爲經
蠡溝一名交儀 在足內踝上五寸○足厥陰絡別走少陽
中都一名中郄 在足內踝上七寸當胻骨中與少陰相直○足厥陰郄
膝關 在犢鼻下二寸旁陷者中刺四分灸五壯○主治風痹膝內腫痛引臏不可屈伸及寒濕走注白虎歷節風痛不能舉動咽喉中痛

曲泉 在膝內輔骨下大筋上小筋下陷中屈膝橫文頭取之○足厥陰所入爲合
陰包 在膝上四寸股內廉兩筋間蜷足取之看膝內側有槽者中○足厥陰別走者
五里 在氣衝下三寸陰股中動脈應手千金翼曰在陰廉下二寸
陰廉 在羊矢下斜裏三分直上去氣衝二寸動脈陷中羊矢在陰

腰痛，针下有神功。

中封一名悬泉　在足内踝前一寸，筋里宛宛中。一云在内踝前一寸，斜行小脉上，贴足腕上大筋陷中，仰足取之。○足厥阴所行为经。

蠡沟一名交仪　在足内踝上五寸。○足厥阴络，别走少阳。

中都一名中郄　在足内踝上七寸，当胻骨中与少阴相直。○足厥阴郄。

膝关　在犊鼻下二寸旁陷者中。刺四分，灸五壮。○主治风痹，膝内肿痛引膑不可屈伸及寒湿走注，白虎历节风，痛不能举动，咽喉中痛。

曲泉　在膝内辅骨下，大筋上小筋下陷中，屈膝横纹头取之。○足厥阴所入为合。

阴包　在膝上四寸，股内廉两筋间，蜷足取之。看膝内侧有槽者中。○足厥阴别走者。

五里　在气冲下三寸阴股中，动脉应手。《千金翼》曰：在阴廉下二寸。

阴廉　在羊矢下，斜里三分直上，去气冲二寸，动脉陷中。羊矢在阴

旁股內約文縫中皮肉間有核如羊矢

急脈　氣府論曰厥陰毛中急脈各一王氏註曰在陰毛中陰上兩旁相去同身寸之二寸半按之隱指堅然甚按則痛引上下其左者中寒則上引少腹下引陰丸善爲痛爲小腹急中寒此兩脈皆厥陰之大絡通行其中故曰厥陰急脈卽睾之系也可灸而不可刺病疝小腹痛者卽可灸之○按此穴自甲乙經以下諸書皆無是遺誤也經脈篇曰足厥陰循股陰入毛中過陰器又曰其別

者循脛上睾結於莖然此實厥陰之正脈而會於陽明者也今增入之

章門一名長平一名脇髎　在大橫外直臍季肋端側臥屈上足伸下足舉臂取之一云肘尖盡處是穴一云在臍上一寸八分兩旁各八寸半季肋端一云在臍上二寸兩旁各六寸寸法以胸前兩乳間橫折八寸約取之○脾之募也○爲藏之會○足厥陰少陽之會難疏曰藏會季肋藏病治此○千金云奔豚積聚堅滿脹痛吐逆不下食腰脊冷疼小便白濁灸脾募百壯三報之

旁股内约纹缝中，皮肉间有核如羊矢。

急脉　《气府论》曰：厥阴毛中，急脉各一。王氏注曰：在阴毛中，阴上两旁，相去同身寸之二寸半，按之隐指坚然，甚按则痛引上下。其左者中寒则上引少腹，下引阴丸，善为痛，为小腹急中寒。此两脉皆厥阴之大络通行其中，故曰厥阴急脉，即睾之系也。可灸而不可刺，病疝小腹痛者，即可灸之。〇按：此穴自《甲乙经》以下诸书皆无，是遗误也。《经脉篇》曰：足厥阴循股阴，入毛中，过阴器，又曰其别者，循胫上睾，结于茎。然此实厥阴之正脉，而会于阳明者也，今增入之。

章门一名长平，一名胁髎。在大横外，直脐，季肋端，侧卧，屈上足，伸下足，举臂取之。一云肘尖尽处是穴。一云在脐上一寸八分，两旁各八寸半季肋端。一云在脐上二寸，两旁各六寸，寸法以胸前两乳间横折八寸，约取之。〇脾之募也。〇为脏之会。〇足厥阴、少阳之会。《难疏》曰：脏会季肋，脏病治此。〇《千金》云：奔豚积聚，坚满胀痛，吐逆不下食，腰脊冷疼，小便白浊，灸脾募百壯，三报之。

期门　在不容旁一寸五分，上直乳第二肋端。〇肝之募也。〇足厥阴、太阴、阴维之会。刺四分，灸五壮、七壮。〇《千金》云：主奔豚，灸百壮。上气咳逆，胸满痛彻胸背，灸巨阙、期门各五十壮。〇一妇人患伤寒热入血室，医者不识，许学士曰：小柴胡已迟，当刺期门，子不能针，请善针者针之，如言而愈。

足厥阴之正，别跗上，上至毛际，合于少阳，与别俱行，此为二合也。足厥阴之正，别跗，内行上至阴毛之际，合于足少阳，与别者俱行，上布胁肋，是为六合之二也。

足厥阴之筋，起于大指之上，上结于内踝之前。大指上三毛际大敦次也，行跗上，与足太阴之筋并行，结于内踝前中封之次。上循胫，上结内辅之下，上循阴股，结于阴器，络诸筋。由内踝上足胫，循三阴交之分上行，并足少阴之筋，上结于内辅骨下曲泉之次，复并太阴之筋，上循阴股中五里、阴廉之分，上急脉而结于阴器。阴器者，合于太阴、厥阴、阳明、少阴之筋以及冲、任、督之脉，皆聚于此，故曰宗筋。厥阴属肝，主筋，故络诸筋而一之以成健运之用。

足厥阴之别名曰蠡沟，去内踝五寸，别走少阳。其别者，循胫上睾，结于茎。其病气逆，则睾肿卒疝，实则挺长，虚则暴痒，取之所别也。足厥阴之络名蠡沟，在足内踝上五寸，别走足少阳者也。本经络阴器上睾，结于茎，故其所病如此。而治此者，当取所别之蠡沟。

足厥阴之本在行间上五寸所中封穴，标在背腧也即肝俞。

經脈圖考卷四

湘潭陳惠疇壽田著

奇經八脈總說 李時珍

凡人一身有經脈絡脈直行曰經旁支曰絡經凡十二手之三陰三陽足之三陰三陽是也絡凡十五乃十二經各有一別絡而脾又有一大絡并任督二絡爲十五絡也難經作陰絡陽絡共二十七氣相隨上下如泉之流如日月之行不得休息故陰脈營於五藏陽脈營於六府陰陽相貫如環無端莫知其紀終而復始其流溢之氣入於奇經轉相灌溉內溫藏府外濡腠理奇經凡

經脈圖考 卷四 奇經八脈說 一

八脈不拘制於十二正經無表裏配合故謂之奇蓋正經猶夫溝渠奇經猶夫湖澤正經之脈隆盛則溢於奇經故秦越人比之天雨降下溝渠溢滿雱霈妄行流於湖澤此發靈素未發之祕者也八脈散在羣書者畧而不悉醫不知此罔探病機仙不知此難安爐鼎時珍不敏參考諸說以備學仙醫者筌蹄之用云

奇經八脈總歌

正經經外是奇經八脈分司各有名任脈在前督屬後衝起會

经脉图考卷四

湘潭陈惠畴寿田著

奇经八脉总说 李时珍

凡人一身有经脉、络脉，直行曰经，旁支曰络。经凡十二，手之三阴、三阳，足之三阴、三阳是也。络凡十五，乃十二经各有一别络，而脾又有一大络，并任、督二络为十五络也。《难经》作阴络、阳络。共二十七气，相随上下，如泉之流，如日月之行，不得休息。故阴脉营于五脏，阳脉营于六腑，阴阳相贯，如环无端，莫知其纪，终而复始。其流溢之气，入于奇经，转相灌溉，内温脏腑，外濡腠理。奇经凡八脉，不拘制于十二正经，无表里配合，故谓之奇。盖正经犹夫沟渠，奇经犹夫湖泽，正经之脉隆盛，则溢于奇经。故秦越人比之：天雨降下，沟渠溢满，雱霈妄行，流于湖泽，此发《灵》《素》未发之秘者也。八脉散在群书者，略而不悉。医不知此，罔探病机；仙不知此，难安炉鼎。时珍不敏，参考诸说，以备学仙、医者筌蹄之用云。

奇经八脉总歌

正经经外是奇经，八脉分司各有名。任脉在前督属后，冲起会

陰蹻同行陽蹻跟外膀胱別陰起跟前隨少陰陽維維絡諸陽脈陰維維絡在諸陰帶脈圍腰如束帶不由常度號奇經

脈有奇常十二經者常脈也奇經則不拘於常故謂之奇也奇經有八曰任督衝帶陽蹻陰蹻陽維陰維是也任脈起於會陰循腹而行於身之前爲陰脈之承任故曰陰脈之海督脈起於會陰循背而行於身之後爲陽脈之總督故曰陽脈之海衝脈起於會陰夾臍而行直衝於上爲諸脈之衝要故曰十二經脈之海帶脈則橫圍於腰狀如束帶所以總約諸

脈也陽蹻起於跟中循外踝上行於身之左右陰蹻起於跟中循內踝上行於身之左右所以使機關之蹻捷也陽維起於諸陽之會由外踝而上行於衛分陰維起於諸陰之交由內踝而上行於營分所以爲一身之綱維也是故任衝主身前之陰督主身後之陽以南北言也帶脈橫束諸脈以六合言也陽蹻主一身左右之陽陰蹻主一身左右之陰以東西言也陽維主一身之表陰維主一身之裏以乾坤言也是故醫而知乎八脈則十二經十五絡之大指得矣仙而知乎八

阴肾同行。

阳跷跟外膀胱别，阴起跟前随少阴。阳维维络诸阳脉，阴维维络在诸阴。

带脉围腰如束带，不由常度号奇经。

脉有奇常，十二经者，常脉也。奇经则不拘于常，故谓之奇也。奇经有八，曰任、督、冲、带、阳跷、阴跷、阳维、阴维是也。任脉起于会阴，循腹而行于身之前，为阴脉之承任，故曰阴脉之海。督脉起于会阴，循背而行于身之后，为阳脉之总督，故曰阳脉之海。冲脉起于会阴，夹脐而行，直冲于上，为诸脉之冲要，故曰十二经脉之海。带脉则横围于腰，状如束带，所以总约诸脉也。阳跷起于跟中，循外踝上行于身之左右。阴跷起于跟中，循内踝上行于身之左右。所以使机关之跷，捷也。阳维起于诸阳之会，由外踝而上行于卫分。阴维起于诸阴之交，由内踝而上行于营分，所以为一身之纲维也。是故任、冲主身前之阴，督主身后之阳，以南北言也。带脉横束诸脉，以六合言也。阳跷主一身左右之阳，阴跷主一身左右之阴，以东西言也。阳维主一身之表，阴维主一身之里，以乾坤言也。是故医而知乎八脉，则十二经、十五络之大旨[1]得矣！仙而知乎八

①旨：原作“指”，据《奇经八脉考》改。

脈則虎龍升降玄牝幽微之竅妙得矣

脉，则龙虎升降、玄牝幽微之窍妙得矣！

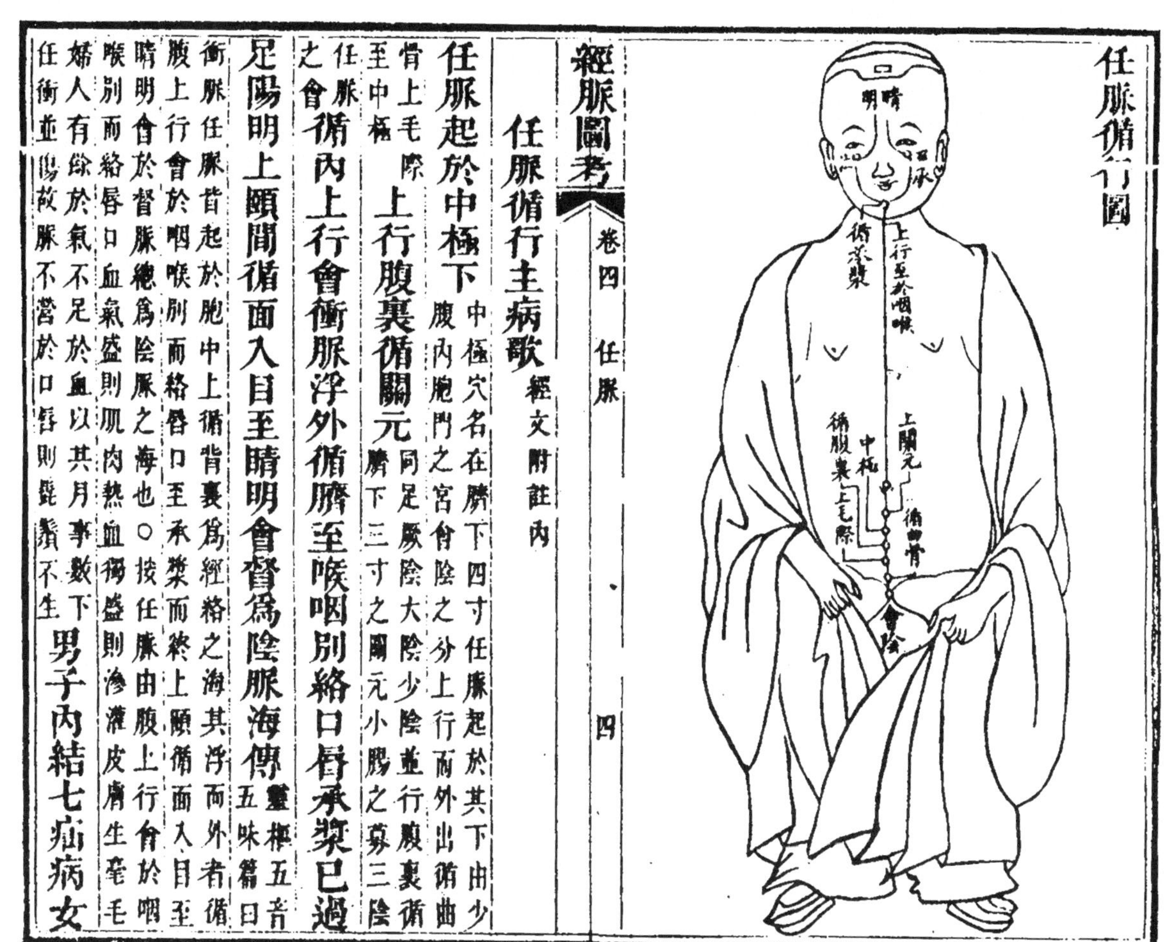

經脈圖考　卷四　任脈　四

任脈循行主病歌 經文附註內

任脈起於中極下 中極穴名在臍下四寸任脈起於其下由少腹內胞門之宮會陰之分上行而外出循曲骨上毛際至中極 上行腹裏循關元 同足厥陰大陰少陰並行腹裏循臍下三寸之關元小腸之募三陰任脈之會 循內上行會衝脈浮外循臍至喉咽別絡口脣承漿已過足陽明上頤間循面入目至睛明會督爲陰脈海傳 靈樞五音五味篇曰衝脈任脈皆起於胞中上循背裏爲經絡之海其浮而外者循腹上行會於咽喉別而絡脣口至承漿而終上頤循面入目至睛明會於督脈總爲陰脈之海也○按任脈由腹上行會於咽喉別而絡脣口血氣盛則肌肉熱血獨盛則滲灌皮膚生毫毛婦人有餘於氣不足於血以其月事數下任衝並傷故脈不營於口脣則髭鬚不生 男子內結七疝病女

任脉循行图（图见上）

任脉循行主病歌经文附注内

任脉起于中极下，中极穴名在脐下四寸，任脉起于其下，由少腹内胞门之宫，会阴之分，上行而外出，循曲骨上毛际至中极。上行腹里循关元，同足厥阴、太阴、少阴并行腹里，循脐下三寸之关元，小肠之募，三阴、任脉之会。循内上行会冲脉，浮外循脐至喉咽，别络口唇承浆已，过足阳明上颐间，循面入目至睛明，会督为阴脉海传。《灵枢·五音五味》篇曰：冲脉、任脉皆起于胞中，上循背里，为经络之海。其浮而外者，循腹上行，会于咽喉，别而络唇口至承浆而终，上颐循面，入目至睛明，会于督脉，总为阴脉之海也。按：任脉由腹上行，会于咽喉，别而络唇口，血气盛则肌肉热，血独盛则渗灌皮肤，生毫毛。妇人有余于气，不足于血，以其月事数下，任冲并伤，故脉不营于口唇，则髭须不生。男子内结七疝病，女

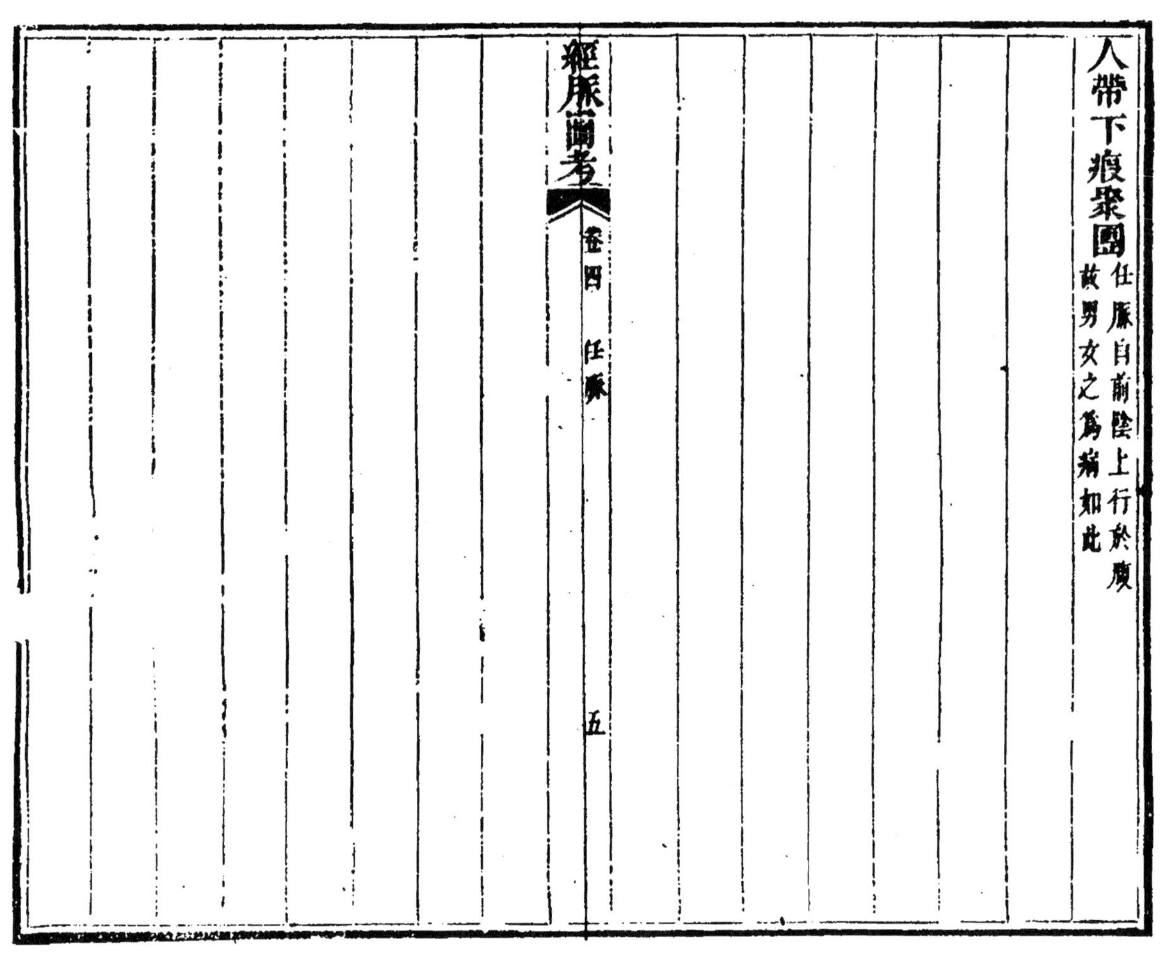
人帶下瘕聚圖任脈自前陰上行於腹故男女之爲病如此

經脈圖考 卷四 任脈 五

人带下瘕聚团。任脉自前阴上行于腹，故男女之为病如此。

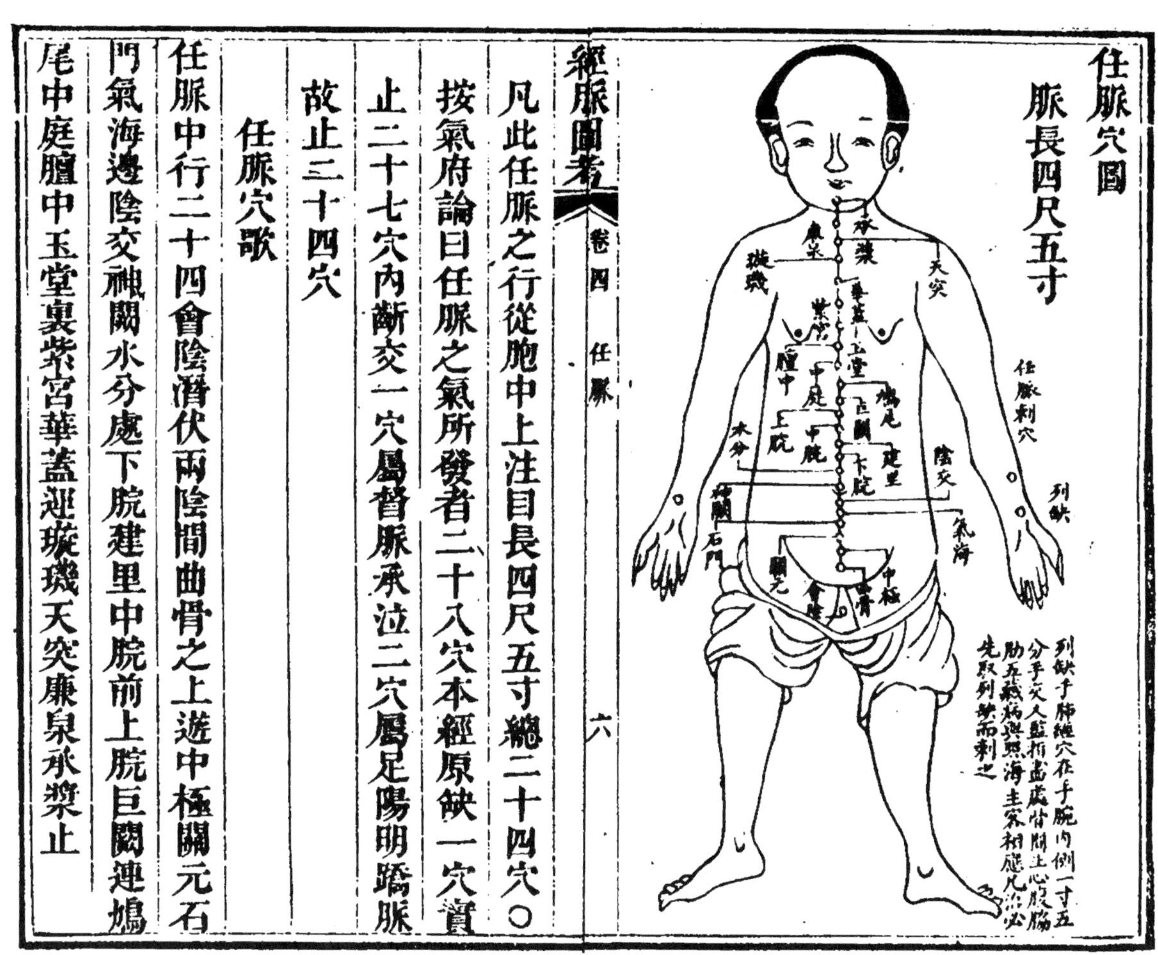

經脈圖考　卷四　任脈　六

凡此任脈之行從胞中上注目長四尺五寸總二十四穴○

按氣府論曰任脈之氣所發者二十八穴本經原缺一穴實止二十七穴內齗交一穴屬督脈承泣二穴屬足陽明蹻脈故止二十四穴

任脈穴歌

任脈中行二十四會陰潛伏兩陰間曲骨之上遊中極關元石門氣海邊陰交神闕水分處下脘建里中脘前上脘巨闕連鳩尾中庭膻中玉堂裏紫宮華蓋璇璣天突廉泉承漿止

任脉穴图（图见上）

脉长四尺五寸。

凡此任脉之行，从胞中上注目，长四尺五寸，总二十四穴。

按：《气府论》曰：任脉之气所发者，二十八穴。本经原缺一穴，实止二十七穴，内龈交一穴，属督脉，承泣二穴，属足阳明跷脉，故止二十四穴。

任脉穴歌

任脉中行二十四，会阴潜伏两阴间。曲骨之上游中极，关元石门气海边。

阴交神阙水分处，下脘建里中脘前。上脘巨阙连鸠尾，中庭膻中玉堂里。

紫宫华盖运璇玑，天突廉泉承浆止。

會陰一名屏翳 在大便前小便後兩陰之間○任脈別絡俠督脈衝脈之會○一云任督衝三脈所起任由此而行腹督由此而行背衝由此而行少陰之分

曲骨 在橫骨上中極下一寸毛際陷中動脈○任脈足厥陰之會

中極一名玉泉一名氣原 在臍下四寸○膀胱募也○足三陰任脈之會

關元一名次門一名下紀 在臍下三寸○此穴當人身上下四旁之中

故又名大中極乃男子藏精女子畜血之處○小腸募也○足三陰陽明任脈之會千金云治久痢百治不瘥灸三百壯分十日灸之又治冷痢腹痛及臍下結痛流入陰中發作無時仍灸天井百壯○神農經云治痃癖氣痛可灸二十一壯

石門一名命門一名丹田一名精露一名利機 在臍下二寸○三焦募也

氣海一名脖胦一名下肓 在臍下一寸半宛宛中○肓之原也爲男子生氣之海刺八分灸五壯○此氣海也凡藏氣憊一切真氣不足久疾不瘥者悉皆灸之○甲乙經日刺一寸三分一日灸百壯○昔柳公度曰吾養生無他術但不使元氣佐喜怒使氣海常溫爾今人既不能不以元氣佐喜怒若能時灸氣海使溫亦其次也予舊多病常若氣短醫者教灸氣海氣遂不促自是每歲一

会阴一名屏翳　在大便前，小便后，两阴之间。○任脉别络，挟督脉、冲脉之会。○一云任、督、冲三脉所起，任由此而行腹，督由此而行背，冲由此而行少阴之分。

曲骨　在横骨上，中极下一寸，毛际陷中动脉。○任脉、足厥阴之会。

中极一名玉泉，一名气原　在脐下四寸。○膀胱募也。○足三阴、任脉之会。

关元一名次门，一名下纪　在脐下三寸。○此穴当人身上下、四旁之中，故又名大中极，乃男子藏精、女子蓄血之处。○小肠募也。○足三阴、阳明、任脉之会。《千金》云：治久痢，百治不瘥，灸三百壮，分十日灸之。又治冷痢腹痛，及脐下结痛流入阴中，发作无时，仍灸天井百壮。○《神农经》云：治痃癖气痛，可灸二十一壮。

石门一名命门，一名丹田，一名精露，一名利机　在脐下二寸。○三焦募也。

气海一名脖胦，一名下肓　在脐下一寸半宛宛中。○肓之原也，为男子生气之海。刺八分，灸五壮。○此气海也，凡脏气惫，一切真气不足，久疾不瘥者，悉皆灸之。○《甲乙经》曰：刺一寸三分，一日灸百壮。○昔柳公度曰：吾养生无他术，但不使元气佐喜怒，使气海常温尔。今人既不能不以元气佐喜怒，若能时灸气海，使温亦其次也。予旧多病，常若气短，医者教灸气海，气遂不促。自是每岁一二次灸之，则以气怯故也。

阴交一名少关，一名横户　在脐下一寸，一曰当膀胱上际。〇三焦募也。〇任、冲、少阴之会。刺八分，灸五壮，一曰灸百壮。〇主治冲脉生病，从少腹冲心而痛，不得小便，疝痛，阴汗湿痒，奔豚，腰膝拘挛，妇人月事不调，崩中，带下，阴痒，产后恶露不止，绕脐冷痛。

神阙一名气舍　当脐中。灸三壮，禁刺，刺之令人恶疡溃矢，死不治。一曰纳炒干净盐满脐上，加厚姜一片盖定，灸百壮，或以川椒代盐，亦妙。〇《千金》云：纳盐脐中，灸三壮，治淋。又霍乱，纳盐，灸二七壮。又灸神阙，主治阴证伤寒，中风不省人事，腹中虚冷，伤惫，肠鸣泄泻不止，水肿鼓胀，小儿乳痢不止，腹大风痫，角弓反张，脱肛。妇人血冷不受胎者，灸此，永不脱胎。〇此穴在诸家俱不言灸，只云禁针。《铜人》云：宜灸百壮。有徐平者，卒中不省，得桃源，为灸脐中百壮，始苏，更数月，复不起。郑科云：有一亲卒中风，医者为灸五百壮而苏，后年逾八十，向使徐平灸至三五百壮，安知其不永年耶！故神阙之灸，须填细盐，然后灸之，以多为良。若灸至三五百壮，不惟愈疾，而且延年。若灸少，则时或暂愈，后恐复发，必难灸矣。但夏月人神在脐，乃不宜灸。

水分一名分水，一名中守　在下脘下一寸，脐上一寸。〇当小肠下口至是，而泌别清浊，水液入膀胱，渣滓入大肠，故曰水分。

下脘　在建里下一寸，脐上二寸。〇当胃下口，小肠上口，足太阴、任脉之会。

建里　在脐上三寸，中脘下一寸。

中脘一名大倉一名胃脘一名上紀　在上脘下一寸，臍上四寸，居岐骨與臍之中○胃之募也，爲府之會○手大陽、少陽、足陽明所生任脉之會此穴刺八分，灸七壯。一云二七壯至百壯。此爲府會，故凡病者當治之

上脘　在巨闕下一寸五分，去蔽骨三寸，臍上五寸○足陽明、手大陽、任脉之會○千金云日灸二七壯至百壯，三報之○神農經云治心疼積塊，嘔吐，可灸十四壯○玉龍賦云合中脘治九種之心疼

巨闕　在鳩尾下一寸○心之募也千金云治吐逆不下食，灸五十壯。又治卒忤，灸百壯○神農經云治小兒諸癇病，如口噦吐沫，可灸三壯，艾炷如小麥

鳩尾一名髑骬一名尾翳　在臆前蔽骨下五分，人無蔽骨者，從岐骨際下行一寸，甲乙經曰一寸半○膏之原也禁刺灸此穴，大難下鍼，非甚妙高手不可輕刺也

中庭　在膻中下一寸六分陷中，仰而取之

膻中名元兒又名上氣海　在玉堂下一寸六分，橫兩乳間陷中，仰而取之禁刺，灸七壯○此穴乃氣之會也，凡上氣不下及氣噎、氣膈、氣痛之類，均宜灸之

玉堂一名玉英　在紫宮下一寸六分陷中，仰而取之刺三分，灸五壯。一云少灸○主治胸膺滿痛，煩欬喘急，喉痺咽壅，水漿不入等證

中脘一名大仓，一名胃脘，一名上纪　在上脘下一寸，脐上四寸，居歧骨与脐之中。〇胃之募也，为腑之会。〇手太阳、少阳、足阳明所生任脉之会。此穴刺八分，灸七壮。一云二七壮至百壮。此为腑会，故凡病者当治之。

上脘　在巨阙下一寸五分，去蔽骨三寸，脐上五寸。〇足阳明、手太阳、任脉之会。《千金》云：日灸二七壮至百壮，三报之。〇《神农经》云：治心疼，积块，呕吐，可灸十四壮。〇《玉龙赋》云：合中脘，治九种之心疼。

巨阙　在鸠尾下一寸。〇心之募也。《千金》云：治吐逆不下食，灸五十壮。又治卒忤，灸百壮。〇《神农经》云：治小儿诸痫病，如口哕吐沫，可灸三壮，艾炷如小麦。

鸠尾一名髑骬，一名尾翳　在臆前蔽骨下五分。人无蔽骨者，从歧骨际下行一寸。《甲乙经》曰一寸半。〇膏之原也。禁刺，灸此穴，大难下针非甚妙高手，不可轻刺也。

中庭　在膻中下一寸六分陷中，仰而取之。

膻中名元儿，又名上气海　在玉堂下一寸六分，横两乳间陷中，仰而取之。禁刺，灸七壮。〇此穴乃气之会也，凡上气不下及气，噎气、隔气痛之类，均宜灸之。

玉堂一名玉英　在紫宫下一寸六分陷中，仰而取之。刺三分，灸五壮。一云少灸。〇主治胸膺满痛，烦咳喘急，喉痹咽壅，水浆不入等证。

紫宮　在華蓋下一寸六分陷中仰而取之刺三分灸五壯治同玉堂

華蓋　在璇璣下一寸陷中仰而取之刺灸主治同上

璇璣　在天突下一寸陷中仰而取之刺灸主治同上

天突一名玉戶　在結喉下三寸宛宛中○陰維任脈之會神農經云治氣喘欬嗽可灸七壯

廉泉一名本池一名舌本　在頷下結喉上中央舌本下仰而取之○陰維任脈之會按刺瘧論所載曰舌下兩脈者廉泉也氣府論曰足少陰舌下各一衛氣篇曰足少陰之標在背腧與舌下兩脈然則廉泉非一穴當是舌根下之左右泉脈而且爲足少陰之會也

承漿一名天池一名懸漿　在頤前下唇稜下陷中○足陽明任脈之會刺二分留五呼灸三壯○主治偏風半身不遂口眼喎斜口噤不開暴瘖不能言刺三分徐徐引氣而出及治任之爲病其苦內結男子爲七疝女子爲瘕聚○一云療偏風口喎面腫消渴飲水不休口齒疳蝕生瘡灸之亦佳日可七壯至七七壯止即血脈宣通其風應時立愈艾炷不必大但令當脈即能愈疾○千金云小兒脣緊灸三壯○百證賦云寫牙疼而即移

任脈之別名尾翳下鳩尾散腹實則腹皮痛虛癢搔取之所別註尾翳誤也任脈之絡名屏翳即會陰穴在大便前小便後兩陰之間任督衝三脈所起之處此經由鳩尾下行散腹故爲病若此而治之者當取所別之會陰也

紫宫　在华盖下一寸六分陷中，仰而取之。刺三分，灸五壮。治同玉堂。

华盖　在璇玑下一寸陷中，仰而取之。刺灸，主治同上。

璇玑　在天突下一寸陷中，仰而取之。刺灸，主治同上。

天突一名玉户　在结喉下三寸宛宛中。〇阴维、任脉之会。《神农经》云：治气喘咳嗽，可灸七壮。

廉泉一名本池，一名舌本　在颔下，结喉上中央舌本下，仰而取之。〇阴维、任脉之会。按：《刺疟论》所载曰：舌下两脉者，廉泉也。《气府论》曰：足少阴舌下各一。《卫气篇》曰：足少阴之标，在背腧与舌下两脉。然则廉泉非一穴，当是舌根下之左右泉脉，而且为足少阴之会也。

承浆一名天池，一名悬浆　在颐前下，唇棱下陷中。〇足阳明、任脉之会。刺二分，留五呼，灸三壮。〇主治偏风半身不遂，口眼㖞斜，口噤不开，暴喑不能言。刺三分，徐徐引气而出，及治任之为病，其苦内结，男子为七疝，女子为瘕聚。〇一云疗偏风口㖞面肿，消渴饮水不休，口齿疳蚀生疮，灸之亦佳。日可七壮至七七壮止，即血脉宣通，其风应时立愈，艾炷不必大，但令当脉即能愈疾。〇《千金》云：小儿唇紧，灸三壮。〇《百证赋》云：泻牙疼而即移。

任脉之别名尾翳，下鸠尾，散腹，实则腹皮痛，虚痒搔，取之所别。注：尾翳误也。任脉之络名屏翳，即会阴穴，在大便前，小便后，两阴之间，任、督、冲三脉所起之处，此经由鸠尾下行散腹，故为病。若此而治之者，当取所别之会阴也。

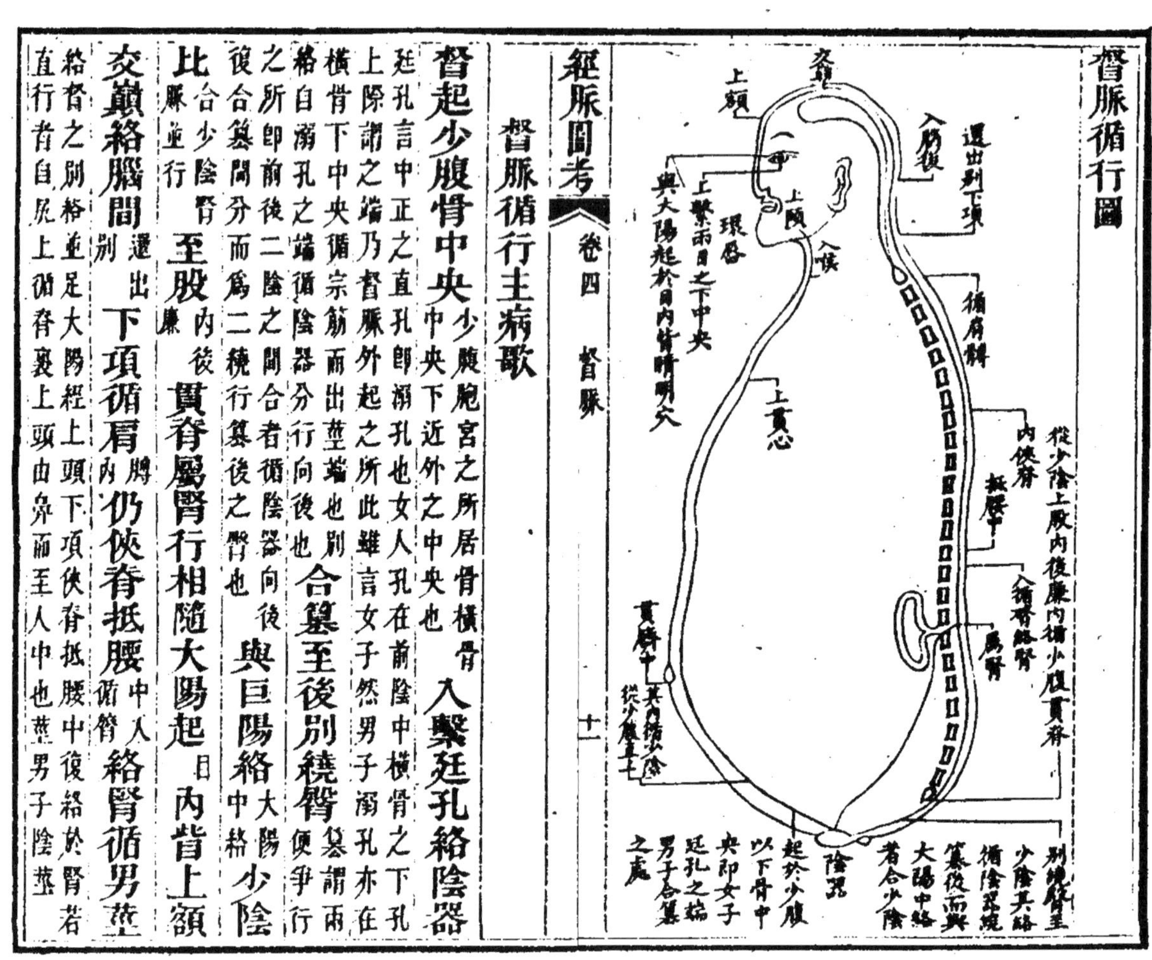

督脈循行圖

經脈圖考 卷四 督脈 十一

督脈循行主病歌

督起少腹骨中央少腹胞宮之所居骨橫骨中央下近外之中央也入繫廷孔絡陰器廷孔言中正之直孔即溺孔也女人孔在前陰中橫骨之下孔上際謂之端乃督脈外起之所此雖言女子然男子溺孔亦在橫骨下中央循宗筋而出莖端也別絡自溺孔之端循陰器分行向後也合篡至後別繞臀篡謂兩便爭行之所即前後二陰之間合者循陰器向後復合篡間分而爲二繞行篡後之臀也與巨陽絡大陽中絡少陰比合少陰腎脈並行至股內後廉貫脊屬腎行相隨大陽起目內眥上額交巔絡腦間還出別下項循肩髆內仍俠脊抵腰中入循膂絡腎循男莖絡督之別絡並足大陽經上頭下項俠脊抵腰中復絡於腎若直行者自尻上循脊裏上頭由鼻而至人中也莖男子陰莖

督脉循行图（图见上）

督脉循行主病歌

督起少腹骨中央，少腹胞宫之所，居骨横骨中央下近外之中央也。入系廷孔络阴器。廷孔言中正之直孔，即溺孔也。女人孔在前阴中横骨之下，孔上际谓之端，乃督脉外起之所。此虽言女子，然男子溺孔，亦在横骨下中央，循宗筋而出茎端也，别络自溺孔之端，循阴器分行向后也。合篡至后别绕臀，篡谓两便争行之所，即前后二阴之间合者，循阴器向后，复合篡间，分而为二，绕行篡后之臀也。与巨阳络太阳中络少阴比。合少阴肾脉并行。至股内后廉贯脊属肾行，相随太阳起目内眦。上额交巅络脑间还出别，下项循肩髆内仍挟脊。抵腰中入循膂络肾循男茎，络督之别络并足太阳经，上头下项，挟脊抵腰中，复络于肾。若直行者，自尻上循脊里，上头，由鼻而至人中也。茎，男子阴茎。

下篡亦与女子类。又从少腹贯脐中央，贯心入喉颐唇宫二颐还唇。上系两目下中央，此为并任并任脉而行亦同冲。大抵三脉同道起，督、冲、任皆起于会阴之中下，一原而三歧，异名而同体。《灵》《素》言之每错综。《五音五味》篇曰：冲、任脉皆起胞中，上循背里，是又言冲任行背。故经亦有谓冲任脉为督脉者。古图经有以任脉循背谓之督，自少腹直上者谓之任，亦谓之督。今人大率以行身背者为督，行身前者为任，挟脐旁左右上行者为冲。然循任、督二经所行穴道，一在身前，一在身后，而冲脉居中，本无穴道，伴行足少阴肾经穴道，似当以此说为正。督病少腹上冲心痛，不得前后二便不通冲疝攻。此督脉为病，而兼于冲、任二脉之症。其在女子为不孕，冲为血海，任主胞脉。嗌干脉冲咽喉遗溺及痔癃。络阴器，合篡间，此督脉为病同于冲脉考。督脉生病治督脉，骨上脐下可收功。骨上，横骨上毛际下曲骨穴。脐下，谓脐下一寸阴交穴。皆任脉之穴，其治而言督，何也？盖督、冲、任三脉同一体，督即任、冲之纲领，任、冲即督之别名也。故言治若此。别络病实则脊强，虚而头重高摇空。注见别络之后。

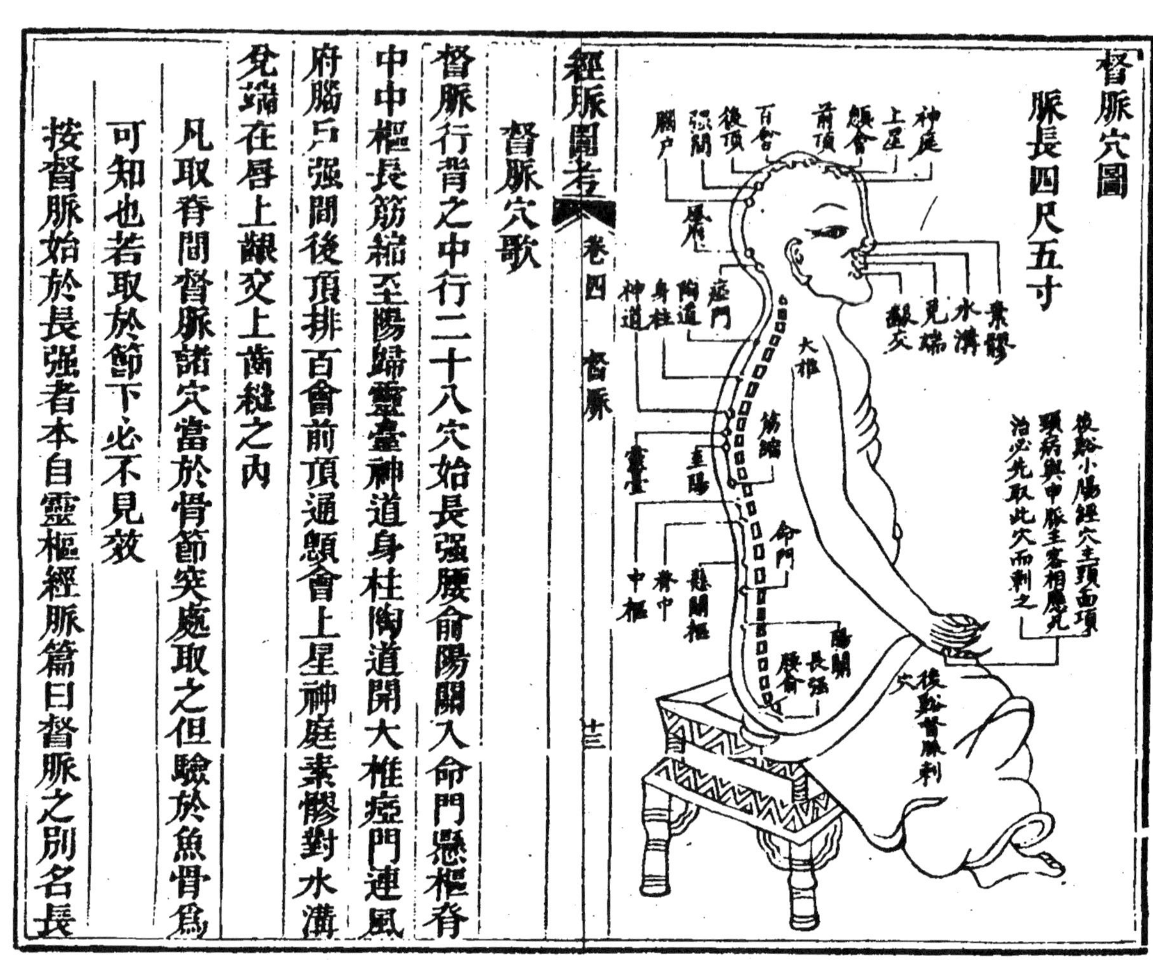

經脈圖考　卷四　督脈　十三

督脈穴歌

督脈行背之中行二十八穴始長强腰俞陽關入命門懸樞脊中中樞長筋縮至陽歸靈臺神道身柱陶道開大椎瘂門連風府腦户强間後頂排百會前頂通顖會上星神庭素髎對水溝兌端在唇上齦交上齒縫之内

凡取脊間督脈諸穴當於骨節突處取之但驗於魚骨爲可知也若取於節下必不見效

按督脈始於長强者本自靈樞經脈篇曰督脈之别名長

督脉穴图（图见上）

脉长四尺五寸。

督脉穴歌

督脉行背之中行，二十八穴始长强。腰俞阳关入命门，悬枢脊中中枢长。

筋缩至阳归灵台，神道身柱陶道开。大椎哑门连风府，脑户强间后顶排。

百会前顶通囟会，上星神庭素髎对。水沟兑端在唇上，龈交上齿缝之内。

凡取脊间督脉诸穴，当于骨节突处取之，但验于鱼骨，为可知也。若取于节下，必不见效。

按：督脉始于长强者，本自《灵枢·经脉》篇曰：督脉之别名长强俠脊上項散頭上下當肩胛左右別走大陽入貫膂難經二十八難曰督脈者起於下極之俞並於脊裏之上至風府入屬於腦乃指穴而言也前論督脈起於少腹者是指循行而言也

長强一名氣之陰郄一名撅骨靈樞謂之窮骨亦名尾骶 在脊骶骨端伏地取之○督脈之絡別走任脈足少陰所結一云足少陰少陽之會千金翼云治赤白下痢灸窮骨頭百壯多多惟佳又下漏五痔疳虫食下部刺三分伏地取之以大痛爲度灸亦良日三十壯至七日止但不及鍼又灸尾翠骨七壯治脫肛神良千金作龜尾即窮骨也○此穴爲五痔之

本

腰俞一名腰柱一名背解一名腰戶一名髓室 在二十一椎節下間宛宛中千金云腰卒痛去窮骨上一寸灸七壯者即此

陽關 在十六椎節下間伏而取之甲乙經無此穴

命門一名屬累 在十四椎節下間伏而取之一云平臍用線牽而取之千金云腰痛不得動者令病人正立以竹杖拄地度至臍乃取杖度背脊灸杖頭盡處隨年壯良丈夫痔漏下血脫肛不食長洩痢婦人崩中出血帶下淋濁赤白皆灸之此俠兩旁各一十橫三間寸灸之○標幽賦云兼肝俞能使瞽士視秋毫之末

强，挟脊上项，散头上，下当肩胛左右，别走太阳，入贯膂。《难经·二十八难》曰：督脉者，起于下极之俞，并于脊里之，上至风府，入属于脑，乃指穴而言也。前论督脉起于少腹者，是指循行而言也。

长强一名气之阴郄，一名撅骨。《灵枢》谓之穷骨，亦名尾骶 在脊骶骨端，伏地取之。○督脉之络，别走任脉，足少阴所结。一云足少阴、少阳之会。《千金翼》云：治赤白下痢，灸穷骨头百壮，多多惟佳。又下漏五痔，疳虫食下部，刺三分，伏地取之，以大痛为度，灸亦良，日三十壮至七日止。但不及针，又灸尾翠骨七壮，治脱肛神良。《千金》作龟尾，即穷骨也。○此穴为五痔之本。

腰俞一名腰柱，一名背解，一名腰户，一名髓室 在二十一椎节下间宛宛中。《千金》云：腰卒痛，去穷骨上一寸，灸七壮者即此。

阳关 在十六椎节下间，伏而取之。《甲乙经》无此穴。

命门一名属累 在十四椎节下间，伏而取之。一云平脐，用线牵而取之。《千金》云：腰痛不得动者，令病人正立，以竹杖拄地，度至脐，乃取杖度背脊，灸杖头尽处，随年壮良。丈夫痔漏下血，脱肛不食，长泄痢，妇人崩中出血，带下淋浊赤白，皆灸之。此侠两旁各一十横三间寸灸之。○《标幽赋》云：兼肝俞，能使瞽士视秋毫之末。

懸樞　在十三椎節下間伏而取之

脊中一名神宗　一名脊俞　在十一椎節下間俛而取之

中樞　在第十椎節下間俛而取之○此穴諸書皆失之惟氣府論督脈下王氏註中有此穴及考之氣穴論曰背與心相控而痛所治天突與十椎者其穴卽此

筋縮　在九椎節下間俛而取之

至陽　在七椎節下間俛而取之刺五分灸三壯○主治腰脊強痛胃中寒不食少氣胸脇支滿羸瘦身黃淫濼脛痠四支重痛寒熱解㑊

靈臺　在六椎節下間俛而取之○甲乙經無此穴出氣府論註

神道　在五椎節下間俛而取之

身柱　在三椎節下間俛而取之刺五分留五呼灸五壯一曰灸七七壯○主治腰脊痛癲狂走怒欲殺人瘈瘲身熱妄言見鬼小兒驚癇○神農經云治欬嗽可灸十四壯

陶道　在大椎節下間俛而取之○督脈足太陽之會

大椎一名百勞　在第一椎上陷者中一曰平肩○手足三陽督脈之會大椎爲骨會骨病者可灸之○千金云凡瘧有不可瘧者從未發時前灸大椎至發時滿百壯無不

悬枢　在十三椎节下间，伏而取之。

脊中一名神宗，一名脊俞　在十一椎节下间，俯而取之。

中枢　在第十椎节下间，俯而取之。〇此穴诸书皆失之，惟《气府论》督脉下王氏注中有此穴，及考之《气穴论》曰：背与心相控而痛，所治天突与十椎者。其穴即此。

筋缩　在九椎节下间，俯而取之。

至阳　在七椎节下间，俯而取之。刺五分，灸三壮。〇主治腰脊强痛，胃中寒不食，少气，胸胁支满，羸瘦，身黄淫泺，胫酸，四肢重痛，寒热解㑊。

灵台　在六椎节下间，俯而取之。〇《甲乙经》无此穴，出《气府论》注。

神道　在五椎节下间，俯而取之。

身柱　在三椎节下间，俯而取之。刺五分，留五呼，灸五壮，一曰灸七七壮。〇主治腰脊痛，癫痫狂走，怒欲杀人，瘈疭，身热妄言见鬼，小儿惊痫。〇《神农经》云：治咳嗽，可灸十四壮。

陶道　在大椎节下间，俯而取之。〇督脉、足太阳之会。

大椎一名百劳　在第一椎上陷者中，一曰平肩。〇手足三阳、督脉之会。大椎为骨会，骨病者可灸之。〇《千金》云：凡疟有不可瘥者，从未发时前灸大椎，至发时满百壮，无不

瘂○時傳以此治百病○神農經云治小兒急慢驚風

瘂門一名瘖門一名舌厭一名舌横　在項後入髮際五分宛宛中仰頭取之○督脈陽維之會入系舌本禁灸灸之令人瘂

風府一名舌本　在項上入髮際一寸大筋内宛宛中疾言其肉立起言休其肉立下○督脈陽維之會○熱論曰巨陽者諸陽之屬也其脈連於風府此穴刺三分留三呼禁灸灸之令人瘖○席弦賦云風府風池尋得到傷寒百病一時消又云從來風府最難尋須用功夫度淺深倘若膀胱氣未散更宜三里穴中尋

經脈圖考　卷四　督脈

腦戶一名匝風一名會額一名合顱　在枕骨上强間後一寸五分一曰在髮際上二寸○督脈足太陽之會○禁刺灸刺中腦戶入腦立死

强間一名大羽　在後頂後一寸五分

後頂一名交衝　在百會後一寸五分枕骨上

百會一名三陽五會一名巔上一名天滿　在前頂後一寸五分頂中央旋毛心容豆許直兩耳尖上對是穴○督脈足太陽之會手足少陽足厥陰俱會於此刺二分灸五壯甲乙經曰刺三分灸三壯一曰灸頭頂不得過

瘂。时传以此治百病。〇《神农经》云：治小儿急慢惊风。

哑门一名喑门，一名舌厌，一名舌横　在项后入发际五分宛宛中，仰头取之。〇督脉、阳维之会，入系舌本。禁灸，灸之令人哑。

风府一名舌本　在项上入发际一寸，大筋内宛宛中，疾言其肉立起，言休其肉立下。〇督脉、阳维之会。〇《热论》曰：巨阳者，诸阳之属也。其脉连于风府。此穴刺三分，留三呼，禁灸，灸之令人喑。〇《席弦赋》云：风府风池寻得到，伤寒百病一时消。又云：从来风府最难寻，须用功夫度浅深。倘若膀胱气未散，更宜三里穴中寻。

脑户一名匝风，一名会额，一名合颅　在枕骨上强间后一寸五分，一曰在发际上二寸。〇督脉、足太阳之会。〇禁刺灸，刺中脑户，入脑立死。

强间一名大羽　在后顶后一寸五分。

后顶一名交冲　在百会后一寸五分，枕骨上。

百会一名三阳五会，一名巅上，一名天满　在前顶后一寸五分，顶中央旋毛心，容豆许，直两耳尖，上对是穴。〇督脉、足太阳之会，手足少阳、足厥阴俱会于此。刺二分，灸五壮。《甲乙经》曰：刺三分，灸三壮。一曰灸头顶，不得过七七壯○主治頭風頭痛耳聾鼻塞鼻衄中風言語蹇澁口噤不開或多悲哭偏風半身不遂風癇卒厥角弓反張吐沫心神恍惚驚悸健忘痎瘧女人血風胎前產後風疾小兒風癇驚風脫肛久不瘥○一日百病皆治宜刺此二分得氣即瀉若灸至百壯停三五日後遶四畔用三稜鍼出血以井花水淋之令氣宣通否則恐火氣上壅令人目暗○一日治悲笑欲死四肢冷氣欲絕身口溫可鍼人中三分灸百會三壯即甦○史記載扁鵲治虢太子尸厥鍼取三陽五會而甦○席弦賦云小兒脫肛患多時先灸百會後尾骶

前頂 在顖會後一寸五分骨陷中一云在百會前一寸 神農經云治小兒急慢驚風可灸三壯艾炷如小麥

顖會 在上星後一寸陷中 刺二分灸五壯一日灸二七至七七壯○小兒八歲以前禁鍼蓋其

經脈圖考 卷四 督脈 七

顖門未合刺之不幸令人夭○千金云邪病鬼癲顖上主之一名鬼門○神農經云治頭風疼痛可灸三壯小兒急慢驚風灸三壯炷如小麥一云頭風生百屑多睡鍼之彌佳鍼訖以末鹽生麻油相和揩髮根下頭風永除

上星 一名神堂 在鼻直上入髮際一寸陷中可容豆 千金云鼻中息肉灸二百壯○一云宜三稜鍼出血以瀉諸陽熱氣

神庭 直鼻上入髮際五分髮高者髮際是穴髮低者加二三分○督脈足太陽陽明之會○禁刺灸三壯專理頭風

素髎 一名面王 在鼻端準頭○刺一分禁灸 主治鼻中瘜肉不消喘息不利多涕喎僻

七七壮。○主治头风头痛，耳聋，鼻塞鼻衄，中风，言语蹇涩，口噤不开，或多悲哭，偏风半身不遂，风痫卒厥，角弓反张，吐沫，心神恍惚，惊悸健忘，痎疟，女人血风，胎前产后风疾，小儿风痫惊风，脱肛久不瘥。○一日百病皆治，宜刺此二分，得气即泻。若灸至百壮，停三五日后绕四畔，用三棱针出血，以井花水淋之，令气宣通，否则恐火气上壅，令人目暗。○一曰治悲笑欲死，四肢冷气欲绝，身口温可针人中三分，灸百会三壮即苏。○《史记》载：扁鹊治虢太子尸厥，针取三阳、五会而苏。○《席弦赋》云：小儿脱肛患多时，先灸百会后尾骶。

前顶　在囟会后一寸五分骨陷中。一云在百会前一寸。《神农经》云：治小儿急慢惊风，可灸三壮，艾炷如小麦。

囟会　在上星后一寸陷中。刺二分，灸五壮。一日灸二七至七七壮。○小儿八岁以前禁针，盖其囟门未合，刺之不幸令人夭。○《千金》云：邪病鬼癫，囟上主之一名鬼门。○《神农经》云：治头风疼痛，可灸三壮。小儿急慢惊风，灸三壮，炷如小麦。一云头风生百屑，多睡，针之弥佳，针讫，以末盐、生麻油相和，揩发根下，头风永除。

上星一名神堂　在鼻直上，入发际一寸陷中，可容豆。《千金》云：鼻中息肉，灸二百壮。○一云宜三棱针出血，以泻诸阳热气。

神庭　直鼻上入发际五分，发高者发际是穴，发低者加二三分。○督脉、足太阳、阳明之会。○禁刺，灸三壮，专理头风。

素髎一名面王　在鼻端准头。○刺一分，禁灸。主治鼻中瘜肉不消，喘息不利，多涕，㖞僻，

衂血一曰治酒酢風用三稜鍼出血

水溝一名人中 在鼻下溝中央近鼻孔陷中○督脈手足陽明之會刺三分留六呼得氣即寫灸三壯至七壯炷如小麥然灸不及鍼○主治中風口噤牙關不開卒中惡邪鬼擊不省人事癲癇卒倒消渴多飲水氣遍身浮腫瘟疫口眼喎僻俱宜刺之若風水面腫鍼此一穴出水盡即愈○神農經云小兒急慢驚風可灸三壯炷如小麥

兌端 在上唇端○甲乙經曰手陽明脈氣所發刺二分留六呼灸三壯炷如大麥治齒齦痛口瘡臭不可近

齗交齗音銀齒根肉 在唇內上齒縫中○任督二經之會逆刺三分灸三壯治鼻瘜牙疳小兒面瘡

督脈之別名曰長強挾膂上項散頭上下當肩胛左右別走太陽入貫膂實則脊強虛則頭重高搖之挾脊之有過者取之所別也別者別走任脈足少陰者也本經上頭項走肩背故為病如此頭重高搖之謂力弱不勝而顫掉也治此者當取所別之長強

衄血。一曰治酒酢风，用三棱针出血。

水沟一名人中。在鼻下沟中央，近鼻孔陷中。○督脉、手足阳明之会。刺三分，留六呼，得气即泻。灸三壮至七壮，炷如小麦，然灸不及针。○主治中风，口噤，牙关不开，卒中恶邪鬼击，不省人事，癫痫卒倒，消渴多饮，水气遍身浮肿，瘟疫，口眼㖞僻，俱宜刺之。若风水面肿，针此一穴，出水尽即愈。○《神农经》云：小儿急慢惊风，可灸三壮，炷如小麦。

兑端　在上唇端。○《甲乙经》曰：手阳明脉气所发。刺二分，留六呼，灸三壮，炷如大麦。治齿龈痛，口疮臭不可近。

龈交龈，音银，齿根肉　在唇内上齿缝中。○任、督二经之会。逆刺三分，灸三壮。治鼻瘜牙疳，小儿面疮。

督脉之别，名曰长强，挟膂上项，散头上，下当肩胛左右，别走太阳，入贯膂。实则脊强，虚则头重高摇之，挟脊之有过者，取之所别也。别者，别走任脉，足少阴者也。本经上头项，走肩背，故为病如此。头重高摇之，谓力弱不胜而颤掉也。治此者，当取所别之长强。

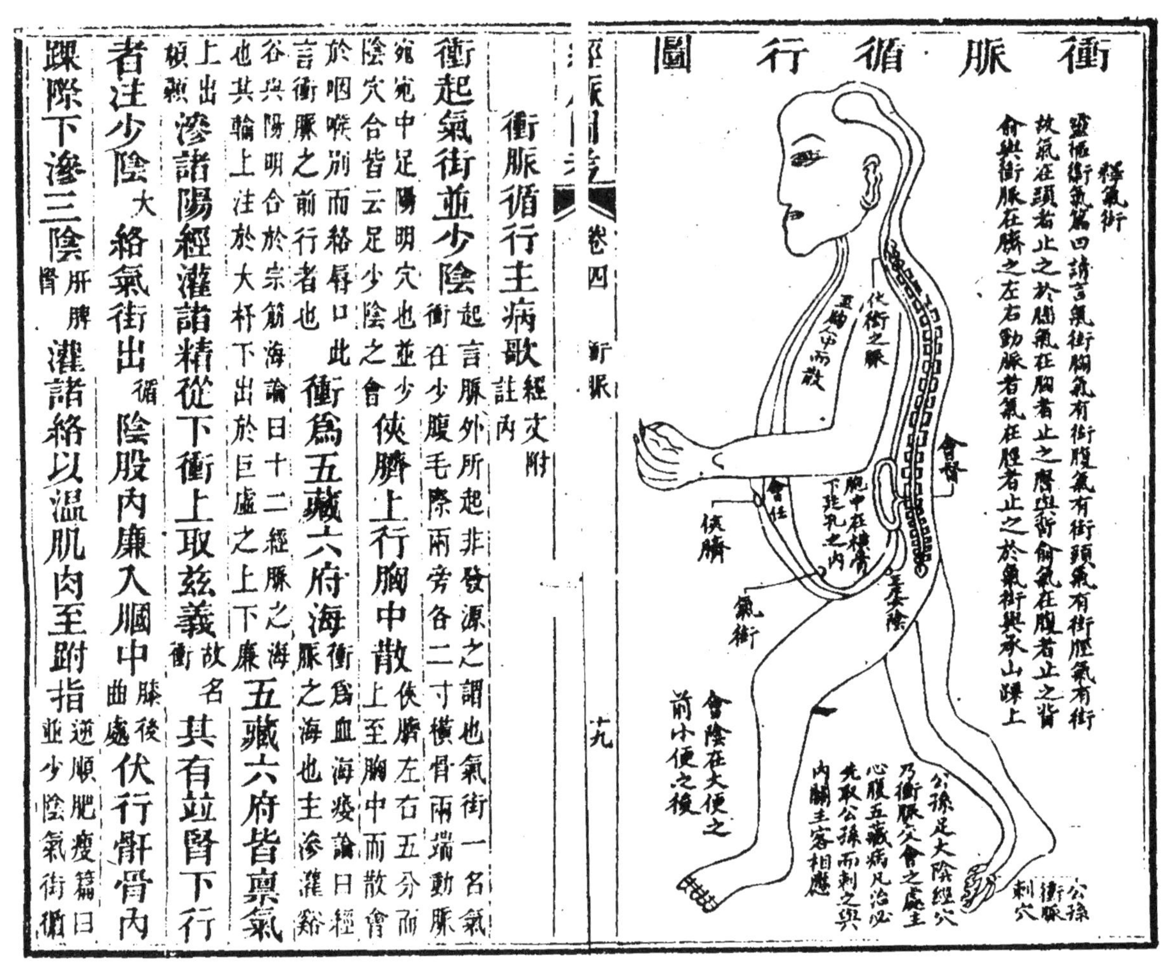

經脈圖考 卷四 衝脈 十九

衝脈循行主病歌 經文附註內

衝起氣街並少陰 起言脈外所起非發源之謂也氣街一名氣衝在少腹毛際兩旁各二寸橫骨兩端動脈宛中足陽明穴也並少陰穴合皆云足少陰之會 俠臍上行胸中散 俠臍左右五分而上至胸中而散會於咽喉別而絡脣口此言衝脈之前行者也 衝為五藏六府海 衝為血海痿論曰經脈之海也主滲灌谿谷與陽明合於宗筋海論曰十二經脈之海也其輸上注於大杼下出於巨虛之上下廉 五藏六府皆禀氣 上出頏顙 滲諸陽經灌諸精從下衝上取茲義 故名衝 其有並腎下行者注少陰 大絡氣街出 循陰股內廉入膕中 膝後曲處 伏行骭骨內踝際下滲三陰 肝脾腎 灌諸絡以溫肌肉至跗指 逆順肥瘦篇曰並少陰氣街循

冲脉循行图（图见上）

冲脉循行主病歌经文附注内

冲起气街并少阴，起言脉外所起，非发源之谓也。气街，一名气冲，在少腹毛际两旁各二寸，横骨两端动脉宛中，足阳明穴也，并少阴穴合，皆云足少阴之会。挟脐上行胸中散。挟脐左右五分而上，至胸中而散，会于咽喉，别而络唇口，此言冲脉之前行者也。冲为五脏六腑海，冲为血海。《痿论》曰：经脉之海也。主渗灌溪谷，与阳明合于宗筋。《海论》曰：十二经脉之海也。其输上注于大杼，下出于巨虚之上下廉。五脏六腑皆禀气上出颃颡。渗诸阳经灌诸精，从下冲上取兹义故名冲。其有并肾下行者，注少阴大络气街出。循阴股内廉入腘中膝后曲处，伏行骭骨内踝际。下渗三阴肝、脾、肾灌诸络，以温肌肉至跗指。《逆顺肥瘦》篇曰：并少阴，气街，循陰股入膕中伏行骭骨內下至內廉之後屬而別其下者並少陰經滲三陰其前者伏行出跗屬循跗入足大指間滲諸絡而溫肌肉別絡結則跗上不動不動則厥厥則寒矣總之內外布周身前後上下無不至衝脈之下行者雖會於陽明之氣街而實並於足少陰之經且其上自頭下自足後自背前自腹內自谿谷外自肌肉陰陽表裏無所不涉又歲露篇曰入脊內注於伏衝之脈百病始生篇曰傳舍於伏衝之脈所謂伏衝者以其最深也故凡十二經之氣血此皆受之以榮養周身所以為五藏六府之海氣不順時血泣凝為病逆氣裏急是衝脈俠臍上行至於胸中故其氣不順則膈塞逆氣血不和則胸腹裏急矣

衝脈總釋

衝脈起於腹氣之街者是謂氣所行之街也一身之太氣積於

胸中者有先天之真氣是所受者即人之腎間動氣也有後天之宗氣是水穀所化者即人之胃氣也此所謂起於腹氣之街者是起胃中穀氣也並於少陰是並於腎間動氣真氣與穀氣相並俠臍上行胸中而散是太氣分布五藏六府諸經而充周身也

阴股，入腘中，伏行骭骨内，下至内廉之后属而别。其下者，并少阴经，渗三阴；其前者，伏行出跗属，循跗入足大指间，渗诸络而温肌肉。别络结则跗上不动，不动则厥，厥则寒矣。总之内外布周身，前后上下无不至。冲脉之下行者，虽会于阳明之气街，而实并于足少阴之经，且其上自头，下自足后，自背前，自腹内，自溪谷外，自肌肉阴阳表里，无所不涉。又《岁露篇》曰：入脊内，注于伏冲之脉。《百病始生》篇曰：传舍于伏冲之脉，所谓伏冲者，以其最深也。故凡十二经之气血，此皆受之以荣养周身，所以为五脏六腑之海。气不顺时血泣凝，为病逆气里急是。冲脉挟脐上行至于胸中，故其气不顺，则膈塞逆气，血不和，则胸腹里急矣。

冲脉总释

冲脉起于腹气之街者，是谓气所行之街也。一身之大气积于胸中者，有先天之真气，是所受者，即人之肾间动气也。有后天之宗气，是水谷所化者，即人之胃气也。此所谓起于腹气之街者，是起胃中谷气也。并于少阴，是并于肾间动气，真气与谷气相并，挟脐上行胸中而散，是大气分布五脏六腑，诸经而充周身也。

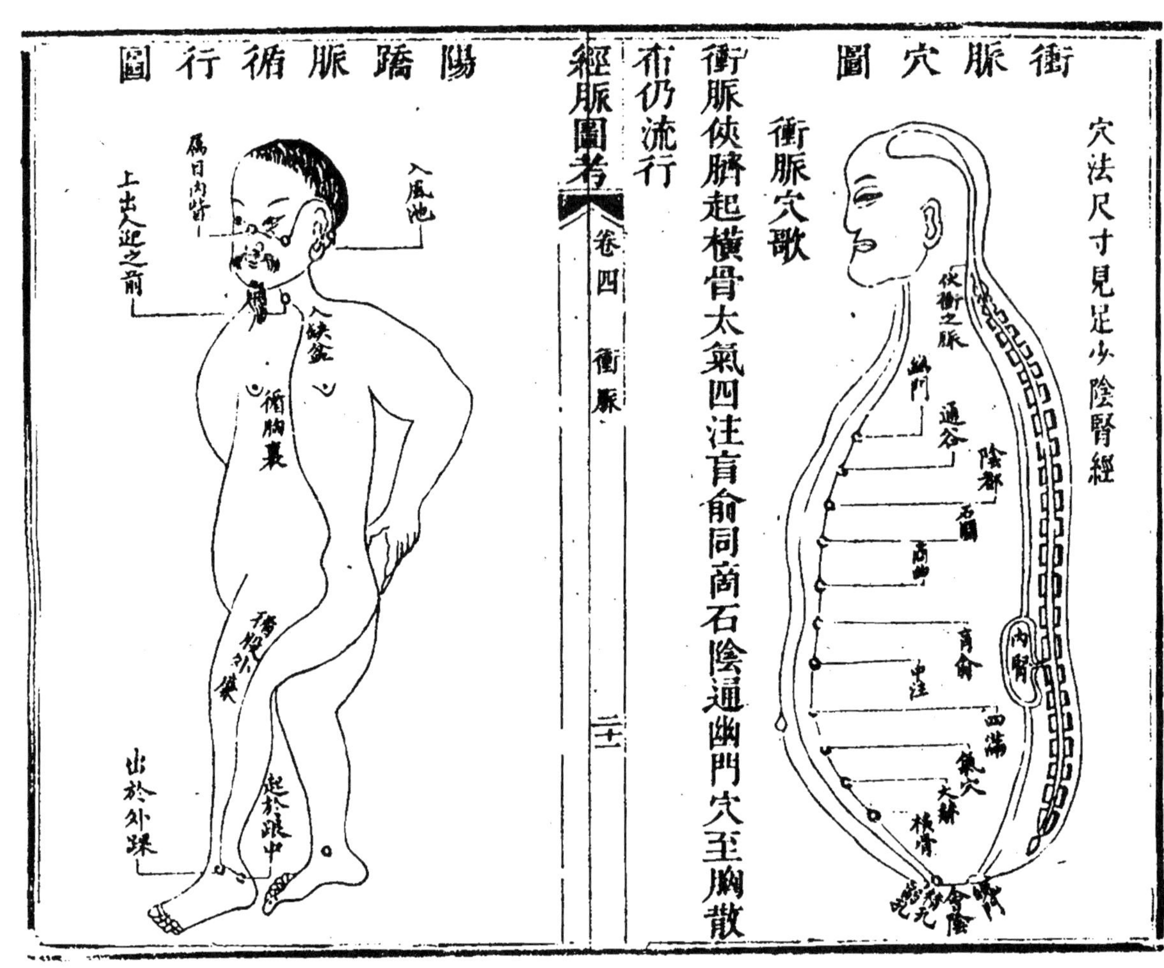

冲脉穴图（图见上）

穴法尺寸见足少阴肾经。

冲脉穴歌

冲脉挟脐起横骨，大气四注肓俞同。商石阴通幽门穴，至胸散布仍流行。

阳跷脉循行图（图见上）

阳跷脉循行主病歌经文附注内

阳跷太阳之别脉，脉气所发起跟中。上合三阳循外踝，《二十八难》曰：阳跷脉者，起于跟中，循外踝上行入风池。从胁循肩与頄通。会目内眦太阳地，上入发际下耳终。阳跷之脉，起跟中，上合手阳明、手太阳、足阳明，从胁少阳循肩，入颈頄，会任脉承泣，属目内眦，而会太阳也。阴缓阳急阳跷病，邪客阳跷目内疼。《灵枢经》曰：阳跷而上行，气并相还，则为濡目。《素问·缪刺论》曰：邪客于足阳跷之脉，令人目痛，从内眦始。

跷脉数阴阳歌

阳跷男经女是络，阴跷男络女为经。脉数阴阳分男女，左右七尺五寸许。《灵枢》曰：跷脉有阴阳，何脉当其数？岐伯曰：男子数其阳，女子数其阴。则知男子数左右之阳跷，女子数左右之阴跷也。长短数左右，合一丈五尺。

阴脉荣脏阳荣腑，如环无端莫知纪。气之流溢表里周，内濡脏腑外腠理。

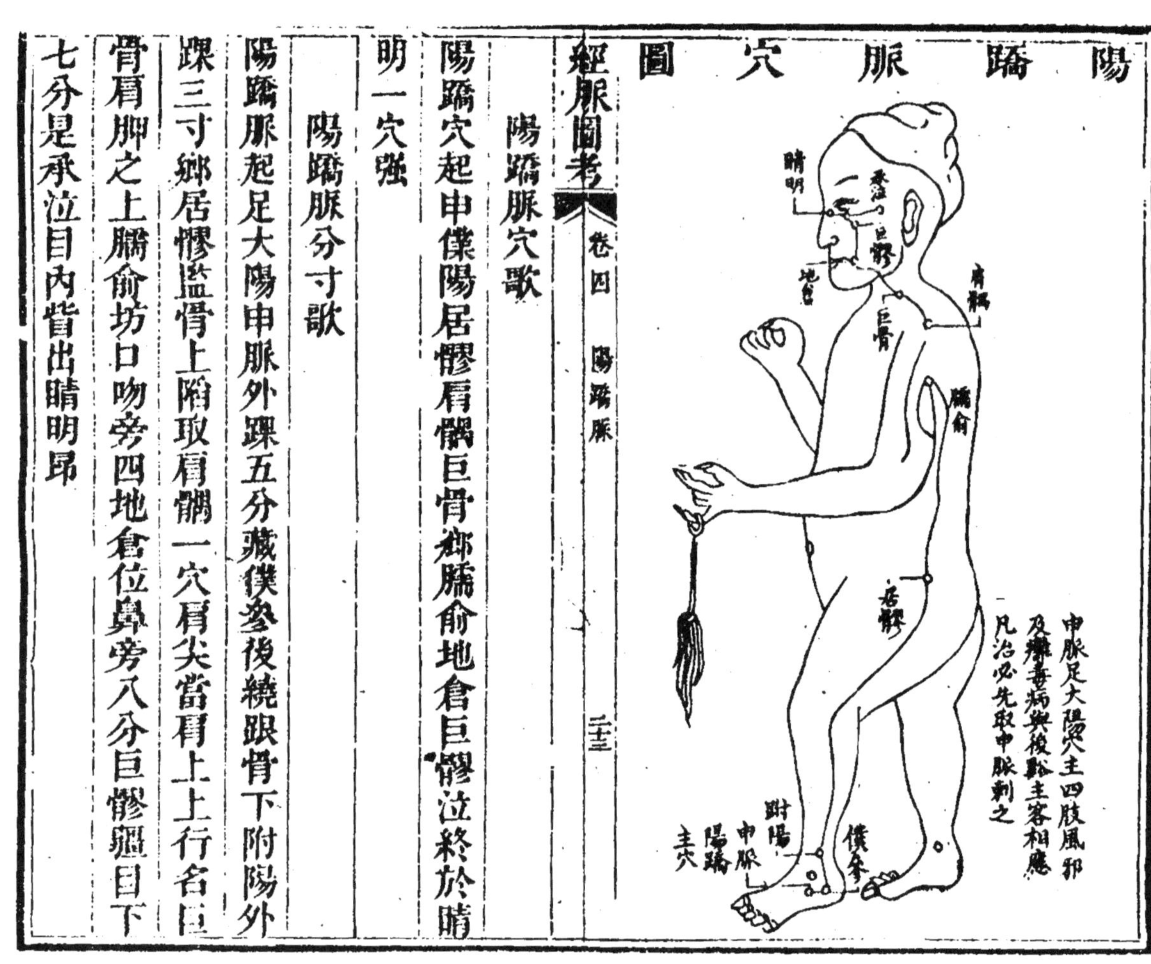
陽蹻脈穴圖

經脈圖考 卷四 陽蹻脈

陽蹻脈穴歌

陽蹻穴起申僕陽居髎肩髃巨骨鄉臑俞地倉巨髎泣終於睛明一穴強

陽蹻脈分寸歌

陽蹻脈起足大陽申脈外踝五分藏僕參後繞跟骨下附陽外踝三寸鄉居髎監骨上陷取肩髃一穴肩尖當肩上上行名巨骨肩胛之上臑俞坊口吻旁四地倉位鼻旁八分巨髎疆目下七分是承泣目內眥出睛明昂

阳跷脉穴图（图见上）

阳跷脉穴歌

阳跷穴起申仆阳，居髎肩髃巨骨乡。臑俞地仓巨髎泣，终于睛明一穴强。

阳跷脉分寸歌

阳跷脉起足太阳，申脉外踝五分藏。仆参后绕跟骨下，附阳外踝三寸乡。

居髎监骨上陷取，肩髃一穴肩尖当。肩上上行名巨骨，肩胛之上臑俞坊。

口吻旁四地仓位，鼻旁八分巨髎疆。目下七分是承泣，目内眦出睛明昂。

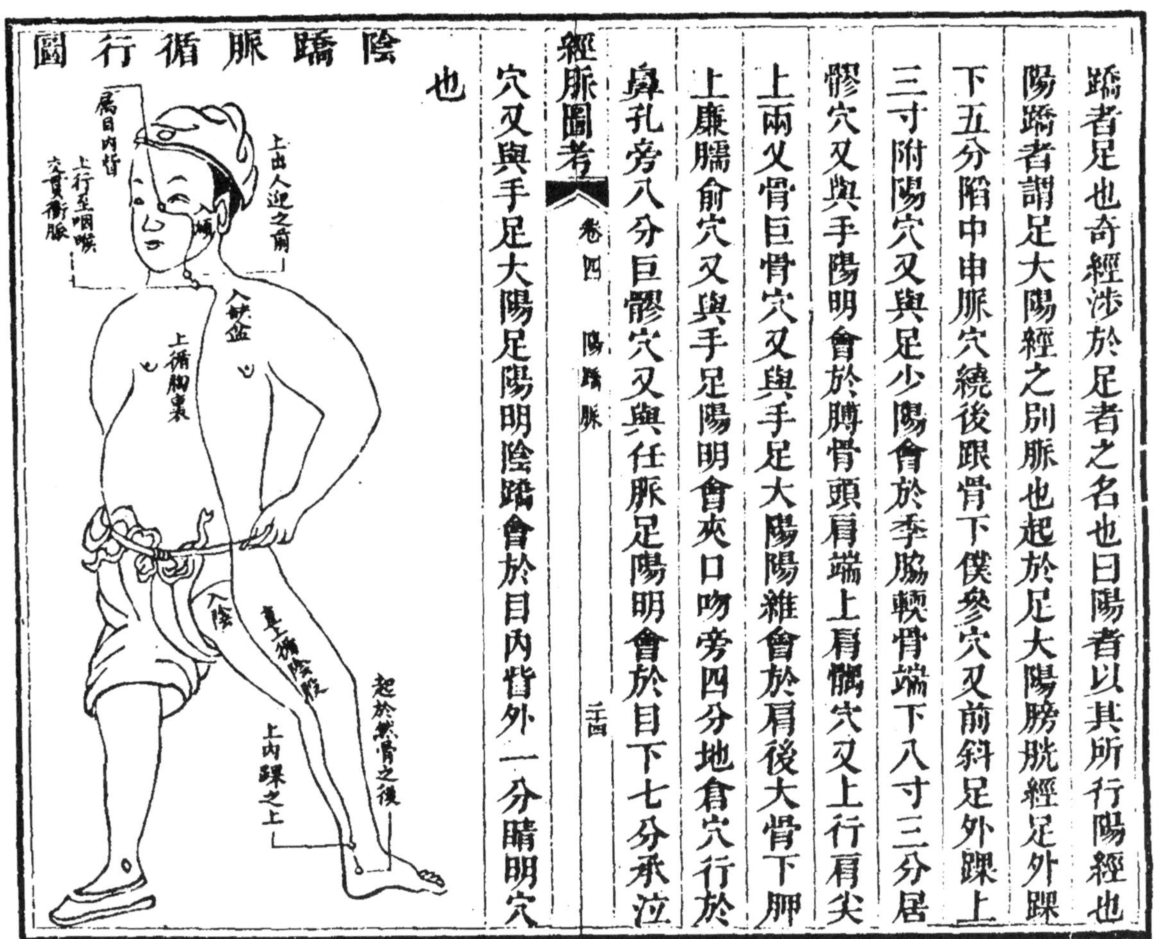

蹻者足也奇經涉於足者之名也曰陽者以其所行陽經也陽蹻者謂足太陽經之別脈也起於足太陽膀胱經足外踝下五分陷中申脈穴繞後跟骨下僕參穴又前斜足外踝上三寸附陽穴又與足少陽會於季脇輭骨端下八寸三分居髎穴又與手陽明會於膊骨頭肩端上肩髃穴又上行肩尖上兩叉骨巨骨穴又與手足太陽陽維會於肩後大骨下胛上廉臑俞穴又與手足陽明會夾口吻旁四分地倉穴行於鼻孔旁八分巨髎穴又與任脈足陽明會於目下七分承泣穴又與手足太陽足陽明陰蹻會於目內眥外一分睛明穴也

經脈圖考　卷四　陽蹻脈　三十四

跷者，足也，奇经涉于足者之名也，曰阳者以其所行阳经也。阳跷者，谓足太阳经之别脉也，起于足太阳膀胱经，足外踝下五分陷中申脉穴，绕后跟骨下仆参穴，又前斜足外踝上三寸附阳穴，又与足少阳会于季胁软骨端下八寸三分居髎穴，又与手阳明会于膊骨头肩端上肩髃穴，又上行肩尖上两叉骨巨骨穴，又与手足太阳、阳维会于肩后大骨下胛上廉臑俞穴，又与手足阳明会夹口吻旁四分地仓穴，行于鼻孔旁八分巨髎穴，又与任脉足阳明会于目下七分承泣穴，又与手足太阳、足阳明、阴跷会于目内眦外一分睛明穴也。

阴跷脉循行图（图见上）

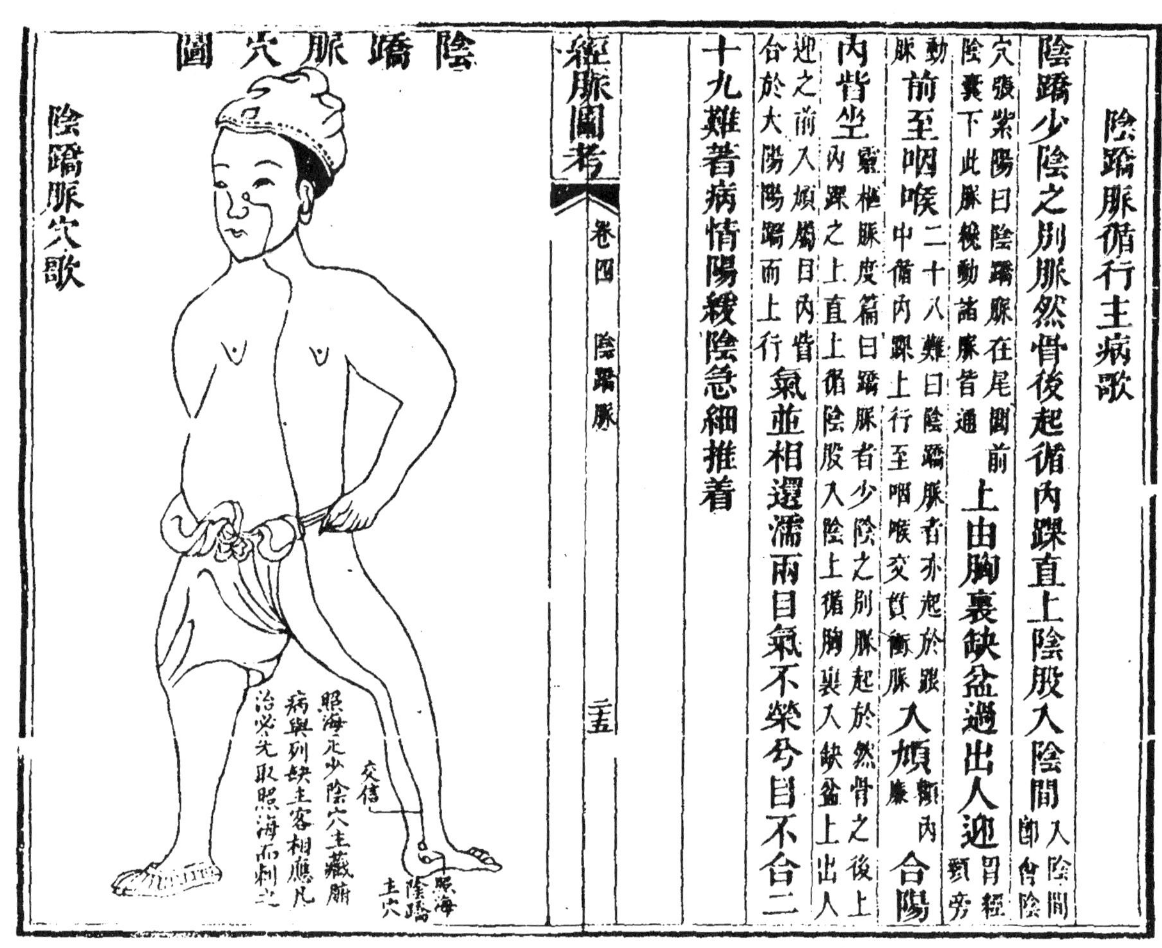

阴跷脉循行主病歌

阴跷少阴之别脉，然骨后起循内踝。直上阴股入阴间，入阴间即会阴穴。张紫阳曰：阴跷脉在尾闾前阴囊下，此脉才动，诸脉皆通。上由胸里缺盆过。出人迎胃经颈旁动脉前至咽喉，《二十八难》曰：阴跷脉者，亦起于跟中，循内踝上行至咽喉交贯冲脉。入頄颧内廉合阳内眦坐。《灵枢·脉度》篇曰：跷脉者，少阴之别脉，起于然骨之后，上内踝之上，直上循阴股入阴，上循胸里入缺盆，上出人迎之前，入頄，属目内眦，合于太阳、阳跷而上行。气并相还濡两目，气不荣兮目不合。《二十九难》著病情，阳缓阴急细推着。

阴跷脉穴图（图见上）

阴跷脉穴歌

陰蹻起於然骨後上行照海交信列二穴原本足少陰足之太陽睛明接

陰蹻脈分寸歌

陰交穴起足少陰足內踝前然骨後踝下一寸照海眞踝上二寸交信列

陰交者以其所行陰經爲足少陰之別脈也起於腎經足內踝前大骨下陷中然骨後上循內踝之下一寸照海穴又循大谿郄於足內踝之上二寸直行交信穴從交信上循至目

內眥合於大陽陽蹻上行氣並相還則爲濡目之用矣此陰蹻循行之經穴也

考正陰蹻穴道 壽田

靈樞脈度篇曰蹻脈者少陰之別脈起於然谷之後上內踝之上直上入頄屬目內眥合於大陽陽蹻而上行非謂起於然谷穴而終於睛明穴也而李時珍乃謂起於然谷穴終於睛明穴張介賓類經亦紀然谷交信照海睛明四穴金鑑孚而合之獨鍼灸大成只有照海交信二穴左右凡四穴 子甚

阴跷起于然骨后，上行照海交信列。二穴原本足少阴，足之太阳睛明接。

阴跷脉分寸歌

阴交穴起足少阴，足内踝前然骨后。踝下一寸照海真，踝上二寸交信列。

阴交者，以其所行阴经为足少阴之别脉也。起于肾经，足内踝前大骨下陷中，然骨后，上循内踝之下一寸照海穴，又循太溪郄于足内踝之上二寸直行交信穴，从交信上循至目内眦，合于太阳、阳跷，上行气并相还，则为濡目之用矣。此阴跷循行之经穴也。

考正阴跷穴道寿田

《灵枢·脉度篇》曰：跷脉者，少阴之别脉，起于然谷之后，上内踝之上，直上入頄，属目内眦，合于太阳、阳跷而上行。非谓起于然谷穴，而终于睛明穴也。而李时珍乃谓起于然谷穴，终于睛明穴。张介宾《类经》亦记然谷、交信、照海、睛明四穴。《金鉴》孚而合之，独《针灸大成》只有照海、交信二穴，左右凡四穴。子甚駭然悉難爲則沉思細考圖經交信爲陰蹻之郄照海乃陰蹻所生然谷無生郄會之語而睛明穴下氣府論註曰手足大陽陽明陽蹻五脈之會並無陰蹻會屬之文無他時珍先生之謂起於然谷穴者是誤看後字也終於睛明穴者是誤看屬目內眥合於大陽之合字也介賓先生之紀四穴者是著書之繁冗失細諦之思也何者陰蹻之穴紀四而蹻脈分男女之註內按有云陰蹻爲少陰之別脈起於照海穴由此觀之矛盾不期而見之也二先生者俱爲後學之指南而著

作猶有差失吁著作之難不誠然哉 子不揣遵圖經之交信照海爲陰蹻之郄會者而繪紀之不知有小補於陰蹻之當否

骇然，悉难为，则沉思细考《图经》，交信为阴跷之郄，照海乃阴跷所生，然谷无生郄会之语，而睛明穴下《气府论》注曰：手足太阳、阳明、阳跷五脉之会。并无阴跷会属之文，无他，时珍先生之谓起于然谷穴者，是误看后字也，终于睛明穴者，是误看属目内眦，合于太阳之合字也。介宾先生之记四穴者，是著书之繁冗，失细谛之思也。何者？阴跷之穴记四，而跷脉分男女之注内，按有云阴跷为少阴之别脉，起于照海穴。由此观之，矛盾不期而见之也。二先生者，俱为后学之指南，而著作犹有差失。吁！著作之难，不诚然哉！子不揣遵《图经》之交信、照海为阴跷之郄会者，而绘记之。不知有小补于阴跷之当否。

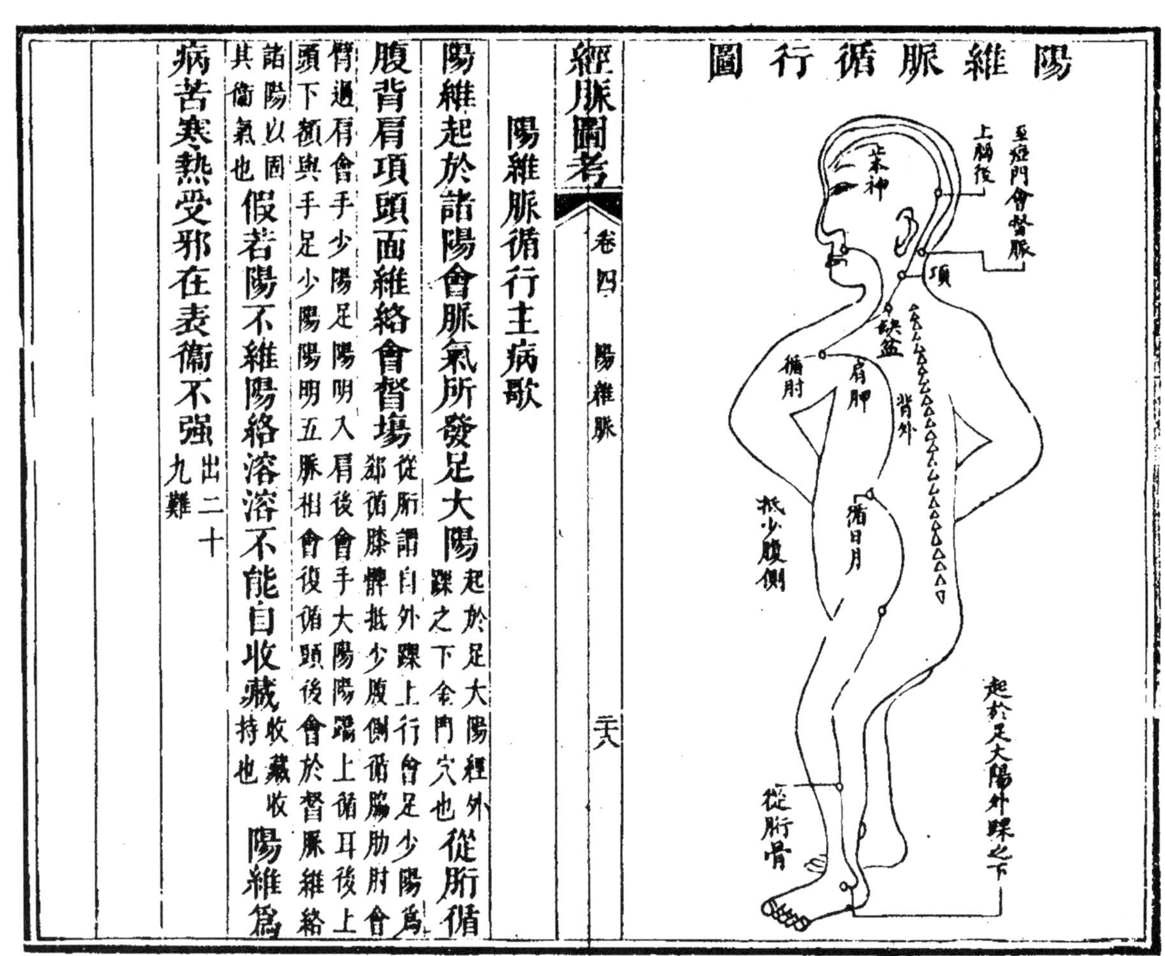

經脈圖考 卷四 陽維脈

陽維脈循行主病歌

陽維起於諸陽會脈氣所發足大陽起於足大陽經外踝之下金門穴也從胻循腹背肩項頭面維絡會督場從胻謂自外踝上行會足少陽爲郄循膝髀抵少腹側循脇肋肘會臂過肩會手少陽足陽明入肩後會手大陽陽蹻上循耳後上頭下額與手足少陽陽明五脈相會復循頭後會於督脈維絡諸陽以固其衞氣也假若陽不維陽絡溶溶不能自收藏收藏收持也陽維爲病苦寒熱受邪在表衞不強出二十九難

阳维脉循行图（图见上）

阳维脉循行主病歌

阳维起于诸阳会，脉气所发足太阳。起于足太阳经外踝之下金门穴也。从胻循腹背肩项，头面维络会督场。从胻谓自外踝上行，会足少阳为郄，循膝髀，抵少腹侧，循胁肋肘，会臂过肩，会手少阳、足阳明，入肩后会手太阳、阳跷，上循耳后，上头下额，与手足少阳、阳明五脉相会，复循头后，会于督脉维络，诸阳以固其卫气也。假若阳不维阳络，溶溶不能自收藏收藏，收持也。阳维为病苦寒热，受邪在表卫不强。出《二十九难》。

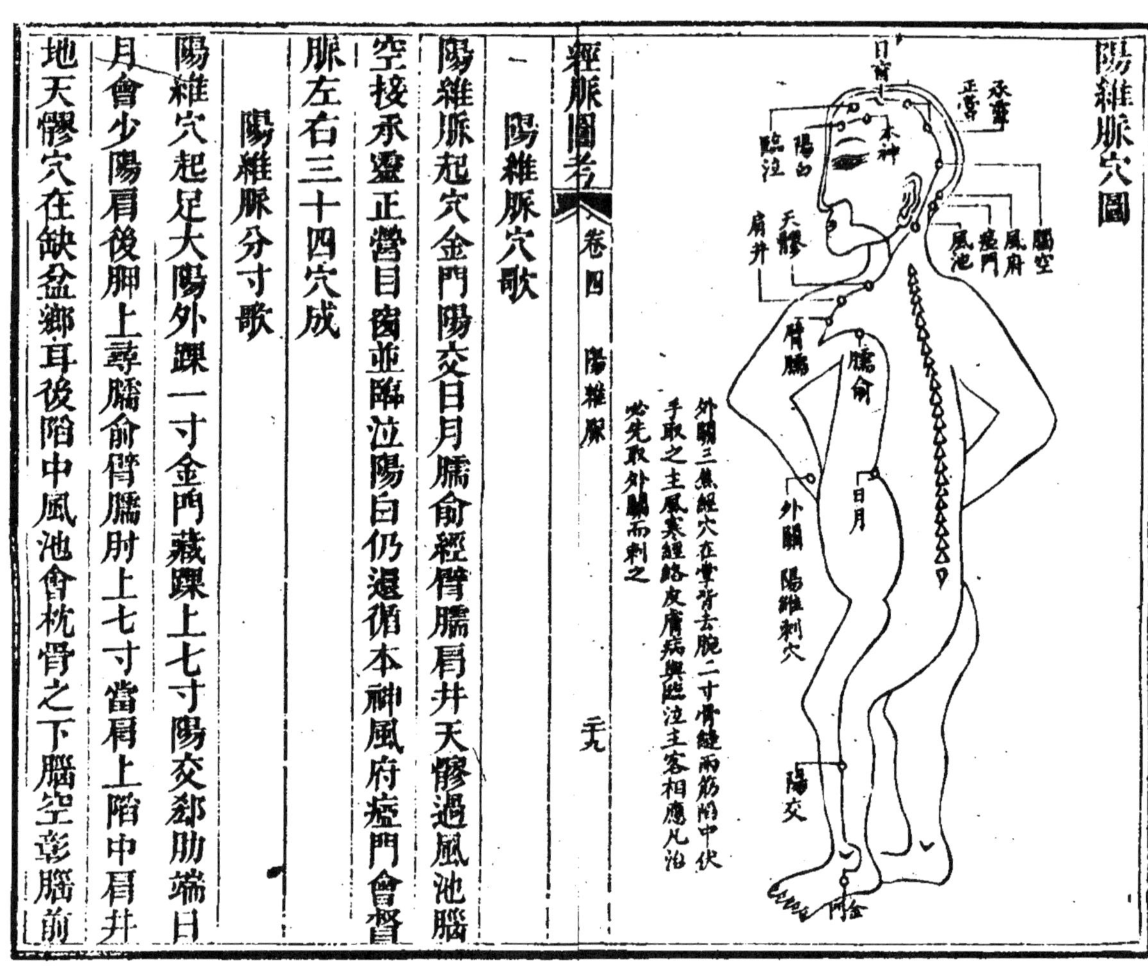

陽維脈穴圖

外關三焦經穴在掌背去腕二寸骨縫兩筋陷中伏手取之主風寒經絡皮膚病與臨泣主客相應凡治必先取外關而刺之

經脈圖考 卷四 陽維脈

一 陽維脈穴歌

陽維脈起穴金門陽交日月臑俞經臂臑肩井天髎過風池腦空接承靈正營目窗並臨泣陽白仍還循本神風府瘂門會督脈左右三十四穴成

陽維脈分寸歌

陽維穴起足太陽外踝一寸金門藏踝上七寸陽交郄肋端日月會少陽肩後胛上尋臑俞臂臑肘上七寸當肩上陷中肩井地天髎穴在缺盆鄉耳後陷中風池會枕骨之下腦空彰腦前

阳维脉穴图（图见上）

阳维脉穴歌

阳维脉起穴金门，阳交日月臑俞经。臂臑肩井天髎过，风池脑空接承灵。

正营目窗并临泣，阳白仍还循本神。风府哑门会督脉，左右三十四穴成。

阳维脉分寸歌

阳维穴起足太阳，外踝一寸金门藏。踝上七寸阳交郄，肋端日月会少阳。

肩后胛上寻臑俞，臂臑肘上七寸当。肩上陷中肩井地，天髎穴在缺盆乡。

耳后陷中风池会，枕骨之下脑空彰。脑前

寸五承靈市靈前一寸正營場目窗祇隔正一寸入髮五分臨泣詳陽白眉端一寸度本神入髮四分量項後瘂門入髮際入髮一寸風府疆

考正陽維穴道 壽田

粤稽陽維穴道類經凡十三穴則無日月臂臑承靈目窗四穴李時珍左右凡三十二穴有居髎臑會而無日月風府瘂門三穴又考鍼灸大成穴凡三十四有臑會而無臂臑合諸家稽之圖經穴道無陽維之會郄者去之有陽維之會郄者紀之實得一十七穴左右亦成三十四矣今遵圖經穴屬逐一而縷明之金門穴足太陽之郄陽維別屬也起足外踝下一寸行於足少陽經之足外踝上七寸陽交穴乃陽維之郄也三肋端橫之日月穴足太陰少陽陽維之會又與手足太陽及蹻脈會於肩後大骨下胛骨上廉臑俞穴也肘上七寸之臂臑是手足太陽陽維之會又會於肩上陷中肩井穴缺盆中上毖骨際之天髎穴乃手足少陽陽維之會也耳後陷中之風池枕骨下之腦空腦前寸五之承靈靈前一寸之正

寸五承灵市，灵前一寸正营场。

目窗只隔正一寸，入发五分临泣详。阳白眉端一寸度，本神入发四分量。

项后哑门入发际，入发一寸风府疆。

考正阳维穴道寿田

粤稽阳维穴道，《类经》凡十三穴，则无日月、臂臑、承灵、目窗四穴。李时珍左右凡三十二穴，有居髎、臑会，而无日月、风府、哑门三穴。又考《针灸大成》穴，凡三十四，有臑会而无臂臑。合诸家稽之图经穴道，无阳维之会郄者去之，有阳维之会郄者记之，实得一十七穴，左右亦成三十四矣。今遵图经穴属，逐一而缕明之。金门穴足太阳之郄，阳维别属也。起足外踝下一寸，行于足少阳经之足外踝上七寸。阳交穴乃阳维之郄也，三肋端横之。日月穴，足太阴、少阳、阳维之会。又与手足太阳及跷脉会于肩后大骨下，胛骨上廉臑俞穴也。肘上七寸之臂臑，是手足太阳、阳维之会。又会于肩上陷中肩井穴，缺盆中上毖骨际之天髎穴，乃手足少阳、阳维之会也。耳后陷中之风池，枕骨下之脑空，脑前寸五之承灵，灵前一寸之正

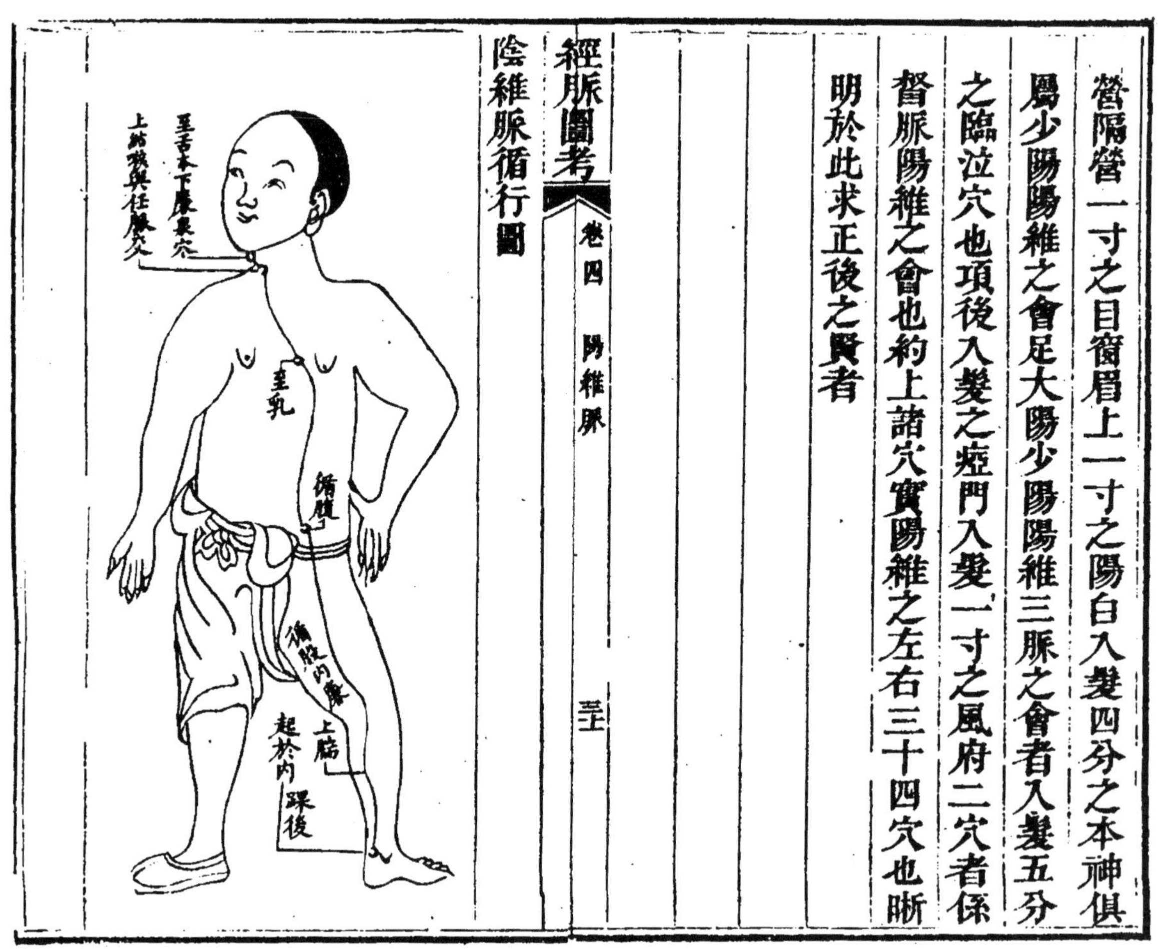
營隔營一寸之目窗眉上一寸之陽白入髮四分之本神俱屬少陽陽維之會足太陽少陽陽維三脈之會者入髮五分之臨泣穴也項後入髮之瘂門入髮一寸之風府二穴者係督脈陽維之會也約上諸穴實陽維之左右三十四穴也晰明於此求正後之賢者

經脈圖考 卷四 陽維脈

陰維脈循行圖

营，隔营一寸之目窗，眉上一寸之阳白，入发四分之本神，俱属少阳、阳维之会。足太阳、少阳、阳维三脉之会者，入发五分之临泣穴也。项后入发之哑门，入发一寸之风府二穴者，系督脉、阳维之会也。约上诸穴，实阳维之左右三十四穴也。晰明于此，求正后之贤者。

阴维脉循行图（图见上）

陰維脈循行主病歌經文附註內

陰維脈起諸陰交內踝上行築賓郄築賓足少陰經穴為陰維之郄其脈發於此處循腹至乳上咽喉維絡諸陰會任適脈終上至在頂前循腹謂自臍內分中上循股內廉上行入小腹會足大陰厥陰少陰陽明上會足大陰循脇肋會足厥陰上胸膈挾咽喉與任脈會上至頂前而終也不自相維志豪失二十八難曰陽維陰維者維絡於身溢畜不能環流灌溉諸經者也故陽維起於諸陽之會陰維起於諸陰之交陽維維於陽陰維維於陰陰陽不能自相維則悵然失志溶溶不能自收持者也陰維為病苦心痛主治三陰可愈疾

李瀕湖曰陽維之脈與手足三陽相維而足太陽少陽則始終相聯附者寒熱之證惟二經有之故陽維為病亦苦寒熱蓋衛氣晝行於陽夜行於陰陰虛則內熱陽虛則外寒邪氣在經內與陰爭而惡寒外與陽爭而發熱則寒熱之在表而兼太陽證者有汗當用桂枝無汗當用麻黃寒熱之在半表半裏而兼少陽證者當用小柴胡加減治之若夫營衛惵卑而病寒熱者黃芪建中及八物湯之類主之潔古獨以桂枝一證屬之陽維似未擴充至於陰維為病苦心痛潔古獨以三陰溫裏之藥治之則寒之中三陰者宜矣而三陰熱厥作

阴维脉循行主病歌经文附注内

阴维脉起诸阴交，内踝上行筑宾郄。筑宾，足少阴经穴，为阴维之郄，其脉发于此处。循腹至乳上咽喉，维络诸阴会任适。脉终上至在顶前，循腹，谓自脐肉分中，上循股内廉，上行入小腹，会足太阴、厥阴、少阴、阳明，上会足太阴，循胁肋，会足厥阴，上胸膈，挟咽喉，与任脉会，上至顶前而终也。不自相维志豪失。《二十八难》曰：阳维阴维者，维络于身，溢蓄不能环流灌溉诸经者也。故阳维起于诸阳之会，阴维起于诸阴之交，阳维维于阳，阴维维于阴，阴阳不能自相维，则怅然失志，溶溶不能自收持者也。阴维为病苦心痛，主治三阴可愈疾。

李濒湖曰：阳维之脉，与手足三阳相维，而足太阳、少阳，则始终相联附者。寒热之证，惟二经有之，故阳维为病亦苦寒热。盖卫气昼行于阳，夜行于阴，阴虚则内热，阳虚则外寒，邪气在经，内与阴争而恶寒，外与阳争而发热。则寒热之在表而兼太阳证者，有汗当用桂枝，无汗当用麻黄；寒热之在半表半里而兼少阳证者，当用小柴胡加减治之。若夫营卫惵卑而病寒热者，黄芪建中及八物汤之类主之。洁古独以桂枝一证属之阳维，似未扩充。至于阴维为病苦心痛，洁古独以三阴温里之药治之，则寒之中三阴者宜矣，而三阴热厥作

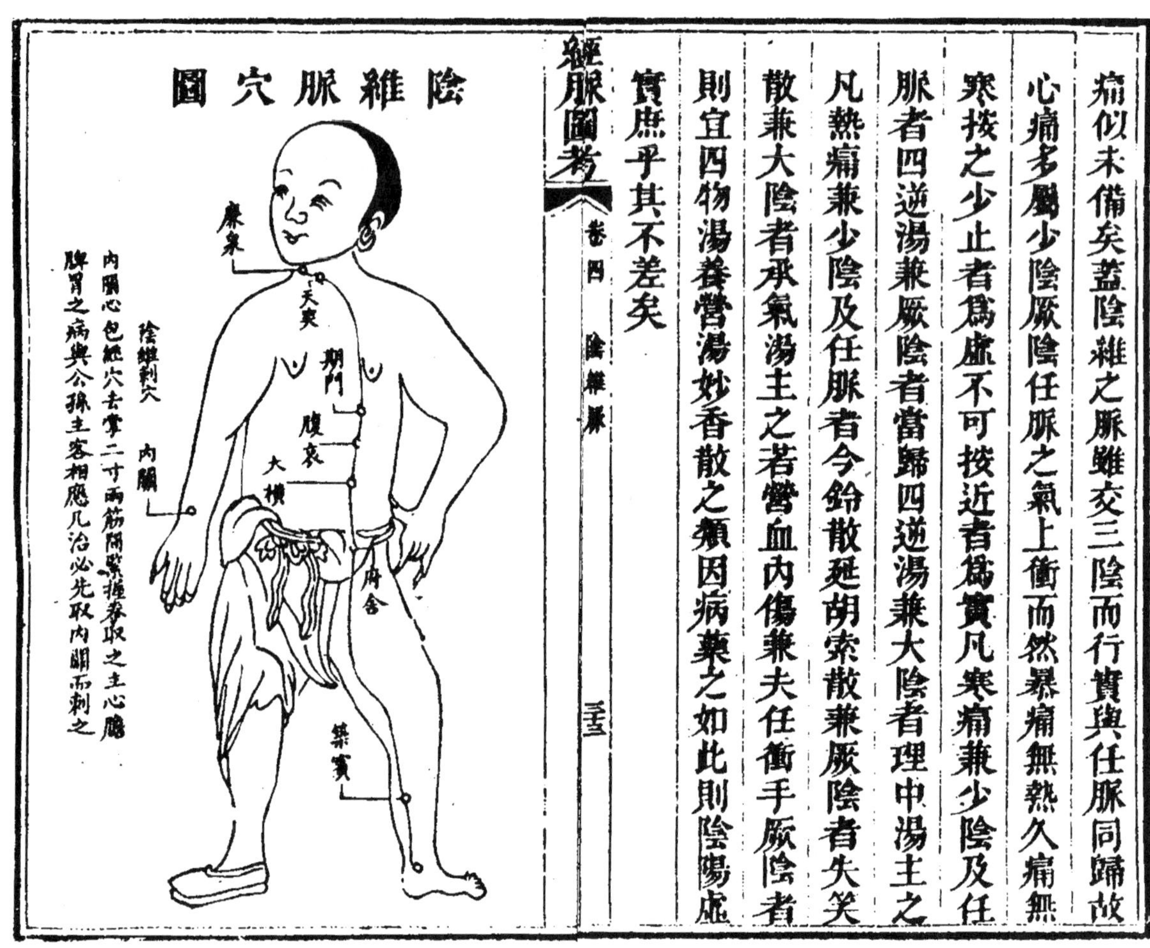

痛似未備矣蓋陰維之脈雖交三陰而行實與任脈同歸故心痛多屬少陰厥陰任脈之氣上衝而然暴痛無熱久痛無寒按之少止者爲虛不可按近者爲實凡寒痛兼少陰及任脈者四逆湯兼厥陰者當歸四逆湯兼太陰者理中湯主之凡熱痛兼少陰及任脈者今鈴散延胡索散兼厥陰者失笑散兼太陰者承氣湯主之若營血內傷兼夫任衝手厥陰者則宜四物湯養營湯妙香散之類因病藥之如此則陰陽虛實庶乎其不差矣

經脈圖考　卷四　陰維脈　三五

痛，似未备矣。盖阴维之脉，虽交三阴而行，实与任脉同归。故心痛多属少阴、厥阴、任脉之气上冲而然。暴痛无热，久痛无寒，按之少止者为虚，不可按近者为实。凡寒痛，兼少阴及任脉者，四逆汤；兼厥阴者，当归四逆汤；兼太阴者，理中汤主之。凡热痛，兼少阴及任脉者，金[1]铃散、延胡索散；兼厥阴者，失笑散；兼太阴者，承气汤主之。若营血内伤，兼夫任、冲、手厥阴者，则宜四物汤、养营汤、妙香散之类。因病药之，如此则阴阳虚实，庶乎其不差矣。

阴维脉穴图（图见上）

①金：原作“今”，据文义改。

陰維脈穴歌

陰維之穴起築賓府舍大横腹哀循期門天突連舌本此是陰維脈維陰

陰維脈分寸歌

陰維脈起足少陰内踝之上尋築賓少腹之下稱府舍大横平臍是穴名此穴去中三寸半行至乳下腹哀明期門直乳二肋縫天突結喉下一寸喉上中央舌本下穴名廉泉通腎津

陰維起於諸陰之交者謂起於足少陰腎經之内踝後上腨

分中築賓穴與足大陰交於少腹下去腹中行三寸半府舍穴又平臍去中行三寸半大横穴又行至乳下二肋端縫之下二寸腹哀穴又與足厥陰交於乳下二肋端縫期門穴又與任脈交於結喉下一寸宛宛中天突穴從天突上行在頷下結喉上口中舌本下廉泉穴而終此陰維脈氣所發也

阴维脉穴歌

阴维之穴起筑宾，府舍大横腹哀循。期门天突连舌本，此是阴维脉维阴。

阴维脉分寸歌

阴维脉起足少阴，内踝之上寻筑宾。少腹之下称府舍，大横平脐是穴名。

此穴去中三寸半，行至乳下腹哀明。期门直乳二肋缝，天突结喉下一寸。

喉上中央舌本下，穴名廉泉通肾津。

阴维起于诸阴之交者，谓起于足少阴肾经之内踝后，上腨分中筑宾穴。与足太阴交于少腹下，去腹中行三寸半府舍穴。又平脐，去中行三寸半大横穴，又行至乳下二肋端缝之下二寸腹哀穴，又与足厥阴交于乳下二肋端缝期门穴，又与任脉交于结喉下一寸宛宛中天突穴，从天突上行在颔下，结喉上口中舌本下廉泉穴。而终此阴维脉气所发也。

带脉循行图（图见上）

带脉循行主病歌经文附注内

带起季胁绕身行，《二十八难》曰：带脉者，起于季胁，回身一周。同足少阳之经循足少阳经、带脉之会。围身一周如束带，又与少阳会枢维枢维，穴名。《灵枢》说足少阴正，上腘别走太阳经。合肾十四椎属带，《经》曰：足少阴上至腘中，别走太阳而合上至肾，当十四椎出，属带脉。杨氏曰：带脉总束诸脉，使不妄行，如人束带而下垂，故名。妇人恶露随脉而下，故谓之带脉也。脉气所发是正名。主病溶溶漫缓貌囊水状，妇女月事杂证侵。《明堂》曰：妇人腹痛，里急后重，瘈疭，月事不调，赤白带下。《素问》曰：邪客于太阴之络，令人腰痛，引小腹痛控胁，不可以养息。王海藏曰：女子经病，血崩久而成枯者，宜涩之益之；血闭久而成竭者，宜益之破之。破血有三治，始则四物入红花调黄芪、肉桂，次则四物入红花调鲮鲤甲、桃仁、桂、童子小便和酒煎服，末则四物入红花调易老没药散。

考正带脉穴道寿田

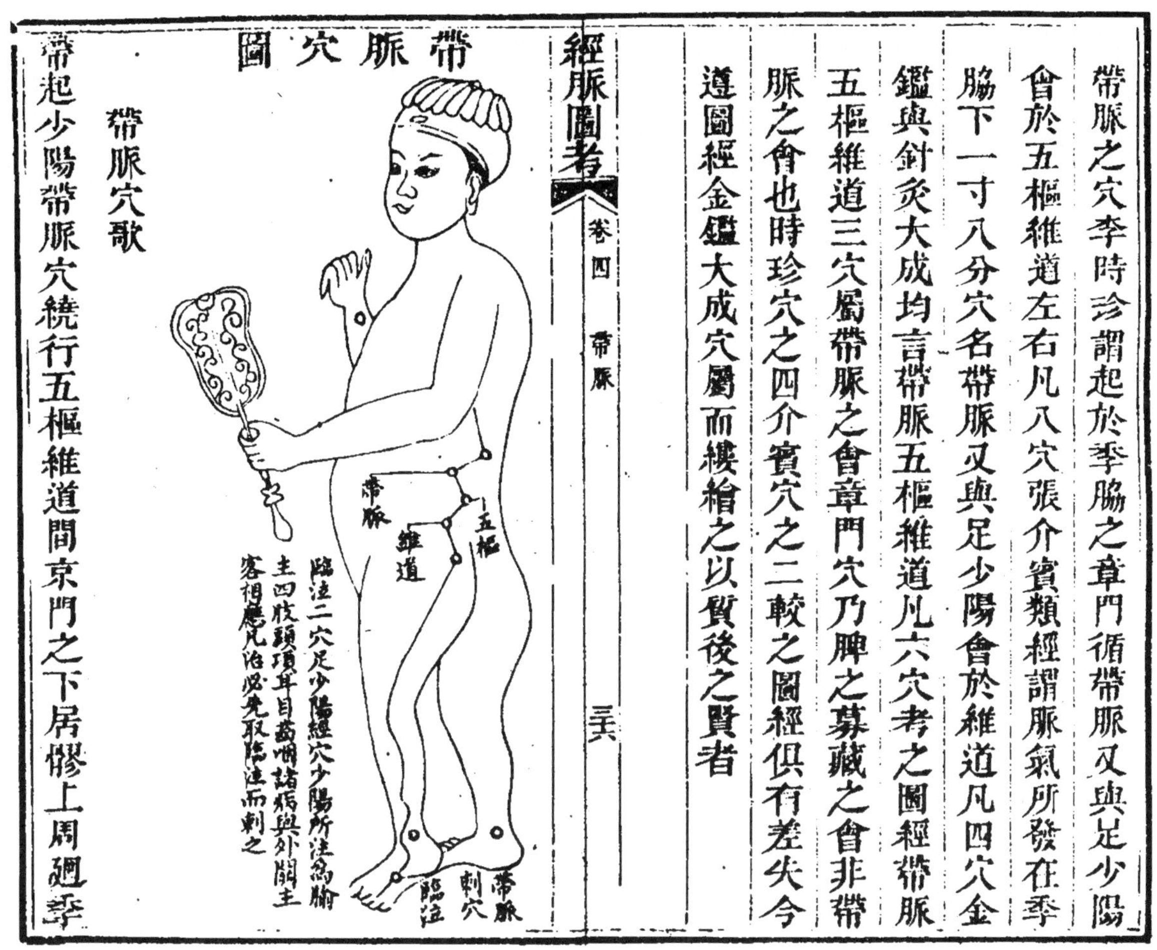

带脉之穴，李时珍谓：起于季胁之章门，循带脉，又与足少阳会于五枢、维道，左右凡八穴。张介宾《类经》谓：脉气所发在季胁下一寸八分，穴名带脉。又与足少阳会于维道，凡四穴。《金鉴》与《针灸大成》均言带脉、五枢、维道，凡六穴。考之《图经》，带脉、五枢、维道三穴属带脉之会，章门穴乃脾之募，脏之会，非带脉之会也。时珍穴之四，介宾穴之二，较之《图经》，俱有差失。今遵《图经》《金鉴》《大成》穴属而缕绘之，以质后之贤者。

带脉穴图（图见上）

带脉穴歌

带起少阳带脉穴，绕行五枢维道间。京门之下居髎上，周回季

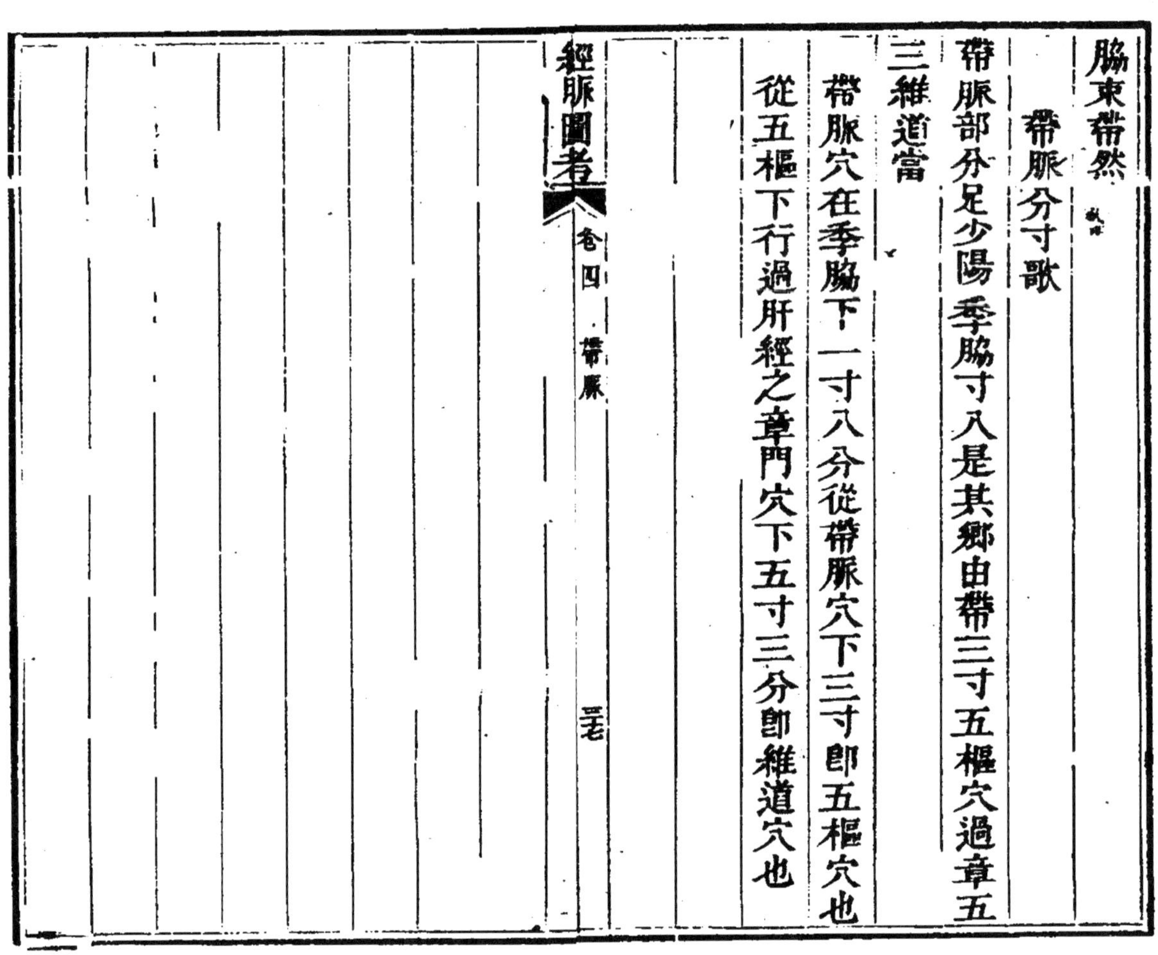
脇束帶然

帶脈分寸歌

帶脈部分足少陽季脇寸八是其鄉由帶三寸五樞穴過章五三維道當

帶脈穴在季脇下一寸八分從帶脈穴下三寸卽五樞穴也從五樞下行過肝經之章門穴下五寸三分卽維道穴也

經脈圖考　卷四　帶脈

胁束带然。

带脉分寸歌

带脉部分足少阳，季胁寸八是其乡。由带三寸五枢穴，过章五三维道当。

带脉穴在季胁下一寸八分，从带脉穴下三寸，即五枢穴也，从五枢下行过肝经之章门穴下五寸三分，即维道穴也。

諸部經絡循行發明

頭面部

巔　足大陽之脈交巔　其支者從巔　直者從巔　足厥陰之脈內行與督脈會於巔　手少陽之正別於巔　足少陽之筋交巔上　督脈上額交巔上俱見經絡類

腦髓　足大陽之脈直者入絡腦　足陽明循眼系入絡腦　督脈入絡腦　諸髓者皆屬於腦　腦為髓之海經絡　腦者陰也髓者骨之充也　髓者以腦為主　肌肉之精為約

束裹擷筋骨血氣之精而與脈并為系上屬於腦疾病　氣在頭者止之於腦經絡

額顱　足陽明之脈循髮際至額顱　足大陽之脈上額　足厥陰之脈上出額　足少陽之筋直者上額角　手少陽之筋結於角俱經絡　手足少陰大陰足陽明此五絡皆上絡左角鍼刺

頭　足少陽之脈上抵頭角　足大陽之筋直者上頭　手陽明之筋直者上左角絡頭　督脈之別散頭上　頭氣有街

诸部经络循行发明

头面部

巅　足太阳之脉交巅。其支者从巅。直者从巅。足厥阴之脉内行与督脉会于巅。手少阳之正别于巅。足少阳之筋交巅上。督脉上额交巅上俱见经络类。

脑髓　足太阳之脉直者入络脑。足阳明循眼系入络脑。督脉入络脑。诸髓者皆属于脑。脑为髓之海经络。脑者阴也，髓者骨之充也。髓者以脑为主。肌肉之精为约束，裹撷筋骨血气之精，而与脉并为系上属于脑疾病。气在头者止之于脑经络。

额颅　足阳明之脉循发际至额颅。足太阳之脉上额。足厥阴之脉上出额。足少阳之筋直者上额角。手少阳之筋结于角俱经络。手足少阴、太阴、足阳明此五络皆上络左角针刺。

头　足少阳之脉上抵头角。足太阳之筋直者上头。手阳明之筋直者上左角络头。督脉之别散头上。头气有街

俱經絡類　陰氣從足上行至頭　陽氣從手上行至頭　頭者睛明之府俱疾病　三陽在頭脈色

面　任脈循面　足少陽之別散於面　手少陰之正出於面經絡類　諸陽之會皆在於面疾病　十二經脈三百六十五絡其血氣皆上於面而走空竅　心者生之本其華在面藏象類

目附命門　目者肝之官也脈色　東方色青入通於肝開竅於目東方生風在竅為目藏象　敷和之紀其主目運氣　任脈入目　督脈與太陽起於目內眥其少腹直上者上繫兩目之

下　蹻脈屬目內眥氣不營則目不合經絡類　足太陽之脈有通項入於腦者正屬目本名曰眼系　陰蹻陽蹻陰陽相交陽入陰陰出陽交於目銳眥陽氣盛則瞑目陰氣盛則瞑目鍼刺　足太陽之脈起目內眥　足太陽之筋支者為目上網　足陽明之筋上合於太陽為目下網　足陽明之正還繫目系　足少陽之脈起目銳眥支者至銳眥後　足少陽之筋支者結於目眥為外維　足少陽之正繫目系合少陽於外眥　足厥陰脈之內行連目系　手太陽之脈至目銳

俱经络类。阴气从足上行至头。阳气从手上行至头。头者，睛明之府俱疾病。三阳在头脉色。

面　任脉循面。足少阳之别散于面。手少阴之正出于面经络类。诸阳之会皆在于面疾病。十二经脉三百六十五络，其血气皆上于面而走空窍。心者，生之本，其华在面藏象类。

目附命门　目者，肝之官也脉色。东方色青入通于肝，开窍于目。东方生风在窍为目藏象。敷和之纪其主目运气。任脉入目。督脉与太阳起于目内眦，其少腹直上者，上系两目之下。跷脉属目内眦，气不营则目不合经络类。足太阳之脉有通项入于脑者，正属目，本名曰眼系。阴跷、阳跷，阴阳相交，阳入阴，阴出阳，交于目锐眦；阳气盛则瞋[1]目，阴气盛则瞑目针刺。足太阳之脉起目内眦。足太阳之筋，支者为目上纲。足阳明之筋，上合于太阳为目下纲。足阳明之正，还系目系。足少阳之脉，起目锐眦，支者至锐眦后。足少阳之筋，支者结于目眦，为外维。足少阳之正，系目系，合少阳于外眦。足厥阴脉之内行连目系。手太阳之脉至目锐

①瞋：原作"瞑"，与下文"瞑目"重，据《灵枢·寒热病》改。

眥支者至目內眥　手少陽脈之支者至目銳眥　手少陰脈之支者繫目系　手少陰之正合目內眥　手少陰之別繫目系俱經絡類　手陽明之別者合於宗脈經脈　肝氣通於目肝和則目能辯五色矣　平旦陰盡陽氣出於目目張則氣上行於頭夜則氣行於陰而復合於目　諸脈者皆屬於目經絡類　其精陽氣上走於目而爲睛藏象　心者五藏之專精也目者其竅也　目者宗脈之所聚也上液之道也　五藏六府目爲之候　五藏六府之精液盡上滲於目　五藏六

府之精氣皆上注於目而爲之精精之窠爲眼骨之精爲瞳子筋之精爲黑眼血之精爲絡其窠氣之精爲白眼肌肉之精爲約束　目者五藏六府之精也營衛魂魄之所常營也神氣之所生也　目者心使也俱疾病類

命門　足太陽之標在兩絡即睛明穴　結於命門命門者目也經絡　手太陽之標在命門之上一寸

鼻附天牝　鼻者肺之官也脈色　西方白色入通於肺開竅於鼻肺主鼻在竅爲鼻藏象　審平之紀其主鼻運氣　手陽明脈

眦，支者至目内眦。手少阳脉之支者，至目锐眦。手少阴脉之支者，系目系。手少阴之正，合目内眦。手少阴之别，系目系俱经络类。手阳明之别者，合于宗脉经脉。肝气通于目，肝和则目能辨五色矣。平旦阴尽，阳气出于目，目张则气上行于头，夜则气行于阴而复合于目。诸脉者，皆属于目经络类。其精阳气上走于目而为睛藏象。心者，五脏之专精也，目者其窍也。目者宗脉之所聚也，上液之道也。五脏六腑，目为之候。五脏六腑之精液，尽上渗于目。五脏六腑之精气，皆上注于目而为之精。精之窠，为眼骨之精，为瞳子筋之精，为黑眼血之精，为络其窠气之精，为白眼肌肉之精，为约束。目者，五脏六腑之精也，营卫魂魄之所常营也，神气之所生也。目者，心使也俱疾病类。

命门　足太阳之标在两络即睛明穴。结于命门，命门者，目也经络。手太阳之标在命门之上一寸。

鼻附天牝　鼻者，肺之官也脉色。西方白色入通于肺，开窍于鼻，肺主鼻在窍为鼻藏象。审平之纪其主鼻运气。手阳明脉

之支者上挾鼻孔　足陽明之脈起於鼻之交頞中下循鼻外　手大陽脈之支者抵鼻　足陽明之筋下結於鼻　足大陽之筋結於鼻俱經絡類　其宗氣上出於鼻而爲臭藏象　肺氣通於鼻肺和則鼻能知香臭矣經絡

天牝　天牝從來復得其往天牝鼻也

耳　耳者腎之官也脈色　南方赤色入通於心開竅於耳　腎主耳在竅爲耳藏象　足大陽脈之支者至耳上角　足陽明之脈循頰車上耳前　足陽明之筋其支者結於耳前　足少陽之脈下耳後支入耳中出耳前　足少陽之筋出大陽之前循耳後　足少陽之標在窗籠者耳也　手大陽脈之支者入耳中　手少陽脈之支者繫耳後出耳上角又支從耳後入耳中出耳前　手大陽之筋結於耳後完骨支者入耳中直者出耳上　手厥陰之正出耳後合少陽完骨之下　手陽明之別者入耳合於宗脈俱經絡類　手足少陰大陰足陽明五絡皆會於耳中上絡左角鍼刺　十二經脈三百六十五絡其別氣走於耳而爲聽藏象　耳者宗脈之所聚也疾病

經脈圖考　卷四　頭面部　四十

之支者，上挟鼻孔。足阳明之脉，起于鼻之交頞中，下循鼻外。手太阳脉之支者，抵鼻。足阳明之筋，下结于鼻。足太阳之筋，结于鼻俱经络类。其宗气，上出于鼻而为臭藏象。肺气通于鼻，肺和则鼻能知香臭矣经络。

天牝　天牝从来，复得其往天牝鼻也。

耳　耳者，肾之官也脉色。南方赤色入通于心，开窍于耳。肾主耳，在窍为耳藏象。足太阳脉之支者，至耳上角。足阳明之脉，循颊车上耳前。足阳明之筋，其支者结于耳前。足少阳之脉下耳后，支入耳中，出耳前。足少阳之筋，出太阳之前，循耳后。足少阳之标，在窗笼者耳也。手太阳脉之支者，入耳中。手少阳脉之支者，系耳后出耳上角，又支从耳后，入耳中，出耳前。手太阳之筋，结于耳后完骨。支者入耳中，直者出耳上。手厥阴之正，出耳后，合少阳完骨之下。手阳明之别者，入耳合于宗脉俱经络类。手足少阴、太阴、足阳明五络，皆会于耳中上络左角针刺。十二经脉三百六十五络，其别气走于耳而为听藏象。耳者，宗脉之所聚也疾病。

腎氣通於耳腎和則耳能聞五音矣經絡

[枕骨] 足太陽之筋直者結於枕骨　足少陰之筋循脊中結於枕骨與足太陽之筋合經絡

[完骨] 足太陽之筋支者上結於完骨　手太陽之筋支者結於耳後完骨　手厥陰之正出耳後合少陽完骨之下俱經絡類

[顴] 手太陽之脈斜絡於顴經絡

[頄] 足太陽之筋支者下結於頄足陽明之筋直者合於頄手陽明之筋支者結於頄　足少陽之筋直者上結於頄　蹻

脈入頄經絡

[顓] 手太陽之脈支者上顓　手少陽脈之支者至顓　足少陽脈之支者抵於顓　足陽明之正上頞顓經絡

[頰] 手陽明脈之支者貫頰　手太陽脈之支者循頸上頰　手少陽脈之支者下頰　手少陽之筋其支者當曲頰　手陽明之別上曲頰　足少陽脈之支者下加頰車　足陽明之脈循頰車　足厥陰脈之支者下頰裏俱見經絡

[頤] 任脈上頤　督脈上頤　足陽明之脈循頤後下廉　足

肾气通于耳，肾和则耳能闻五音矣经络。

[枕骨] 足太阳之筋，直者结于枕骨。足少阴之筋，循脊中，结于枕骨，与足太阳之筋合经络。

[完骨] 足太阳之筋，支者上结于完骨。手太阳之筋，支者结于耳后完骨。手厥阴之正，出耳后，合少阳完骨之下俱经络类。

[颧] 手太阳之脉，斜络于颧经络。

[頄] 足太阳之筋，支者下结于頄。足阳明之筋，直者合于頄。手阳明之筋，支者结于頄。足少阳之筋，直者上结于頄。跷脉入頄经络。

[顓] 手太阳之脉，支者上顓。手少阳脉之支者，至顓。足少阳脉之支者，抵于顓。足阳明之正，上頞顓经络。

[颊] 手阳明脉之支者，贯颊。手太阳脉之支者，循颈上颊。手少阳脉之支者，下颊。手少阳之筋，其支者当曲颊。手阳明之别，上曲颊。足少阳脉之支者，下加颊车。足阳明之脉，循颊车。足厥阴脉之支者，下颊里俱见经络。

[颐] 任脉，上颐。督脉，上颐。足阳明之脉，循颐后下廉。足

少陽之別出頤頷中俱經絡

頷 足少陽之筋下走頷 手太陽之筋結於頷 手少陽之筋上乘頷 手陽明之筋直者下右頷俱經絡

顏 足太陽之筋下顏 手陽明之標在顏下經絡

人中 手陽明脈之支者交人中經絡

承漿 足陽明之脈下交承漿經絡

喉口脣舌部

咽喉 人有二喉一軟一硬軟者居後是謂咽喉乃水穀之道通於六府者也硬者居前是謂喉嚨為宗氣出入之道所以行呼吸通於五藏者也 任脈至咽喉 足陽明脈之支者循喉嚨 督脈入喉經絡 衝脈任脈會於咽喉藏象 足少陰脈之直者循喉嚨 足厥陰脈之內行循喉嚨之後 足少陽之別上挾咽 足陽明之正上循咽 足陽明挾咽之動脈 足太陰之正合於陽明上行結於咽 手少陰脈之支者上挾咽 手太陽脈之內行循咽 手少陰之正上走喉嚨 手厥陰之正出循喉嚨 手陽明之正上循喉嚨 手太陽之正循喉嚨 上焦並咽以上俱經絡類 咽喉者水穀之道也喉嚨

少阳之别，出颐颔中俱经络。

颔 足少阳之筋，下走颔。手太阳之筋，结于颔。手少阳之筋，上乘颔。手阳明之筋，直者下右颔俱经络。

颜 足太阳之筋，下颜。手阳明之标，在颜下经络。

人中 手阳明脉之支者，交人中经络。

承浆 足阳明之脉，下交承浆经络。

喉口唇舌部

咽喉 人有二喉，一软一硬。软者居后，是谓咽喉，乃水谷之道通于六腑者也。硬者居前，是谓喉咙，为宗气出入之道，所以行呼吸通于五藏者也。任脉，至咽喉。足阳明脉之支者，循喉咙。督脉，入喉经络。冲脉、任脉会于咽喉藏象。足少阴脉之直者，循喉咙。足厥阴脉之内行，循喉咙之后。足少阳之别，上挟咽。足阳明之正，上循咽。足阳明挟咽之动脉。足太阴之正，合于阳明上行，结于咽。手少阴脉之支者，上挟咽。手太阳脉之内行，循咽。手少阴之正，上走喉咙。手厥阴之正，出循喉咙。手阳明之正，上循喉咙。手太阳之正，循喉咙。上焦并咽以上俱经络类。咽喉者，水谷之道也。喉咙

者氣之所以上下者也鍼刺

頏顙 頏，頸也。頏顙，卽頸中之喉顙，當咽喉之上，懸雍之後，張口可見者也。顙前有竅，息通於鼻，故爲分氣之所泄。足厥陰之脈內行上入頏顙　足陽明之標在人迎頰挾頏顙也經絡　衝脈上者出於頏顙鍼刺　頏顙者分氣之所泄也

嗌 足大陰脈絡嗌疾病　足陽明之別合諸經之氣下絡喉嗌經絡　地氣通於嗌陰陽

會厭 厭小而疾薄則發氣疾其開闔利厭大而厚則開闔難其氣出遲　足之少陰絡於橫骨終於會厭鍼刺　會厭者音

經脈圖考　卷四　喉口脣舌部

聲之戶也鍼刺

口 中央黃色入通於脾開竅於口　脾主口在竅爲口藏象　備化之紀其主口運氣　手陽明脈之支者挾口　足陽明之脈挾口　足陽明之正出於口　脾氣通於口脾和則口能知五穀矣經絡　衝任之脈絡脣口藏象

脣 脾之合肉也其榮脣也　脾胃大小腸三焦膀胱者倉廩之本其華在脣四白藏象　督脈環脣　足陽明之脈環脣　足厥陰脈之支者環脣內經絡　口脣者脾之官也脈色　脣舌

者，气之所以上下者也针刺。

颃颡 颃，颈也。颃颡，即颈中之喉颡，当咽喉之上，悬雍之后，张口可见者也。颡前有窍，息通于鼻，故为分气之所泄。足厥阴之脉，内行上入颃颡。足阳明之标，在人迎颊挟颃颡也经络。冲脉上者，出于颃颡针刺。颃颡者，分气之所泄也。

嗌 足太阴脉，络嗌疾病。足阳明之别，合诸经之气，下络喉嗌经络。地气通于嗌阴阳。

会厌 厌小而疾薄，则发气疾，其开阖利；厌大而厚，则开阖难，其气出迟。足之少阴络于横骨，终于会厌针刺。会厌者，音声之户也针刺。

口 中央黄色，入通于脾，开窍于口。脾主口，在窍为口藏象。备化之纪，其主口运气。手阳明脉之支者，挟口。足阳明之脉，挟口。足阳明之正，出于口。脾气通于口，脾和则口能知五谷矣经络。冲任之脉，络唇口藏象。

唇 脾之合肉也，其荣唇也。脾、胃、大小肠、三焦、膀胱者仓廪之本，其华在唇四白藏象。督脉，环唇。足阳明之脉，环唇。足厥阴脉之支者，环唇内经络。口唇者，脾之官也脉色。唇舌

者肌肉之本也疾病　口脣者音聲之扇也鍼刺

舌　舌者心之官也脈色　中央黃色入通於脾開竅於口故病在舌本　心主舌在竅爲舌藏象　升明之紀其主舌運氣　足少陰之脈貫腎繫舌本疾病　足太陰之脈連舌本散舌下　足太陰之正貫舌中　足少陰之脈挾舌本　足少陰之正直者繫舌本　足少陰之標在背腧與舌下兩脈　足少陰舌下經絡　足之少陰上繫於舌鍼刺　足太陰之標在背腧與舌本　足太陽之筋支者別入結於舌本　手少陰之別繫

經脈圖考　卷四　喉口脣舌部

舌本　手少陽之筋支者入繫舌本　上焦上至舌經絡　厥陰者肝脈也肝者筋之合也筋者聚於陰器而脈絡於舌本疾病　其濁氣出於胃走脣舌而爲味藏象　心氣通於舌心和則舌能知五味矣經絡

舌者音聲之機也懸雍垂者音聲之關也懸而垂者懸而下垂俗謂之小舌當氣道之衝爲喉間要會故謂之關　橫骨者神氣所使主發舌者也即喉上之軟骨連心肺故爲神氣所使上連舌本故主發舌機

齒牙　足陽明之脈下循鼻外入上齒中　足陽明之動脈循

者，肌肉之本也疾病。口唇者，音声之扇也针刺。

舌　舌者，心之官也脉色。中央黄色，入通于脾，开窍于口，故病在舌本。心主舌，在窍为舌藏象。升明之纪，其主舌运气。足少阴之脉，贯肾，系舌本疾病。足太阴之脉，连舌本，散舌下。足太阴之正，贯舌中。足少阴之脉，挟舌本。足少阴之正，直者系舌本。足少阴之标，在背腧与舌下两脉。足少阴，舌下经络。足之少阴，上系于舌针刺。足太阴之标，在背腧与舌本。足太阳之筋，支者别入结于舌本。手少阴之别，系舌本。手少阳之筋，支者入系舌本。上焦，上至舌经络。厥阴者，肝脉也；肝者，筋之合也；筋者，聚于阴器而脉络于舌本疾病。其浊气，出于胃，走唇舌而为味藏象。心气通于舌，心和则舌能知五味矣经络。

舌者，音声之机也；悬雍垂者，音声之关也。悬而垂者，悬而下垂，俗谓之小舌，当气道之冲，为喉间要会，故谓之关。横骨者，神气所使，主发舌者也。即喉上之软骨，连心肺，故为神气所使，上连舌本，故主发舌机。

齿牙　足阳明之脉，下循鼻外，入上齿中。足阳明之动脉，循

牙車經絡 足大陽脈亦有入頄徧齒者名曰角孫上齒齲取之鍼刺 手陽明脈之支者入下齒中 手陽明之別徧齒經絡 臂陽明有入頄徧齒者名曰大迎下齒齲取之鍼刺 手少陽之筋支者上曲牙經絡 齒者骨之所終也氣味

頸肩部

項頸 督脈之別上項 督脈還出別下項 足大陽之脈下項 足大陽之筋上項 足少陽之脈循頸 足大陽之正直者從膂上出於項 足陽明之別上頭項 足少陰之筋挾膂上至項 足少陰之正繫舌本復出於項 手大陽脈之支者循頸 手大陽之筋其支者循頸 手陽明脈之支者從缺盆上頸 手陽明之筋直者從肩髃上頸 手少陽脈之支者上項 頸中央之脈督脈也 肌肉之精為約束褁擷筋骨血氣之精而與脈系後出於項中疾病

肩 足大陽脈之直者循肩髆內支者下貫胛 足大陽之筋支者結於肩髃 足少陽之脈至肩上 手大陽之脈繞肩胛交肩上 手大陽之別絡肩髃 手少陽之脈循臑外上

牙车经络。足太阳脉，亦有入頄遍齿者，名曰角孙，上齿龋取之针刺。手阳明脉之支者，入下齿中。手阳明之别，遍齿经络。臂阳明有入頄遍齿者，名曰大迎，下齿龋取之针刺。手少阳之筋，支者上曲牙经络。齿者，骨之所终也气味。

颈肩部

项颈 督脉之别上项。督脉还出别下项。足太阳之脉，下项。足太阳之筋，上项。足少阳之脉，循颈。足太阳之正，直者从膂上出于项。足阳明之别，上头项。足少阴之筋，挟膂，上至项。足少阴之正，系舌本，复出于项。手太阳脉之支者，循颈。手太阳之筋，其支者循颈。手阳明脉之支者，从缺盆上颈。手阳明之筋，直者从肩髃上颈。手少阳脉之支者，上项。颈中央之脉，督脉也。肌肉之精为约束，裹撷筋骨血气之精，而与脉系后出于项中疾病。

肩 足太阳脉之直者，循肩髆内，支者下贯胛。足太阳之筋，支者结于肩髃。足少阳之脉，至肩上。手太阳之脉，绕肩胛，交肩上。手太阳之别，络肩髃。手少阳之脉，循臑外上

肩　手陽明之脈上肩　手陽明之筋結於髃其支者繞肩胛　手陽明之別上乘肩髃　手大陰之筋結肩前髃　督脈之別當肩胛左右走大陽　督脈循肩髆俱見經絡類

缺盆　足陽明脈之支者入缺盆　足陽明之筋至缺盆而結　足少陽之脈入缺盆　足少陽之筋結於缺盆　足大陽之筋上出缺盆　手大陽之脈入缺盆　手陽明之脈下入缺盆　手少陽之脈出入缺盆手大陰之正上出缺盆俱經絡類

五藏六府心爲之主缺盆爲之道藏象

胸　足少陽脈之支者內行下胸中　足少陽脈之直者循胸　足少陰脈之支者注胸中　足大陰之筋散胸中　手厥陰之脈起胸中　手厥陰之筋入腋散胸中　手少陽之別注胸中　手少陰之筋結下胸中　手大陰之筋下結胸裏　手心主之正別下淵腋三寸入胸中　脾之太絡布胸

衝脈俠臍上行至胸中而散

蹻脈上循胸裏俱見經絡

膻中　手少陽之脈布膻中　足厥陰經絡於膻中經絡　膻中

肩。手阳明之脉，上肩。手阳明之筋，结于髃，其支者，绕肩胛。手阳明之别，上乘肩髃。手太阴之筋，结肩前髃。督脉之别，当肩胛左右走太阳。督脉，循肩髆俱见经络类。

缺盆　足阳明脉之支者，入缺盆。足阳明之筋，至缺盆而结足少阳之脉入缺盆。足少阳之筋，结于缺盆。足太阳之筋，上出缺盆。手太阳之脉，入缺盆。手阳明之脉，下入缺盆。手少阳之脉出，入缺盆；手太阴之正，上出缺盆俱经络类。五脏六腑，心为之主，缺盆为之道藏象。

胸　足少阳脉之支者，内行下胸中。足少阳脉之直者，循胸。足少阴脉之支者，注胸中。足太阴之筋，散胸中。手厥阴之脉，起胸中。手厥阴之筋，入腋，散胸中。手少阳之别，注胸中。手少阴之筋，结下胸中。手太阴之筋，下结胸里。手心主之正，别下渊腋三寸，入胸中。脾之大络，布胸。冲脉挟脐，上行至胸中而散。

跷脉，上循胸里俱见经络。

膻中　手少阳之脉，布膻中。足厥阴经络于膻中经络。膻中

者心主之宮城也疾病

膈 手大陽之脈下膈 手少陽之脈下膈 手厥陰之脈下膈 足少陽脈之支者貫膈 足大陰之脈上膈 足厥陰之脈上貫膈 足陽明脈之支者下膈 足少陰脈之直者從腎上貫肝膈俱經絡

乳 足陽明脈之直者下乳內廉 足少陽之筋繫於膺乳 手陽明之正從手循膺乳 手少陰之筋交大陰挾乳裏俱經絡 胃之大絡名曰虛里出左乳下脈色

鳩尾 任脈之別下鳩尾經絡

腹 足陽明之正入於腹裏 足陽明之筋上腹而布 足大陰之脈入腹 足厥陰之脈抵小腹 任脈之別散於腹 任脈者循腹裏俱經絡 小腹臍下三結交者陽明大陰也鍼刺 胸腹藏府之郭也疾病

臍 足陽明脈之直者下挾臍 足大陰之筋結於臍 手少陰之筋下繫於臍 衝脈者起於氣街並足少陰之經挾臍上行至胸中而散經絡 督脈少腹直上者貫臍中央經絡

者，心主之宫城也疾病。

膈 手太阳之脉，下膈。手少阳之脉，下膈。手厥阴之脉，下膈。足少阳脉之支者，贯膈。足太阴之脉，上膈。足厥阴之脉，上贯膈。足阳明脉之支者，下膈。足少阴脉之直者，从肾上，贯肝膈俱经络。

乳 足阳明脉之直者，下乳内廉。足少阳之筋，系于膺乳。手阳明之正，从手循膺乳。手少阴之筋，交太阴，挟乳里俱经络。胃之大络名曰虚里，出左乳下脉色。

鸠尾 任脉之别下鸠尾经络。

腹 足阳明之正，入于腹里。足阳明之筋，上腹而布。足太阴之脉，入腹。足厥阴之脉，抵小腹。任脉之别，散于腹。任脉者，循腹里俱经络。小腹脐下三结交者，阳明太阴也针刺。胸腹脏腑之郭也疾病。

脐 足阳明脉之直者，下挟脐。足太阴之筋，结于脐。手少阴之筋，下系于脐。冲脉者，起于气街，并足少阴之经，挟脐上行至胸中而散经络。督脉少腹直上者，贯脐中央经络。

背部

背脊　西方白色入通於肺故病在背藏象　大陽脈之直者挾
脊　足少陰之脈貫脊　足陽明之筋上循脇屬脊　足大
陰之筋內者著於脊　足少陰之筋循脊內　手陽明之筋
支者挾脊　督脈貫脊經絡　背者胸中之府疾病　邪在小腸
者屬於脊鍼刺

膂　足大陽脈之直者入循膂　足少陰之筋挾膂　督脈之
別挾膂貫膂俱經絡

腰　足大陽脈之直者抵腰中　足少陰之別貫腰　督脈挾
脊抵腰中經絡　腰者腎之府也疾病

脇肋部

腋　足少陽脈之直者下腋　足少陽之筋其直者上走腋前
廉　足大陽之筋支者從腋後外廉入腋下　手大陰之脈
橫出腋下　手少陰脈之直者下出腋下　手厥陰脈之支
者抵腋下　手大陽之正入腋走心　手少陰之正別入淵
腋兩筋之間　手心主之正別下淵腋三寸入胸中　手大

背部

背脊　西方白色，入通于肺，故病在背藏象。太阳脉之直者，挟脊。足少阴之脉，贯脊。足阳明之筋，上循胁，属脊。足太阴之筋，内者着于脊。足少阴之筋，循脊内。手阳明之筋，支者挟脊。督脉，贯脊经络。背者，胸中之府疾病。邪在小肠者，属于脊针刺。

膂　足太阳脉之直者，入循膂。足少阴之筋，挟膂。督脉之别，挟膂贯膂俱经络。

腰　足太阳脉之直者，抵腰中。足少阴之别，贯腰。督脉，挟脊，抵腰中经络。腰者，肾之府也疾病。

胁肋部

腋　足少阳脉之直者，下腋。足少阳之筋，其直者上走腋前廉。足太阳之筋，支者从腋后外廉入腋下。手太阴之脉，横出腋下。手少阴脉之直者，下出腋下。手厥阴脉之支者，抵腋下。手太阳之正，入腋走心。手少阴之正，别入渊腋两筋之间。手心主之正，别下渊腋三寸，入胸中。手太陰之正別入淵腋少陰之前入走肺　手太陽之筋入結於腋下　手少陰之筋上入腋　手太陰之筋入腋下　手厥陰之筋結腋下其支者入腋　手太陰之標在腋內動也　手心主之標在腋下　脾之大絡名大包出淵腋下三寸　上焦布胸中走腋俱經絡

脇　足少陽脈之支者循脇裏直者過季脇　足厥陰之脈布脇肋　足陽明之筋上循脇　足少陽之筋其直者上乘䏚季脇　足少陽之正別者入季脇之間　手太陰之筋下抵

經脈圖考　卷四　脇肋部　五十

季脇　手厥陰脈之支者出脇　手厥陰之筋前後挾脇　脾之大絡布脇俱經絡

肋　足太陰之筋循腹裏結於肋經絡

四肢部

四肢　四肢皆稟氣於胃而不得至經必因於脾乃得稟也疾病　四肢者諸陽之本也疾病

手大指　手太陰之脈出手大指端經絡　三陰在手脈色　陰氣從足上行至頭而下行循臂至指端疾病

阴之正，别入渊腋少阴之前，入走肺。手太阳之筋，入结于腋下。手少阴之筋，上入腋。手太阴之筋，入腋下。手厥阴之筋，结腋下，其支者入腋。手太阴之标，在腋内动也。手心主之标，在腋下。脾之大络名大包，出渊腋下三寸。上焦，布胸中走腋俱经络。

胁　足少阳脉之支者，循胁里，直者过季胁。足厥阴之脉，布胁肋。足阳明之筋，上循胁。足少阳之筋，其直者上乘䏚季胁。足少阳之正，别者入季胁之间。手太阴之筋，下抵季胁。手厥阴脉之支者，出胁。手厥阴之筋，前后挟胁。脾之大络，布胁俱经络。

肋　足太阴之筋，循腹里，结于肋经络。

四肢部

四肢　四肢皆禀气于胃而不得至经，必因于脾，乃得禀也疾病。四肢者，诸阳之本也疾病。

手大指　手太阴之脉，出手大指端经络。三阴在手脉色。阴气从足上行至头，而下行循臂至指端疾病。

手食指 手大陰脈之別絡直出次指內廉出其端 手陽明之脈起大指次指端經絡

手中指 手厥陰之脈循中指出其端經絡

手名指 手厥陰脈之支者循小指次指出其端 手少陽之脈起小指次指之端經絡

手小指 手大陽之脈起小指之端經絡 手少陰之脈循小指之內出其端經絡

手掌 手大陰之別直入掌中 手少陰之脈抵掌後鋭骨之

端入掌內後廉 手厥陰之脈入掌中經絡

手腕 手大陰之脈從腕後 手大陽之脈循手外側上腕 手少陽之脈循手表 手大陽之筋結於腕 手少陽之筋結於腕中 手陽明之筋結於腕 手大陰之別名列缺起腕上 手少陰之別名通里去腕寸半別而上行 手心主之別名內關去腕二寸出兩筋間 手大陽之別名支正上腕五寸內注少陰 手陽明之別名偏歷去腕三寸入大陰 手少陽之別名外關去腕二寸外遶臂俱經絡

手食指 手太阴脉之别络，直出次指内廉出其端。手阳明之脉，起大指次指端经络。

手中指 手厥阴之脉，循中指出其端经络。

手名指 手厥阴脉之支者，循小指次指出其端。手少阳之脉，起小指次指之端经络。

手小指 手太阳之脉，起小指之端经络。手少阴之脉，循小指之内出其端经络。

手掌 手太阴之别，直入掌中。手少阴之脉，抵掌后锐骨之端，入掌内后廉。手厥阴之脉，入掌中经络。

手腕 手太阴之脉，从腕后。手太阳之脉，循手外侧上腕。手少阳之脉，循手表。手太阳之筋，结于腕。手少阳之筋，结于腕中。手阳明之筋，结于腕。手太阴之别名列缺，起腕上。手少阴之别名通里，去腕寸半，别而上行。手心主之别名内关，去腕二寸，出两筋间。手太阳之别名支正，上腕五寸，内注少阴。手阳明之别名偏历，去腕三寸，入太阴。手少阳之别名外关，去腕二寸外绕臂俱经络。

合谷 手陽明之脈出合谷兩骨間經絡

寸口 手大陰之筋循大指上行結於魚後行寸口外側 手大陰之本在寸口之中經絡

手踝 手大陽之脈循手外側出踝中經絡

肘 手大陽之脈出肘內側兩筋之間 手陽明之脈入肘外廉 手少陽之脈上貫肘 手大陰之脈行心主之前下肘中 手少陰之脈下肘內 手大陰之筋結肘中 手大陽之筋結於肘內銳骨之後彈之應小指之上 手少陰之筋

上結肘內廉 手少陽之筋結於肘 手陽明之筋結於肘外 手厥陰之筋與大陰並行結於肘內廉 手大陽之別上走肘 手陽明之本在肘骨中 手陽明少陽之大絡起於五指間上合肘中俱見經絡

臂 手大陽之脈循臂骨下廉 手大陰之脈循臂內 手少陰之脈循臂內後廉手少陽之脈出臂外兩骨之間 手陽明之脈循臂上廉 手厥陰之脈下臂行兩筋之間 手大陰之筋上循臂 手陽明之筋上循臂上 手陽明之別上

合谷 手阳明之脉，出合谷两骨间经络。

寸口 手太阴之筋，循大指上行，结于鱼后，行寸口外侧。手太阴之本，在寸口之中经络。

手踝 手太阳之脉，循手外侧出踝中经络。

肘 手太阳之脉，出肘内侧两筋之间。手阳明之脉，入肘外廉。手少阳之脉，上贯肘。手太阴之脉，行心主之前，下肘中。手少阴之脉，下肘内。手太阴之筋，结肘中。手太阳之筋，结于肘内锐骨之后，弹之应小指之上。手少阴之筋，上结肘内廉。手少阳之筋，结于肘。手阳明之筋，结于肘外。手厥阴之筋，与太阴并行，结于肘内廉。手太阳之别，上走肘。手阳明之本，在肘骨中。手阳明、少阳之大络，起于五指间，上合肘中俱见经络。

臂 手太阳之脉，循臂骨下廉。手太阴之脉，循臂内。手少阴之脉，循臂内后廉。手少阳之脉，出臂外两骨之间。手阳明之脉，循臂上廉。手厥阴之脉，下臂行两筋之间。手太阴之筋，上循臂。手阳明之筋，上循臂上。手阳明之别，上

循臂　手大陽之筋上循臂內廉　手少陽之筋循臂　手少陰之筋循臂　手厥陰之筋上臂陰其支者結於臂　手少陽之正外繞臂俱經絡

臑　手大陽之脈上循臑外後廉　手陽明之脈上臑外前廉　手少陽之脈循臑外　手大陰之脈下循臑內　手少陰之脈下循臑內後廉　手厥陰之脈循臑內行大陰少陰之間　手大陰之筋上臑內廉　手陽明之筋上臑　手少陽之筋上繞臑外廉俱見經絡

經脈圖考　卷四　四肢部

足　陽氣從手上行至頭而下行至足　陽氣起於足五指之表陰脈者集於足下而聚於足心陰氣起於五指之裏集於膝下而聚於膝上疾病

足大指　足大陰之脈起於大指之端循內側　足陽明脈之支者入大指出其端　足少陽脈之支者別跗上入大指之間出其端還貫爪甲出三毛　足厥陰之脈起大指叢毛之際　足大陰之筋起於大指之端內側　足厥陰之筋起於大指之上　衝脈入足大指俱見經絡

循臂。手太阳之筋，上循臂内廉。手少阳之筋，循臂。手少阴之筋，循臂。手厥阴之筋，上臂阴，其支者结于臂。手少阳之正，外绕臂俱经络。

臑　手太阳之脉，上循臑外后廉。手阳明之脉，上臑外前廉。手少阳之脉，循臑外。手太阴之脉，下循臑内。手少阴之脉，下循臑内后廉。手厥阴之脉，循臑内行太阴、少阴之间。手太阴之筋，上臑内廉。手阳明之筋，上臑。手少阳之筋，上绕臑外廉俱见经络。

足　阳气从手上行至头，而下行至足。阳气起于足五指之表，阴脉者集于足下，而聚于足心；阴气起于五指之里，集于膝下，而聚于膝上疾病。

足大指　足太阴之脉，起于大指之端，循内侧。足阳明脉之支者，入大指，出其端。足少阳脉之支者，别跗上，入大指之间出其端，还贯爪甲出三毛。足厥阴之脉，起大指丛毛之际。足太阴之筋，起于大指之端内侧。足厥阴之筋，起于大指之上。冲脉，入足大指俱见经络。

足中指　足陽明脈之支者入中指內間其支者入外間　足陽明之筋起於中三指經絡

足名指　足少陽脈之直者入小指次指之間　足少陽之筋起於小指次指經絡

足小指　足太陽脈之支者循京骨至小指外側　足少陰之脈起於小指之下邪走足心　足太陽之筋起於足小指　足少陰之筋起於小指之下經絡

足心　足少陰之脈邪走足心　衝脈入足下經絡

足本節　足太陰之別名公孫去本節後一寸走陽明經絡

足跗　足陽明脈之支者下足跗　足少陽脈之直者循足跗上　足厥陰之脈上循足跗上廉　足陽明之筋結於跗上　衝脈別者出跗屬上下經絡　足少陽之別下絡足跗經絡

足跟　足大陽之筋上循跟　足少陰之脈循內踝之後別入跟中經絡　足少陰之別當踝後繞跟別走大陽經絡

踵　足大陽之筋循足外踝結於踵　足少陰之筋並足大陰之筋結於踵經絡

足中指　足阳明脉之支者，入中指内间，其支者入外间。足阳明之筋，起于中三指经络。

足名指　足少阳脉之直者，入小指次指之间。足少阳之筋，起于小指次指经络。

足小指　足太阳脉之支者，循京骨至小指外侧。足少阴之脉，起于小指之下，邪走足心。足太阳之筋，起于足小指。足少阴之筋，起于小指之下经络。

足心　足少阴之脉，斜走足心。冲脉，入足下经络。

足本节　足太阴之别名公孙，去本节后一寸，走阳明经络。

足跗　足阳明脉之支者，下足跗。足少阳脉之直者，循足跗上。足厥阴之脉，上循足跗上廉。足阳明之筋，结于跗上。冲脉别者，出跗属上下经络。足少阳之别，下络足跗经络。

足跟　足太阳之筋，上循跟。足少阴之脉，循内踝之后，别入跟中经络。足少阴之别，当踝后绕跟，别走太阳经络。

踵　足太阳之筋，循足外踝，结于踵。足少阴之筋，并足太阴之筋，结于踵经络。

內踝　足大陰之脈上內踝前廉　足大陰之筋上結於內踝　足厥陰之脈上踝八寸交出大陰之後　足厥陰之筋上結於內踝之前　足少陰之筋並足大陰之筋邪走內踝之下足少陰之別名大鍾當踝後遶跟走大陽足厥陰之別名蠡溝去內踝五寸走少陽　衝脈並少陰之經下入內踝之後　蹻脈上內踝之上經絡

外踝　足大陽脈之支者出外踝之後　足少陽脈之直者下出外踝之前　足大陽之筋上結於踝　足少陽之筋上結外踝　足大陽之別名飛陽去踝七寸別走少陰　足少陽之別名光明去踝五寸走厥陰　足陽明之別名豐隆去踝八寸走大陰俱見經絡

足脛　足陽明脈之支者循脛外廉　足大陰之脈循脛骨後　足少陽之筋上循脛外廉　足厥陰之別循脛　足厥陰之筋上循脛　足陽明之別循脛骨外廉　足陽明之筋上循骭　衝脈循脛骨內廉溫足脛脛氣有街俱見經絡　衝脈下者伏行骭骨內鍼刺

内踝　足太阴之脉，上内踝前廉。足太阴之筋，上结于内踝。足厥阴之脉，上踝八寸，交出太阴之后。足厥阴之筋，上结于内踝之前。足少阴之筋，并足太阴之筋，斜走内踝之下；足少阴之别名大钟，当踝后绕跟，走太阳；足厥阴之别名蠡沟，去内踝五寸，走少阳。冲脉并少阴之经，下入内踝之后。跷脉上内踝之上经络。

外踝　足太阳脉之支者，出外踝之后。足少阳脉之直者，下出外踝之前。足太阳之筋，上结于踝。足少阳之筋，上结外踝。足太阳之别名飞阳，去踝七寸，别走少阴。足少阳之别名光明，去踝五寸，走厥阴。足阳明之别名丰隆，去踝八寸，走太阴俱见经络。

足胫　足阳明脉之支者，循胫外廉。足太阴之脉，循胫骨后。足少阳之筋，上循胫外廉。足厥阴之别，循胫。足厥阴之筋，上循胫。足阳明之别，循胫骨外廉。足阳明之筋，上循骭。冲脉，循胫骨内廉，温足胫，胫气有街俱见经络。冲脉下者，伏行骭骨内针刺。

腨　足大陽脈之支者下貫腨內　足少陰之脈上腨內　足大陽之筋別者結於腨外　三焦下腧上踝五寸別入貫腨腸三焦下腧即足大陽之別絡

膝　足陽明脈之支者下膝臏中　足大陰之脈上膝股內前廉　足少陽脈之直者出膝外廉　足大陽之筋自外踝邪上結於膝　足陽明之筋上結於膝外廉俱見經絡　膝者筋之府疾病

輔骨　足少陽脈之直者下外輔骨之前　足陽明之筋其支者結於外輔骨合少陽　足大陰之筋直者結於膝內輔骨　足少陰之筋與大陽之筋合而上結於內輔之下　足少陽之筋支者別起外輔骨　足厥陰之筋上結內輔之下經絡

膕中　足大陽脈之支者從後廉下合膕中　足少陰之脈出膕內廉　足厥陰之脈上膕內廉　足大陽之正別入膕中　足大陽之筋結於膕　三焦下腧是足大陽之絡出膕中外廉　衝脈邪入膕中俱見經絡　足少陰之正至膕中別走大陽而合　足大陽筋之別者上膕中內廉與膕中并經絡

腨　足太阳脉之支者，下贯腨内。足少阴之脉，上腨内。足太阳之筋，别者，结于腨外。三焦下腧，上踝五寸，别入贯腨肠。三焦下腧，即足太阳之别络。

膝　足阳明脉之支者，下膝膑中。足太阴之脉，上膝股内前廉。足少阳脉之直者，出膝外廉。足太阳之筋，自外踝斜上，结于膝。足阳明之筋，上结于膝外廉俱见经络。膝者，筋之府疾病。

辅骨　足少阳脉之直者，下外辅骨之前。足阳明之筋，其支者结于外辅骨，合少阳。足太阴之筋，直者结于膝内辅骨。足少阴之筋，与太阳之筋合，而上结于内辅之下。足少阳之筋，支者别起外辅骨。足厥阴之筋，上结内辅之下经络。

腘中　足太阳脉之支者，从后廉下，合腘中。足少阴之脉，出腘内廉。足厥阴之脉，上腘内廉。足太阳之正，别入腘中。足太阳之筋，结于腘。三焦下腧，是足太阳之络出腘中外廉。冲脉，邪入腘中俱见经络。足少阴之正，至腘中，别走太阳而合。足太阳筋之别者，上腘中内廉，与腘中并经络。

上廉下廉　足陽明下三里三寸爲巨虛上廉復下上廉三寸爲巨虛下廉大腸屬上小腸屬下足陽明胃脈也經絡　大腸合於巨虛上廉小腸合於巨虛下廉鍼刺

伏兎　足陽明之筋直者上循伏兎　足少陽之筋前者結於伏兎之上俱經絡

股　足少陰之脈上股內後廉　足厥陰之脈循股陰　足大陰之筋上循陰股　足少陰並大陰之筋而上循陰股　衝脈循陰股內廉俱見經絡

經脈圖考　卷四　四肢部　耆

髀　足大陽脈之支者過髀樞循髀外　足少陽脈之支者橫入髀厭中直者下合髀厭中以下循髀陽　足陽明之正上至髀　足少陽之正繞髀　足少陽之筋其支者上走髀　足陽明之筋結於髀樞其直者上結於髀　足大陰之筋結於髀　足大陰之正上至髀經絡

節　諸筋者皆屬於節經絡　身形支節者藏府之蓋也藏象　所言節者神氣之所遊行出入也經絡

谿谷　肉之大會爲谷肉之小會爲谿肉分之間谿谷之會以

上廉、下廉　足阳明下三里三寸，为巨虚上廉，复下上廉三寸，为巨虚下廉。大肠属上，小肠属下，足阳明胃脉也经络。大肠合于巨虚上廉，小肠合于巨虚下廉针刺。

伏兔　足阳明之筋，直者上循伏兔。足少阳之筋，前者结于伏兔之上俱经络。

股　足少阴之脉，上股内后廉。足厥阴之脉，循股阴。足太阴之筋，上循阴股。足少阴并太阴之筋，而上循阴股。冲脉，循阴股内廉俱见经络。

髀　足太阳脉之支者，过髀枢，循髀外。足少阳脉之支者，横入髀厌中，直者下合髀厌中，以下循髀阳。足阳明之正，上至髀。足少阳之正，绕髀。足少阳之筋，其支者上走髀。足阳明之筋，结于髀枢，其直者，上结于髀。足太阴之筋，结于髀。足太阴之正，上至髀经络。

节　诸筋者，皆属于节经络。身形支节者，脏腑之盖也藏象。所言节者，神气之所游行出入也经络。

溪、谷　肉之大会为谷，肉之小会为溪。肉分之间，溪谷之会，以

行榮衛以會大氣　人有大骨十二分　小谿三百五十四名經絡　北方黑色入通於腎故病在谿藏象　四支八谿之朝夕也經絡○四支謂兩手兩足八谿謂手有肘腋足有髀膕乃四支之關節故稱爲谿朝夕者言人之諸脉髓筋血氣無不由此出入而朝夕運行不離也

四關附十二原　十二原出於四關四關主治五藏五藏有疾當取之十二原經絡

十二原　肺之原出於大淵　心之原出於大陵　肝之原出於大衝　脾之原出於大白　腎之原出於大谿俱各二　膏之原出於鳩尾　肓之原出於脖胦各一經絡

四末　四末陰陽之會者此氣之大絡也經絡　陽受氣於四末鍼刺

四街　四街者氣之徑路也

左右　左右者陰陽之道路也經絡　能別左右是謂大道脉色

皮毛肌肉部

皮毛　西方生燥在體爲皮毛　肺者氣之本其華在毛　其充在皮　肺之合皮也其榮毛也藏象　審平之紀其養皮毛運氣　肺合大腸大腸者皮其應　腎合三焦膀胱三焦膀胱

行荣卫，以会大气。人有大骨十二分。小溪三百五十四名经络。北方黑色，入通于肾，故病在溪藏象。四肢八溪之朝夕也经络。四肢，谓两手两足。八溪，谓手有肘腋，足有髀腘，乃四肢之关节，故称为溪。朝夕者，言人之诸脉髓筋血气，无不由此出入，而朝夕运行不离也。

四关附十二原　十二原，出于四关；四关主治五脏，五脏有疾，当取之十二原经络。

十二原　肺之原，出于太渊。心之原，出于大陵。肝之原，出于太冲。脾之原，出于太白。肾之原，出于太溪俱各二。膏之原，出于鸠尾。肓之原，出于脖胦各一，经络。

四末　四末，阴阳之会者，此气之大络也经络。阳受气于四末针刺。

四街　四街者，气之径路也。

左右　左右者，阴阳之道路也经络。能别左右，是谓大道脉色。

皮毛肌肉部

皮毛　西方生燥，在体为皮毛。肺者，气之本，其华在毛。其充在皮。肺之合皮也，其荣毛也藏象。审平之纪，其养皮毛运气。肺合大肠，大肠者，皮其应。肾合三焦膀胱，三焦膀胱

者腠理毫毛其應肺朝百脈輸精於皮毛藏象皮者脈之部也

髮 腎者主蟄封藏之本其華在髮 腎之合骨也其榮髮也藏象 皮膚堅而毛髮長經絡

肌 三焦膀胱者倉廩之本其華在脣四白其充在肌藏象

肉 脾之合肉也 中央生濕在體爲肉藏象 備化之紀其養肉運氣 脾合胃胃者肉其應藏象 肉爲牆經絡

筋骨血脈部

筋爪 東方生風在體爲筋藏象 敷和之紀其養筋運氣 足厥

經脈圖考 卷四 皮毛肌肉部 [illegible]

陰絡諸筋 肝之合筋也其榮爪也 肝者罷極之本其華在爪其充在筋 肝合膽膽者筋其應藏象 筋爲剛經絡 筋者聚於陰器而脈絡於舌本疾病

骨 北方生寒在體爲骨 腎者主蟄封藏之本其充在骨腎之合骨也藏象 骨爲幹經絡 靜順之紀其養在骨髓運氣 骨者髓之府疾病

血脈 心者生之本其充在血脈心之合脈也 南方生熱在體爲脈藏象 脈者血之府也脈色 升明之紀其養血運氣 心

者，腠理毫毛其应，肺朝百脉，输精于皮毛藏象。皮者，脉之部也。

发 肾者，主蛰，封藏之本，其华在发。肾之合骨也，其荣发也藏象。皮肤坚而毛发长经络。

肌 三焦膀胱者，仓廪之本，其华在唇四白，其充在肌藏象。

肉 脾之合肉也。中央生湿，在体为肉藏象。備化之纪，其养肉运气。脾合胃，胃者肉其应藏象。肉为墙经络。

筋骨血脉部

筋、爪 东方生风，在体为筋藏象。敷和之纪，其养筋运气。足厥阴络诸筋。肝之合筋也，其荣爪也。肝者，罢极之本，其华在爪，其充在筋。肝合胆，胆者筋其应藏象。筋为刚经络。筋者聚于阴器，而脉络于舌本疾病。

骨 北方生寒，在体为骨。肾者，主蛰，封藏之本，其充在骨。肾之合骨也藏象。骨为干经络。静顺之纪，其养在骨髓运气。骨者，髓之府疾病。

血脉 心者，生之本，其充在血脉，心之合脉也。南方生热，在体为脉藏象。脉者，血之府也脉色。升明之纪，其养血运气。心

合小腸小腸者脈其應藏象　血者神氣也經絡　脈氣流經藏象

藏府部

肺　審平從革堅成之紀其藏肺運氣　手大陰經屬肺　手陽明之脈絡肺　手少陰脈之直者上肺　足少陰脈之直者入肺中　足厥陰脈之支者上注肺　諸氣者皆屬於肺經絡　肺者氣之本　脾氣散精上歸於肺藏象　五藏之應天者肺肺者五藏六府之蓋也經絡

大腸　手陽明經屬大腸　手大陰之脈下絡大腸　足大陰

之別者入絡腸胃經絡　大腸者傳道之府

胃　足陽明經屬胃　足大陰之脈絡胃　手大陽之脈抵胃　足厥陰之脈挾胃　手大陰之脈循胃口　手大陰之筋散貫賁　大腸小腸皆屬於胃經絡　足大陰脈貫胃屬脾疾病

脾　備化卑監敦阜之紀其藏脾運氣　足大陰經屬脾　足陽明脈之支者絡脾經絡

心　升明伏明赫曦之紀其藏心運氣　手少陰經起心中出屬心系　手大陽之脈絡心　足大陰脈之支者注心中　足

合小肠，小肠者，脉其应藏象。血者，神气也经络。脉气流经藏象。

脏腑部

肺　审平、从革、坚成之纪，其脏肺运气。手太阴经，属肺。手阳明之脉，络肺。手少阴脉之直者，上肺。足少阴脉之直者，入肺中。足厥阴脉之支者，上注肺。诸气者，皆属于肺经络。肺者，气之本。脾气散精，上归于肺藏象。五脏之应天者肺，肺者，五脏六腑之盖也经络。

大肠　手阳明经，属大肠。手太阴之脉，下络大肠。足太阴之别者，入络肠胃经络。大肠者，传导之腑。

胃　足阳明经，属胃。足太阴之脉，络胃。手太阳之脉，抵胃。足厥阴之脉，挟胃。手太阴之脉，循胃口。手太阴之筋，散贯贲。大肠、小肠，皆属于胃经络。足太阴脉，贯胃属脾疾病。

脾　备化卑监、敦阜之纪，其脏脾运气。足太阴经，属脾。足阳明脉之支者，络脾经络。

心　升明、伏明、赫曦之纪，其脏心运气。手少阴经，起心中，出属心系。手太阳之脉，络心。足太阴脉之支者，注心中。足

少陰脈之支者絡心　足太陽之正循膂當心入散　足少陽之正貫心　足陽明之正上通於心　手心主之別絡心系　督脈上貫心　諸血者皆屬於心經絡　足太陽背俞注於心疾病

小腸　手太陽經屬小腸　手少陰脈之內行絡小腸　足太陰之別者入絡腸胃經絡

膀胱　足太陽經屬膀胱　足少陰脈之內行絡膀胱　三焦下腧並太陽之正入絡膀胱約下焦經絡　三焦合入於委陽鍼刺

腎　靜順涸流流行之紀其藏腎運氣　足少陰經屬腎　足太陽脈之內行絡腎　足少陰之正別走太陽而合上至腎　衝脈者十二經之海也與少陰之大絡起於腎下經絡　腎合三焦膀胱藏象　衝脈下者注少陰之大絡鍼刺　胞絡者繫於腎疾病

心包絡　手厥陰經屬心包絡　手少陽脈之內行散絡心包　足少陰之別者上走心包經絡

少阴脉之支者，络心。足太阳之正，循膂，当心入散。足少阳之正，贯心。足阳明之正，上通于心。手心主之别络，心系。督脉，上贯心。诸血者，皆属于心经络。足太阳背俞，注于心疾病。

小肠　手太阳经，属小肠。手少阴脉之内行，络小肠。足太阴之别者，入络肠胃经络。

膀胱　足太阳经，属膀胱。足少阴脉之内行，络膀胱。三焦下腧，并太阳之正，入络膀胱，约下焦经络。三焦合入于委阳针刺。

肾　静顺涸流，流行之纪，其脏肾运气。足少阴经，属肾。足太阳脉之内行，络肾。足少阴之正，别走太阳，而合上至肾。冲脉者，十二经之海也，与少阴之大络，起于肾下经络。肾合三焦膀胱藏象。冲脉下者，注少阴之大络针刺。胞络者，系于肾疾病。

心包络　手厥阴经，属心包络。手少阳脉之内行，散络心包。足少阴之别者，上走心包经络。

三焦 手少陽經屬三焦 手厥陰脈之內行絡三焦 三焦下腧在於足大指之前少陽之後出於膕中外廉名曰委陽是大陽絡也手少陽經也三焦者足少陽大陽之所將大陽之別也 手大陰之脈起中焦經絡

膽 足少陽經屬膽 足厥陰脈之內行絡膽經絡

肝 敷和委和發生之紀其藏肝運氣 足厥陰經屬肝 足少陽脈之內行絡肝 足少陰脈之直者上貫肝膈 足少陽之正別者散之上肝經絡

前後陰部

二陰 北方黑色入通於腎開竅於二陰藏象 靜順之紀其主二陰運氣

陰器 足厥陰之脈過陰器 足陽明之筋聚於陰器 足大陰之筋直者聚於陰器 足少陰之筋並大陰而上結於陰器 足厥陰之筋結於陰器 足厥陰之別者循脛上睾結於莖 督脈起於少腹以下骨中央女子入繫廷孔其絡循陰器合篡間繞篡後其男子循莖下至篡與女子等 蹻脈

三焦 手少阳经，属三焦。手厥阴脉之内行，络三焦。三焦下腧，在于足大指之前，少阳之后，出于腘中外廉，名曰委阳，是太阳络也，手少阳经也。三焦者，足少阳、太阳之所，将太阳之别也。手太阴之脉，起中焦经络。

胆 足少阳经，属胆。足厥阴脉之内行，络胆经络。

肝 敷和、委和、发生之纪，其脏肝运气。足厥阴经，属肝。足少阳脉之内行，络肝。足少阴脉之直者，上贯肝膈。足少阳之正，别者散之上肝经络。

前后阴部

二阴 北方黑色，入通于肾，开窍于二阴藏象。静顺之纪，其主二阴运气。

阴器 足厥阴之脉，过阴器。足阳明之筋，聚于阴器。足太阴之筋，直者聚于阴器。足少阴之筋，并太阴而上结于阴器。足厥阴之筋，结于阴器。足厥阴之别者，循胫上睾，结于茎。督脉，起于少腹以下骨中央，女子入系廷孔，其络循阴器，合篡间，绕篡后，其男子循茎下至篡，与女子等。跷脉循陰股入陰俱見經絡 足厥陰脈循陰器而絡於肝 前陰者宗筋之所聚太陰陽明之所合也 衝脈者經脈之海也主滲灌谿谷與陽明合於宗筋陰陽總宗筋之會會於氣街而陽明爲之長疾病

毛際 足厥陰之脈入毛中 足少陽脈之支者出氣街遶毛際 足少陽之正入毛際合於厥陰經絡 足厥陰之正上毛際 任脈者起於中極之下以上毛際經絡

睾 足厥陰之別循脛上睾經絡 邪在小腸者連睾系鍼刺

臀 足太陰之脈貫臀 足太陽之筋上結於臀 督脈別遶臀經絡

肛 足太陽之正下尻五寸別入於肛經絡

尻 足少陽之筋後者結於尻經絡

循阴股，入阴俱见经络。足厥阴脉，循阴器而络于肝。前阴者，宗筋之所聚，太阴、阳明之所合也。冲脉者，经脉之海也，主渗灌溪谷，与阳明合于宗筋。阴阳总宗筋之会，会于气街，而阳明为之长疾病。

毛际 足厥阴之脉，入毛中。足少阳脉之支者，出气街，绕毛际。足少阳之正，入毛际，合于厥阴经络。足厥阴之正，上毛际。任脉者，起于中极之下，以上毛际经络。

睾 足厥阴之别，循胫上睾经络。邪在小肠者，连睾系针刺。

臀 足太阴之脉，贯臀。足太阳之筋，上结于臀。督脉，别绕臀经络。

肛 足太阳之正，下尻五寸，别入于肛经络。

尻 足少阳之筋，后者结于尻经络。

人体经穴脏腑图

［清］不著撰人　王旭东　校订

清抄彩绘本

《人体经穴脏腑图》一卷，脏象骨度著作。不著撰人，约成书于清道光年间（1821—1850）。此书乃节录、抄绘北宋时期杨介《存真环中图》而成，而较之《存真环中图》更为细腻逼真，开本更为阔大（原书板框高 55 厘米，宽 26 厘米），图画人物别开生面，体貌神态生动传神。此外，还在《存真环中图》基础上增绘人体正、背骨度分寸图两幅。本书所载十二经脉、奇经八脉是一套完整的经脉图，其经脉循行不仅有主干，也有分支；除体表线外，亦有络属内脏的内行线。可谓是教科书级别的针灸绘图。此书艺术水准很高，绘制精美准确，具有很高的艺术价值。本书收载底本为清代彩绘本。

崇寧五年梁少保知大名府有羣賊起內一强寇楊琮所居大北道路不通居民受害忽一日命捕盗官生擒楊琮送獄按刑市中命醫官并畫匠畫之徐州有歐希作過大刑三十人當日就命畫匠於法場剖開諸人胸腹畫之見喉嚨排三竅一曰水一曰食一曰氣相推水食氣一竅走胸中入胃上口一竅通肺循腹抵脊膂轉臍下兩腎與任衝督三脉會於丹田丹田者氣海也喉下有肺兩葉為華蓋諸臟肺腑下見心外有黄脂裹其色赤黄剖開視之其心箇个不同有竅者無竅者有毛者無毛者大者長者匾者心下有羅膈羅膈下胃積曲可容一升之物外有黄脂如旗焰左有肝一二三四五葉者各各不同內歐患眼肝上有白點子兩箇張珣嗽而且喘其肺皺而且黑此所謂表裡相應也其肝短葉上有膽右胃左脾與胃同膜狀如馬肝赤紫下有小腸盤十六曲極瑩净化物通行右有大腸亦十六曲內有所出糟粕之路外有黄脂粘作一塊下有膀胱居脬亦瑩净外無所入之穴全借施行津液入胞為溺此君子小人之體肥瘦大小受水穀多少輕重各異見識性氣急緩皆五臟造化而成者也

崇宁五年，梁少保知大名府，有群贼起，内一强寇杨琮，所居大北，道路不通，居民受害。忽一日，命捕盗官生擒杨琮送狱，按刑市中，命医官并画匠画之。徐州有欧希，作过大刑三十人。当日就命画匠于法场割开诸人胸腹画之。见喉咙排三窍，一曰水，一曰食，一曰气，相推水、食、气一窍走胸中，入胃。上口一窍通肺，循腹抵脊膂，转脐下，两肾与任、冲、督三脉会于丹田。丹田者，气海也。喉下有肺两叶，为华盖诸脏。肺腑下见心，外有黄脂裹，其色赤黄。割开视之，其心个个不同，有窍者，无窍者，有毛者，无毛者，大者，长者，扁者。心下有罗膈，罗膈下胃积曲，可容一升之物，外有黄脂如旗焰。左有肝，一二三四五叶者，各各不同。内欧患眼。肝上有白点子两个；张珣嗽而且喘，其肺皱而且黑。此所谓表里相应也。其肝短叶上有胆，右胃左脾，与胃同膜，状如马肝赤紫。下有小肠盘十六曲，极莹净，化物通行。右有大肠亦十六曲，内有所出糟粕之路，外有黄脂粘作一块。下有膀胱居脬，亦莹净，外无所入之穴，全借气[1]施行津液，入胞为溺。此君子小人之体，肥瘦大小，受水谷多少，轻重各异，见识性气急缓，皆五脏造化而成者也。

①气：原无，文理不通，据《古今图书集成医部全录》脏腑经络运气·脏腑门一补。

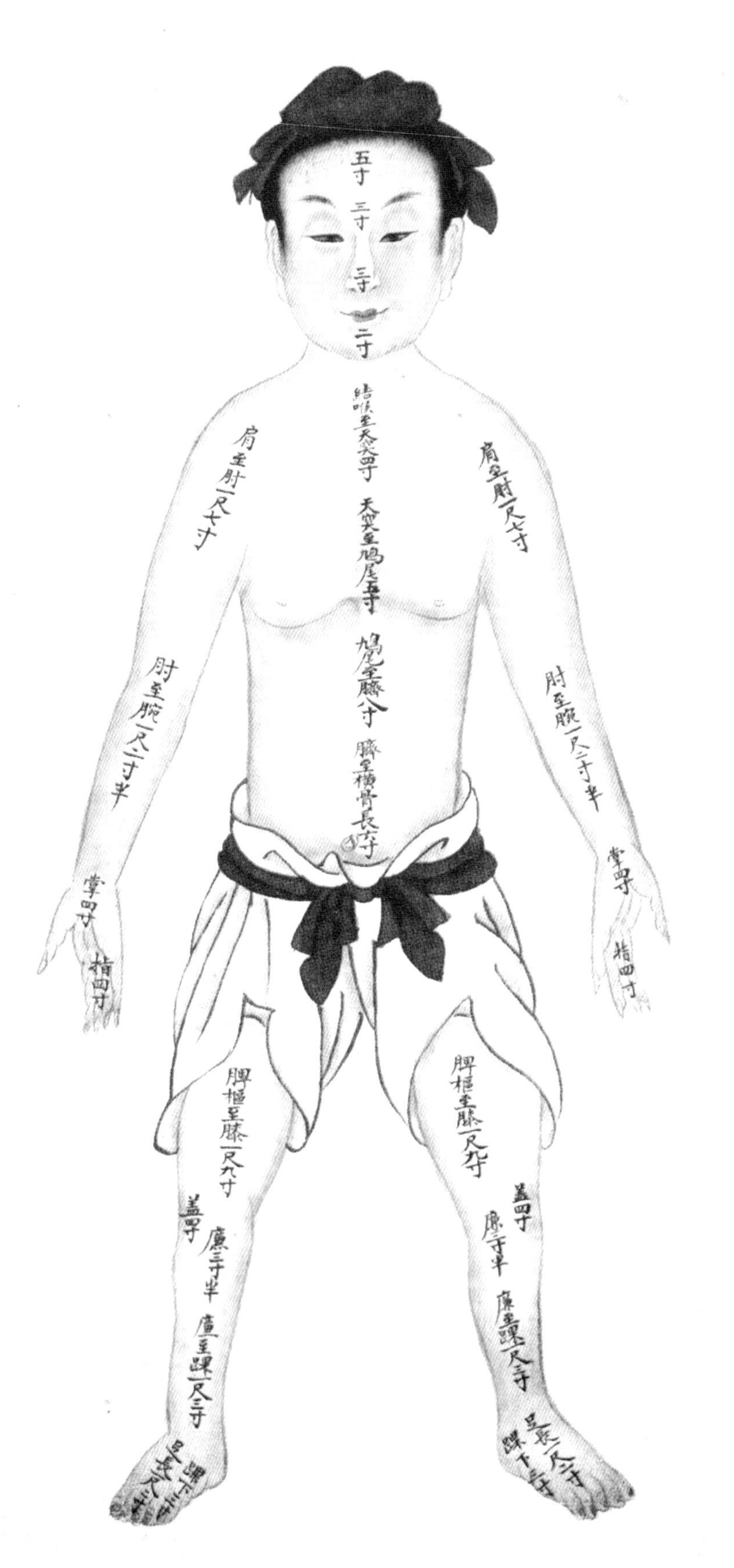
五寸
三寸
三寸
二寸
結喉至天突四寸
天突至鳩尾九寸
鳩尾至臍八寸
臍至横骨長六寸
肩至肘一尺七寸
肩至肘一尺七寸
肘至腕一尺二寸半
肘至腕一尺二寸半
掌四寸
掌四寸
指四寸
指四寸
髀樞至膝一尺九寸
髀樞至膝一尺九寸
蓋四寸
蓋四寸
廉三寸半
廉三寸半
廉至踝一尺三寸
廉至踝一尺三寸
踝下三寸
足長一尺二寸
踝下三寸
足長一尺二寸

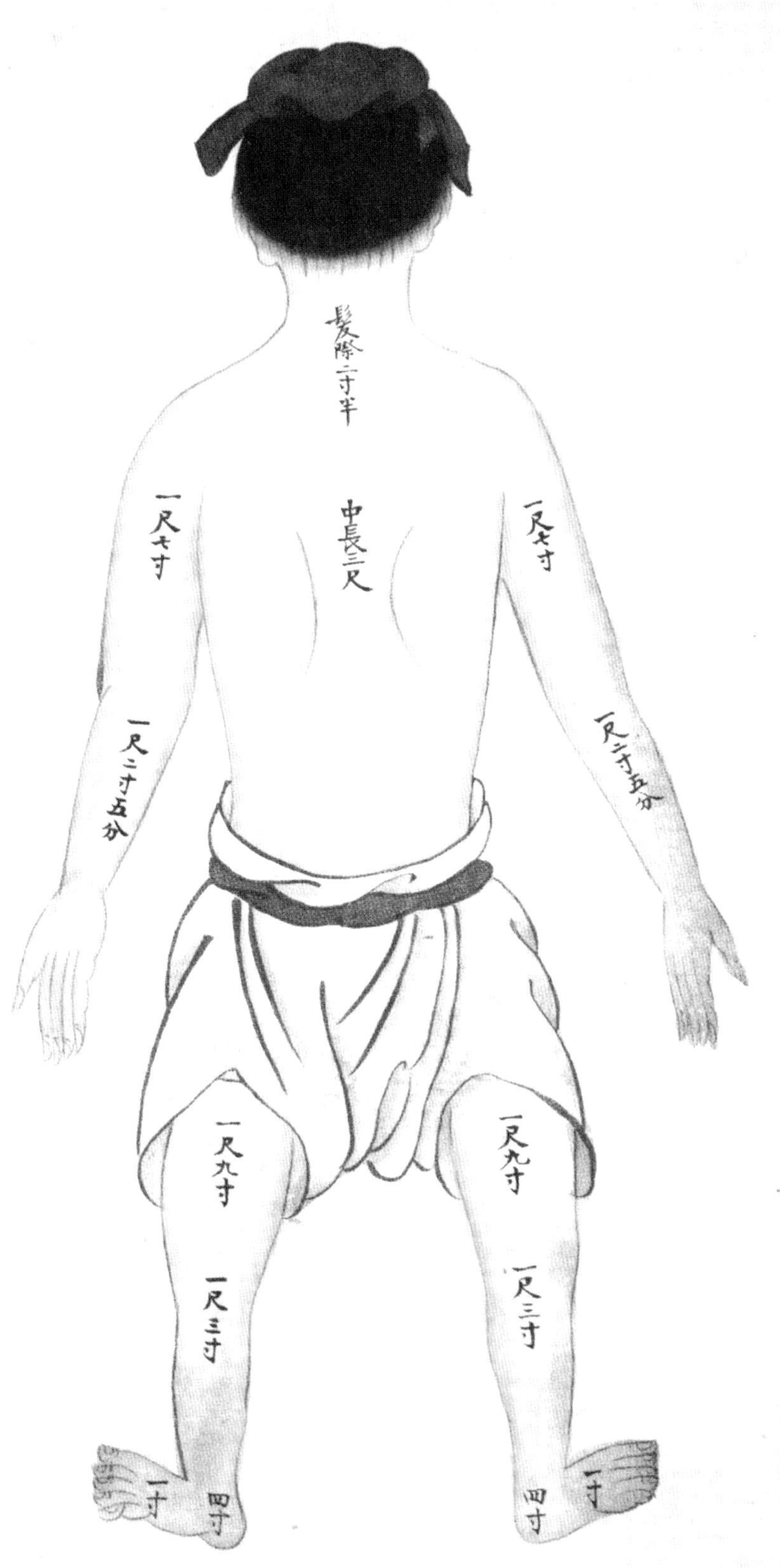
髮際二寸半
一尺七寸
中長三尺
一尺七寸
一尺二寸五分
一尺二寸五分
一尺九寸
一尺九寸
一尺三寸
一尺三寸
一寸
四寸
四寸
一寸

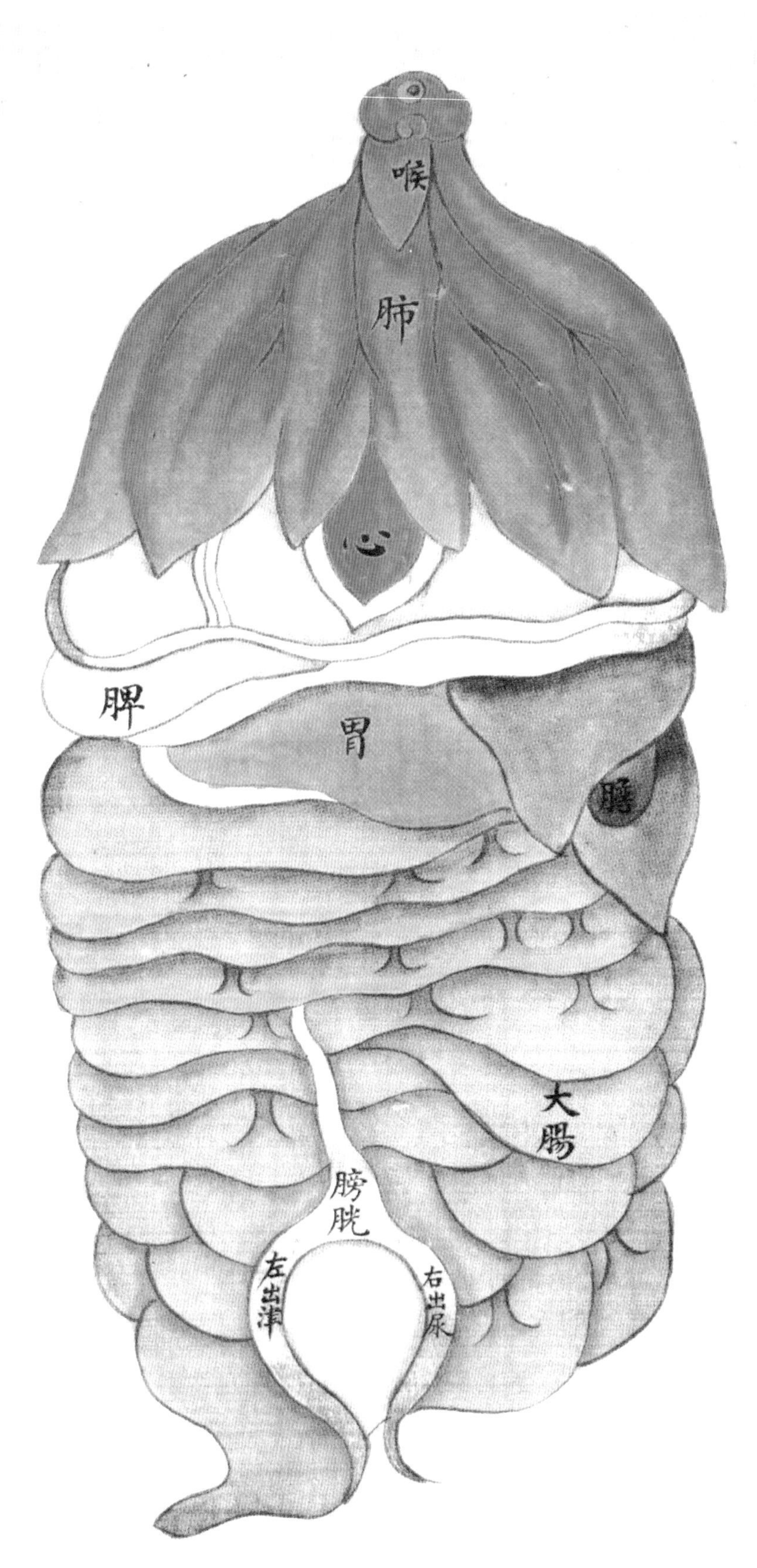
喉
肺
心
脾
胃
膽
大腸
膀胱
左出津
右出尿

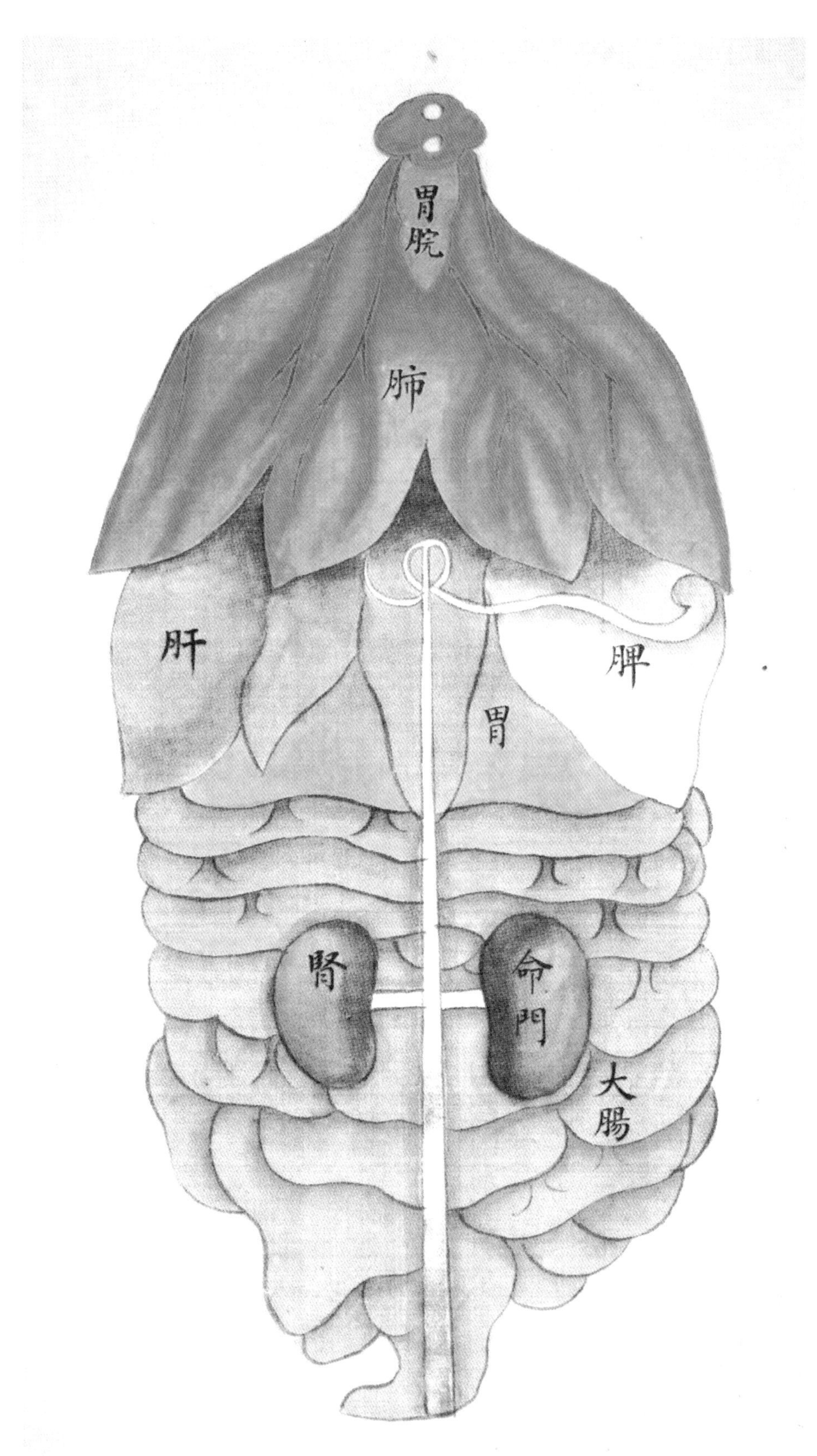
胃脘
肺
肝
脾
胃
腎
命門
大腸

手太陰肺經

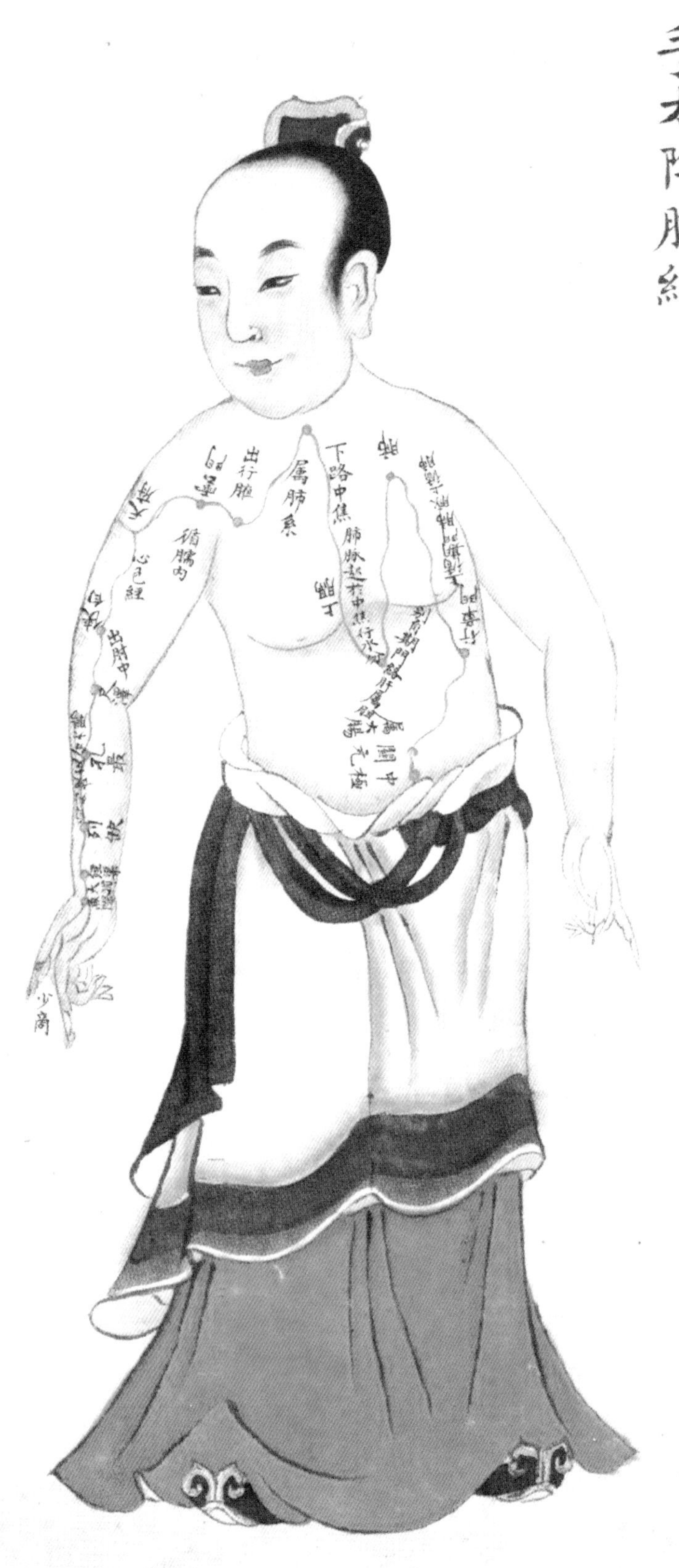

手太陰肺經之脉起於中焦中脘穴出循任脉之外足少陰腎經之裡下行當臍之上一寸水分穴而下繞絡屬會於大腸復還行本經之外上循胃口過幽門而上膈屬肺從肺臟循肺系横出行巨骨之下至胸部之四行循中府上雲門而出腋下循臑内抵天府下俠白而行手少陰心主之前下入肘中之尺澤穴循内上骨之下廉歷孔最絡列缺入寸口之經渠注大淵穴以上魚際循魚際出手大指之端少商穴而終其支者從腕後列缺穴直指循高骨之後絡虎口出循手大指次指内廉出其端而交於手陽明大腸經也

手太阴肺经之脉，起于中焦中脘穴，出循任脉之外，足少阴肾经之里，下行当脐之上一寸水分穴而下绕络属，会于大肠。复还行本经之外，上循胃口，过幽门而上膈，属肺。从肺脏，循肺系，横出行巨骨之下，至胸部之四行，循中府，上云门而出腋下，循臑内，抵天府，下侠白，而行手少阴心主之前，下入肘中之尺泽穴，循臂[1]内上骨之下廉，历孔最，络列缺，入寸口之经渠，注太渊穴，以上鱼际，循鱼际，出手大指之端少商穴，而终其支者。从腕后列缺穴直指，循高骨之后，络虎口，出循手大指次指内廉，出其端，而交于手阳明大肠经也。

①臂：原无，据《灵枢·经脉》补。

手陽明大腸經

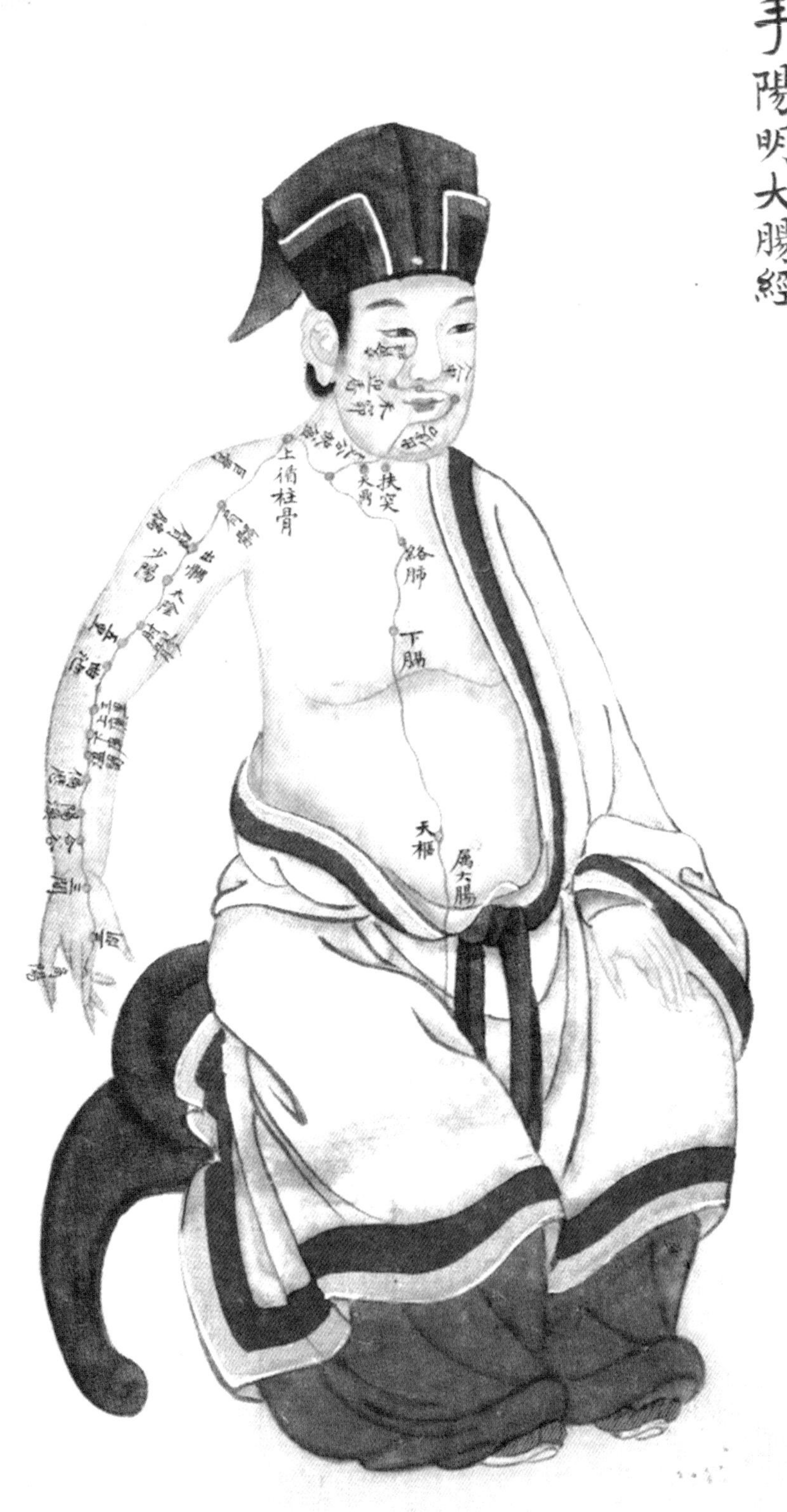

手陽明大腸經之脉起於手大指次指之端商陽穴出循食指上廉歷二間注三間過合谷兩谷之間而上入陽溪兩筋之中循臂上廉絡偏歷至温留下廉上廉三里而入肘中外廉之曲池穴上循臑外前廉抵肘髎五里臂臑而上肩至肩髃出肩髃骨之前廉上循巨骨出於柱骨之上會於大椎復自大椎而下入缺盆循足陽明胃經脉外絡肺而下膈行天樞之分會屬於大腸其支者從缺盆上行於頸循天鼎扶突而上貫於頰却入下齒縫中復還出侠兩口吻上行相交於人中穴左脉之右右脉之左上出侠鼻孔循禾髎迎香穴而終上至鼻交頞中交於足陽明胃經也

手阳明大肠经之脉，起于手大指次指之端商阳穴，出循食指上廉，历二间，注三间，过合谷两谷之间，而上入阳溪两筋之中，循臂上廉，络偏历，至温留下廉，上廉三里，而入肘中外廉之曲池穴，上循臑外前廉，抵肘髎、五里、臂臑，而上肩至肩髃，出肩髃骨之前廉，上循巨骨，出于柱骨之上，会于大椎，复自大椎而下，入缺盆，循足阳明胃经脉，外络肺而下膈，行天枢之分，会属于大肠。其支者，从缺盆上行于颈，循天鼎、扶突，而上贯于颊，却入下齿缝中，复还出，挟两口吻上行，相交于人中穴，左脉之右，右脉之左，上出挟鼻孔，循禾髎、迎香穴而终。上至鼻交頞中，交于足阳明胃经也。

中指内間之内庭而下至大指次指之端厲兌穴而終其支者從膝下三寸而別循三里之外而下中指外間而終其支別者從跗上衝陽穴而入大指之間斜出行足厥陰肝經行間穴之外循大指之下廉出其端以交於足太陰脾經也

足陽明胃經

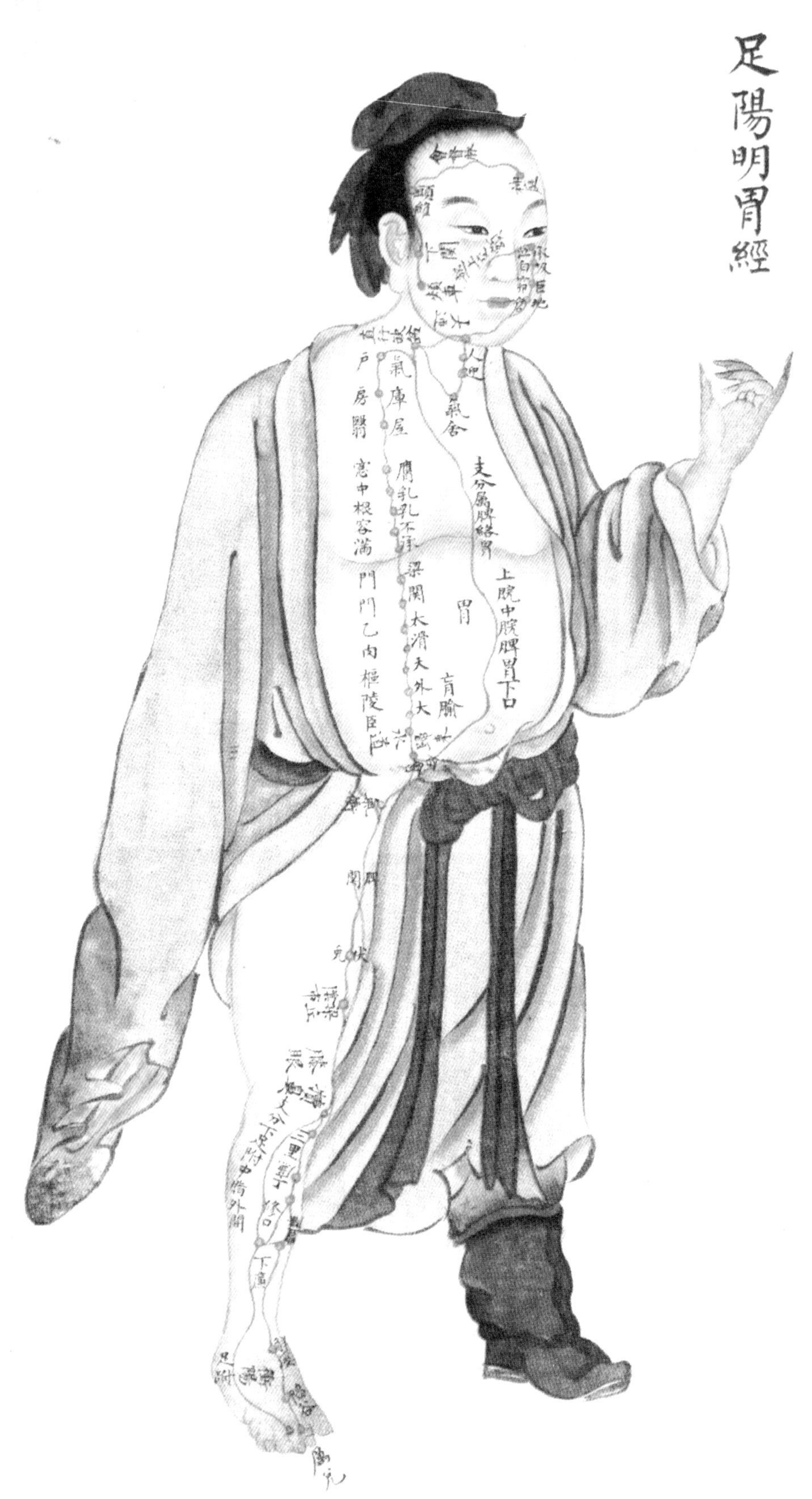

足陽明胃經之脉起於鼻外左右而相交頞中過睛明穴傍約手太陽之脉下循鼻外歷承泣四白巨髎入上齒縫中復還出循地倉挾兩口吻環繞唇下左右相交於承漿穴自承漿却循頤後下廉出大迎循頰車而上耳前歷下關過客主人循髮際行懸釐頷厭經頭維會於額顱上之神庭其支别者從大迎之前下人迎循喉嚨歷水突氣舍而下入缺盆行足少陰腧府穴之外下膈行上脘中脘之分而屬胃絡髀其直行者從缺盆而下下乳內廉循氣户庫房屋翳膺窗乳中乳根不容承滿梁門關門太乙滑肉門而下俠臍歷天樞外陵大渠水道歸來而入氣衝中其支者自屬胃處起於胃下口却循腹裏行足少陰肓腧之外本經之裡下至氣衝中與前本支

足阳明胃经之脉，起于鼻外左右，而相交頞中，过睛明穴，旁约手太阳之脉，下循鼻外，历承泣、四白、巨髎，入上齿缝中，复还出循地仓，挟两口吻，环绕唇下，左右相交于承浆穴。自承浆却循颐后下廉，出大迎，循颊车而上耳前，历下关，过客主人，循发际，行悬厘、颔厌，经头维，会于额颅，上之神庭。其支别者，从大迎之前，下人迎，循喉咙，历水突、气舍而下，入缺盆，行足少阴腧府穴之外，下膈，行上脘[①]、中脘之分，而属胃络脾[②]。其直行者，从缺盆而下，下乳内廉，循气户、库房、屋翳、膺窗、乳中、乳根、不容、承满、梁门、关门、太乙、滑肉门而下，挟脐，历天枢、外陵、大巨[③]、水道、归来，而入气冲中。其支者，自属胃处起于胃下口，却循腹里，行足少阴肓腧之外，本经之里，下至气冲中，与前本支之脉相合，而下循髀[④]关，抵伏兔，历阴市、梁丘，而下入膝髌中，经犊鼻，循胻骨外廉之三里，抵巨虚上廉、条口、巨虚下廉，络丰隆，经解溪，直下过足跗之冲阳，注陷谷，入足中指内间之内庭，而下至大指次指之端，属厉[⑤]兑穴而终。其支者，从膝下三寸而别，循三里之外，而下中指外间而终。其支别者，从跗上冲阳穴而入大指之间，斜出行足厥阴肝经行间穴之外，循大指之下廉，出其端，以交于足太阴脾经也。

①脘：原作“腕”，本书“脘”“腕”混用，今凡属腹之处均律齐作“脘”。下同，不另出注。

②脾：原作“髀”，据《灵枢·经脉》改。

③巨：原作“渠”，据《素问·气府论》《针灸甲乙经》卷三第二十一改。

④髀：原作“脾”，据《灵枢·经脉》改。

⑤厉：原无，据《灵枢·本输》补。

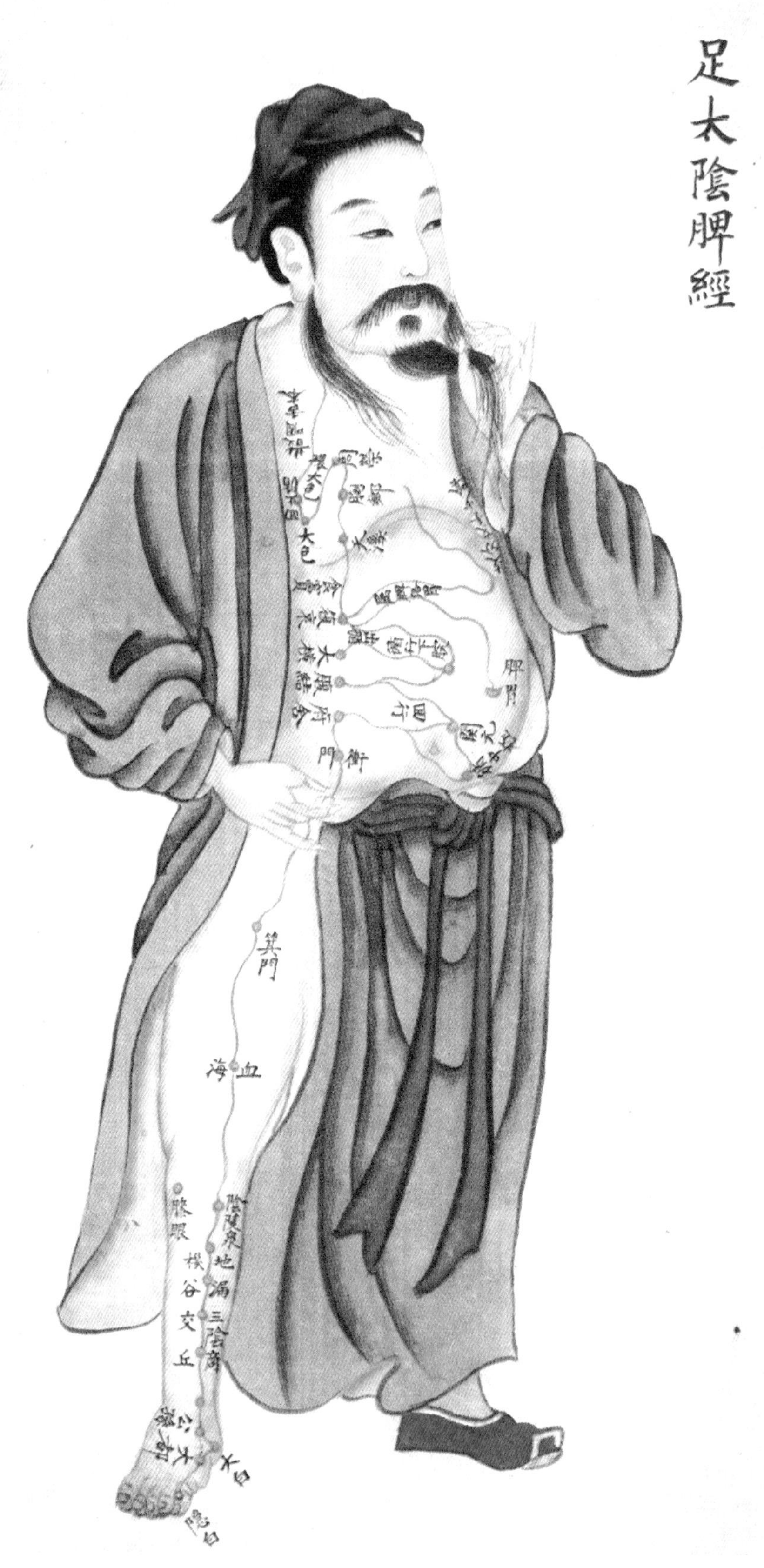
足太陰脾經
箕門
血海
地機
漏谷
三陰交
衝門
大包

足太阴脾经之脉，起于足大指之端，于是循指内侧白肉际之隐白穴，历大都，过核骨之后，经太白，络公孙，至商丘穴而上内踝之前廉，历三阴交而上腨内，循胻骨之后之漏谷[1]，上行二寸，而交出足厥阴肝经之前，而行地机，抵阴陵泉，而上循膝股内之前廉，历血海、箕门而上腹，经冲门、府舍，而绕会中极、关元，却复还，循腹结、大横，而又绕行任脉，会于下脘，仍回历腹哀，过日月、期门之分，循本经之里，而至中脘、下脘，入腹，属脾络胃。原支自腹哀而上膈，循食窦、天溪、胸乡、周荣，由周荣之外，曲折向下，环大包，而复还大包之外，曲折向上，会渊腋，出中府，而斜上行人迎之里，挟咽，连舌本，散舌下而终。其支别者，从腹哀穴别行，复从胃部中脘穴之外别行上膈，注心中，膻中之里心之分，而交于手少阴心经也。

①后之漏谷：原作“漏漏谷谷自”，文理不通，据《经络汇编》改。

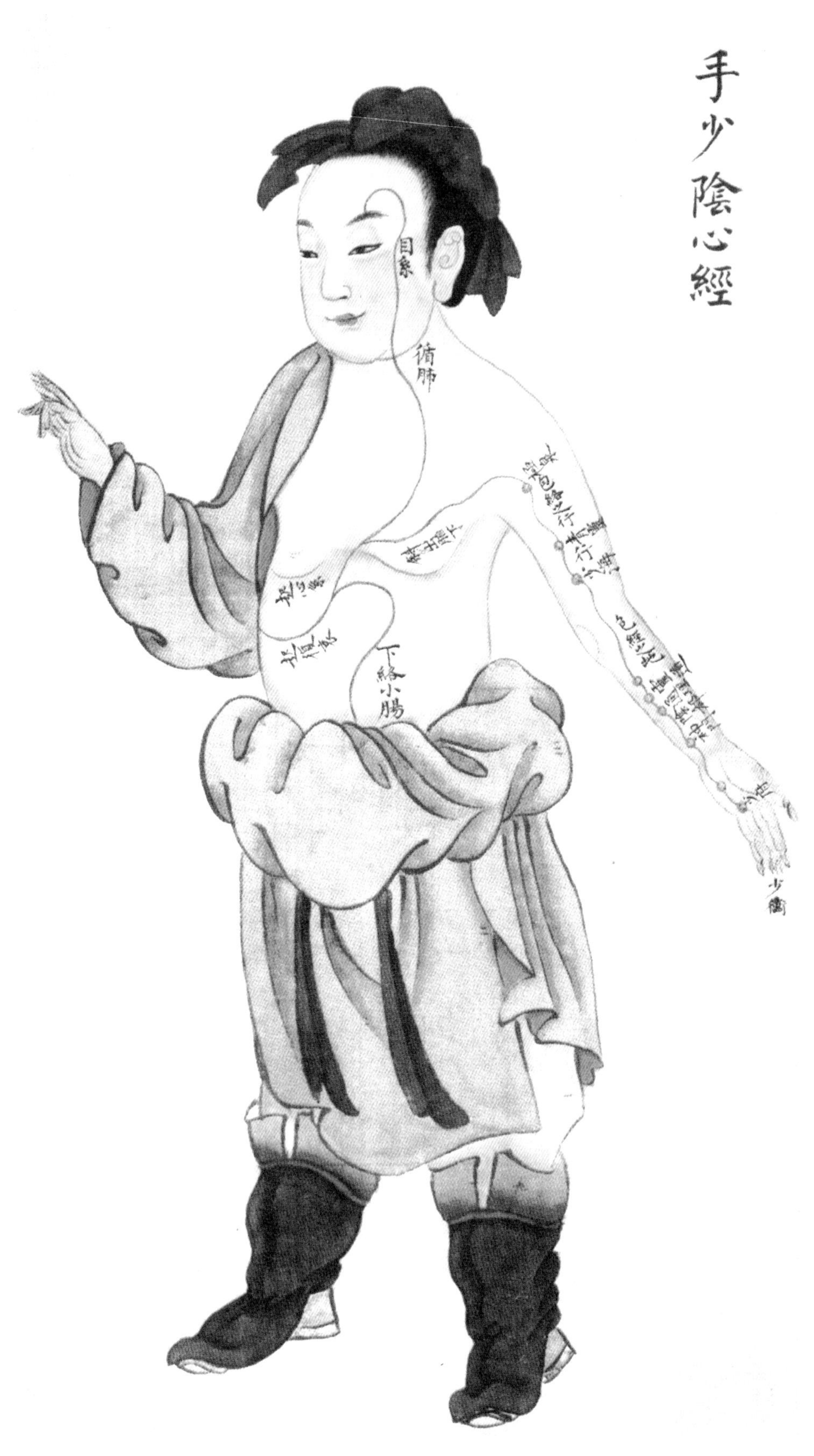
手少陰心經
目系
循肺
下絡小腸
少衝

手少陰心經之脉起於心中出循任脉之外而屬心系下膈當臍上二寸而絡小腸其支者從心系出行任脉之上循而俠咽上頤上繫兩目系其直行者腹從心系上肺而下行出腋下抵極泉循臑内之後廉行太陰厥陰心主二經之後歷青靈而下肘中之内廉抵少海下循臂内後廉歷靈通絡通里至掌後兑骨之端經陰郄注神門入掌内後廉抵少府循手小指内廉出其端之少衝穴而終復出小指外側之端而交於手太陽小腸經也

手少阴心经之脉，起于心中，出循任脉之外而属心系，下膈，当脐上二寸而络小肠。其支者，从心系出行任脉之上，循而挟咽上颐，上系两目系。其直行者腹，从心系上肺，而下行出腋下，抵极泉，循臑内之后廉，行太阴、厥阴心主二经之后，历青灵，而下肘中之内廉，抵少海，下循臂内后廉，历灵道[1]，络通里，至掌后兑骨之端，经阴郄，注神门，入掌内后廉，抵少府，循手小指内廉，出其端之少冲穴而终，复出小指外侧之端，而交于手太阳小肠经也。

①道：原作“通”，据《经穴解》改。

手太陽小腸經

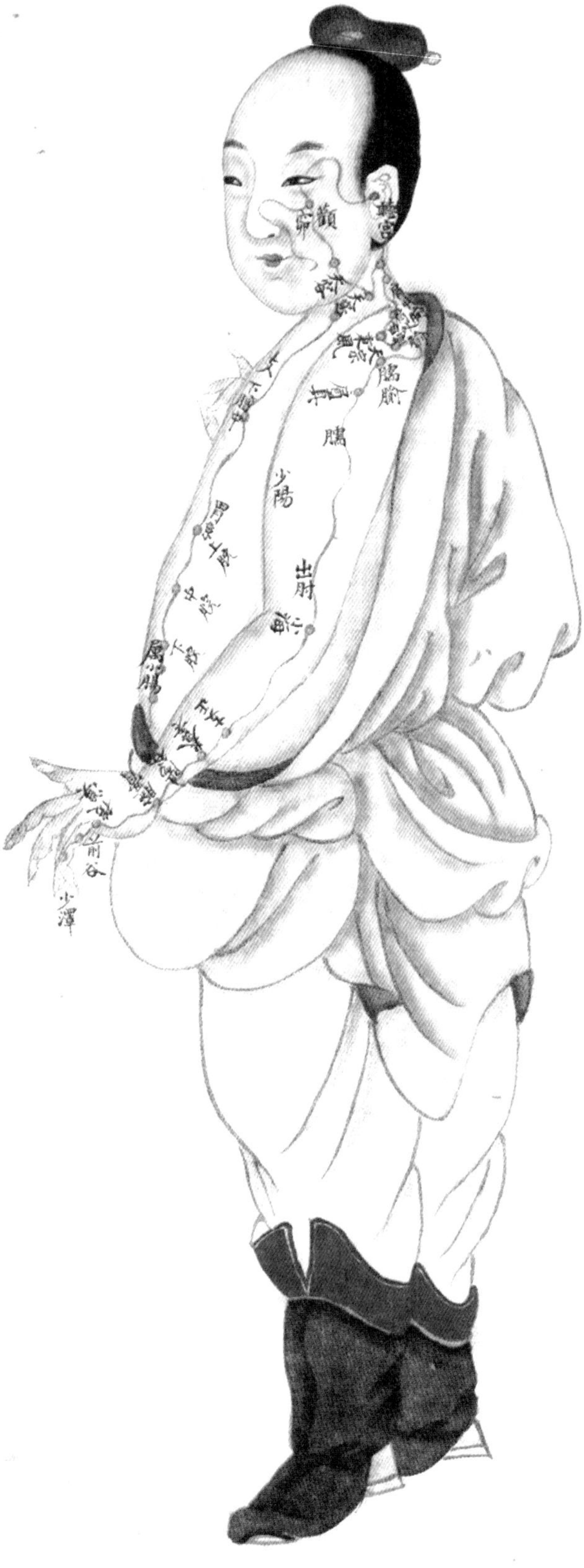

手太陽小腸經之脉起於小指之端少澤穴而上循小指外側之前谷注後溪而上
腕出外踝中過腕骨歷陽谷養老穴而直上循臂骨下廉之支正穴而上出肘內側
兩筋之間歷小海穴而上循臑外後廉行手少陽陽明二經之外出肩解循肩真臑
腧而繞肩胛歷天宗秉風曲垣肩外腧肩中腧諸穴而上會大椎自大椎左右相交
循兩肩之上而下入缺盆循咽向胸而下當膻中之分絡心循胃系下膈過上脘中
脘抵胃部下行任脉之外當臍上二寸之分而屬小腸其支別者從缺盆却循頸之
天窓天容而上頰抵顴髎上至目銳眥過童子髎却入耳中循聽宮而終又其支者
自上頰處而別頰循頰上𩑶抵鼻至目內眥睛明穴而交於足太陽膀胱經也本脈
而復斜絡於顴

手太阳小肠经之脉，起于小指之端少泽穴，而上循小指外侧之前谷，注后溪而上腕，出外踝中，过腕[1]骨，历阳谷、养老穴而直上，循臂骨下廉之支正穴，而上出肘内侧两筋之间，历小海穴，而上循臑外后廉，行手少阳、阳明二经之外，出肩解，循肩贞[2]、臑俞而绕肩胛，历天宗、秉风、曲垣、肩外俞、肩中俞诸穴，而上会大椎，自大椎左右相交，循两肩之上，而下入缺盆，循咽，向胸而下，当膻中之分，络心循胃系，下膈，过上脘、中脘，抵胃部，下行任脉之外，当脐上二寸之分，而属小肠。其支别者，从缺盆却循颈之天窗、天容，而上颊，抵颧髎，上至目锐眦，过瞳子髎，却入耳中，循听宫而终。又，其支者，自上颊处而别颊，循颊上䪼，抵鼻，至目内眦睛明穴，而交于足太阳膀胱经也。本脉而复斜络于颧。

①腕：原作“脘”，本书“腕”“脘”混用，今凡手部之处均律正为规范字“腕”。下同，不另出注。

②贞：原作“真”，同音借代，据规范穴位名改。以下凡穴名中俗字、讹字、借代字等均律正为规范穴名，不另出注。

倉抵肓門志室胞肓秩邊諸穴而下歷尻臀過髀樞循髀外之後廉髀樞之裡扶承之外一寸五分之間而下與前支之脈入膕中委陽者相合而下行循合陽穴下貫腸內歷承筋承山飛陽絡跗陽出外踝之後經崑崙抵撲叅金門弗申脈過京骨注東骨流通谷至足小指外側之端出至陰穴而終於是斜趨小指之下而交於與足少陰腎經也

足太陽膀胱經

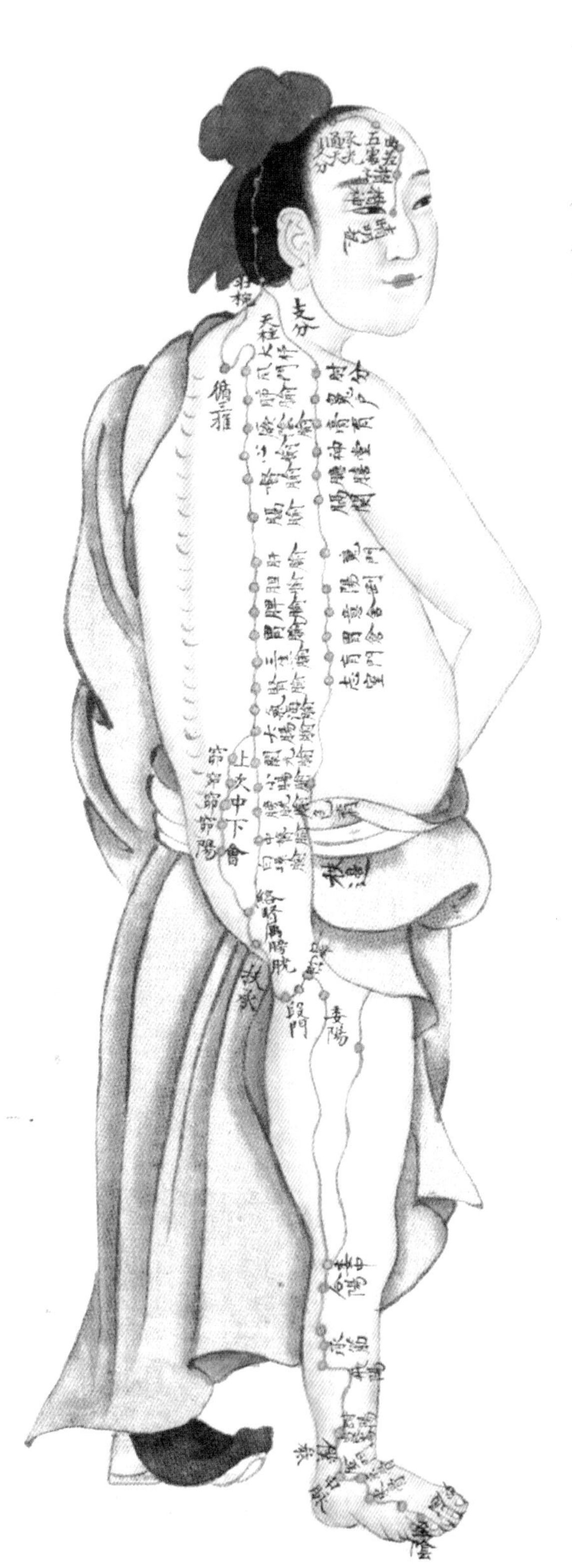

足太陽膀胱經之脉起於目內眥睛明穴而上額循攢竹之過神庭歷曲差至五處承光通天自通天斜行左右相交於巔頂之中百會穴其支別者從巔頂百會中下抵耳上角過率谷浮白竅陰穴其直行者仍從通天穴後而下循絡却至玉枕而入絡於腦歷腦户復出別下頂後之天柱穴而左右斜下過脊中之大椎陶道穴却左右復回循肩轉內俠脊兩傍下行歷大杼風門肺腧厥陰腧心腧至督腧肝腧膽腧脾腧胃腧三焦腧腎腧氣海腧大腸腧關元腧小腸腧膀胱腧抵中膂腧白環腧由是循腰中而入歷膂絡腎屬膀胱其支別者從膂中循腰踝下俠脊自十六椎支分而行歷一空上髎二空次髎三空中髎四空下髎循會陽下貫臀至扶承殷門上浮

足太阳膀胱经之脉，起于目内眦睛明穴而上额，循攒竹[1]，过神庭，历曲差，至五处、承光、通天，自通天斜行，左右相交于巅顶之中百会穴。其支别者，从巅顶百会中下抵耳上角，过率谷、浮白、窍阴穴。其直行者，仍从通天穴后而下，循络却，至玉枕，而入络于脑，历脑户复出，别下顶后之天柱穴，而左右斜下，过脊中之大椎、陶道穴，却左右复回，循肩髆[2]内，挟脊两旁下行，历大抒、风门、肺俞、厥阴俞、心俞，至督俞、肝俞、胆俞、脾俞、胃俞、三焦俞、肾俞、气海俞、大肠俞、关元俞、小肠俞、膀胱俞，抵中膂俞、白环俞，由是循腰中而入，历膂络肾，属膀胱。其支别者，从腰中，循腰踝，下挟脊，自十六椎支分而行，历一空上髎，二空次髎，三空中髎，四空下髎，循会阳，下贯臀[3]，至扶承、殷门，上浮郄，下委阳，入腘中之委中穴。其支别者，自天柱支分而下，从膊内左右别行，下贯髀，挟脊膂内第三行，相去各三寸，历附分、魄户、膏肓、神堂、噫嘻、膈关、魂门、阳纲、意舍、胃仓，抵肓门、志室、胞肓、秩边诸穴，而下历尻臀，过髀枢，循髀外之后廉，髀枢之里，扶承之外一寸五分之间而下，与前支之脉入腘中委阳者相合而下行，循合阳穴，下贯腨[4]肠，内历承筋、承山、飞扬，络跗阳，出外踝之后，经昆仑，抵仆参、金门，串申脉，过京骨，注束骨，流通谷，至足小指外侧之端，出至阴穴而终。于是斜趋小指之下，而交于与足少阴肾经也。

---

①竹：此下原有“之”字，据文义删。
②髆：原作“转”，据《灵枢·经脉》改。
③臀：原作“臂”，据《灵枢·经脉》改。
④腨：原无，据《灵枢·经脉》补。

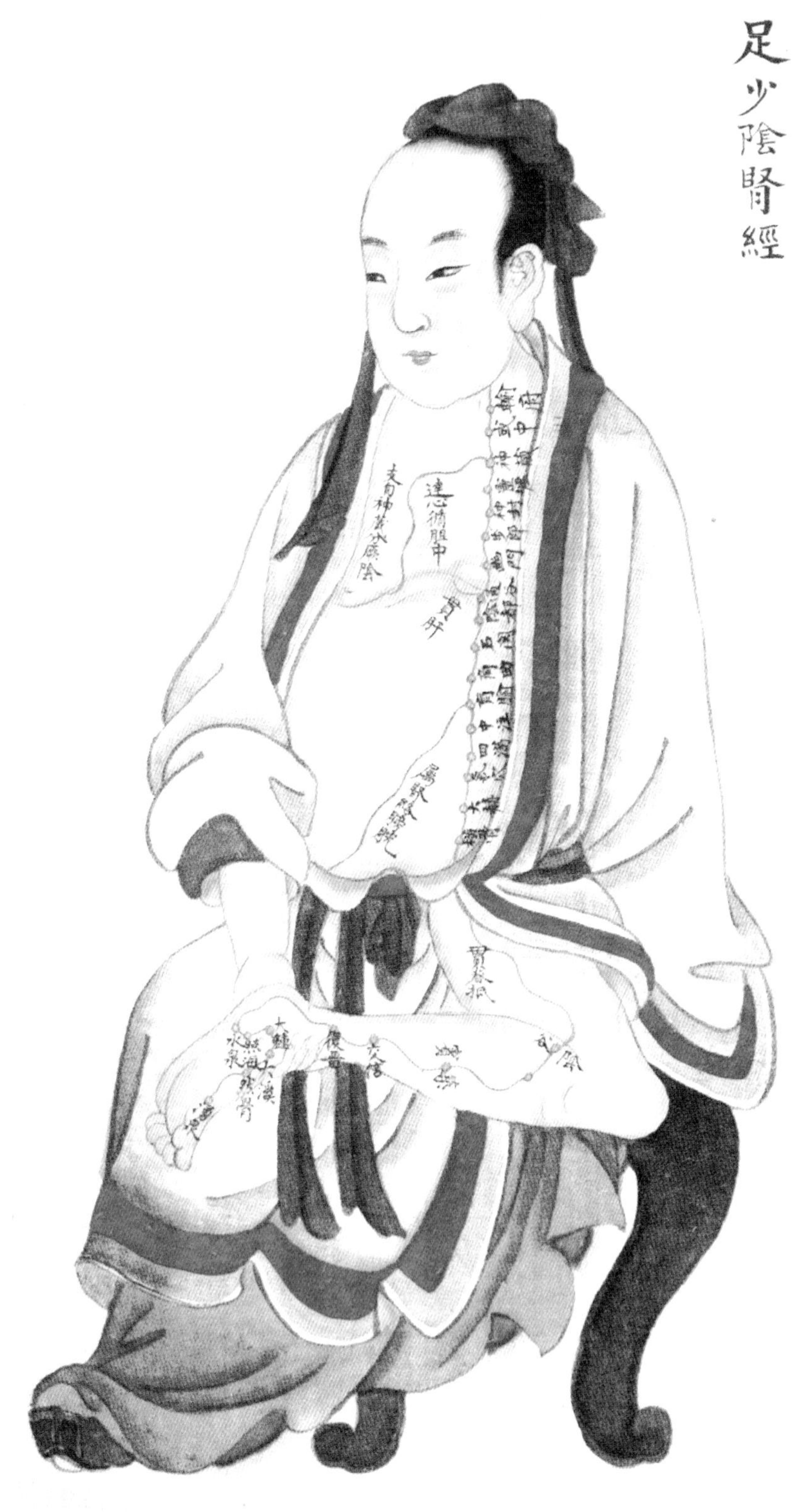
足少陰腎經

足少陰腎經之脉起於足小指之下斜趨足心之湧泉穴出內踝下抵然谷穴上循內踝之後大溪穴別入跟中至大鐘穴折下循照海水泉復自水泉折上大鐘之外上循內踝後行厥陰太陰二經之後經復留交信過三陰交而上腨內循築賓出膕內廉抵陰谷穴而上股內後廉貫脊抵長強穴還出於前循横骨大赫氣穴四滿中注至肓腧當肓腧之所繞臍之左右支分屬腎下臍下過關元中極而絡膀胱其直行者自肓腧屬腎處上行循商曲石關陰都通谷而貫肝却上循幽門而上膈歷步廊入肺中循神封靈墟神藏彧中腧府而上循喉嚨并人迎俠舌本廉泉而終其支

足少阴肾经之脉，起于足小指之下，斜趋足心之涌泉穴，出内踝下，抵然谷穴，上循内踝之后太溪穴，别入跟中，至大钟穴折下，循照海、水泉，复自水泉折上大钟之外，上循内踝后，行厥阴、太阴二经之后，经复留、交信，过三阴交而上腨内，循筑宾，出腘内廉，抵阴谷穴而上股内后廉，贯脊，抵长强穴，还出于前，循横骨、大赫、气穴、四满、中注，至肓俞，当肓俞之所，绕脐之左右，支分属肾，下脐，下过关元、中极而络膀胱。其直行者，自肓俞属肾处上行，循商曲、石关、阴都、通谷而贯肝，却上循幽门而上膈，历步廊，入肺中，循神封、灵墟、神藏、彧中、俞府而上循喉咙，并人迎，挟舌本廉泉而终。其支别者，从肺中出自神藏，别行绕络心，注胸之膻中，交于手厥阴心主经也。

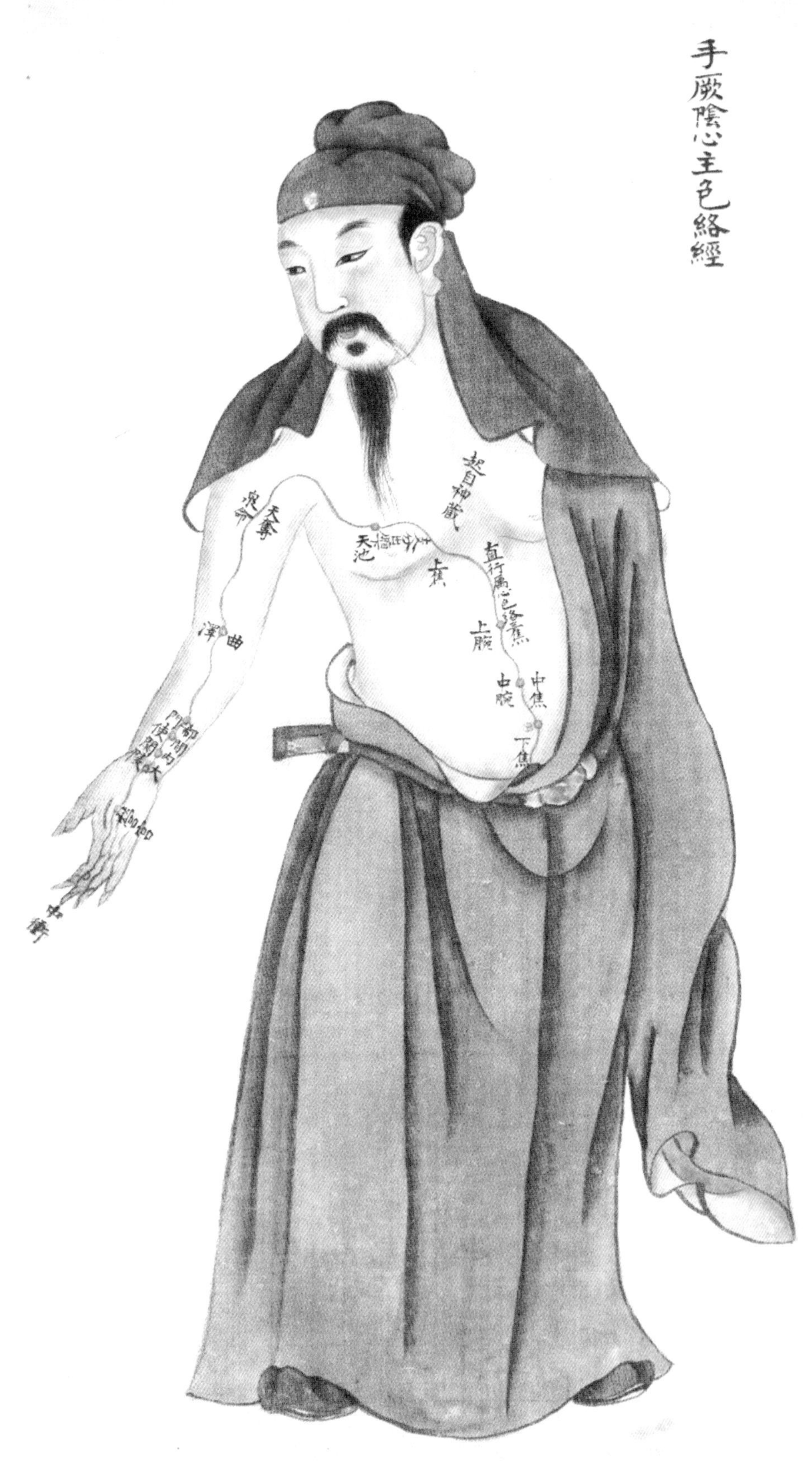
手厥陰心主包絡經
起自神藏
天池
曲
澤
上脘
中焦
下焦

手厥陰心主包絡經之脉起於胸中出屬心包絡而下鬲歷絡於三焦之上脘中脘及臍下一寸下焦三分其支者自屬心包絡處上循胸而出腋下三寸之天池穴上行抵腋下下循臑内之天泉穴以界乎手太陰少陰兩經之中行中間循奪命穴直下入肘中之曲澤穴下循臂行兩筋兩骨之中間循郄門經間使過内關注大陵而入掌中歷營宫循中指内廉出其端至中衝穴而終其支别者從掌後勞宫穴支分循無名指内廉出其端而交於手少陽三焦經也

手厥阴心主包络经之脉，起于胸中，出属心包络，而下膈，历络于三焦之上脘、中脘及脐下一寸，下焦三分。其支者，自属心包络处，上循胸，而出腋下三寸之天池穴，上行抵腋下，下循臑内之天泉穴，以界乎手太阴、少阴两经之中行中间，循夺命穴，直下入肘中之曲泽穴，下循臂，行两筋两骨之中间，循郄门，经间使，过内关，注大陵而入掌中，历劳[1]宫，循中指内廉，出其端，至中冲穴而终。其支别者，从掌后劳宫穴支分，循无名指内廉出其端，而交于手少阳三焦经也。

①劳：原作“营”，据《灵枢·经脉》改。

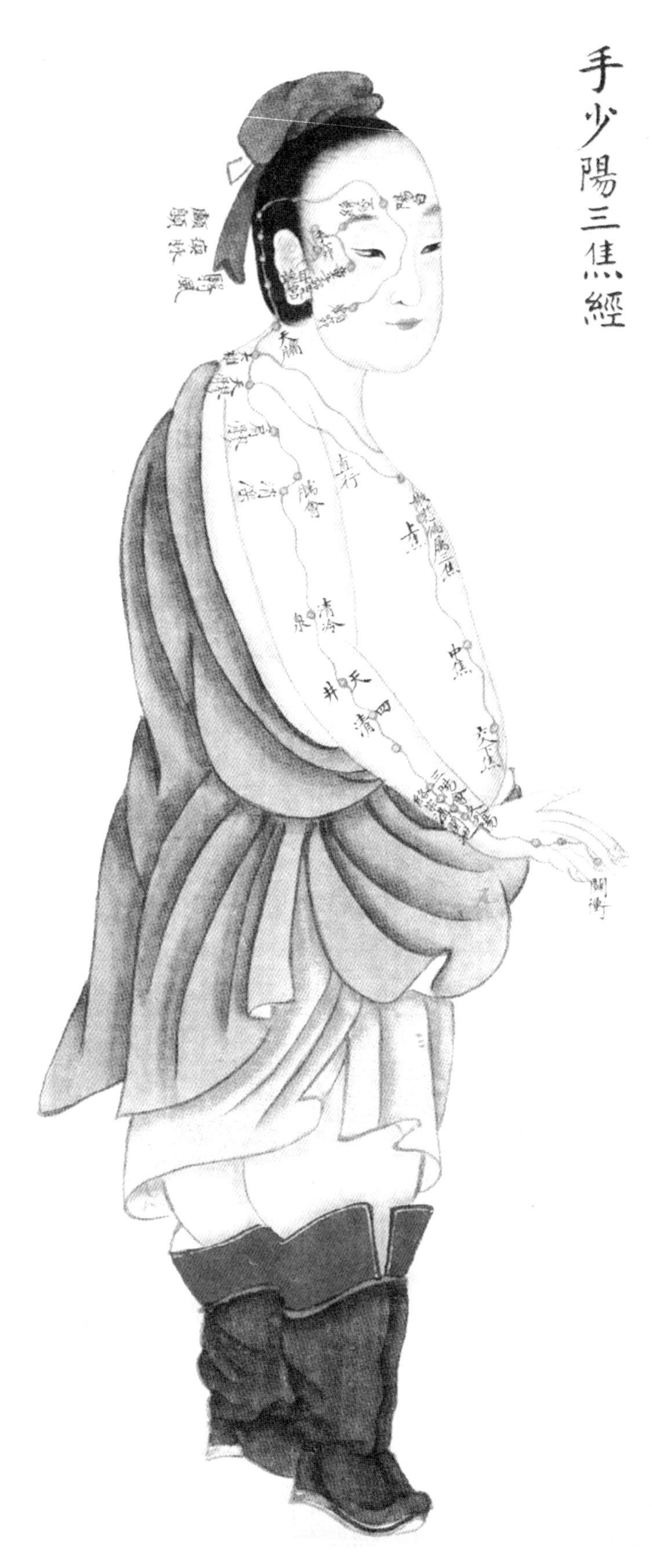
手少陽三焦經

手少陽三焦經之脉起於手小指次指之端關衝穴上出循次指外廉以上兩指之間歷液門注中渚循手表腕之陽池上出臂外兩骨之中間循外關注支溝會宗三陽絡四瀆而上貫肘抵天井穴而上行循臂臑之外歷清冷泉消濼行太陽之裡陽明之外肩前廉循臑會而上肩抵肩髎天髎而交出足少陽之後過秉風肩井却下入缺盆復足陽明之外而交會於膻中散布繞絡於心包而下膈當胃上口而屬上焦於中焦下陰交而屬下焦其支者從膻中而上出缺盆之外而上項過大椎循天牖上繫俠耳後經翳風瘈脉顱顖直上出耳上角至角孫過懸釐頷厭抵陽白下睛明屈曲下頰至䪼會顴髎穴其支者從耳後翳風穴入耳中過聽出走耳前歷耳門過客主人循禾髎之前而交頰車中却出循眉後絲竹空至目銳眥而終下會瞳子

手少阳三焦经之脉，起于手小指次指之端关冲穴，上出循次指外廉，以上两指之间，历液门，注中渚，循手表腕之阳池，上出臂外两骨之中间，循外关，注支沟、会宗、三阳络、四渎，而上贯肘，抵天井穴而上行，循臂臑之外，历清冷泉、消泺，行太阳之里，阳明之外肩前廉，循臑会而上肩，抵肩髎、天髎，而交出足少阳之后，过秉风、肩井，却下入缺盆，复足阳明之外，而交会于膻中，散布绕络于心包，而下膈，当胃上口而属上焦，于中焦下阴交，而属下焦；其支者，从膻中而上出缺盆之外，而上项，过大椎，循天牖，上系挟耳后，经翳风、瘈脉、颅囟直上，出耳上角，至角孙，过悬厘、颔厌，抵阳白，下睛明，屈曲下颊至䪼，会颧髎穴；其支者，从耳后翳风穴入耳中，过听宫[1]，出走耳前，历耳门，过客主人，循禾髎之前而交颊车中，却出循眉后丝竹空，至目锐眦而终。下会瞳子髎而交于足少阳胆经也。

①宫：原无，据《十四经发挥》补。

膝外廉抵陽陵泉而下外輔骨之前歷陽交外丘絡光明直下抵絶骨之端經陽輔循懸鍾而下出外踝之前過丘墟循足跗注臨泣地五位出足小指次指之間循俠溪而下入次指外側端竅陰穴而終其支别跗上自臨泣穴而支分别行入足大指之間循大指歧骨間出其端還貫入大指爪甲角而復出及三毛之中而交於足厥陰肝經也

足少陽膽經

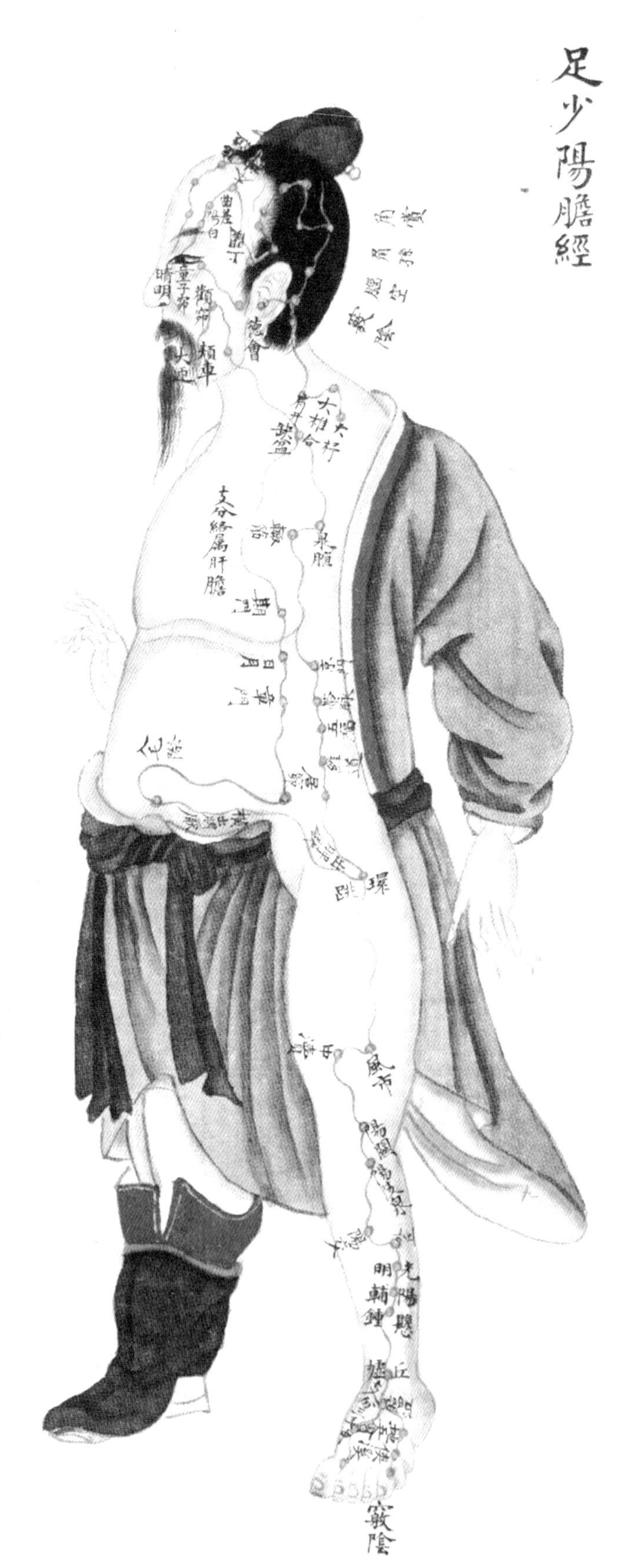

足少陽膽經之脉起於目銳眥之童子髎於是出循聽會上關上抵頭角循頷厭下懸顱懸釐由懸釐之外循耳上髮際至曲鬢上率谷天衝却折下耳後循浮白竅陰完骨又自完骨之外折過耳上之角孫穴過本經循本神過曲差下至陽白會睛明穴復自睛明上行循臨泣自窓正營而下承靈腦空風池而循頸過天牖穴而行手少陽脉之前下至肩上循肩井却左右相交出手少陽之後過大椎大杼行秉風前而入缺盆其支者從耳後翳風入耳過聽宮出走耳前復循聽會自聽會又自目內銳眥之後童子髎又其支者別目銳眥外童子髎而下顴髎絡大迎復回合手少陽於䪼之顴髎穴而下臨頰車却下頸循本經之前與前本支之脉入缺盆者相合而下循胸中行天池之外貫膈至期門之所絡肝下至胃之分屬於膽自屬肝處循脇裡之章門而下出氣衝

足少阳胆经之脉，起于目锐眦之瞳子髎，于是出循听会、上关，上抵头角，循颔厌，下悬颅、悬厘，由悬厘之外，循耳上发际，至曲鬓，上率谷、天冲，却折下耳后，循浮白、窍阴、完骨，又自完骨之外，折过耳上之角孙穴，过本经，循本神，过曲差，下至阳白，会睛明穴，复自睛明上行，循临泣、目窗、正营而下承灵、脑空、风池，而循颈，过天牖穴，而行手少阳脉之前，下至肩上，循肩井，却左右相交出手少阳之后，过大椎、大杼，行秉风前而入缺盆；其支者，从耳后翳风入耳，过听宫，出走耳前，复循听会，自听会又自目内锐眦之后瞳子髎；又其支者，别目锐眦外瞳子髎，而下颧髎；络大迎，复回，合手少阳于䪼之颧髎穴，而下临颊车，却下颈，循本经之前，与前本支之脉入缺盆者相合，而下循胸中，行天池之外，贯膈，至期门之所，络肝，下至胃之分，属于胆，自属肝处循胁里之章门，而下出气冲，绕毛际，而横入髀厌中之环跳；其直者，从缺盆而下腋，循胸，历渊腋、辄筋、日月，过季胁，循京门，历带脉、五枢、维道、居髎，由居髎循背，绕入上髎、中髎、下髎、长强而回还，循踝与前支之脉，入髀厌者相会，而下循髀外，行太阳、阳明二经之中间，历风市、中渎、阳关，出膝外廉，抵阳陵泉，而下外辅骨之前，历阳交、外丘，络光明，直下抵绝骨之端，经阳辅，循悬钟，而下出外踝之前，过丘墟，循足跗，注临泣、地五会[1]，出足小指次指之间，循侠溪，而下入次指外侧端窍阴穴而终。其支别跗上，自临泣穴而支分，别行入足大指之间，循大指歧骨间，出其端，还贯入大指爪甲角而复出，及三毛之中，而交于足厥阴肝经也。

①会：原作“位”，据《针灸甲乙经》卷三第三十四改。

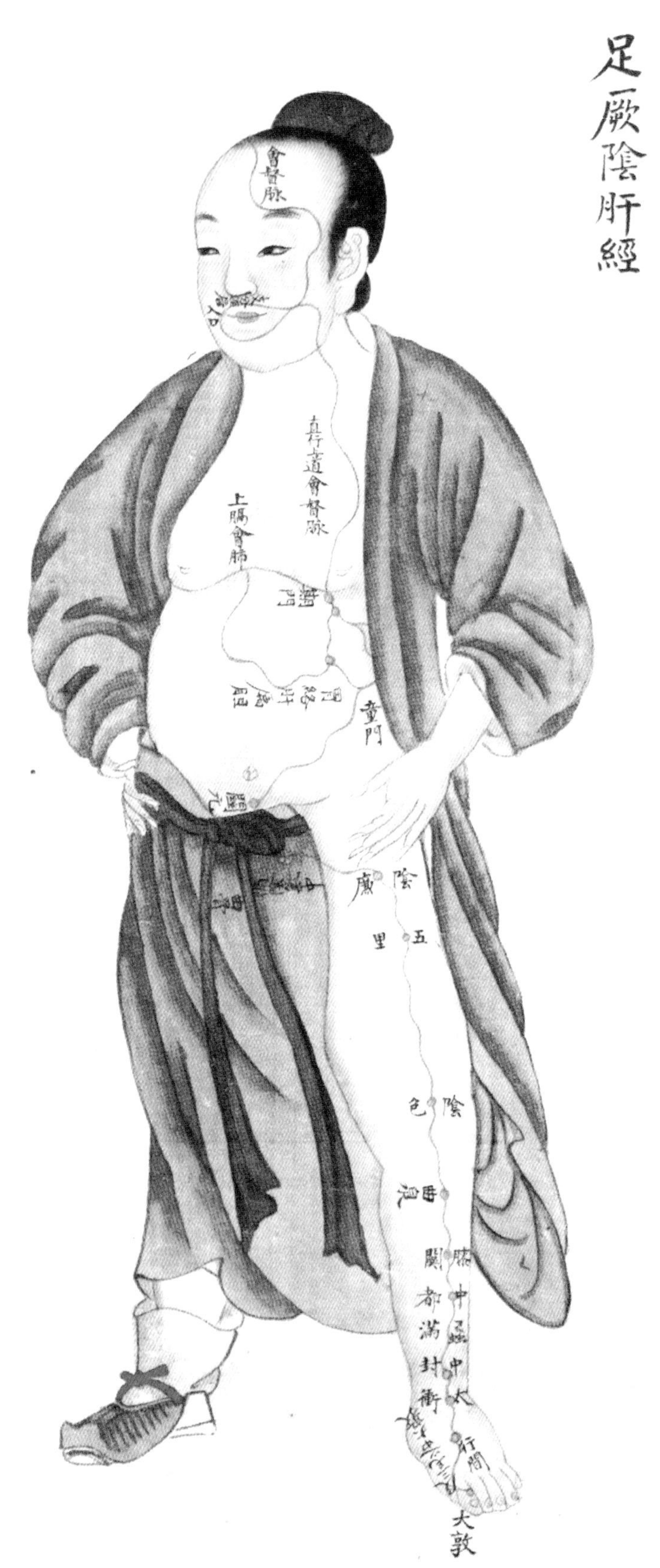

足厥陰肝經
會督脈
章門
陰廉
五里
陰包
曲泉
膝關
中都
中封
太衝
行間
大敦

足厥阴肝经之脉，起于足大指之端及丛毛之际大敦穴，出循足跗上廉之行间，注太冲，至内踝前一寸之中封，而上踝，过三阴交，历蠡沟、中都，复上去中都一寸，交出足太阴脾经之后，上腘内廉，至膝关，合曲泉，而上循股内之阴包、五里、阴廉，而上腹，过冲门、府舍，当府舍之分而入阴宅中，左右相交，环绕阴器，抵少腹而上，会曲骨、中极、关元，循腹胁之章门，至期门之所，而挟胃，属肝。下日月之分，络于胆；复自期门上贯膈，行食窦之外，大包之里，散布胁肋，上云门、渊腋之间，人迎之外，循喉咙之后，上入颃颡，而上挟行大迎、地仓，至四白，而绕上行阳白之外，连目系，上出额，行临泣之里，与督脉相会于巅顶之百会。其支者，从目系下行任脉之外，本经之里，下颊里，而环绕口唇之内。又其支者，复从期门属肝处别行，贯膈，游食窦之外，本经之里，上注于肺，至玉堂穴而结于玉英，却循肺中，下行至中焦，挟中脘之分，而复交于手太阴肺经，如环之无端，周游不息也。

足厥陰肝經之脉起於足大指之端及叢毛之際大敦穴出循足跗上廉之行間注大衝至內踝前一寸之中封而上踝過三陰交歷蠡溝中都復上去中都一寸交出足太陰脾經之後上膕內廉至膝關合曲泉而上循股內之陰包五里陰廉而上腹過衝門府舍當府舍之分而入陰宅中左右相交環繞陰器抵少腹而上會曲骨中極關元循腹脇之章門至期門之所而俠胃屬肝下日月之分絡於膽復自期門上貫膈行食竇之外大包之裏散布脇肋上雲門淵腋之間人迎之外循喉嚨之後上入頏顙而上俠行大迎地倉至四白而繞上行陽白之外連目系上出額行臨泣之裏與督脉相會於巔頂之百會其支者從目系下行任脉之外本經之裏下頰裏而繞環口唇之內又其支者復從期門屬肝處別行貫膈游食竇之外本經之裡上注於肺至玉堂穴而結於玉英却循肺中下行至中焦俠中脘之分而復交於手太陰肺經如環之無端周游不息也

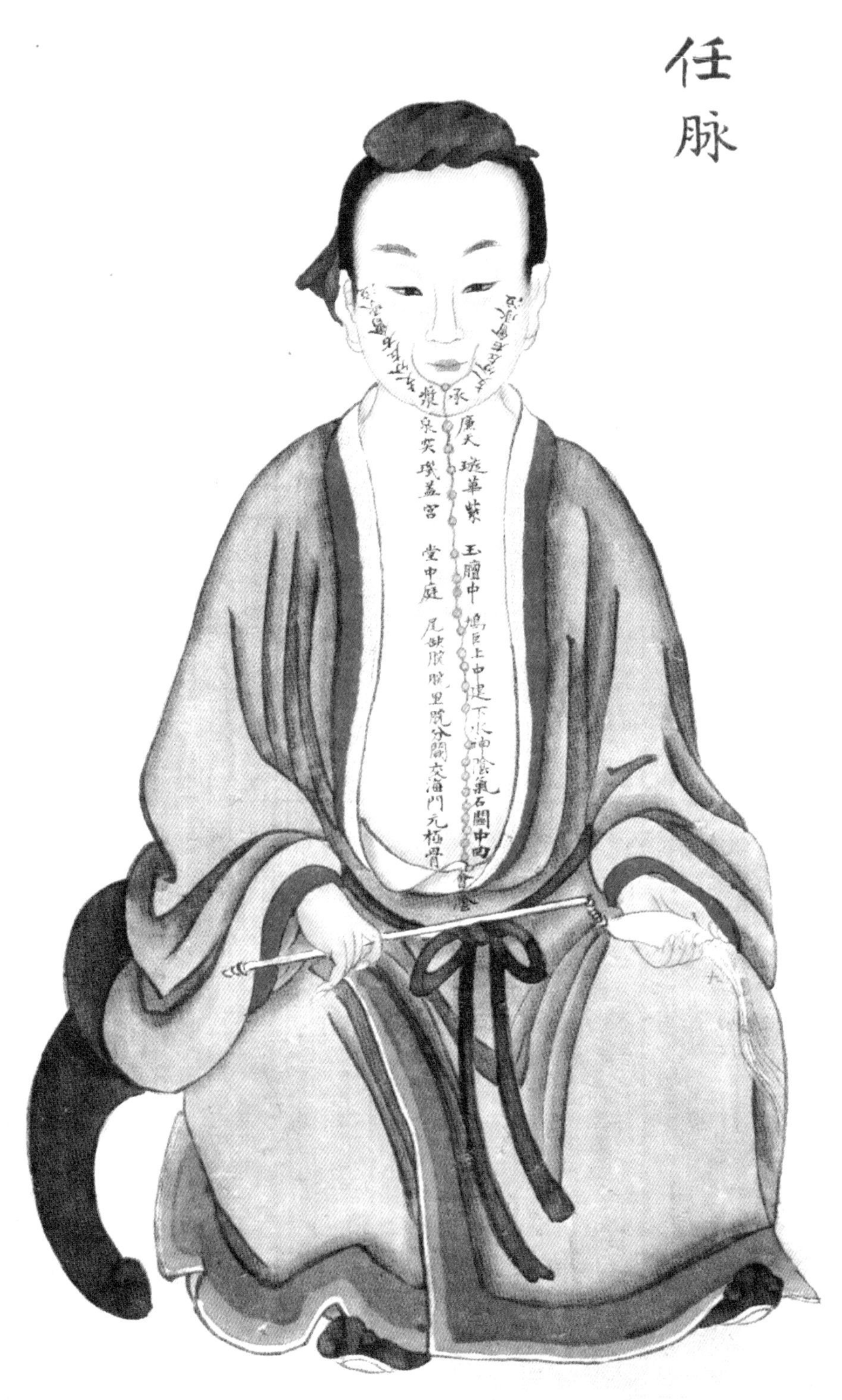
任脉

任脉者，起于中极之下，出循会阴，至玉泉而上毛际，循曲骨、中极，行腹里，而上循关元、石门、气海，历阴交、神阙、水分、下脘、建里、中脘、上脘、巨阙、鸠尾、中庭、膻中、玉堂、紫宫、华盖、璇玑、天突，上喉咙，抵廉泉，上颐，循承浆，环唇，上至龈交，左右分行，上系两目，下会承泣而终。周流诸阴之分，故曰属阴脉之海也。

任脈者起於中極之下出循會陰至玉泉而上毛際循曲骨中極行腹裡而上循關元石門氣海歷陰交神闕水分下脘建里中脘上脘巨闕鳩尾中庭膻中玉堂紫宮華蓋璇璣天突上喉嚨抵廉泉上頤循承漿環唇上至齗交左右分行上繫兩目下會承泣而終周流諸陰之分故曰屬陰脈之海也

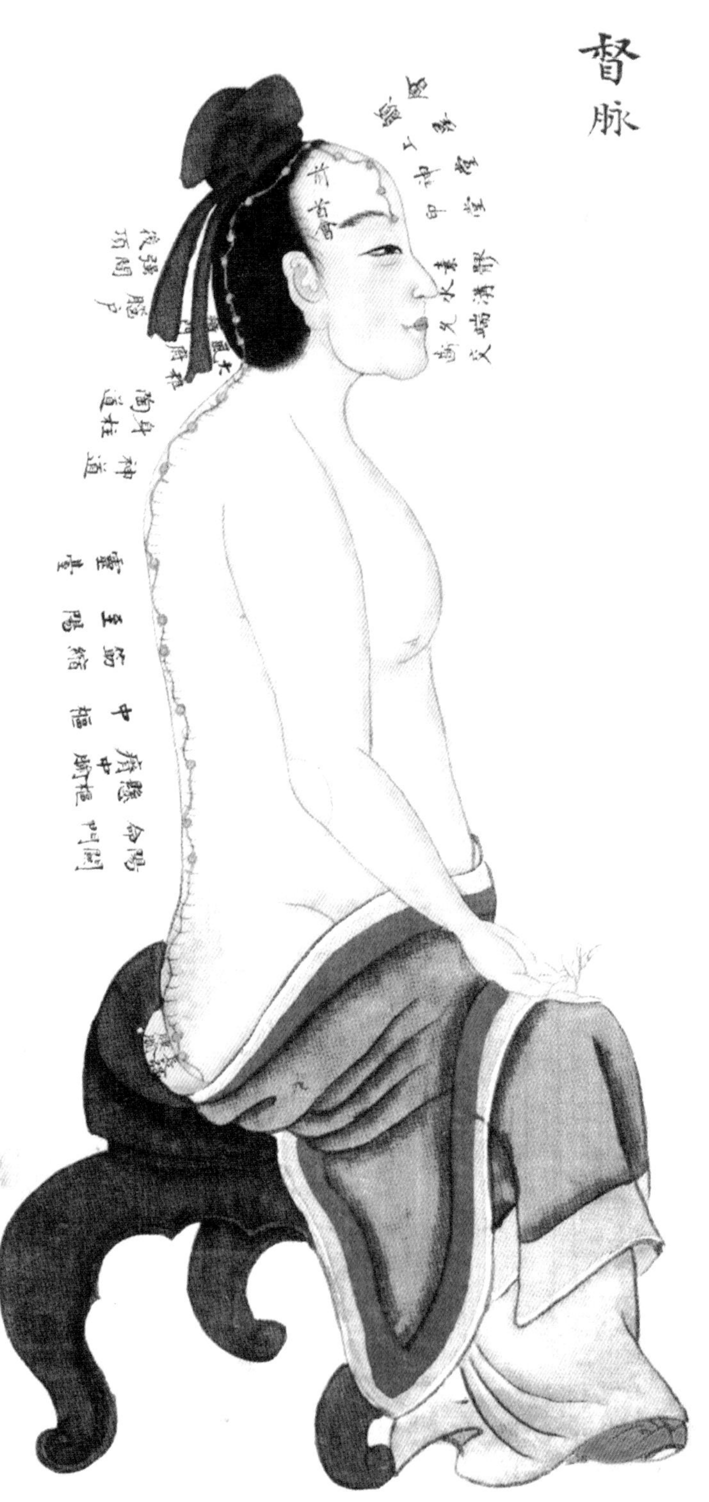
督脉

督脈者起於下極之腧屏翳穴而上歷長强並脊裡上行循腰腧陽關命門懸樞脊中腧中樞筋縮至陽靈臺神道身柱繞過風門回循陶道大椎上至瘖門風府入腦户歷强間後頂而上巔至百會下前頂顖會上星神庭循額下印堂至鼻柱端經素髎水溝兑端至齗交而終周流諸陽之分故曰屬陽脈之海也

督脉者，起于下极之腧屏翳穴，而上历长强，并脊里，上行循腰俞、阳关、命门、悬枢、脊中俞、中枢、筋缩、至阳、灵台、神道、身柱，绕过风门，回循陶道、大椎，上至哑门、风府，入脑户，历强间、后顶，而上巅至百会，下前顶囟会、上星、神庭，循额，下印堂，至鼻柱端，经素髎、水沟、兑端，至龈交而终。周流诸阳之分，故曰属阳脉之海也。

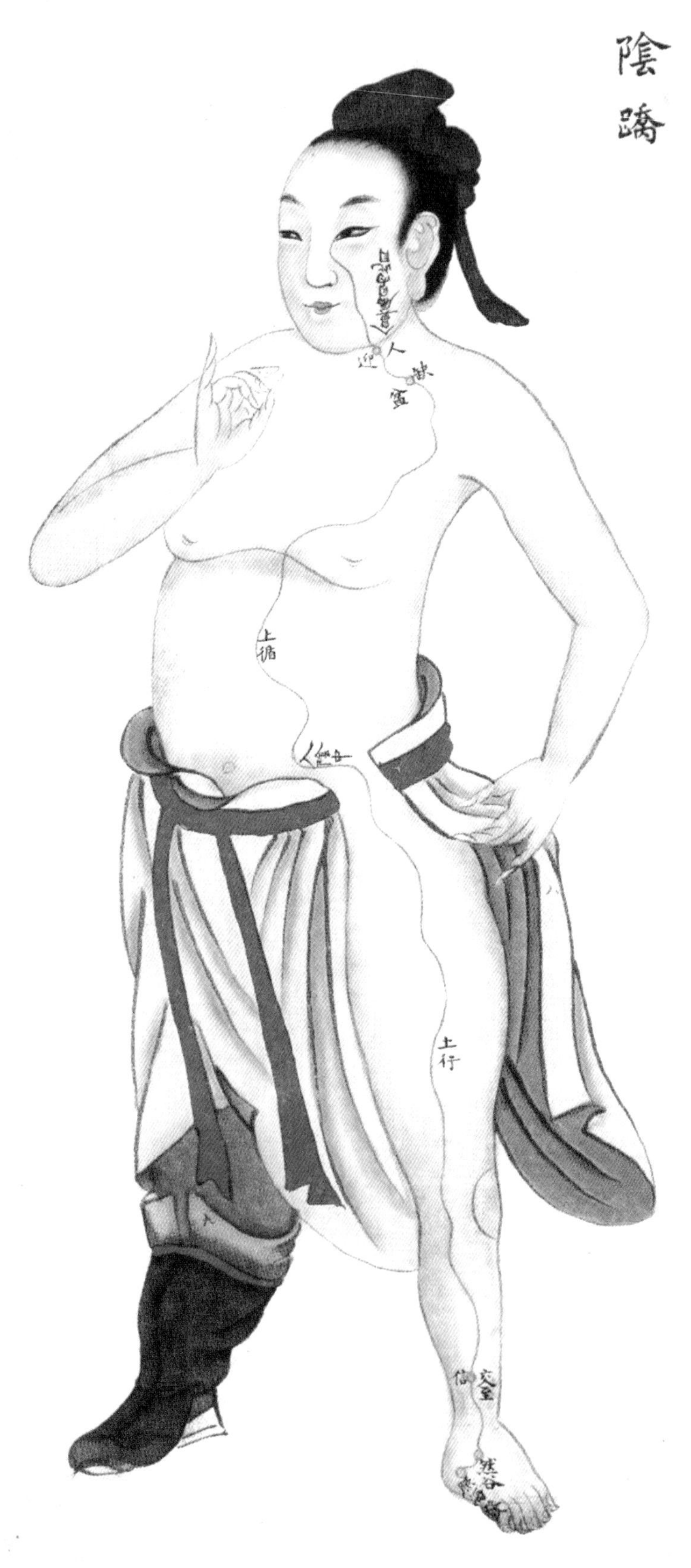
陰蹻
人迎
缺盆
上循
上行
交信
然谷

陰蹻之脉起於跟中照海穴而出行會於然谷穴内循内踝上胻内廉會于交信穴依諸陰脈上入陰而上循于胸裡入缺盆出人迎之前上入鼻屬目内眥合於太陽而終

阴跷之脉，起于跟中照海穴，而出行会于然谷穴内，循内踝，上胻内廉，会于交信穴，依诸阴脉上入阴，而上循于胸里，入缺盆，出人迎之前，上入鼻属目内眦，合于太阳而终。

陽蹻

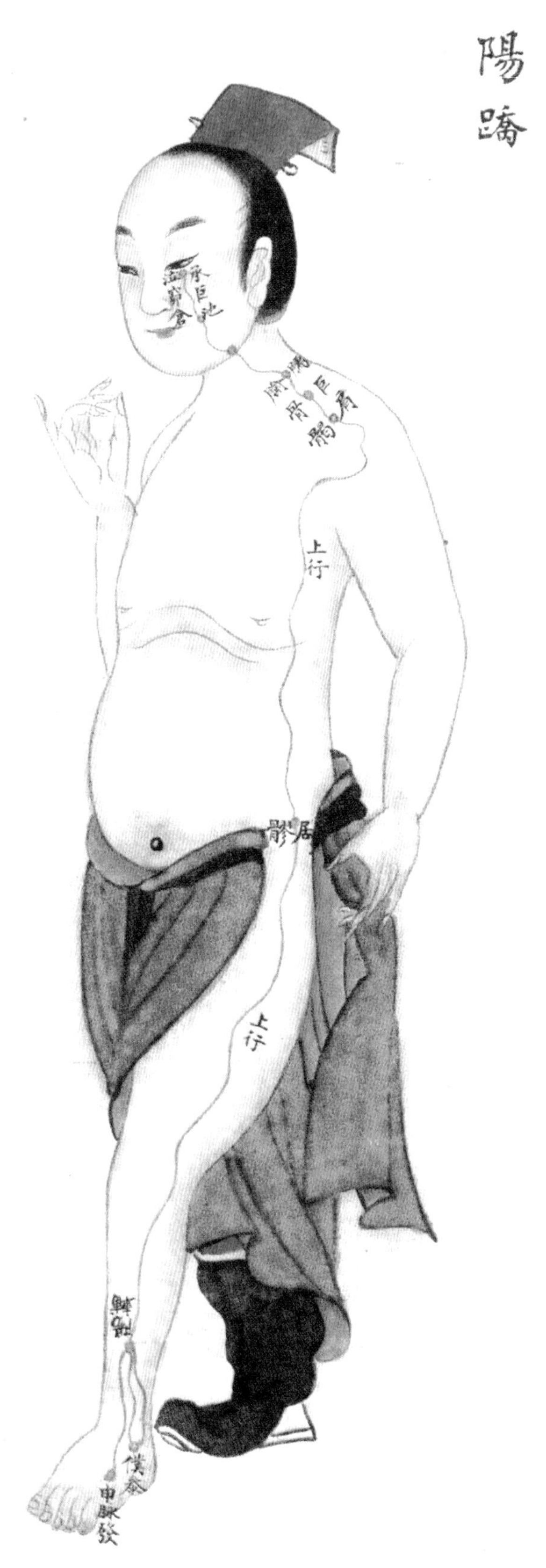

陽蹻之脉起於足跟外踝下申脉穴出循外踝上歷輔陽環循下會于僕叅上行與足少陽會于居髎而上循與手陽明會於肩髃巨骨又與手太陽會于臑腧而上行又與手足陽明會於地倉巨髎承泣諸穴而終

阳跷之脉，起于足跟外踝，下申脉穴，出循外踝，上历跗[1]阳，环循下会于仆参，上行与足少阳会于居髎，而上循与手阳明会于肩髃、巨骨，又与手太阳会于臑俞，而上行又与手足阳明会于地仓、巨髎、承泣诸穴而终。

①跗：原作“辅”，据《针灸甲乙经》卷三第三十五改。

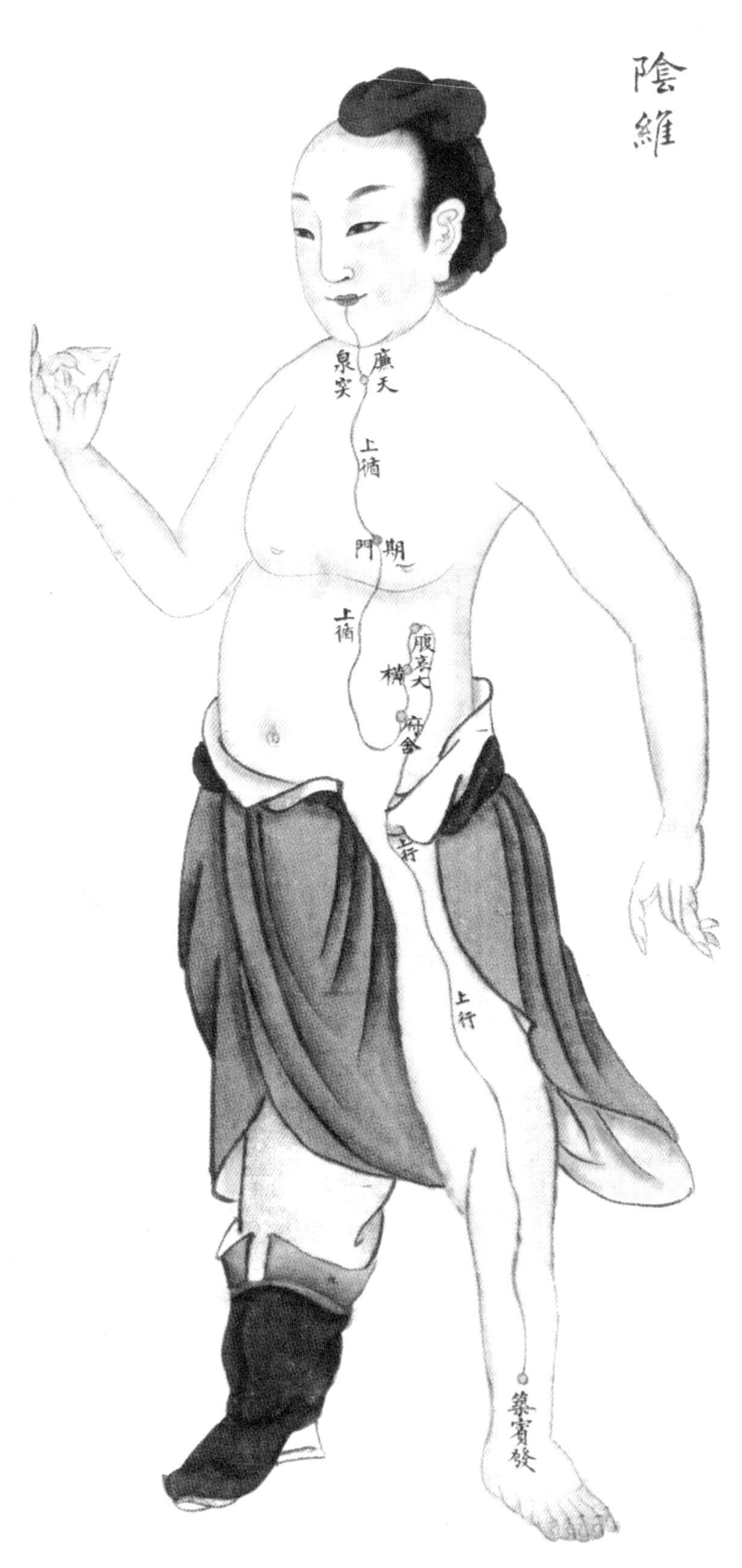
陰維
廉泉
天突
上循
期門
上循
腹哀
大橫
府舍
上行
上行
築賓發

陰維之脉起於諸陰交築賓穴上行與足太陰會於腹哀大横又與足太陰厥陰會于府舍期門又與任脉會於天突廉泉而終

阴维之脉，起于诸阴交筑宾穴，上行，与足太阴会于腹哀、大横，又与足太阴、厥阴会于府舍、期门，又与任脉会于天突、廉泉而终。

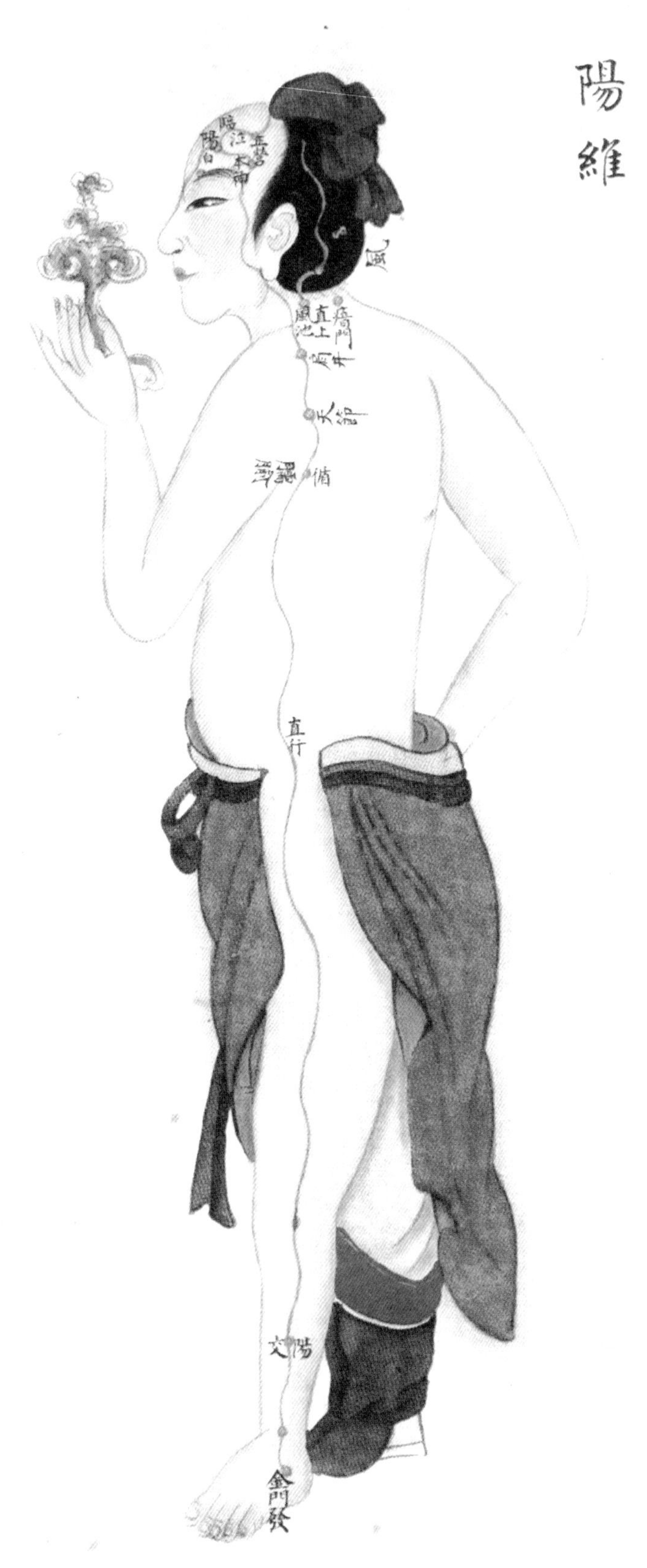
陽維

陽維之脉起於諸陽之會足太陽外踝下金門穴上行會於足少陽陽交而逕上循腹至肩與手足太陽及蹻脉會于臑腧又與手足少陽會于天髎肩井而上頭會于陽白本神臨泣至正營循腦空下風池與督脉會于風府瘖門而終

阳维之脉，起于诸阳之会足太阳外踝下金门穴，上行，会于足少阳阳交，而迳上循腹，至肩，与手足太阳及跷脉会于臑俞，又与手足少阳会于天髎、肩井，而上头，会于阳白、本神、临泣，至正营，循脑空，下风池，与督脉会于风府、哑门而终。

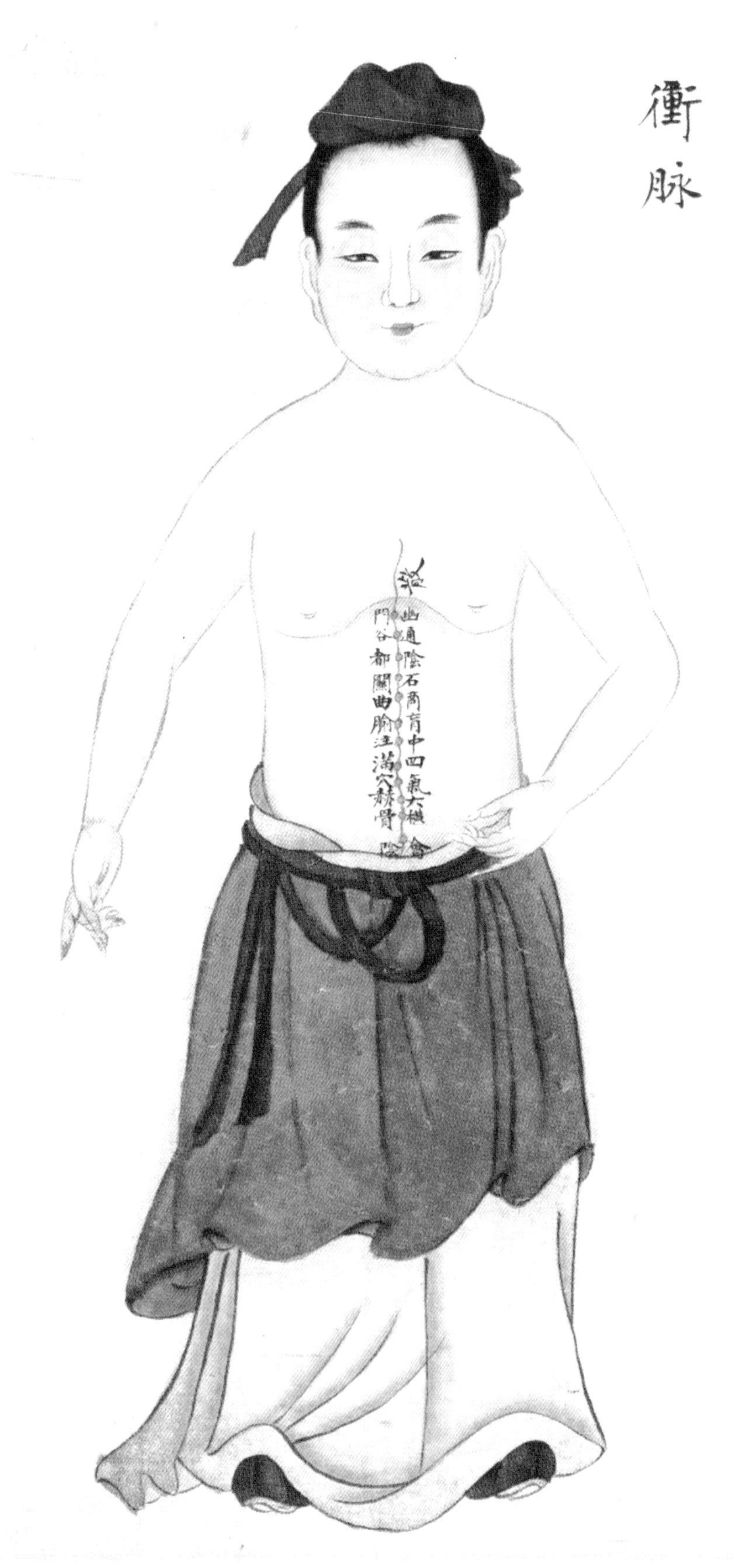
衝脉
幽門
通谷
陰都
石關
商曲
肓腧
中注
四滿
氣穴
大赫
横骨
會陰

衝脈者與任督二脉皆起胞中出分三支本脉上循脊裏而為經絡之海其浮游於外者出循於會陰左右上行棲足少陰腎經歷會陰横骨大赫氣穴四滿中注肓腧商曲石關陰都通谷幽門而上循胸女子至胷而散故無髯男子上循會于咽喉别絡于唇而終

冲脉者，与任督二脉皆起胞中，出分三支。本脉上循脊里，而为经络之海；其浮游于外者，出循于会阴，左右上行，栖足少阴肾经，历会阴、横骨、大赫、气穴、四满、中注、肓俞、商曲、石关、阴都、通谷、幽门，而上循胸，女子至胸而散，故无髯；男子上循，会于咽喉，别络于唇而终。

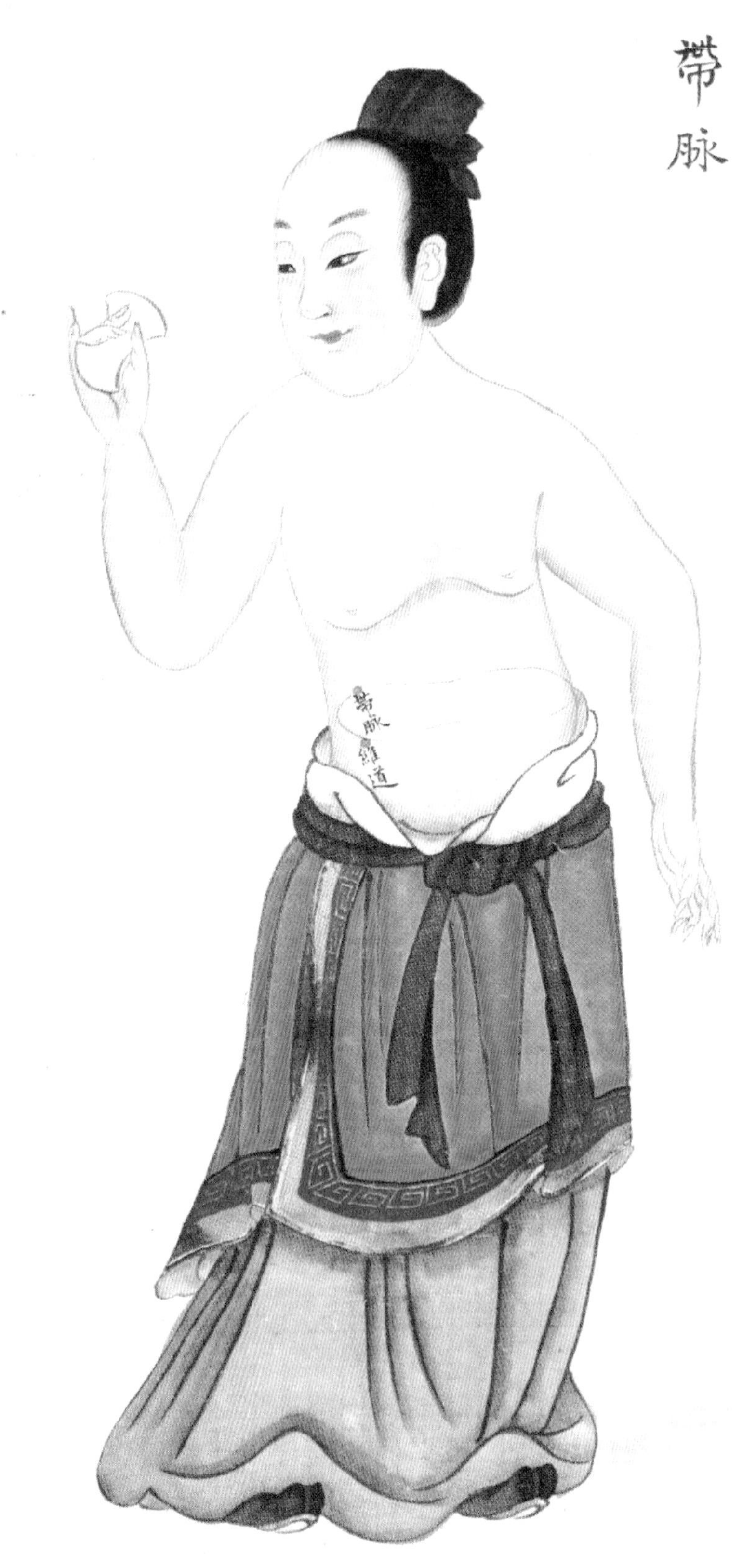
帶脈
帶脈
維道

帶脈者起於季肋端下一寸八分帶脈穴回身一週會于維道穴如帶之束拘管諸經帶脈維道足少陽經穴也

带脉者，起于季肋端下一寸八分带脉穴，回身一周，会于维道穴，如带之束，拘管诸经。带脉、维道，足少阳经穴也。

节穴身镜

［明］张星余 撰　衣兰杰 校订

清抄本

《节穴身镜》两卷，书前有明代兵部侍郎李继贞序言，故成书年代应在明代万历崇祯之间。作者张星余，史志无考，生平里籍不详。据李继贞、张元始序言，知其字为澹初，号白岳山人，以堪舆为业，精医术，多才多艺，“生平艺能甚多，诗、画、琴、弈、图书、蹴鞠、剑射、堪舆、玄禅之类，无所不讨”。虽医术高明，但“耻以医名”。曾治愈苗姓游击将军危疾，不受礼币，苗氏感其德而为之刊行本书，使本书得以行世。全书分地、水、火、风四集，勒为两卷，上卷地、水，为骨度、经络等针灸理论，作者称之为“昭经加药引”；下卷火、风，为针灸临床，包括针法、穴法、针灸处方，作者称为“昭穴尊针灸者”。该书概述《内经》等经典理论，详述经络、穴位、骨度，其特点亦如作者自己归纳：“自顶至踵分门列款，逐件提出四肢各项，一一条析。”即根据身体不同部位归纳穴位和穴法。此书原有刊本已佚，现仅存孤抄本。

節穴身鏡序

吾吳醫幟林立其侈然師王自雄者率游大人以成名而究以他技輔醫而行故聲稱籍甚輿馬赫奕中人之家可望不可致然徵其效茫如捕風且有延之療疾更益之疾者而余心笑之久矣乃至津而遇白岳山人則初以形家言跡之竟

《节穴身镜》序

吾吴医帜，林立其侈，然师王自雄者，率游大人以成名[①]。而究以他技，辅医而行，故声称籍甚[②]，舆马赫奕[③]，中人之家，可望不可致。然征其效，茫如捕风，且有延之，疗疾更益之疾者，而余心笑之久矣。乃至津而遇白岳山人，则初以形家[④]言，迹之，竟

①游大人以成名：借助贵人声誉，以成就自己名声。语出屈原《卜居》。
②声称籍甚：声名远扬。
③舆马赫奕：车马华丽鲜亮，动人眼目。
④形家：即堪舆家。指以相度山川地形以辨吉凶、为人选择宅基、墓地为业之人。

不知其能醫後余病嗽病
脾病臂病瘧或言山人亦
解療者乃試之良驗一蒼
頭病疸簡方無不言宜茵
陳湯即問山人初亦如方言
而服數劑彌甚山人謂吾未
脉耳脉之曰是宜用川山甲
峻劑攻之余猶疑信半再
劑果立愈其後部曲舍人
等疾無不向山人求藥亦無

不知其能医。后余病嗽、病脾、病臂、病疟，或言山人亦解疗者，乃试之，良验。一苍头[1]病疸，简方无不言宜茵陈汤，即问山人，初亦如方言，而服数剂弥甚。山人谓：吾未脉耳。脉之，曰：是宜用川山甲峻剂攻之。余犹疑信半，再剂，果立愈。其后，部曲舍人[2]等疾，无不向山人求药，亦无

①苍头：士兵。旧指以青巾裹头的军队。又指家中老年男性奴仆。
②部曲舍人：部下和差役。

不應手愈而山人顧恥以醫名為其生平藝能甚多詩畫琴弈圖書蹴鞠劍射堪輿玄禪之類無所不討反欲以醫輔他技而行故所至不攜藥囊有求藥者呼紙書一方授之已耳亦不冀人酬或反捐橐贈之唯立起苗游戎之危疾德之甚卻其禮幣而為梓其

不应手愈，而山人顾耻以医名，为其生平艺能甚多，诗、画、琴、弈、图书、蹴鞠、剑射、堪舆、玄禅之类，无所不讨，反欲以医辅他技而行，故所至不携药囊。有求药者，呼纸书一方，授之已耳。亦不冀人酬，或反捐橐赠之，唯立起苗游戎[1]之危疾，德之甚，却其礼币，而为梓其

①游戎：游击将军，率游兵往来防御。

所葺身鏡錄以行世是錄
也鑒古酌今訂訛標異一
覽而周身脈絡洞然尋味
終帙即無人不可為名醫
而使其流布吾吳有意成
名者亦不必取他技輔醫行
矣鏡材非金非錫不方不圓
楮為質墨為用山人心胷
為爐冶與咸陽之焰膽身
毒之燭妖並稱寶鏡也宜

所葺《身镜录》以行世。是录也，鉴古酌今，订讹标异，一览而周身脉络，洞然寻味。终帙即无人不可为名医，而使其流布。吾吴有意成名者，亦不必取他技辅医行矣。镜材非金非锡，不方不圆，楮为质，墨为用，山人心胸为炉，冶与咸阳之焰①，胆身毒之烛妖②，并称宝镜也宜

①咸阳之焰：隐指火烧阿房宫，喻大火之猛烈。

②身毒之烛妖：燃犀烛妖之义。身毒，即今之印度，产犀角。古代认为燃烧犀角可以照见水底鳞介之怪，表示明察事物，洞察奸邪。中医著作《驱蛊燃犀录》《杂病源流犀烛》均出此典。

哉
婁東李繼貞題于惟月
公署

節穴身鏡序
往在長安趙南屏水部每
爲余言澹初高士余曰是
故新安籍而海上產者非
約何名可聞人不可見也
昨冬以儧漕之役有事津

哉。

娄东李继贞[1]题于惟月公署

《节穴身镜》序

往在长安，赵南屏水部[2]每为余言澹初高士，余曰：是故新安籍而海上产者，非约何名可闻，人不可见也。昨冬，以儧漕之役[3]，有事津

①李继贞：字征尹，号萍槎。南直隶苏州府太仓（娄东）人。明万历四十一年（1613）进士，除大名推官，升工部屯田司主事，迁兵部职方司。因谏刺魏忠贤数次被削籍。后拜兵部侍郎兼右都御史，巡抚天津，督苏辽军饷，大兴屯田。学有根柢，工文章。崇祯十四年（1641）卒于征途。明代大医喻嘉言曾为其治病，《寓意草》中有其病案记载。

②水部：明代对工部官员的尊称。

③儧漕之役：督运漕船的工作。

门，晤李萍槎司马[1]，亦称澹初落穆真率，绝不落山人，习气于诗坛画苑，弈品琴心，靡不涉猎。然皆寄也，而非其好。至青囊术，殆进乎技矣！余洒然曰：他山人以欺世者借世，澹初独以出世者济世也。披帷请教，帷若平生，出所著《节穴身镜》示余，余阅之，自顶至踵，各各以脏腑相附。至于脉穴经络，内外百骸，悉系以图。视宋杨介《存真》《明

①萍槎司马：即前序作者李继贞，号萍槎。司马，又作少司马，明代对兵部侍郎的别称。

堂針灸較更精覈昔北齊
徐之才五葉祖仲融隱秦
望山有道士過之求飲以
葫蘆遺之曰習是子孫當
以道術救世位至二千石啓
視乃扁鵲人鏡經一卷習
之遂為良醫仕終濮陽太
守此事齊書北史皆不載
而後世傳之夫素問可托軒
岐何必是書非扁鵲也澹初
身鏡手自纂述不借古人文
其說要以理足垂後自鏡鏡

堂》针灸，较更精覈。昔北齐徐之才五叶祖仲融，隐秦望山。有道士过之求饮，以葫芦遗之，曰：习是，子孙当以道术救世，位至二千石。启视，乃扁鹊《人镜经》一卷。习之，遂为良医，仕终濮阳太守。此事《齐书》《北史》皆不载，而后世传之。夫《素问》可托轩岐，何必是书非扁鹊也。澹初《身镜》，手自纂述，不借古人文其说，要以理足垂后，自镜镜

人千年如昭卓然自成一
家言為也
海上友人張元始書于
津門之執玉堂

節穴身鏡自序

今夫業醫者比比而醫書之汗牛充棟不可謂不備
矣第經絡一書出自內經載之銅人十二經之常八
脈之奇該乎一身細微曲折曰倉曰俞亦無有不盡
焉若就地問逕假詢臑趾睪篡履歷確難據對原由
是慨世則卒無專便要典不揣鄙陋執諸素問靈樞
難經脈理及沈承之之分野并歷代先賢所註之經
絡與夫　御院圖篇等書叅究研悉乃自頂至踵分
門列款逐件提出四肢各項一一條析名曰節穴身

人，千年如昭，卓然自成一家言为也。

海上友人张元始[1]书于津门之执玉堂

《节穴身镜》自序

今夫业医者比比，而医书之汗牛充栋，不可谓不备矣。第经络一书，出自《内经》，载之《铜人》，十二经之常，八脉之奇，该乎一身，细微曲折，曰仓，曰俞，亦无有不尽焉。若就地问迳，假询臑趾，睾篡履历，确难据对原由，是慨世则卒无专便要典。不揣鄙陋，执诸《素问》《灵枢》《难经》《脉理》及沈承之之分野，并历代先贤所注之经络与夫《御院》《图篇》等书，参究研悉，乃自顶至踵，分门列款，逐件提出，四肢各项，一一条析，名曰《节穴身

①张元始：明崇祯元年进士，南汇人，著有《张给事奏疏》。见《南汇县志》。

鏡炤經加藥引者是爲上卷炤穴尊鍼灸者是爲下卷分地水火風四集以便攷訂庶開卷宛如臨鏡了然肯綮矣稿成欲梓公世柰爾囊澀中止偶津撫中軍苗將軍病劇諸醫不療危在呼吸適余知遇於大中丞李公公聞亟召診脈已手足脈脫舌捲目竄角弓轉筋入腹則斃幸存一線活路睾丸在外急命下將毋縱其縮投以藿香正氣散倍加木瓜防已藥進吐止數日而愈自信再生願作善果首懇是帙以付剞劂氏余因感之喟然嘆曰原爲刻書初擬入京詎意烽火燭天阻於津門目覩河北僅一衣帶隔耳悔來無及惶惶數窮琴書不爲者亦幸矣茲已歸心似箭候舟南還復聞滯於膠淺而竟若有所待者豈因苗將軍之謂歟信乎夙根前定在在事有機緣丹經有望入山可期記此數語以伺他日太室相思之意云

镜》。昭经加药引者，是为上卷；昭穴尊针灸者，是为下卷。分地、水、火、风四集，以便考订，庶开卷宛如临镜，了然肯綮矣。稿成欲梓公世，奈尔囊涩中止，偶津抚中军苗将军病剧，诸医不疗，危在呼吸。适余知遇于大中丞李公，公闻亟召诊视，已手足脉脱、舌卷、目窜、角弓，转筋入腹则毙，幸存一线活路，睾丸在外，急命下将毋纵其缩，投以藿香正气散，倍加木瓜、防己，药进吐止，数日而愈。自信再生，愿作善果，首恳是帙以付剞劂氏。余因感之，喟然叹曰：原为刻书，初拟入京，讵意烽火烛天，阻于津门，目睹河北仅一衣带隔耳。悔来无及，惶惶数穷，琴书不为者，亦幸矣。兹已归心似箭，候舟南还，复闻滞于胶浅[1]，而竟若有所待者，岂因苗将军之谓欤？信乎夙根前定，在在事有机缘，丹经有望，入山可期。记此数语，以伺他日太室相思之意云。

①胶浅：舟船搁浅。

節穴身鏡上卷 地集目錄

《节穴身镜》上卷地集目录

乳頭第三十五

脇肋第三十六

臍第三十七

少腹第三十八

腰第三十九

髀関第四十

臀第四十一

毛際第四十二

陰器第四十三

魄門第四十四

大小便第四十五

篡間第四十六

臑第四十七

肘第四十八

臂第四十九

掌後第五十

手表中間第五十一

虎口第五十二

小指赤白肉際第五十三

手心中間第五十四

魚第五十五

手指第五十六

髀第五十七

股第五十八

膝第五十九

膕中第六十

外踝骨第六十一

内踝骨第六十二

跗第六十三

足心第六十四

踵第六十五

足趾第六十六

乳头第三十五

胁肋第三十六

脐第三十七

少腹第三十八

腰第三十九

髀关第四十

臀第四十一

毛际第四十二

阴器第四十三

魄门第四十四

大小便第四十五

篡间第四十六

臑第四十七

肘第四十八

臂第四十九

掌后第五十

手表中间第五十一

虎口第五十二

小指赤白肉际第五十三

手心中间第五十四

鱼第五十五

手指第五十六

髀第五十七

股第五十八

膝第五十九

腘中第六十

外踝骨第六十一

内踝骨第六十二

跗第六十三

足心第六十四

踵第六十五

足趾第六十六

節穴身鏡上卷地集

白岳張星餘濬初甫纂著

居庸苗自成遂田甫校刊

巔頂第一

巔頂頭頂心也屬手三陽小腸太陽三焦少陽大腸陽明足三陽膀胱太陽膽少陽胃陽明經 素問曰三陽并至如風雨上為巔疾下為漏病并至謂手三陽足三陽氣并合而至也〇又屬足太陽膀胱厥陰肝經督脉之交會 張潔古曰巔頂痛非槀本不能除此足太陽本經藥也 王海藏曰巨陽即太陽從頭走足惟厥陰與督脉會于巔逆而上行諸陽不得下故令巔痛錢氏瀉青丸用羌活以其氣雄人太陽也瀉青丸乃足太陽厥陰二經之藥也〇又屬足少陽膽經靈樞曰足少陽之筋直者上額角交巔上〇又屬足少陰腎經 素問曰頭痛巔疾下虛上寔過在足少陰巨陽甚則入腎腎虛而不能引巨陽之氣故頭痛而為上巔之疾

頭第二

頭總也屬足三陽膀胱膽胃經 王太僕曰三陽之脉盡上於頭頭者諸陽之會也 張子和曰頭痛不

《节穴身镜》上卷地集

白岳张星余濬初甫纂著

居庸苗自成遂田甫校刊

巅顶第一

巅顶头顶，心也 属手三阳小肠太阳、三焦少阳、大肠阳明，足三阳膀胱太阳、胆少阳、胃阳明经。《素问》曰：三阳并至如风雨。上为巅疾，下为漏病并至谓手三阳、足三阳，气并合而至也。〇又属足太阳膀胱、厥阴肝经、督脉之交会。 张洁古曰：巅顶痛非藁本不能除，此足太阳本经药也。 王海藏曰：巨阳即太阳从头走足，惟厥阴与督脉会于巅，逆而上行。诸阳不得下，故令巅痛。钱氏泻青丸用羌活，以其气雄入太阳也。泻青丸乃足太阳、厥阴二经之药也。〇又属足少阳胆经。《灵枢》曰：足少阳之筋直者，上额角交巅上。〇又属足少阴肾经。《素问》曰：头痛巅疾，下虚上实，过在足少阴巨阳，甚则入肾肾虚而不能引巨阳之气，故头痛而为上巅之疾。

头第二

头总也 属足三阳膀胱、胆、胃经。 王太仆曰：三阳之脉，尽上于头。头者，诸阳之会也。张子和曰：头痛不

止乃三陽受病也　孫景思曰令人頭風亦由陽
氣虛弱○統屬足太陽膀胱經　素問曰傷寒一日巨
陽受之故頭痛七日巨陽病衰頭痛少愈又曰熱
病始於頭首者刺項太陽而汗出止膀胱先受又曰巨
陽之厥則腫首頭重○又屬足厥陰肝經素問曰肝
病氣逆則頭痛又曰肝熱病者其逆則頭痛員員
脈引衝頭也又曰春氣者病在頭春氣謂肝氣也　許知
可曰肝虛為上虛虛則頭運　王海藏曰酒煎当
帰治諸頭痛盖諸痛皆屬肝木故以血藥主之○
又屬足少陰腎經許知可曰腎虛為下虛虛則頭痛
　沈子祿曰按肺出氣腎納氣足太陽膀胱乃腎
之府腎虛則不能納氣帰源反從足太陽經泝而
上行入腦交巔故頭痛也○又分屬足六經　李
東垣曰頭痛須用川芎如不應各加引經藥太陽
川芎陽明白芷少陽柴胡太陰蒼术少陰細辛厥
陰吴茱萸又曰太陽頭痛惡風脈浮緊川芎羌活
麻黄之類為主少陽頭痛脈弦細寒熱往來柴胡
為主陽明頭痛自汗發熱惡寒脈浮緩長實升麻

止，乃三阳受病也。　孙景思曰：今人头风，亦由阳气虚弱。○统属足太阳膀胱经。《素问》曰：伤寒一日，巨阳受之，故头痛。七日，巨阳病衰，头痛少愈。又曰：热病始于头首者，刺项太阳而汗出止膀胱先受。又曰：巨阳之厥则肿首头重。○又属足厥阴肝经。《素问》曰：肝病气逆则头痛。又曰：肝热病者，其逆则头痛，员员脉引冲头也。又曰：春气者，病在头春气谓肝气也。　许知可曰：肝虚为上虚，虚则头运。　王海藏曰：酒煎当归，治诸头痛。盖诸痛皆属肝木，故以血药主之。○又属足少阴肾经。　许知可曰：肾虚为下虚，虚则头痛。　沈子禄曰：按，肺出气，肾纳气，足太阳膀胱乃肾之府，肾虚则不能纳气归源，反从足太阳经溯而上行入脑，交巅，故头痛也。○又分属足六经。　李东垣曰：头痛须用川芎，如不应，各加引经药，太阳川芎，阳明白芷，少阳柴胡，太阴苍术，少阴细辛，厥阴吴茱萸。又曰：太阳头痛，恶风，脉浮紧，川芎、羌活、麻黄之类为主；少阳头痛，脉弦细，寒热往来，柴胡为主；阳明头痛，自汗，发热，恶寒，脉浮缓长实，升麻、葛根石膏白芷為主太陰頭痛必有痰體重或腸痛脈沉緩蒼朮半夏南星為主少陰頭痛足寒氣逆為寒厥脈沉細麻黃附子細辛為主厥陰頭痛或吐痰沫厥冷脈浮緩以吴茱萸湯主之〇頭有五行音杭素問曰頭上五行行五者以越諸陽之熱逆也〇中行靈樞曰頸中央之脉督脈也名曰風府為陽脉之都綱前自髮際循頂下頂至大推統屬督脈大推第一推也〇前髮際內五分名神庭穴屬足太陽膀胱陽明胃經督脈之會〇後髮際內一寸名風府穴又名舌本在大筋內宛宛中疾言其內立起言休立下〇下五分名瘂門穴又名厭舌又名舌橫並屬督脈陽維之會〇第二行去中行左右各開一寸五分前後各以髮際為度屬足太陽膀胱〇第三行左右各直目瞳子上前後亦各以髮際為度屬足太陽膀胱少陽膽經陽維之會

頭角第三

頭角顏也俗呼額角統屬足少陽膽經張子和曰額角上痛俗呼偏頭痛者足少陽經也王叔和所謂寸脈急而頭痛者是也如痛久不已則令人喪目以三陽受病皆胸膈有宿痰所致也先以茶調散吐之乃服

葛根、石膏、白芷为主；太阴头痛，必有痰，体重或肠痛，脉沉缓，苍术、半夏、南星为主；少阴头痛，足寒，气逆，为寒厥，脉沉细，麻黄、附子、细辛为主；厥阴头痛，或吐痰沫，厥冷，脉浮缓，以吴茱萸汤主之。〇头有五行音杭。《素问》曰：头上五行，行五者，以越诸阳之热逆也。〇中行：《灵枢》曰：颈中央之脉，督脉也名曰风府，为阳脉之都纲。前自发际，循项，下项至大椎[1]，统属督脉大椎，第一椎也。〇前发际内五分名神庭穴，属足太阳膀胱、阳明胃经、督脉之会。〇后发际内一寸名风府穴，又名舌本。在大筋内宛宛中，疾言其肉立起，言休立下。〇下五分名哑门穴，又名厌舌，又名舌横，并属督脉、阳维之会。〇第二行去中行，左右各开一寸五分，前后各以发际为度属足太阳膀胱经。〇第三行左右各直目瞳子上，前后亦各以发际为度属足太阳膀胱、少阳胆经、阳维之会。

头角第三

头角颜也，俗呼额角　统属足少阳胆经。张子和曰：额角上痛，俗呼偏头痛者，足少阳经也。王叔和所谓寸脉急而头痛者是也。如痛久不已，则令人丧目，以三阳受病，皆胸膈有宿痰所致也。先以茶调散吐之，乃服

①项：原作“顶”，据《经络考略》改。

川芎薄荷辛凉清上之藥
其在小兒面部屬手少陰經心素問曰心熱病者顔
先赤
附兩耳前角上屬手足少陽三焦膽經足太陽膀胱經陽維
之會〇兩耳後角上屬足太陽膀胱少陽膽經之會
額顱第四
額顱髮際之前闕庭之上也 屬足陽明胃經太陽膀胱厥陰肝經任脈
之交會 張潔古曰白芷治陽明經頭痛在額及
諸風通用 王海藏曰葛根湯陽明自中風之仙
藥也若太陽初病未入陽明者不可便服此湯發
之
頷第五
頷額兩旁也 屬足少陽膽經 素問曰上部天兩額之動脈在額
兩旁動脈應於手足少陽脈氣所行也
䫤第六䫤音銘
䫤眉目之間闕庭之部也 屬督脈
面第七
面 統屬諸陽 靈樞曰諸陽之會皆在於面 又

川芎、薄荷辛凉清上之药。

其在小儿面部，属手少阴心经。《素问》曰：心热病者，颜先赤。

附：两耳前角上，属手足少阳三焦、胆经、足太阳膀胱经、阳维之会。〇两耳后角上，属足太阳膀胱、少阳胆经之会。

额颅第四

额颅发际之前阙庭之上也　属足阳明胃经、太阳膀胱、厥阴肝经、任脉之交会。　张洁古曰：白芷，治阳明经头痛在额，及诸风通用。　王海藏曰：葛根汤，阳明自中风之仙药也。若太阳初病，未入阳明者，不可便服此汤发之。

颔第五

颔额两旁也　属足少阳胆经。《素问》曰：上部天两额之动脉在额两旁动脉，应于手足少阳脉气所行也。

䫤第六䫤，音铭

䫤眉目之间阙庭之部也　属督脉。

面第七

面　统属诸阳。《灵枢》曰：诸阳之会皆在于面。又

屬足陽明胃經素問曰五七陽明脈衰面始焦髮始
墮六八衰竭面焦髮鬢頒白　靈樞曰邪中於面
則下陽明　中藏曰胃熱則面赤如醉人　素問
又曰已食如饑者胃疸面腫曰風胃陽明之脈行於面故爾○
又屬足太陽膀胱經　靈樞曰足太陽之上血多氣少
則面多少理血少氣多則面多肉肥而不澤血氣
和則美色俱有餘則肥澤俱不足則瘦而無澤○
又統屬手少陰心經素問曰心者生之本神之變也
其華在面又曰心之合脈也其榮色也○又以五
色候五藏○故面青屬肝　素問曰生於肝如以
縞裹紺故青欲如蒼璧之澤不欲如藍縞繒之精白者紺深
青楊赤色又曰青如翠羽者生如草茲者死茲滋也如草初生之
色也赤屬心　素問曰生於心如以縞裹朱故赤欲
如白裹朱不欲如赭赭赤土也又曰赤如雞冠者生如
衃音丕血者死衃血凝血也○黃屬脾　素問曰生於脾
如以縞裹栝蔞實故黃欲如羅裹雄黃不欲如黃
土又曰黃如蟹腹者生如枳實者死○白屬肺
素問曰生於肺如以縞裹紅故曰欲如鵞羽不欲

属足阳明胃经。《素问》曰：五七，阳明脉衰，面始焦，发始堕。六八，衰竭、面焦、发鬓颁白。　《灵枢》曰：邪中于面，则下阳明。　《中藏》曰：胃热则面赤如醉人。　《素问》又曰：已食如饥者，胃疸，面肿曰风胃阳明之脉行于面故尔。○又属足太阳膀胱经。《灵枢》曰：足太阳之上，血多气少则面多少理，血少气多则面多肉肥而不泽，血气和则美色。俱有余则肥泽，俱不足则瘦而无泽。○又统属手少阴心经。《素问》曰：心者，生之本，神之变也，其华在面。又曰：心之合脉也，其荣色也。○又以五色候五脏。○故面青属肝。　《素问》曰：生于肝，如以缟裹绀，故青欲如苍壁之泽，不欲如蓝缟，缯之精白者。绀，深青杨赤色。又曰：青如翠羽者生，如草兹者死兹，滋也，如草初生之色也。赤属心。　《素问》曰：生于心，如以缟裹朱，故赤欲如白裹朱，不欲如赭赭，赤土也。又曰：赤如鸡冠者生，如衃音丕血者死衃血，凝血也。○黄属脾。《素问》曰：生于脾，如以缟裹栝蒌实，故黄欲如罗裹雄黄，不欲如黄土。又曰：黄如蟹腹者生，如枳实者死。○白属肺。《素问》曰：生于肺，如以缟裹红，故曰欲如鹅羽，不欲如鹽又曰白如豕膏者生如枯骨者死○黑屬腎素問曰生於腎如以縞裹紫故黑欲如重漆色不欲如地蒼又曰黑如烏羽者生如炲者死炲，煤也又曰五藏六府固盡有部視其五色黃赤為熱白為寒青黑為痛

頞中第八

頞中頞亦作齃，鼻出根也，俗呼鼻梁 屬足陽明胃經督脈之會 素問曰膽移熱於腦則辛頞鼻淵傳為衄衊瞑目足太陽脈起目內眥，上額，交巔，絡腦；陽明脈起於鼻，交頞中，旁約太陽之脈，令腦熱，則足太陽逆與陽明之脈俱盛，傳於頞中，故頞辛鼻淵，頞辛者，酸痛也；鼻淵者，濁涕下而不止，如水泉也。熱盛則陽結，溢陽結溢，故衄衊者，鼻出汗血也，又謂之衊血出甚，則陽明太陽脈衰不能榮養於目，故目瞑瞑暗也

鼻第九

鼻 屬手太陰肺經 素問曰西方白色入通於肺開竅於鼻畏熱○靈樞曰肺病者喘息鼻脹又曰肺虛則鼻塞不利和則能知香臭矣 喬岳曰肺絕則無涕鼻孔黑燥肝逆乘之而色青 李東垣曰傷風鼻中氣出麄合口不開肺氣通於天也○又屬手少陰心經 李東垣曰鼻本主肺而復能聞香臭者

如盐。又曰：白如豕膏者生，如枯骨者死。○黑属肾。《素问》曰：生于肾，如以缟裹紫，故黑欲如重漆色，不欲如地苍。又曰：黑如乌羽者生，如炲者死炲，煤也。又曰：五脏六腑固尽有部，视其五色，黄赤为热，白为寒，青黑为痛。

颏中第八

颏中颏，亦作齃，鼻山[1]根也，俗呼鼻梁　属足阳明胃经、督脉之会。　《素问》曰：胆移热于脑，则辛颏鼻渊，传为衄衊瞑目。足太阳脉起目内眦，上额，交巅，络脑；阳明脉起于鼻，交颏中，旁约太阳之脉，令脑热，则足太阳逆与阳明之脉俱盛，传于颏中，故颏辛、鼻渊，颏辛者，酸痛也；鼻渊者，浊涕下而不止，如水泉也。热盛则阳结，溢阳结溢，故衄衊[2]者，鼻出汗血也，又谓之衊血出甚，则阳明太阳脉衰不能荣养于目，故目瞑瞑暗也。

鼻第九

鼻　属手太阴肺经。《素问》曰：西方白色，入通于肺，开窍于鼻，畏热。○《灵枢》曰：肺病者，喘息鼻胀。又曰：肺虚则鼻塞不利，和则能知香臭矣。　乔岳曰：肺绝则无涕，鼻孔黑燥。肝逆乘之，面色青。　李东垣曰：伤风，鼻中气出粗，合口不开，肺气通于天也。○又属手少阴心经。李东垣曰：鼻本主肺，而复能闻香臭者，

①山：原作"出"，据《十四经发挥》卷中改。
②衊：原重作两个"衄"字，承上下文改。

鼻中有心庚金生於巳也　素問曰五氣入鼻藏於心肺心肺有病而鼻爲之不利也〇又屬手足陽明大腸胃經督脈之交會　劉河間曰傷風寒於腠理而爲鼻寒者寒能收斂陽氣不通暢也　素問曰傷寒二日陽明受之陽明主肉其脈俠鼻故鼻乾不得卧　王海藏曰石膏發汗辛寒入手太陰經仲景治傷寒陽明經證乃用之者何也盖胃脈行身之前而胸爲胃肺之室邪熱在陽明則肺受火制故用辛寒以清肺所以號爲白虎湯也

素問又曰運氣陽明所至爲鼽音求嚏鼽鼻窒也嚏噴嚏也其在小兒面部謂之明堂　靈樞曰脈見於氣口色見於明堂明堂者鼻也明堂廣大者壽小者殆況加疾哉　徐師曾曰按此語相家貴隆準之說也然須視其面部何如嘗見明堂雖小與面相稱者壽可八十要不可執一論也〇屬足太陰脾經　素問曰脾熱病者鼻先赤〇俠鼻孔兩旁五分名迎香穴屬手足陽明大腸胃經之會〇直兩目瞳子名巨窌穴屬足陽明胃經陰蹻脈之會

鼻中有心，庚金生于己也。《素问》曰：五气入鼻，藏于心肺，心肺有病，而鼻为之不利也。〇又属手足阳明大肠、胃经、督脉之交会。　刘河间曰：伤风寒于腠理而为鼻寒者，寒能收敛，阳气不通畅也。　《素问》曰：伤寒二日，阳明受之，阳明主肉，其脉挟鼻，故鼻干不得卧。　王海藏曰：石膏发汗，辛寒，入手太阴经，仲景治伤寒阳明经证乃用之者，何也？盖胃脉行身之前，而胸为胃肺之室，邪热在阳明，则肺受火制，故用辛寒以清肺，所以号为白虎汤也。　《素问》又曰：运气阳明所至为鼽音求嚏鼽，鼻窒也。嚏，喷嚏也，其在小儿面部谓之明堂。　《灵枢》曰：脉见于气口，色见于明堂。明堂者，鼻也。明堂广大者寿，小者殆，况加疾哉。　徐师曾曰：按此语相家贵隆，准之说也，然须视其面部何如。尝见明堂虽小，与面相称者，寿可八十，要不可执一论也。〇属足太阴脾经。《素问》曰：脾热病者，鼻先赤。〇挟鼻孔两旁五分名迎香穴，属手足阳明大肠、胃经之会。〇直两目瞳子名巨髎穴，属足阳明胃经、阴跷脉之会。

人中第十

人中名水溝穴屬手陽明大腸督脈之交又屬足太陰脾經玄珠曰人中腫者脾絶也〇俠人中兩旁五分名禾髎穴屬手陽明大腸經

口第十一

口　屬足太陰脾經素問曰中央黃色入通於脾開竅於口畏風　又曰脾和則口能知五穀矣　李東垣曰傷食口無味涎不納鼻息氣匀脾氣通於地也〇又以五味辨五藏〇故肝熱則口酸　劉河間曰心熱則口苦口苦者又屬膽兼屬肝　靈樞曰足少陽是動則病口苦善太息膽脹者脇下痛脹口中亦然是動者氣也所生者血也邪在氣氣爲是動邪在血血爲所生病氣主呴之血主濡之又曰邪在膽逆在胃膽液泄則口苦胃氣逆則嘔苦　素問曰肝氣熱則膽泄口苦又曰肝咳不已則膽受之膽欬之狀欬嘔膽汁又曰肝者中之將也取決於膽咽爲之使凡人數謀慮不決則膽虛氣上溢而口爲之苦病名膽癉治之以膽募俞膽募日月穴也在兩乳第二肋端斯門穴下五分膽俞臨泣穴也在目上直入髮際五分

人中第十

人中名水沟穴　属手阳明大肠、督脉之交。又属足太阴脾经。《玄珠》曰：人中肿者，脾绝也。〇挟人中两旁五分名禾髎穴属手阳明大肠经。

口第十一

口　属足太阴脾经。《素问》曰：中央黄色，入通于脾，开窍于口，畏风。　又曰：脾和则口能知五谷矣。　李东垣曰：伤食口无味，涎不纳，鼻息气匀，脾气通于地也。〇又以五味辨[1]五脏。〇故肝热则口酸。　刘河间曰：心热则口苦，口苦者又属胆，兼属肝。　《灵枢》曰：足少阳是动则病口苦，善太息，胆胀者，胁下痛胀，口中亦然是动者气也，所生者血也。邪在气，气为是动；邪在血，血为所生病。气主煦之，血主濡之。又曰：邪在胆，逆在胃，胆液泄则口苦，胃气逆则呕苦。　《素问》曰：肝气热，则胆泄，口苦。又曰：肝咳不已则胆受之，胆咳之状，咳呕胆汁。又曰：肝者，中之将也。取决于胆，咽为之使。凡人数谋虑不决，则胆虚，气上溢，则口为之苦，病名胆瘅，治之以胆募俞。胆募，日月穴也，在两乳第二肋端，期[2]门穴下五分。胆俞，临泣穴也，在目上直入发际五分

---

[1]辨：原作“办”，据《经络考略》改。
[2]期：原作“斯”，据《经络考略》改。

陷中。朱丹溪曰：胆热口苦，谋虑不决。口苦，小柴胡汤加麦门冬、酸枣仁、地骨皮、远志。〇脾热则口甘。　《素问》曰：此五气之溢也，名曰脾瘅。夫五味入口，藏于胃，脾为之行，故其精气、津液在脾。凡人素食肥甘，肥则令人内热，甘则令人中满，故其气上溢转为消渴。治之以兰除陈气也。　朱丹溪曰：以三黄丸治之。〇肺热则口辛。〇肾热则口咸。〇胃热则口淡。　成聊摄曰：淡者一也。口入一而为口甘，甚而反淡也。〇小肠热则口疮。　《中藏》曰：小肠实则热，热则口疮。《素问》曰：膀胱移热于小肠，鬲肠不便，上为口糜口糜，口生疮而糜烂也。

唇第十二

　　挟口上下唇也　属足阳明胃经。陈良甫曰：足阳明之筋，上来于口，凡人体虚受风，风入于筋，其筋偏急不调，故令口喎僻，谓之偏风。〇口吻两旁四分名地仓穴，口唇边口吻属手足阳明大肠、胃经、阳跷脉之会。　钱仲阳曰：肺主唇白，白而泽者吉，白如枯骨者死。唇白当补脾肺。盖脾者肺之母也，母子皆虚，不能相营，其名曰怯故當補若深紅色則當散肺虛熱〇俠口統屬衝任二脈　靈樞曰衝任二脈皆起於胞中上循背裏爲經絡之海其浮而外者循復右上行會於咽喉別而絡脣口故氣血盛則充膚熱肉血獨盛則澹滲皮膚而生毫毛婦人數脫血是氣有餘血不足衝任之脈不營脣口所以無鬚也　上脣夾口屬手陽明大腸經　下脣夾口屬足陽明胃經

齒第十三

齒　統屬足少陰腎經素問曰丈夫五八腎氣衰髮墮齒槁又曰腎熱者色黑而齒槁少陰者終面黑齒長而垢　齒分上下齗音銀亦作齦齒根肉也〇上齗屬足陽明胃經李東垣曰上齗隸於坤土乃胃之脈貫絡也止而不動　素問曰邪客於足陽明之經令人鼽衄上齒寒鍼曰經上爿痛喜寒而惡熱取足陽明之原衝陽穴在兩足跗上五寸骨間動脈中爿判也左半爲爿右半爲片朱丹溪曰當灸三里穴三里足陽明經之合穴也在兩膝下外側輔骨下三指地離骭骨外一指許兩筋間宛宛中〇下齗屬手陽明大腸

名曰怯，故当补。若深红色，则当散肺虚热。〇侠口统属冲任二脉。　《灵枢》曰：冲任二脉皆起于胞中，上循背里，为经络之海；其浮而外者，循复右上行，会于咽喉，别而络唇口。故气血盛则充肤热肉，血独盛则淡渗皮肤而生毫毛。妇人数脱血，是气有余血不足，冲任之脉不营，唇口所以无须也。　上唇夹口属手阳明大肠经，下唇夹口属足阳明胃经。

齿第十三

齿　统属足少阴肾经。《素问》曰：丈夫五八肾气衰，发堕齿槁。又曰：肾热者色黑而齿槁。少阴者终，面黑齿长而垢。　齿分上下龂音银，亦作龈，齿根肉也。〇上龈属足阳明胃经。李东垣曰：上龈隶于坤土，乃胃之脉贯络也，止而不动。《素问》曰：邪客于足阳明之经，令人鼽衄，上齿寒。《针》曰：经上爿痛，喜寒而恶热，取足阳明之原冲阳穴，在两足跗上五寸，骨间动脉中爿，判也。左半为爿，右半为片。朱丹溪曰：当灸三里穴，三里，足阳明经之合穴也。在两膝下外侧，辅骨下三指地，离骭骨外一指许，两筋间宛宛中。〇下龈属手阳明大肠經李東垣曰下齗嚼物動而不休大腸之脈所貫絡也　張潔古曰秦艽去下牙痛及除本經風濕　鍼經曰下爿痛喜熱而惡寒取手陽明之原合谷穴在兩手大指次指岐骨間陷中　朱丹溪曰當灸三間穴三間手陽明之經俞穴也在兩手大指次指本節後内側骨上縫中赤白肉際

舌第十四

舌　屬手少陰心經素問曰心在竅爲舌畏寒〇内經曰心氣通於舌心和則舌能知五味矣病則舌卷短顴赤其脈搏堅而長　喬岳曰心絶則舌不能收及不能語〇又屬足太陰脾經李東垣曰舌者心也復能知味是舌中有脾也　靈樞曰足太陰之脈貫舌中　素問曰中央黄色入通於脾故病在舌本　靈樞又曰足太陰是動則病舌本强所生病者舌本痛又曰刺舌下中脈太過血出不止爲瘖舌下脈脾脈也瘖不能言也　孫景思曰舌者心氣之所主脾脈之所通二藏不和風邪中之則舌强不能言壅熱攻之則舌腫不能轉更有重舌木舌舌腫出血

经。李东垣曰：下龈嚼物，动而不休，大肠之脉所贯络也。　张洁古曰：秦艽去下牙痛及除本经风湿。　《针经》曰：下爿痛，喜热而恶寒，取手阳明之原合谷穴，在两手大指、次指歧骨间陷中。朱丹溪曰：当灸三间穴。三间，手阳明之经俞穴也。在两手大指、次指本节后内侧骨上缝中赤白肉际。

舌第十四

舌　属手少阴心经。《素问》曰：心在窍为舌，畏寒。〇《内经》曰：心气通于舌，心和则舌能知五味矣。病则舌卷短，颧赤，其脉搏坚而长。　乔岳曰：心绝则舌不能收及不能语。〇又属足太阴脾经。李东垣曰：舌者，心也。复能知味，是舌中有脾也。　《灵枢》曰：足太阴之脉贯舌中。《素问》曰：中央黄色，入通于脾，故病在舌本。　《灵枢》又曰：足太阴是动则病，舌本强；所生病者，舌本痛。又曰：刺舌下中脉太过，血出不止，为喑舌下脉，脾脉也；喑，不能言也。孙景思曰：舌者，心气之所主，脾脉之所通。二脏不和，风邪中之，则舌强不能言；壅热攻之，则舌肿不能转。更有重舌木舌，舌肿出血等症皆由心脾二經風熱所乘而然也〇又兼屬足陽明胃經張雞峯曰脾胃主四肢其脈連舌本而絡於唇口胃爲水穀之海脾氣磨而消之由是水穀之精化爲營衛以養四肢若起居失節飲食不時則致脾胃之氣不足而營衛之養不周風邪乘虚而下之則四肢與唇口俱痺語言蹇澁久久不治變爲痿疾經云治痿獨取陽明謂足陽明也治法宜多用脾胃藥少服去風藥則可安矣〇又屬足少陰腎經靈樞曰足少陰之正直者系舌本舌縱涎下煩悗音悶取足少陰　玄珠曰舌之下竅腎之津液所朝也下竅廉泉穴也一名舌本在頷下結喉上素問曰刺足少陰脈重虚出血爲舌難以言〇又屬足厥陰肝經靈樞曰肝者筋之合也筋者聚於陰器而脈絡於舌本

眉稜骨第十五

眉稜骨　屬足太陽膀胱經靈樞曰足太陽之脈氣血多則美眉眉有毫毛氣血少或血多氣少則惡眉　朱丹溪曰眉稜骨痛屬風熱與痰治類頭風白

等症，皆由心脾二经风热所乘而然也。〇又兼属足阳明胃经。张鸡峰曰：脾胃主四肢，其脉连舌本而络于唇口。胃为水谷之海，脾气磨而消之，由是水谷之精化为营卫，以养四肢。若起居失节，饭食不时，则致脾胃之气不足，而营卫之养不周，风邪乘虚而下之，则四肢与唇口俱痹，语言蹇涩，久久不治，变为痿疾。《经》云：治痿独取阳明，谓足阳明也。治法宜多用脾胃药，少服去风药，则可安矣。〇又属足少阴肾经。《灵枢》曰：足少阴之正直者，系舌本，舌纵，涎下，烦悗音闷，取足少阴。《玄珠》曰：舌之下窍，肾之津液所朝也下窍，廉泉穴也，一名舌本，在颔下结喉上。《素问》曰：刺足少阴脉，重虚出血，为舌难以言。〇又属足厥阴肝经。《灵枢》曰：肝者，筋之合也。筋者，聚于阴器，而脉络于舌本。

眉棱骨第十五

眉棱骨　属足太阳膀胱经。《灵枢》曰：足太阳之脉，气血多则美眉，眉有毫毛；气血少或血多气少则恶眉。　朱丹溪曰：眉棱骨痛，属风热与痰，治类头风。白芷酒黄本爲細末茶調下　徐師曾曰余嘗患此以川芎茶調治之極驗〇又屬足厥陰肝經戴復菴曰有肝經停飲　證發則眉後骨痛眼不可開晝靜夜劇宜導痰飲或芎辛湯去茶芽或二陳湯吞青州白丸子

目眶骨第十六

目眶骨　屬足厥陰肝經戴復菴曰眼屬肝有肝虚而痛纔見光明則眶骨痛甚宜生熟地黄丸　素問曰刺眶上陷骨中脉爲漏爲肓眶古作匡匡骨中脉目之系肝之脉也刺内陷則目系絶故爲目漏目肓漏謂目脉漏脉漏則肓

目第十七

目　屬足厥陰肝經素問曰東方青色入通於肝開竅於目畏清又曰肝受血而能視　靈樞曰肝氣通於目肝和則目能辨五色矣又曰肝者主爲將使之候外欲知堅固視目小大又曰五十歲肝氣始衰肝葉始薄膽汁始減目始不明又曰肝病者眥青　喬岳曰肝絶則目澁欲睡〇又屬手少陰心經素問曰心者五藏之專精也目其竅也　皇甫士

芷、酒黄芩[1]为细末，茶调下。　徐师曾曰：余尝患此，以川芎茶调治之，极验。〇又属足厥阴肝经。戴复庵曰：有肝经停饮，证发则眉后骨痛，眼不可开，昼静夜剧，宜导痰饮，或芎辛汤去茶芽，或二陈汤吞青州白丸子。

目眶骨第十六

目眶骨　属足厥阴肝经。戴复庵曰：眼属肝，有肝虚而痛，才见光明，则眶骨痛甚，宜生熟地黄丸。　《素问》曰：刺眶上陷，骨中脉为漏为盲[2]。眶，古作匡。匡骨中脉，目之系，肝之脉也。刺内陷，则目系绝，故为目漏、目盲。漏，谓目脉漏，脉漏则盲。

目第十七

目　属足厥阴肝经。《素问》曰：东方青色，入通于肝，开窍于目，畏清。又曰：肝受血而能视。　《灵枢》曰：肝气通于目，肝和则目能辨五色矣。又曰：肝者，主为将，使之候外，欲知坚固，视目小大。又曰：五十岁，肝气始衰，肝叶始薄，胆汁始减，目始不明。又曰：肝病者，眦青。　乔岳曰：肝绝则目涩欲睡。〇又属手少阴心经。《素问》曰：心者，五脏之专精也；目，其窍也。　皇甫士

①芩：原作“本”，据《经络考略》改。
②盲：原作“肓”，据《针灸大成》卷一改。下两个“盲”字同。

安曰心藏脈脈舍神神明通體經所謂諸脈皆屬於目者也○又屬足太陰脾經陽明胃經孫景思曰古人治目疾以神麹爲君者盖目疾多因脾胃有痰故漬浸於肝久則昏眩故用神麹以健脾胃消痰飲也　余家醫說曰有人患赤眼腫痛不能飲食診其脈肝盛脾弱服凉藥以平肝則損脾服温藥以益脾則肝愈盛而加病何以治之曰當以温平藥倍加肉桂勿用茶調恐損脾也肉桂殺肝而益脾故一舉而两得之傳曰木得桂而死○又屬足太陽膀胱經兼屬足陽明胃經少陽膽經内經曰太陽根起於至陰結於命門命門者目也　玄珠曰痛證有戴眼者謂睛不轉而仰視也灸崑崙穴即隨下不戴穴在两足外踝骨没跟骨上陷中動脈應手若灸之仍戴不下者此爲太陽終故曰太陽之脈其終也戴眼　靈樞曰診目痛赤脈從上下者太陽病從下上者陽明病從外走内者少陽病診視也赤脈赤筋也非診脈也○又統屬藏府　靈樞曰五藏六府者之氣皆上注於目而爲之精精氣謂津液也乃陽氣之上

安曰：心藏脉，脉舍神。神明通体，经所谓诸脉皆属于目者也。○又属足太阴脾经、阳明胃经。孙景思曰：古人治目疾，以神曲为君者，盖目疾多因脾胃有痰。故渍浸于肝，久则昏眩，故用神曲以健脾胃、消痰饮也。　《余家医说》曰：有人患赤眼，肿痛不能饮食，诊其脉，肝盛脾弱，服凉药以平肝，则损脾；服温药以益脾，则肝愈盛而加病。何以治之？曰：当以温平药，倍加肉桂，勿用茶调，恐损脾也。肉桂杀肝而益脾，故一举而两得之。《传》曰：木得桂而死。○又属足太阳膀胱经兼属足阳明胃经、少阳胆经。《内经》曰：太阳根起于至阴，结于命门。命门者，目也。　《玄珠》曰：痛证有戴眼者，谓睛不转而仰视也。灸昆仑穴，即随下不戴，穴在两足外踝骨、后[①]跟骨上陷中，动脉应手。若灸之，仍戴不下者，此为太阳终。故曰：太阳之脉，其终也戴眼。《灵枢》曰：诊目痛，赤脉从上下者，太阳病；从下上者，阳明病；从外走内者，少阳病。诊，视也。赤脉，赤筋也。非诊脉也。○又统属脏腑。《灵枢》曰：五脏六腑者之气，皆上注于目而为之精精气，谓津液也，乃阳气之上

①后：原作"没"，据《经络考略》改。

出者注猶滲也〇又以五色應五藏〇故目赤色者病在心　錢仲陽曰目内證赤者心熱導赤散主之淡紅者心虛熱生犀散主之〇白者病在肺〇青者病在肝　錢仲陽曰青者肝熱瀉青丸主之〇黄者病在脾　錢仲陽曰黄者脾熱瀉黄散主之〇黑者病在腎　錢仲陽曰無精光者腎虚地黄丸主之〇黄色不可名者病在胸中〇瞳子屬足少陰腎經靈樞曰腎主骨骨之精為瞳子〇又屬足太陽膀胱經素問曰瞳子高者太陽不足〇又屬足厥陰肝經朱丹溪曰目瞳人痛屬足厥陰〇烏輪屬足厥陰肝經靈樞曰肝主筋筋之精為黑眼〇白睛屬手太陰肺經靈樞曰肺主氣氣之精為白眼〇赤眥屬手少陰心經靈樞曰心主血脉血之精為絡其窠〇胞瞼目上下瞼也俗呼眼胞屬足太陰脾經靈樞曰脾主肌肉肌肉之精為約束裹擷　玄珠曰上下瞼腫者脾氣熱也〇又屬足陽明胃經朱丹溪曰陽明經有風熱則為爛眶眼〇又屬手太陰肺經喬岳曰肺主眼胞肺絶則眼胞陷

出者。注，犹渗也。〇又以五色应五脏。〇故目赤色者病在心。　钱仲阳曰：目内证，赤者心热，导赤散主之。淡红者，心虚热，生犀散主之。〇白者病在肺。〇青者病在肝。　钱仲阳曰：青者肝热，泻青丸主之。〇黄者病在脾。　钱仲阳曰：黄者脾热，泻黄散主之。〇黑者病在肾。　钱仲阳曰：无精光者，肾虚，地黄丸主之。〇黄色不可名者，病在胸中。〇瞳子属足少阴肾经。《灵枢》曰：肾主骨，骨之精为瞳子。〇又属足太阳膀胱经。《素问》曰：瞳子高者，太阳不足。〇又属足厥阴肝经。朱丹溪曰：目瞳仁痛属足厥阴。〇乌轮属足厥阴肝经。《灵枢》曰：肝主筋，筋之精为黑眼。〇白睛属手太阴肺经。《灵枢》曰：肺主气，气之精为白眼。〇赤眦属手少阴心经。《灵枢》曰：心主血脉，血之精为络其窠。〇胞睑目上下睑也，俗呼眼胞属足太阴脾经。《灵枢》曰：脾主肌肉，肌肉之精为约束裹撷。　《玄珠》曰：上下睑肿者，脾气热也。〇又属足阳明胃经。朱丹溪曰：阳明经有风热，则为烂眶眼。〇又属手太阴肺经。乔岳曰：肺主眼胞，肺绝则眼胞陷。

附直兩目瞳子上接頭第三行屬手少陽三焦經陽維之會　直瞳子下七分名承泣穴屬足陽明胃經任脉陰蹻脉之會　一寸名四白穴屬足陽明胃經〇又屬足厥陰肝經素問曰肝風之狀診在目下其色青〇目內眥在內近鼻者睛明穴之分也穴在眼皮宛宛陷中屬手太陽小腸少陽三焦足太陽膀胱少陽膽經陽明胃經五脉之會　王太僕曰太陽之脉起於目內眥太陽絶則目內陷而死　素問曰風氣與陽明入胃循脉而上至目內眥〇又屬手少陰心經靈樞曰手少陰之正出於面合目內眥〇又屬二蹻合脉　素問曰邪客於足陽蹻之脉令人目痛從內眥始　鍼經曰陰蹻脉入鼽屬目內眥合於太陽陽蹻而上行循此則至於目內眥

附直目內眥一屬足太陽膀胱經　靈樞曰足太陽之筋其支者為目上綱〇直內眥下屬足陽明胃經厥陰肝經之會　靈樞曰陽明為目下綱〇目銳眥目外決於面者屬手少陽三焦太陽小腸足少陽膽經之會　靈樞曰手少陽之脉所生病者目銳眥痛又曰足少

附：直两目瞳子上接头第三行属手少阳三焦经、阳维之会。　直瞳子下七分名承泣穴属足阳明胃经、任脉、阴跷脉之会。一寸名四白穴属足阳明胃经。〇又属足厥阴肝经。《素问》曰：肝风之状，诊在目下，其色青。〇目内眦在内近鼻者，睛明穴之分也，穴在眼皮宛宛陷中属手太阳小肠、少阳三焦、足太阳膀胱、少阳胆经、阳明胃经五脉之会。　王太仆曰：太阳之脉起于目内眦。太阳绝，则目内陷而死。　《素问》曰：风气与阳明入胃，循脉而上至目内眦。〇又属手少阴心经。《灵枢》曰：手少阴之正出于面，合目内眦。〇又属二跷合脉。　《素问》曰：邪客于足阳跷之脉，令人目痛，从内眦始。《针经》曰：阴跷脉入鼽，属目内眦。合于太阳、阳跷，而上行循此，则至于目内眦。

附：直目内眦，一属足太阳膀胱经。《灵枢》曰：足太阳之筋，其支者为目上纲。〇直内眦下，属足阳明胃经、厥阴肝经之会。　《灵枢》曰：阳明为目下纲。〇目锐眦目眦外，决于面者属手少阳三焦、太阳小肠、足少阳胆经之会。　《灵枢》曰：手少阳之脉所生病者，目锐眦痛。又曰：足少阳之筋支者，结于目眦，为外维所生病者，目锐眦痛。又曰：手太阳之筋直者，上属目外眦属，音烛，下同。〇又属足太阳膀胱经、二跷脉。《灵枢》曰：足太阳有通项入于脑者，正属目本，名曰眼系。头目苦痛，取之在项中两筋间。入脑乃别阴跷、阳跷，阴阳相交，阳入阴，阴出阳，交于目锐眦，阳气盛则瞋目，阴气盛则瞑目。

附：直目锐眦上属手足少阳三焦、胆经之会。〇直锐眦下属手足少阳三焦、胆经、手太阳小肠经之交会。

鬓间第十八

鬓间　属手少阳三焦经。

耳第十九

耳　属足少阴肾经。《中藏》曰：肾者，精神之舍，性命之根，外通于耳。《素问》曰：肾在窍为耳，肾和则耳能闻五音矣。又曰：肾者主为外，使之远听，视耳好恶以知其性。故耳好，前居牙车者，肾端正。牙车，即颊车穴也，在耳下曲颔端陷中。耳偏高者肾偏倾，耳高者肾高，耳后陷者肾下，耳坚者肾坚，耳薄不坚者肾脆。《玄珠》曰：耳薄而黑或白者，肾败也。〇又属手少阴心经。

素問曰南方赤色通出於心開竅於耳又曰手少陰之絡會於耳中〇又屬手太陰肺經李東垣曰耳本主腎而復能聽聲者聲為金是耳中有肺水土生於申也　王太僕曰手太陰肺絡會於耳中肺虛則少氣不能報息而耳聾〇又屬足厥陰肝經素問曰肝病氣逆則耳聾不聰　朱丹溪曰耳聾屬熱少陽厥陰熱多〇又屬手足少陽三焦膽經手太陽小腸經之會　靈樞曰少陽根於竅陰結於窓籠窓籠者耳中也素問曰一陽獨嘯少陽厥也其終者耳聾嘯耳中鳴如嘯聲也膽及三焦脈皆入耳故氣逆上則耳中鳴又曰少陽主膽其脈循脇絡於耳故傷寒三日少陽受之則胸脇痛而耳聾九日少陽病衰耳聾微聞　靈樞曰手太陽所生病者耳聾目黃〇又屬手足陽明大腸胃經素問曰頭痛耳鳴九竅不利腸胃之所生也　靈樞曰聾而痛者取手陽明聾而不痛者取足少陽又曰耳者宗脈之所聚也胃中空則宗脈虛虛則下溜脈有所竭者故耳鳴〇又屬足太陽膀胱經素問曰太陽所謂耳鳴者陽氣萬物盛上而躍故耳鳴也〇又屬手足少陰心腎太陰肺脾足陽明胃經之絡　素問

《素问》曰：南方赤色，通出于心，开窍于耳。又曰：手少阴之络会于耳中。〇又属手太阴肺经。李东垣曰：耳本主肾，而复能听声者，声为金，是耳中有肺水，土生于申也。　王太仆曰：手太阴肺络会于耳中，肺虚则少气，不能报息而耳聋。〇又属足厥阴肝经。《素问》曰：肝病气逆，则耳聋不聪。　朱丹溪曰：耳聋属热，少阳厥阴热多。〇又属手足少阳三焦、胆经、手太阳小肠经之会。　《灵枢》曰：少阳根于窍阴，结于窗笼窗笼者，耳中也。《素问》曰：一阳独啸，少阳厥也，其终者耳聋。啸，耳中鸣如啸声也。胆及三焦脉皆入耳，故气逆上则耳中鸣。又曰：少阳主胆，其脉循胁，络于耳，故伤寒三日，少阳受之，则胸胁痛而耳聋，九日，少阳病衰，耳聋微闻。《灵枢》曰：手太阳所生病者，耳聋，目黄。〇又属手足阳明大肠、胃经。《素问》曰：头痛，耳鸣，九窍不利，肠胃之所生也。　《灵枢》曰：聋而痛者，取手阳明；聋而不痛者，取足少阳。又曰：耳者，宗脉之所聚也。胃中空则宗脉虚，虚则下溜，脉有所竭者，故耳鸣。〇又属足太阳膀胱经。《素问》曰：太阳所谓耳鸣者，阳气万物盛上而跃，故耳鸣也。〇又属手足少阴心、肾、太阴肺、脾、足阳明胃经之络。　《素问》

曰此五絡皆屬音燭於耳中上絡左右角邪客之則病〇耳前　屬手足少陰三焦膽經足陽明胃經之會　素問曰上部人耳前之動脈在耳前陷者中動應於手少陽脈氣之所行也耳後　屬手足少陽三焦膽經之會　李東垣曰少陽者邪出於耳前後也　徐師曾曰此語并証上文〇耳下曲頰屬手陽明大腸太陽小腸足少陽膽經之會　靈樞曰手太陽當曲頰〇曲頰前屬手陽明大腸足少陽膽經之會〇前寸許屬手陽明大腸經〇曲頰後屬足少陽膽經靈樞曰足少陽在耳下曲頰之後

顑第二十

顑顄也俗呼顴骨屬手足少陽三焦膽經手太陽小腸經之會〇又屬手少陰心經靈樞曰心病者顴赤　喬岳曰心絕則虛陽上發面赤如脂　沈子祿曰按如脂者如女人以粉傅面以丹傅顴也夫白者肺之侯丹者心之侯發明謂之火克金是從所不勝來者為賊邪其病不治故脈訣云面赤如粧不久居也〇又屬足少陰腎經靈樞曰腎病者顴與顏黑

頰第二十一

曰：此五络皆属音烛于耳中上络左右角，邪客之则病。〇耳前，属手足少阴三焦、胆经、足阳明胃经之会。　《素问》曰：上部人耳前之动脉在耳前陷者中，动应于手，少阳脉气之所行也。耳后，属手足少阳三焦、胆经之会。　李东垣曰：少阳者，邪出于耳前后也。　徐师曾曰：此语并证上文。〇耳下曲颊属手阳明大肠、太阳小肠、足少阳胆经之会。　《灵枢》曰：手太阳当曲颊。〇曲颊前属手阳明大肠、足少阳胆经之会。〇前寸许属手阳明大肠经。〇曲颊后属足少阳胆经。《灵枢》曰：足少阳在耳下，曲颊之后。

顑第二十

顑頄也，俗呼颧骨　属手足少阳三焦、胆经、手太阳小肠经之会。〇又属手少阴心经。《灵枢》曰：心病者，颧赤。　乔岳曰：心绝，则虚阳上发，面赤如脂。　沈子禄曰：按如脂者，如女人以粉传面，以丹传颧也。夫白者，肺之候；丹者，心之候。《发明》谓之火克金。是从所不胜来者为贼邪，其病不治。故《脉诀》云：面赤如妆，不久居也。〇又属足少阴肾经。《灵枢》曰：肾病者，颧与颜黑。

颊第二十一

頰面旁也屬手足少陽三焦膽經手太陽小腸足陽明胃經之會素問曰少陽之脈色榮頰前熱病也足少陽部在頰色赤色也前當依甲乙經作筋靈樞曰邪氣中於頰則下少陽又曰少陽氣至則嗌頰　素問又曰少陽之厥則暴聾頰腫而熱又曰上部地兩頰之動脈在鼻孔下兩旁近於巨髎穴之分動應於手足陽明脈氣之所行也巨髎直兩目瞳子○又屬足厥陰肝經素問曰肝病氣逆則頰腫

其在小兒面部左頰屬足厥陰肝經素問曰肝熱病者左頰先赤○右頰屬手太陰肺經素問曰肺熱病者右頰先赤○頰側蕃也屬足少陽膽經陽明胃經之會

頤第二十二

頤頤中也屬足陽明胃經素問曰陽明虛則寒慄鼓頷終則口耳動作口耳動作謂目睒睒而鼓頷也　○又屬足少陰腎經素問曰腎熱病者頤先赤○俠頤屬足陽明胃經素問曰病上衝喉者治其漸漸者上俠頤也陽明之脈漸上頤而環脣故名俠頤為漸即大迎穴也在曲頷下一寸三分骨陷中動脈

頦第二十三頦音孩頤含也

頦名承漿穴屬足陽明胃經任脈之交

颊面旁也　属手足少阳三焦、胆经、手太阳小肠、足阳明胃经之会。《素问》曰：少阳之脉，色荣颊前，热病也足少阳部在颊色，赤色也。“前”当依《甲乙经》作“筋”。《灵枢》曰：邪气中于颊，则下少阳。又曰：少阳气至，则嗌颊。《素问》又曰：少阳之厥，则暴聋，颊肿而热。又曰：上部地两颊之动脉在鼻孔下两旁，近于巨髎穴之分，动应于手，足阳明脉气之所行也。巨髎，直两目瞳子。〇又属足厥阴肝经。《素问》曰：肝病气逆，则颊肿。

其在小儿面部，左颊属足厥阴肝经。《素问》曰：肝热病者，左颊先赤。〇右颊属手太阴肺经。《素问》曰：肺热病者，右颊先赤。〇颊侧蕃也属足少阳胆经、阳明胃经之会。

颐第二十二

颐颔中也　属足阳明胃经。《素问》曰：阳明虚，则寒栗鼓颔，终则口耳动作口耳动作，谓目睒（音闪），睒而鼓颔也。〇又属足少阴肾经。《素问》曰：肾热病者，颐先赤。〇侠颐属足阳明胃经。《素问》曰：病上冲喉者，治其渐渐者，上挟颐也阳明之脉渐上颐而环唇，故名挟颐。为渐即大迎穴也，在曲颔下一寸三分，骨陷中动脉。

颏第二十三颏，音孩。颐，含也。

颏名承浆穴　属足阳明胃经、任脉之交。

其在小兒面部〇屬足少陰腎經心鑑曰北方之應
水性潤下
項第二十四
項中　屬足太陽膀胱經督脈之會　靈樞曰邪氣中
于項則下太陽　素問曰邪客於足太陽之絡令
人頭項背痛又曰太陽所謂强上引背者陽氣太
上而爭也强上謂頸項禁强也　又曰諸痙項强皆屬於濕痙强
急也太陽傷濕李東垣曰脊痛項强腰似折項似拔此足
太陽經不通行以羌活勝濕湯主之　素問又曰
厥頭痛項先痛不可俛仰腰脊為應先取天柱後
取足太陽〇又屬足厥陰肝經張雞峰曰肝主項背
與臂髆〇又屬足少陰腎經五藏絶歌註曰腎絶則
天柱骨倒〇俠項兩旁大筋中屬足太陽膀胱經靈
樞曰足太陽挾項大筋之中髮際〇大筋外屬足
少陽胆經〇大筋前耳後屬手少陽三焦經
頸第二十五
頸　統屬足陽明胃經靈樞曰足陽明是動則病齒痛
頸腫　李東垣曰瘰癧繞頸或至耳下曲頰皆出

其在小儿面部。〇属足少阴肾经。《心鉴》曰：北方之应，水性润下。

项第二十四

项中　属足太阳膀胱经、督脉之会。《灵枢》曰：邪气中于项，则下太阳。《素问》曰：邪客于足太阳之络，令人头项背痛。又曰：太阳所谓强上引背者，阳气太上而争也强上，谓颈项禁强也。又曰：诸痉项强，皆属于湿痉强急也，太阳伤湿。李东垣曰：脊痛项强，腰似折，项似拔。此足太阳经不通行，以羌活胜湿汤主之。《素问》又曰：厥头痛，项先痛，不可俯仰，腰脊为应，先取天柱，后取足太阳。〇又属足厥阴肝经。张鸡峰曰：肝主项背与臂髆。〇又属足少阴肾经。《五脏绝歌》注曰：肾绝则天柱骨倒。〇挟项两旁大筋中属足太阳膀胱经。《灵枢》曰：足太阳挟项大筋之中发际。〇大筋外属足少阳胆经。〇大筋前耳后属手少阳三焦经。

颈第二十五

颈　统属足阳明胃经。《灵枢》曰：足阳明是动则病，齿痛颈肿。　李东垣曰：瘰疬绕颈或至耳下曲颊，皆出

胃經中來以升陽調經湯治之〇又屬足厥陰肝經
素問曰東風生於春病在肝俞在頸項
咽第二十六
咽在喉之後所以嚥物也 屬手太陽小腸少陰心經足太陰脾經厥陰肝經之會 素問曰咽主地氣地氣通乎隘足太陰脈布胃中絡於嗌故病則腹滿而嗌乾 靈樞曰足太陰之正上結於咽〇又屬足少陰腎經 靈樞曰足少陰所生病者口熱舌乾咽腫上氣嗌乾及痛 素問曰邪客於足少陰之絡令人嗌痛不可納食無故善怒氣上走賁音奔上賁鬲也賁上賁門也難經胃為賁門舊註氣奔而上者非 朱丹溪曰手足陰陽合生見証曰咽腫足少陰厥陰〇又屬足陽明胃經 靈樞曰陽明之脈上通於心上循咽出於口〇又屬足厥陰肝經少陽膽經 素問曰肝者中之將也取決於膽咽為之使 靈樞曰足少陽之正上挾咽出頤頷 素問又曰一陰一陽代絕此陰氣至心上下無常出入不知喉咽乾燥病在脾土一陰厥陰脈一陽少陽脈并木之氣也木克土故咽喉病雖在脾土實由肝膽之所為也〇俠咽屬手少陰心經足太陰脾經之會

胃经中来，以升阳调经汤治之。〇又属足厥阴肝经。《素问》曰：东风生于春，病在肝俞，在颈项。

咽第二十六

咽在喉之后，所以咽物也 属手太阳小肠、少阴心经、足太阴脾经、厥阴肝经之会。《素问》曰：咽主地气，地气通于隘，足太阴脉布胃中，络于嗌，故病则腹满而嗌干。《灵枢》曰：足太阴之正，上结于咽。〇又属足少阴肾经。《灵枢》曰：足少阴所生病者，口热，舌干，咽肿，上气，嗌干及痛。《素问》曰：邪客于足少阴之络，令人嗌痛，不可纳食，无故善怒，气上走贲音奔上贲，鬲也。贲上，贲门也。《难经》：胃为贲门。旧注气奔而上者非。朱丹溪曰：手足阴阳合生见证。曰：咽肿，足少阴厥阴。〇又属足阳明胃经。《灵枢》曰：阳明之脉，上通于心，上循咽出于口。〇又属足厥阴肝经、少阳胆经。《素问》曰：肝者，中之将也。取决于胆，咽为之使。《灵枢》曰：足少阳之正，上挟咽出颐颔。《素问》又曰：一阴、一阳代绝，此阴气至心，上下无常，出入不知，喉咽干燥，病在脾土一阴厥阴脉，一阳少阳脉，并木之气也。木克土，故咽喉病虽在脾土，实由肝胆之所为也。〇挟咽属手少阴心经、足太阴脾经之会。

喉第二十七

喉在咽之前所以通氣也 屬手太陰肺經足陽明胃經少陰腎經厥陰肝經任脈之會 靈樞曰手太陰之正出缺盆循喉嚨 素問曰喉主天氣天氣通乎肺謂之脈系〇又屬手少陰心經少陽三焦經 靈樞曰手少陰之正上走喉嚨出於面 素問曰心欬之狀欬則心痛喉中介讀戛介如哽狀甚則咽腫喉痺 張潔古曰三焦通喉喉和則聲鳴利不和則暴瘖熱閉 素問又曰邪客於少陽之絡令人喉痺舌卷口乾心煩又曰運氣少陽所主為喉痺耳鳴嘔涌又曰一陰一陽結謂之喉痺一陰手少陰心也一陽手少陽三焦也二脈并絡於喉氣熱內結故為喉痺〇又屬手足陽明大腸胃經手少陽三焦經之會 靈樞曰手陽明之正上循喉嚨出缺盆又曰喉痺不能言取足陽明能言取手陽明 素問曰手陽明少陽厥逆發喉痺嗌腫痓痓謂骨强而不隨也朱丹溪曰手足陰陽經合生見証曰喉痺手足陽明手少陽〇又屬足太陰脾經千金方曰喉嚨者脾胃之候也〇喉嚨後屬足厥陰肝經〇結喉兩旁應手大

喉第二十七

喉在咽之前，所以通气也 属手太阴肺经、足阳明胃经、少阴肾经、厥阴肝经、任脉之会。《灵枢》曰：手太阴之正，出缺盆，循喉咙。《素问》曰：喉主天气，天气通乎肺，谓之脉系。〇又属手少阴心经、少阳三焦经。《灵枢》曰：手少阴之正，上走喉咙，出于面。《素问》曰：心咳之状，咳则心痛，喉中介读戛介如哽状，甚则咽肿喉痹。张洁古曰：三焦通喉，喉和则声鸣利，不和则暴喑热闭。《素问》又曰：邪客于少阳之络，令人喉痹，舌卷，口干，心烦。又曰：运气少阳所主，为喉痹，耳鸣，呕涌。又曰：一阴一阳结，谓之喉痹。一阴，手少阴心也；一阳，手少阳三焦也。二脉并络于喉，气热内结，故为喉痹。又属手足阳明大肠、胃经、手少阳三焦经之会。《灵枢》曰：手阳明之正，上循喉咙，出缺盆。又曰：喉痹不能言，取足阳明；能言，取手阳明。《素问》曰：手阳明、少阳厥逆，发喉痹，嗌肿痓痓，谓骨强而不随也。朱丹溪曰：手足阴阳经合生见证。曰：喉痹，手足阳明手少阳。〇又属足太阴脾经。《千金方》曰：喉咙者，脾胃之候也。〇喉咙后属足厥阴肝经。〇结喉两旁应手大动[1]

①动：底本版蚀缺字，据《针灸大成》卷六补。

脉一名人迎脉一名五會屬足陽明胃經內經曰頸側俠喉之動脉人迎人迎足陽明胃脉也陽明者常動動謂動於結喉旁也素問曰其脉之動常左小而右大左小常以候藏右大常以候府

缺盆第二十八

缺盆在兩肩下橫骨陷中屬手足少陽三焦膽經陽明大腸胃經手太陽小腸經五脉之交會

肩端第二十九

肩端髃骨也即膊前骨俗呼肩頭屬手三陽小腸三焦大腸經陽維之會髃音魚○肩前廉屬手陽明大腸經靈樞曰手陽明之筋其支者繞肩胛胛又曰手陽明所生病者肩前臑痛臑臂也○肩後廉屬手太陽膀胱經靈樞曰手太陽之筋其病繞肩胛引頸而痛李東垣曰肩背痛不可回顧者此手太陽氣鬱而不行以風藥散之○髆音博通作膊肩胛也屬手足太陽小腸膀胱經之會

背第三十

背統屬足太陽膀胱經素問曰三陽為經三陽足太陽脉也從目內眥上頭分為四道下項并正別脉上下六道以行於背與身為經又曰足太陽

脉名人迎脉，一名五会属足阳明胃经。《内经》曰：颈侧挟喉之动脉人迎。人迎，足阳明胃脉也。阳明者常动动，谓动于结喉旁也。《素问》曰：其脉之动，常左小而右大，左小常以候脏，右大常以候腑。

缺盆第二十八

缺盆在两肩下，横骨陷中　属手足少阳三焦、胆经、阳明大肠、胃经、手太阳小肠经，五脉之交会。

肩端第二十九

肩端髃骨也，即膊前骨，俗呼肩头　属手三阳小肠、三焦、大肠经、阳维之会髃，音鱼。○肩前廉属手阳明大肠经。《灵枢》曰：手阳明之筋，其支者绕肩胛。又曰：手阳明所生病者，肩前臑痛臑，臂也。○肩后廉属手太阳膀胱经。《灵枢》曰：手太阳之筋，其病绕肩胛，引颈而痛。李东垣曰：肩背痛不可回顾者，此手太阳气郁而不行，以风药散之。○髆音博，通作膊，肩胛也属手足太阳小肠、膀胱经之会。

背第三十

背　统属足太阳膀胱经。《素问》曰：三阳为经三阳，足太阳脉也。从目内眦上头，分为四道下项，并正别脉上下六道，以行于背，与身为经。又曰：足太阳脈令人腰痛引項脊尻背如重狀又曰邪客於足太陽之絡令人拘攣背急引脇而痛又曰巨陽虛則腰背頭項痛〇又屬手太陰肺經 素問曰背為陽陽中之陰肺也 靈樞曰好肩背厚者肺堅肩背薄者肺脆背膺厚者肺端正 素問又曰西方白色入通於肺故病在背又曰秋氣者病在肩背肺之應也 又曰肺脈太過則令人逆氣而背痛 李東垣曰肩背痛汗出小便數而少風熱乘肺肺氣鬱甚也〇大顀項上大塊突起骨第一顀也屬手足三陽小腸膀胱經督脈之會三陽謂太陽非兼少陽陽明而言也

脊第三十一

脊有三行〇脊中行音抗自大顀下至尾骶端共二十一節屬督脈〇又屬足少陰腎經 靈樞曰足少陰之脈貫脊屬腎 素問曰足少陰令人腰痛引脊內廉又曰腎脈太過則令人解㑊脊脈痛不及則令人心懸如病饑眇中清脊中痛太過者來如彈石也解㑊不可名貌腎太過則強不強弱不弱寒不寒熱不熱解解㑊㑊然不可名也不及者其去如數眇季脇下俠脊兩旁空軟處清冷也 中藏曰腎之精微脊與腰相引而痛饑見飽減 素問

脉令人腰痛，引项脊，尻背如重状。又曰：邪客于足太阳之络，令人拘挛背急，引胁而痛。又曰：巨阳虚，则腰背头项痛。〇又属手太阴肺经。《素问》曰：背为阳，阳中之阴肺也。《灵枢》曰：好肩背厚者，肺坚；肩背薄者，肺脆；背膺厚者，肺端正。《素问》又曰：西方白色，入通于肺，故病在背。又曰：秋气者病在肩背肺之应也。又曰：肺脉太过，则令人逆气而背痛。李东垣曰：肩背痛，汗出，小便数，而少风热乘肺，肺气郁甚也。〇大椎项上大块突起骨，第一椎也属手足三阳小肠、膀胱经、督脉之会三阳谓太阳，非兼少阳、阳明而言也。

脊第三十一

脊有三行。〇脊中行音杭，自大椎下至尾骶端，共二十一节属督脉。〇又属足少阴肾经。《灵枢》曰：足少阴之脉，贯脊，属肾。《素问》曰：足少阴令人腰痛，引脊内廉。又曰：肾脉太过，则令人解㑊，脊脉痛不及，则令人心悬如病饥，眇[1]中清，脊中痛太过者，来如弹石也。解㑊，不可名貌。肾太过，则强不强，弱不弱，寒不寒，热不热。解，解㑊，㑊然，不可名也。不及者，其去如数。眇，季胁下挟脊两旁空软处。清，冷也。《中藏》曰：肾之精微，脊与腰相引而痛，饥见饱减。《素问》

①眇（miǎo）：季胁下方挟脊两旁空软部分。

又曰腎風之狀多汗惡風面痝然浮腫脊痛不能正立痝然腫起貌○膂二行膂俠脊兩旁也二行去中行左右各開一寸五分大杼音佇○穴名在大顀兩旁屬足太陽膀胱少陽膽經之會見甲乙經大杼之下幷屬足太陽膀胱經靈樞曰厥挾脊而痛者至頂頭沉沉然目䀮音晃䀮然腰脊强取足太陽膕音國中血絡沉沉重貌䀮䀮不明貌膕中曲脚中也膂三行去中行左右各開三寸○附分穴中在二顀兩旁屬手足太陽小腸膀胱經之會○附分之下幷屬足太陽膀胱經○脊骶端長强穴也俗呼尻尾骨屬督脈絡別見鍼灸經○又屬足少陰腎經少陽膽經所結會見甲乙經

胸第三十二

胸 統屬手少陰心經素問曰南風生於夏其藏心俞在胸脇其病內舍膺脇○胸分四行○中行自結喉下循鈐骨抵䯏骭鈐音鉗䯏骭音遏於屬任脈靈樞曰任脈之別名曰尾翳下鳩尾散於腹○䯏骭臆前心蔽骨下五分尖頭輭骨也名鳩尾穴一名尾翳尾即鳩尾翳蔽也言䯏骭象鳩鳥之尾而蔽心也如大無蔽骨者可在兩岐骨下增同身寸之一寸○屬手少陰心經靈樞曰無䯏骭者心高䯏骭小短舉者心下䯏骭長者心下堅䯏骭弱

又曰：肾风之状，多汗，恶风，面痝然浮肿，脊痛不能正立痝然，肿起貌。〇脊[①]二行脊，挟脊两旁也。二行，去中行，左右各开一寸五分、大杼音伫。穴名，在大椎两旁属足太阳膀胱、少阳胆经之会见《甲乙经》。大杼之下并属足太阳膀胱经。《灵枢》曰：厥挟脊而痛者，至顶头沉沉然，目䀮音晃䀮然，腰脊强，取足太阳腘音国中血络沉，沉重貌；䀮䀮，不明貌；腘中，曲脚中也。脊三行去中行，左右各开三寸。〇附分穴中在二椎两旁属手足太阳小肠、膀胱经之会。〇附分之下并属足太阳膀胱经。〇脊骶端长强穴也，俗呼尻尾骨属督脉络别见《针灸经》。〇又属足少阴肾经、少阳胆经所结会见《甲乙经》。

胸第三十二

胸　统属手少阴心经。《素问》曰：南风生于夏，其藏心俞在胸胁，其病内舍膺胁。〇胸分四行。〇中行自结喉下，循钤骨抵䯏骭。钤音钳，䯏骭音遏于属任脉。《灵枢》曰：任脉之别，名曰尾翳，下鸠尾，散于腹。〇䯏骭臆前心蔽骨下五分，尖头软骨也，名鸠尾穴，一名尾翳。尾即鸠尾，翳，蔽也。言䯏骭像鸠鸟之尾，而蔽心也。如大无蔽骨者，可在两歧骨下，增同身寸之一寸。〇属手少阴心经。《灵枢》曰：无䯏骭者，心高；䯏骭小短举者，心下；䯏骭长者，心下坚；䯏骭弱

①脊：原作"膂"，据本节标题及内容改。以下多个"脊"字同。

小以薄者心脆髃骬直下不舉者心端正髃骬倚一方者心偏傾〇膺二行膺胸兩旁高處也又謂之臆二行去中行左右各開二寸屬足少陰腎經〇膺三行去中行左右各開四寸屬足陽明胃經〇膺四行去中行左右各開六寸屬足太陰脾經

腹

腹第三十三

統屬足太陰脾經素問曰陰中之至陰脾也腹者至陰之所居又曰脾病內舍心腹外在肌肉四肢又曰中氣不足謂之脾虚則腹滿腸鳴飧泄食不化又曰傷寒十日太陰病衰腹減如故則思飲食飧音孫〇又屬足陽明胃經素問曰二陽為維二陽足陽明脈也從鼻而起下咽分為四道并正別脈六道上下行腹綱維於身〇腹分四行〇中行屬任脈臍上五寸名上脘屬足陽明胃經手太陽小腸經任脈之會臍上四寸名中脘一名太倉又謂之上紀屬手太陽小腸少陽三焦足陽明胃經所生任脈之會臍上二寸名下脘屬足太陰脾經任脈之會〇第二行去中行左右各開五分屬足少陰腎經衝脈之會〇第三行去中行左右各開二寸屬足陽明胃經〇第四行去中行左右各開三寸五分屬足太陰脾經陰維之會

小以薄者，心脆；髃骬直下不举者，心端正；髃骬倚一方者，心偏倾。〇膺二行膺，胸两旁高处也，又谓之臆，二行去中行，左右各开二寸属足少阴肾经。〇膺三行去中行，左右各开四寸属足阳明胃经。〇膺四行去中行，左右各开六寸属足太阴脾经。

腹第三十三

腹　统属足太阴脾经。《素问》曰：阴中之至阴，脾也。腹者，至阴之所居。又曰：脾病，内舍心腹，外在肌肉四肢。又曰：中气不足，谓之脾虚，则腹满肠鸣，飧泄食不化。又曰：伤寒十日，太阴病衰，腹减如故，则思饮食。飧，音孙。〇又属足阳明胃经。《素问》曰：二阳为维二阳，足阳明脉也。从鼻而起，下咽，分为四道，并正别脉六道，上下行腹，纲维于身。〇腹分四行。〇中行属任脉。脐上五寸名上脘属足阳明胃经、手太阳小肠经、任脉之会。脐上四寸名中脘，一名太仓，又谓之上纪属手太阳小肠、少阳三焦、足阳明胃经所生，任脉之会。　脐上二寸名下脘属足太阴脾经、任脉之会。〇第二行去中行，左右各开五分属足少阴肾经、冲脉之会。〇第三行去中行，左右各开二寸属足阳明胃经。〇第四行去中行，左右各开三寸五分属足太阴脾经、阴维之会。

腋間第三十四

腋間臂下脇上際也屬手厥陰心包經　朱丹溪曰手足陰陽合生見証曰腋腫手厥陰足少陽○又屬足厥陰肝經靈樞曰肝有邪其氣留於兩腋○腋前屬手太陰肺經○腋後屬手少陰心經　○腋下屬足厥陰肝經○腋下六寸屬足太陰脾經之大絡　靈樞曰脾之大絡名曰大包出淵腋下三寸布胸脇大包淵腋并穴名穴各有二淵腋在腋下三寸宛宛中舉臂取之

乳頭第三十五

乳頭　屬足厥陰肝經足陽明胃經鍼灸經曰乳中二穴當乳是足陽明脈氣所發○乳房亦屬足陽明胃經王太僕曰乳之上下皆足陽明之脈也　朱丹溪曰胃經見証胸旁過乳痛　婦人良方曰乳癰者由乳腫結聚皮薄以澤而成盖足陽明之乳脈主血其血又歸厥陰之氣血澁不通氣積不散故結聚成癰也乳癰論曰乳房陽明所經乳頭厥陰所屬凡乳母不知調養怒忿所逆鬱悶所遏厚味所釀以致厥陰之氣不行故竅不得通而汁不得出

腋间第三十四

腋间臂下胁上际也　属手厥阴心包经。朱丹溪曰：手足阴阳合生见证。曰：腋肿，手厥阴、足少阳。〇又属足厥阴肝经。《灵枢》曰：肝有邪，其气留于两腋。〇腋前属手太阴肺经。〇腋后属手少阴心经。〇腋下属足厥阴肝经。〇腋下六寸属足太阴脾经之大络。　《灵枢》曰：脾之大络，名曰大包。出渊腋下三寸，布胸胁大包、渊腋并穴名，穴各有二。渊腋在腋下三寸宛宛中，举臂取之。

乳头第三十五

乳头　属足厥阴肝经、足阳明胃经。《针灸经》曰：乳中二穴当乳是，足阳明脉气所发。〇乳房亦属足阳明胃经。王太仆曰：乳之上下皆足阳明之脉也。　朱丹溪曰：胃经见证胸旁过，乳痛。《妇人良方》曰：乳痈者，由乳肿结聚，皮薄以泽而成，盖足阳明之乳脉主血，其血又归厥阴之气，血涩不通，气积不散，故结聚成痈也。《乳痈论》曰：乳房阳明所经，乳头厥阴所属。凡乳母不知调养，怒忿所逆，郁闷所遏，厚味所酿，以致厥阴之气不行，故窍不得通，而汁不得出。

陽明之血沸騰故熱甚而化膿治法以青皮疏厥陰之滯以石膏清陽明之熱以生甘草節行淤濁之血以瓜蔞子或加没藥青橘葉皂角刺金銀花當歸消腫導毒隨病消息然須以少酒佐之加以艾火三壯於腫處其効尤捷

附直乳下三寸五分名期門穴肝之募也屬足厥陰肝經太陰脾經陰維之會○下四寸名日月穴膽之募也屬少陽膽經太陰脾經陰維之會○左乳下動脈屬足陽明胃經之大絡素問曰胃之大絡名曰虛里貫膈絡脈出於左乳下其動應衣脈宗氣也動應衣者脈動能令衣亦動也視應手者大矣宗尊也主也謂十二經脈之尊主

脇肋第三十六

脇肋脇胠也肋脇骨也有骨曰肋無骨曰脇 屬足厥陰肝經肋音勒胠音區 靈樞曰胸脇好者肝堅脇骨弱者肝脆膺腹好相得者肝端正脇骨偏舉者肝偏傾 素問曰其藏肝其病內舍胠脇 靈樞又曰邪在肝則兩脇中痛 素問又曰肝病者兩脇下痛引少腹令人善怒 又曰肝病頭目眩嘔泄脇支滿 朱丹溪曰脇痛

阳明之血沸腾，故热甚而化脓。治法以青皮疏厥阴之滞，以石膏清阳明之热，以生甘草节行淤浊之血，以瓜蒌子或加没药、青橘叶、皂角刺、金银花、当归消肿导毒，随病消息。然须以少酒佐之，加以艾火三壮于肿处，其效尤捷。

附：直乳下三寸五分名期门穴，肝之募也属足厥阴肝经、太阴脾经、阴维之会。〇下四寸名日月穴，胆之募也属少阳胆经、太阴脾经、阴维之会。〇左乳下动脉属足阳明胃经之大络。《素问》曰：胃之大络，名曰虚里。贯膈络脉，出于左乳下，其动应衣，脉宗气也动应衣者，脉动能令衣亦动也，视应手者大矣。宗，尊也，主也，谓十二经脉之尊主。

胁肋第三十六

胁肋胁，胠也；肋，胁骨也。有骨曰肋，无骨曰胁 属足厥阴肝经。肋，音勒；胠，音区。《灵枢》曰：胸胁好者肝坚；胁骨弱者肝脆；膺腹好相得者肝端正；胁骨偏举者肝偏倾。《素问》曰：其藏肝，其病内舍胠胁。《灵枢》又曰：邪在肝，则两胁中痛。《素问》又曰：肝病者，两胁下痛，引少腹，令人善怒。又曰：肝病，头目眩，呕泄，胁支满。朱丹溪曰：胁痛，

肝火盛木氣實木氣實以蒼术川芎青皮當帰之
類泄之肝火盛以薑汁下當歸龍薈九以瀉之又
曰去滯氣用青皮青皮乃肝膽二經之藥人多怒
脇下有鬱積固宜以此解二經之實若二經氣不
足者當先補血少加青皮可也　戴復菴曰脇痛
別無雜証在左為肝經受邪在右為肝移病於脾
素問又曰肝欬之狀欬則兩脇下痛甚則不可
以轉轉則兩胠下滿又曰運氣厥陰所主為脇痛
嘔泄〇又屬足少陽膽經素問曰邪客於足少陽之
絡令人脇痛不得息欬而汗出又曰少陽有餘病
筋痺脇滿又曰傷寒三日少陽受之其脉循脇絡
於耳故胸脇痛而耳聾　李東垣曰兩脇痛刺少
陽丘墟丘墟在兩足外踝下微前骨縫陷中乃足
少陽經之原穴也〇又兼他經　張潔古曰脇痛
者肝也身熱而煩者心也體重而滿者脾也寒熱
者肺也足脛寒而逆者腎也脛音滓〇脇前屬足少
陽膽經〇脇後屬足太陽膀胱經季脇下至髖骨季脇之下
也髖骨骨也屬足少陽膽經又屬足厥陰肝經靈樞曰
〇髖音寬

肝火盛，木气实。木气实以苍术、川芎、青皮、当归之类泄之；肝火盛，以姜汁下当归龙荟丸以泻之。又曰：去滞气用青皮。青皮乃肝、胆二经之药。人多怒，胁下有郁积，固宜以此解二经之实。若二经气不足者，当先补血，少加青皮可也。　戴复庵曰：胁痛别无杂证，在左为肝经受邪；在右为肝移病于脾。

《素问》又曰：肝咳之状，咳则两胁下痛，甚则不可以转，转则两胠下满。又曰：运气厥阴所主，为胁痛呕泄。〇又属足少阳胆经。《素问》曰：邪客于足少阳之络，令人胁痛，不得息，咳而汗出。又曰：少阳有余，病筋痹胁满。又曰：伤寒三日，少阳受之，其脉循胁络于耳，故胸胁痛而耳聋。　李东垣曰：两胁痛刺少阳、丘墟，丘墟在两足外踝下微前骨缝陷中，乃足少阳经之原穴也。〇又兼他经。　张洁古曰：胁痛者，肝也；身热而烦者，心也；体重而满者，脾也；寒热者，肺也；足胫寒而逆者，肾也胫，音滓。〇胁前属足少阳胆经。〇胁后属足太阳膀胱经。季胁下至髋骨季胁，胁下也。髋骨，骨也。髋，音宽属足少阳胆经，又属足厥阴肝经。《灵枢》曰：

若有所大怒氣上而不下積於脇下則傷肝　中藏曰肝虚冷則脇下堅痛目盲臂痛發寒如瘧狀不欲食婦人月水不来氣急其脉左関上沉而弱者是也○又為藏之會　難経曰藏會季脇藏五藏也季脇章門穴也一名脇髎在臍上二寸兩旁左右各開九寸直季脇乃足厥陰経之穴帶脉發於此脾之募也脾受穀氣播敷各藏故藏會於季脇不能食而熱可灸章門○胑季脇不俠脊兩旁室軟處屬足少陰腎経王太僕曰腎外當胑○又屬足太陽膀胱経○又屬足少陽膽経靈樞曰足少陽之筋其直者上乘季脇

臍第三十七

臍神闕穴也一名氣舍屬任脉○又屬督脉　素問曰督脉者起於少腹其少腹直上者貫臍中央○又屬足少陰腎経李東垣曰臍腹痛少陰也四逆真武附子湯類主之○又屬足太陰脾経靈樞曰足太陰之筋其直者上腹結於臍　心鑑曰脾絶臍突唇反○又屬足太陽膀胱経朱丹溪曰足太陽膀胱経見証臍反出○又屬手陽明大腸経素問曰人有身體髀股胻皆腫環臍而痛者病名伏梁此風根也其氣溢於

若有所大怒，气上而不下，积于胁下，则伤肝。　《中藏》曰：肝虚冷，则胁下坚痛，目盲臂痛，发寒如疟状，不欲食。妇人月水不来，气急，其脉左关上沉而弱者是也。○又为脏之会。　《难经》曰：藏会季胁藏，五脏也。季胁，章门穴也，一名胁髎，在脐上二寸两旁，左右各开九寸，直季胁乃足厥阴经之穴，带脉发于此，脾之募也。脾受谷气播敷各脏，故脏会于季胁，不能食而热，可灸章门。○胑季胁，不挟脊两旁室软处属足少阴肾经。王太仆曰：肾外当胑。○又属足太阳膀胱经。○又属足少阳胆经。《灵枢》曰：足少阳之筋，其直者上乘季胁。

脐第三十七

脐神阙穴也，一名气舍　属任脉。○又属督脉。《素问》曰：督脉者，起于少腹，其少腹直上者，贯脐中央。○又属足少阴肾经。李东垣曰：脐腹痛，少阴也。四逆、真武、附子汤类主之。○又属足太阴脾经。《灵枢》曰：足太阴之筋，其直者上腹，结于脐。　《心鉴》曰：脾绝，脐突唇反。○又属足太阳膀胱经。朱丹溪曰：足太阳膀胱经见证，脐反出。○又属手阳明大肠经。《素问》曰：人有身体髀股胻皆肿，环脐而痛者，病名伏梁，此风根也。其气溢于大腸而著於肓肓之原在臍下故環臍而痛 中藏曰冬日大腸重感於寒則腸中当臍而痛鳴濯濯不能久立痛已則泄白物〇又以動氣之左右上下分屬五藏 難經曰臍左動氣屬肝臍右動氣屬肺臍上動氣屬心臍下動氣屬腎当臍動氣屬脾〇俠臍旁左右二寸名天樞穴大腸之募也屬足陽明胃經會手陽明大腸經〇臍下三寸名關元穴一名丹田又謂之下紀小腸之募也〇四寸名中極穴一名五泉膀胱之募也并屬足三陰脾腎肝經任脈之會 機要曰臍下發熱者腎經病也非熟地黄不能除以其能補腎也

少腹第三十八

少腹即小腹下焦也統屬足厥陰肝經任脈之會 素問曰厥陰之厥則少腹腫痛腹脹涇溲不利又曰足厥陰之瘧令人腰痛少腹滿又曰少腹滿刺足厥陰李東垣曰少腹痛厥陰也重則正陽回陽丹之類輕則当歸四逆湯 王海藏曰玄胡索治心氣痛少腹痛如神入足厥陰〇又屬手太陽小腸經 靈樞曰小腸病小腹痛又曰小腸脹者小腹䐜音臣脹引

大肠而着于肓，肓之原在脐下，故环脐而痛。《中藏》曰：冬日大肠，重感于寒，则肠中当脐而痛，鸣濯濯，不能久立，痛已则泄白物。〇又以动气之左右上下分属五脏。《难经》曰：脐左动气属肝，脐右动气属肺，脐上动气属心，脐下动气属肾，当脐动气属脾。〇挟脐旁左右二寸名天枢穴，大肠之募也属足阳明胃经，会手阳明大肠经。〇脐下三寸名关元穴，一名丹田，又谓之下纪，小肠之募也。〇四寸名中极穴，一名五泉，膀胱之募也并属足三阴脾、肾、肝经、任脉之会。《机要》曰：脐下发热者肾经病也。非熟地黄不能除，以其能补肾也。

少腹第三十八

少腹即小腹，下焦也 统属足厥阴肝经、任脉之会。《素问》曰：厥阴之厥，则少腹肿痛，腹胀，泾溲不利。又曰：足厥阴之疟令人腰痛，少腹满。又曰：少腹满，刺足厥阴。李东垣曰：少腹痛，厥阴也。重则正阳回阳丹之类，轻则当归四逆汤。 王海藏曰：玄胡索治心气痛、少腹痛如神，入足厥阴。〇又属手太阳小肠经。《灵枢》曰：小肠病，小腹痛。又曰：小肠胀者，小腹䐜音臣胀引腰而痛䐜，起也。

腰第三十九

腰本作腰，尻上横骨也 属足太阳膀胱经。《素问》曰：巨阳虚则肩背头项痛。 李东垣曰：太阳气虚则邪客之。邪者，风、热、寒、湿、燥皆能为病。然寒湿多而风热少。又有房劳伤肾而腰痛者，此由阳虚不能运动也，宜补阳。若膏粱之人久服阳药，醉以入房，损其真阴，肾气热，腰脊痛而不能举。久则髓减骨枯，发为骨痿。此由阴虚也，宜补阴。 《素问》又曰：足太阳之疟，令人腰痛，头重，寒从背起。又曰：运气太阳所生为腰痛。 李东垣又曰：防风辛温，气味俱薄，浮而升阳也。若脊痛项强，不可回顾，腰似折，项似拔者，乃手足太阳证，正当用之。〇统属足少阴肾经。《素问》曰：北风生于冬，病在肾俞，在腰股。又曰：肾病内舍腰脊骨髓，外在溪谷踹膝踹音喘，与腨[1]同，腓肠也。张鸡峰曰：肾主腰胯与脚膝。 王太仆曰：腰者，肾之大关节。所以司屈伸而利机关也。 《素问》又曰：肾脉搏坚而长，其色黄而赤者，当病折腰。又曰：少阴贯肾络肺，得肺

①腨：原作"腨"，据《经络考略》改。

脈腎為之病故腎病腰痛又曰腎病少腹腰脊痛骱痠又曰腎熱病者先腰痛骱痠苦渴數飲身熱腰脊不舉骨枯而髓減發為骨痿　三因方曰腎著為病體重腰冷痛如帶五千錢宜腎著湯　素問又曰腎欬之狀欬則腰背相引而痛為去声骱音行與胻同痠音酸数音朔著并音灼　朱丹溪曰諸經皆貫於腎而絡於腰脊腎氣一虛則凡衝風受濕傷冷蓄熱血澁氣滞水積墮傷與夫失志作勞種種腰疼疊見而層出矣　素問又曰腰者腎之府轉摇不能腎將憊矣又曰因而強力腎氣乃傷高骨乃壞高骨謂腰高之骨者〇又屬足少陽膽經素问曰少陽厥逆機関不利者腰不可以行項不可以顧　沈子祿曰按俠腰髖骨兩旁相接處為機伏兎後交紋為関足少陽之脈出氣街繞毛際横入髀音彼厭中故其經厥逆則機関不利也〇又屬足太陰脾經素向曰足太陰之絡令人腰痛引少腹控胁不可以仰息

髀関第四十

髀関兩膝上起肉為伏兎伏兎後交紋為髀関屬足少陽膽經陽明胃經之會

脉，肾为之病，故肾病腰痛。又曰：肾病，少腹腰脊痛，骱痠。又曰：肾热病者，先腰痛骱痠，苦渴数饮，身热，腰脊不举，骨枯而髓减，发为骨痿。　《三因方》曰：肾著为病，体重腰冷，痛如带五千钱，宜肾著汤。　《素问》又曰：肾咳之状，咳则腰背相引而痛为，去声。骱，音行，与胻同。痠，音酸。数，音朔。著，并音灼。朱丹溪曰：诸经皆贯于肾而络于腰脊。肾气一虚，则凡冲风受湿，伤冷蓄热，血涩气滞，水积堕伤，与夫失志作劳、种种腰疼，叠见而层出矣。　《素问》又曰：腰者，肾之府。转摇不能，肾将惫矣。又曰：因而强力，肾气乃伤，高骨乃坏高骨，谓腰高之骨者。〇又属足少阳胆经。《素问》曰：少阳厥逆，机关不利者，腰不可以行，项不可以顾。　沈子禄曰：按：挟腰髋骨两旁相接处为机，伏兔后交纹为关，足少阳之脉出气街，绕毛际，横入髀音彼厌中。故其经厥逆，则机关不利也。〇又属足太阴脾经。《素问》曰：足太阴之络，令人腰痛，引少腹控胁，不可以仰息。

髀关第四十

髀关两膝上起肉为伏兔，伏兔后交纹为髀关　属足少阳胆经、阳明胃经之会。

〇髋骨髀上也，属足少阳胆经。〇髀枢髀骨也。字书为之髁。沈子禄曰：髀枢，即髀厌也。谓之枢者，以楗骨转动，如户之枢；当环跳穴之分。窦氏以腹下腿上接处为髀枢者，非，盖误指髀关为枢也髁，音稞；楗，音捷；分，扶问反，属足少阳胆经、太阳膀胱经之会。《素问》曰：邪客于足少阳之络，令人留于枢中，痛髀不可举枢，髀枢也。〇又属足阳明胃经。《灵枢》曰：足阳明之筋，结于髀枢上，循胁。

臀第四十一

臀本作尻　属足太阳膀胱经。《灵枢》曰：足太阳之筋，上结于臀。《素问》曰：太阳所谓肿，腰脽音蛆痛者脽，臀肉也。〇又属足阳明胃经。沈子禄曰：足阳明主肌肉，臀肉隆盛，故属胃。〇又属督脉、冲脉之会。　沈子禄曰：人身有一谷八溪，肉之大会为谷。一谷者，臀也。肉之小会为溪，八溪者，二肘二膝四腕也。溪谷之间，以行营卫，以会大气，故督脉之络，别绕臀，冲脉为血海，主渗灌溪谷。

毛际第四十二

毛际小腹下、阴毛上之边际也　属足少阳胆经、任脉之会。《灵枢》曰：

足少陽之正繞髀入毛際○又屬足厥陰肝經　靈樞曰足厥陰之脈起於大指叢毛之際循股入陰中陰中陰毛之中也又曰足厥陰之正別跗上上至毛際

陰器第四十三

陰器男子曰玉莖女子曰玉門門之開闔者曰交骨屬足厥陰肝經任脈之會　素問曰厥陰之脈者絡陰器係於肝　靈樞曰筋者聚於陰器而脈絡於舌本肝者筋之會也又曰足厥陰之筋其病陰器不用傷於內則不起傷於寒則陰縮入傷於熱則挺縱不收　李東垣曰腎主大便肝主小便　素問又曰肝熱病者小便先黃　靈樞又曰足厥陰所生病者遺溺閉癃　難經曰假令得肝脈其病四肢滿閉淋溲便難轉筋有是者肝也無是者非也　朱丹溪曰陰莖痛是厥陰經氣滯兼熱宜用甘草稍以緩其氣　李東垣又曰小便淋溲者邪在足少陽厥陰○又屬督脈　素問曰督脈者其絡循陰器合篡間○又屬足太陽膀胱經　內經曰足太陽外合於清水內屬於膀胱而通水道故膀胱者州都之官津液藏焉

足少阳之正，绕髀，入毛际。〇又属足厥阴肝经。《灵枢》曰：足厥阴之脉，起于大指丛毛之际，循股入阴中阴中，阴毛之中也。又曰：足厥阴之正，别跗上，上至毛际。

阴器第四十三

阴器男子曰玉茎，女子曰玉门，门之开阖者，曰交骨　属足厥阴肝经、任脉之会。《素问》曰：厥阴之脉者，络阴器系于肝。《灵枢》曰：筋者聚于阴器，而脉络于舌本。肝者，筋之会也。又曰：足厥阴之筋，其病阴器不用，伤于内，则不起；伤于寒，则阴缩入；伤于热，则挺纵不收。　李东垣曰：肾主大便，肝主小便。《素问》又曰：肝热病者，小便先黄。《灵枢》又曰：足厥阴所生病者，遗溺闭癃。《难经》曰：假令得肝脉，其病四肢满，闭淋溲，便难，转筋，有是者肝也，无是者非也。　朱丹溪曰：阴茎痛是厥阴经气滞兼热，宜用甘草梢以缓其气。　李东垣又曰：小便淋溲者，邪在足少阳、厥阴。〇又属督脉。《素问》曰：督脉者，其络循阴器合篡间。〇又属足太阳膀胱经。《内经》曰：足太阳外合于清水，内属于膀胱，而通水道。故膀胱者，州都之官，津液藏焉，

氣化則出矣　素問曰膀胱不約為遺水泉不止是膀胱不藏也不利為癃小便閉也　靈樞曰膀胱病者小便偏腫而痛以手按之即欲小便而不得　中藏曰熱入膀胱則其氣急而小便黄膀胱寒則小便數而清白　王海藏曰小便不通宜用滑劑利竅以通水道滑石入足太陽經為至燥之劑木通猪苓阿膠皆滑劑也　朱丹溪曰膀胱有熱者宜用黄蘗知母之類以瀉之〇又屬手太陽小腸經　靈樞曰手太陽外合於淮水内屬於小腸而水道出焉　朱丹溪曰凡小腸有氣則小便脹有血則小便澁有熱則小便痛痛者為血淋不痛者為尿血　陳良甫曰小腸有熱入於脬内熱結甚則小便不通小便不通則心脇小腹氣澁而喘急〇又屬足少陰腎經成聊攝曰水者腎所主也甘遂大戟苦以泄水所謂苦以泄之也　王海藏曰凡服澤瀉散人未有不小便多者小便既多腎氣安得復實〇又屬手太陰肺經素問曰飲入於胃遊溢精氣上輸於脾脾氣散精上歸於肺通謂水道下

气化则出矣。《素问》曰：膀胱不约为遗，水泉不止，是膀胱不藏也。不利为癃，小便闭也。《灵枢》曰：膀胱病者，小便偏肿，而痛以手按之，即欲小便而不得。《中藏》曰：热入膀胱，则其气急而小便黄，膀胱寒，则小便数而清白。　王海藏曰：小便不通，宜用滑剂利窍，以通水道。滑石入足太阳经，为至燥之剂，木通、猪苓、阿胶皆滑剂也。　朱丹溪曰：膀胱有热者，宜用黄柏、知母之类以泻之。〇又属手太阳小肠经。《灵枢》曰：手太阳外合于淮水，内属于小肠而水道出焉。　朱丹溪曰：凡小肠有气则小便胀，有血则小便涩，有热则小便痛，痛者为血淋，不痛者为尿血。　陈良甫曰：小肠有热，入于脬内，热结甚则小便不通。小便不通，则心胁小腹气涩而喘急。〇又属足少阴肾经。成聊摄曰：水者，肾所主也。甘遂、大戟苦以泄水，所调苦以泄之也。　王海藏曰：凡服泽泻散，人未有不小便多者，小便既多，肾气安得复实。〇又属手太阴肺经。《素问》曰：饮入于胃，游溢精气，上输于脾。脾气散精，上归于肺，通谓水道，下輸膀胱水精四布五經并行合於四時五藏陰陽揆度以為常也木土合化上滋肺金金氣通腎故調水道轉注下焦膀胱稟化以為溲矣李東垣曰小便屬水水生於申申者西方金金者肺也　王海藏曰或用梔子利小便非利小便也以清肺也肺氣清而化膀胱為津液之府小便乃得出　朱丹溪曰小便不通如因肺燥不能生水則清金此隔二之治用車前子茯苓之類又曰香薷屬金與水而有徹上徹下之功治水甚捷肺得之則清化行而熱自下　又曰一人小便不通脈右寸濡滑此積痰在肺肺為上焦膀胱為下焦上焦閉則下焦塞如滴水之器必上竅通而後下竅之水出焉以藥大吐之病如失　李東垣又曰小便遺失肺金虛也又曰肺中伏熱水不能生是絕小便之源也〇又屬足太陰脾經足陽明胃經素問曰前陰者宗筋之所聚太陰陽明之所合宗筋者陰毛中橫骨上下之豎筋也太陰脾脈也陽明胃脈也朱丹溪曰人因脾濕不運而精不升則肺不能生水而小便不通法當燥胃健脾此隔三之治用蒼白朮之類又琥珀屬陽金以

输膀胱。水精四布，五经并行，合于四时五脏阴阳，揆度以为常也木土合化，上滋肺金，金气通肾，故调水道，转注下焦膀胱，禀化以为溲矣。李东垣曰：小便属水，水生于申，申者西方金，金者肺也。　王海藏曰：或用栀子利小便，非利小便也，以清肺也，肺气清而化，膀胱为津液之府，小便乃得出。　朱丹溪曰：小便不通，如因肺燥不能生水，则清金。此隔二之治，用车前子、茯苓之类。又曰：香薷属金与水，而有彻上彻下之功，治水甚捷。肺得之则清化，行而热自下。又曰：一人小便不通，脉右寸濡滑，此积痰在肺。肺为上焦，膀胱为下焦，上焦闭则下焦塞，如滴水之器，必上窍通而后下窍之水出焉。以药大吐之，病如失。　李东垣又曰：小便遗失，肺金虚也。又曰：肺中伏热，水不能生，是绝小便之源也。〇又属足太阴脾经、足阳明胃经。《素问》曰：前阴者，宗筋之所聚，太阴、阳明之所合宗筋者，阴毛中横骨上下之竖筋也，太阴脾脉也，阳明胃脉也。朱丹溪曰：人因脾湿不运而精不升，则肺不能生水，而小便不通，法当燥胃健脾。此隔三之治，用苍白术之类。又琥珀属阳金，以

燥脾土有功故古方利小便用之盖脾能運化則
肺自下降而小便可通也又曰古方有脾約証謂
胃强脾弱約束津液不得四布但輸膀胱故小便
數而大便難於是制脾約丸以下脾之結燥腸潤
結化津流入腎而瘉然既曰脾約必陰血枯槁內
火燔灼熱傷元氣故金耗津渴勢必竊母氣以自
救由是土受木傷脾失轉輸肺失傳送宜乎大便
閉而難小便數而無藏畜也理宜滋養陰血使陽
火不熾金行清化脾土精健津液入胃腸潤而通
矣今此丸用之熱甚而氣血實與西北方人稟賦
壯實者固無不安若槩用之東南方人與熱雖甚
而氣血不實者雖得暫通將見病愈弱而腸愈燥
矣要之在西北以開結為主在東南以潤燥為主
也〇睾音高即陰丸也屬足厥陰肝經王太僕曰足厥陰之
絡循脛上睾結於莖　徐師曾曰睾当作皐莖玉莖也素問
曰邪客於足厥陰之絡令人卒疝暴痛　靈樞曰
足厥陰之別其病氣逆則睾腫卒疝　朱丹溪曰
疝氣者睾丸連小腹急痛也有痛在睾丸者有痛

燥脾土有功，故古方利小便用之，盖脾能运化，则肺自下降，而小便可通也。又曰：古方有脾约证，谓胃强脾弱，约束津液，不得四布，但输膀胱，故小便数而大便难，于是制脾约丸，以下脾之结燥，肠润结化，津流入肾而愈。然既曰脾约，必阴血枯槁，内火燔灼，热伤元气，故金耗津竭[1]，势必窃母气以自救。由是土受木伤，脾失转输，肺失传送，宜乎大便闭而难，小便数而无藏蓄也。理宜滋养阴血，使阳火不炽，金行清化，脾土精健，津液入胃肠，润而通矣。今此丸用之热甚而气血实，与西北方人禀赋壮实者固无不安。若概用之，东南方人与热虽甚而气血不实者，虽得暂通，将见病愈弱而肠愈燥矣。要之在西北以开结为主，在东南以润燥为主也。〇睾音高，即阴丸也属足厥阴肝经。王太仆曰：足厥阴之络，循胫上睾，结于茎。　徐师曾曰：睾，当作皐；茎，玉茎也。《素问》曰：邪客于足厥阴之络，令人卒疝暴痛。　《灵枢》曰：足厥阴之别，其病气逆，则睾肿卒疝。　朱丹溪曰：疝气者，睾丸连小腹急痛也。有痛在睾丸者，有痛

①竭：原作“渴”，据《经络考略》改。

在帶脈下三寸名五樞穴邊者或無形無声或有形如瓜有声如蛙者皆是此專主肝經與腎經絶無相干自素問而下皆以為寒謂寒主收引經絡得寒則引而不行所以作痛殊不知此証始於濕熱在經鬱而至久又得寒氣外束不能疏散故痛若但作寒論恐為未備嘗見有踢冰涉水而終身不病此者無熱在內故也或曰厥陰經鬱積濕熱何由而致對曰大勞則火起於脾醉飽則火起於胃房勞則火起於腎大怒則火起於肝火積之久子能令母虚濕氣便盛濁液凝聚并入血隧流於厥陰厥陰屬木係於肝為將軍之官其性急速火性又暴為寒所束宜其痛之太暴也○囊陰囊也俗呼卵脬亦屬足厥陰肝經素問曰厥陰脈循陰器而絡於肝故煩滿而囊縮　張仲景曰傷寒六日厥陰受病故舌卷囊縮

魄門第四十四

魄門肛門下內通於肺故曰魄門又謂之下極屬任督二脈又屬手太陰肺經陽明大腸經王海藏曰賁门上主往來魄門下主

在带脉下三寸，名五枢穴。边者，或无形无声，或有形如瓜，有声如蛙者皆是。此专主肝经，与肾经绝无相干。自《素问》而下，皆以为寒。谓寒主收引，经络得寒，则引而不行，所以作痛。殊不知此证始于湿热在经，郁而至久，又得寒气外束，不能疏散，故痛。若但作寒论，恐为未备，尝见有踢冰涉水而终身不病此者，无热在内故也。或曰：厥阴经郁积湿热，何由而致？对曰：大劳则火起于脾，醉饱则火起于胃，房劳则火起于肾，大怒则火起于肝。火积之久，子能令母虚，湿气便盛，浊液凝聚，并入血隧，流于厥阴。厥阴属木，系于肝，为将军之官。其性急速，火性又暴，为寒所束，宜其痛之太暴也。〇囊，阴囊也俗呼卵脬，亦属足厥阴肝经。《素问》曰：厥阴脉循阴器而络于肝，故烦满而囊缩。　张仲景曰：伤寒六日，厥阴受病，故舌卷囊缩。

魄门第四十四

魄门肛门下，内通于肺，故曰魄门，又谓之下极　属任、督二脉，又属手太阴肺经、阳明大肠经。王海藏曰：贲门上，主往来；魄门下，主收閉故肺與大腸為通道賁音奔賁門胃也 孫景思曰肛門者肺之口也肺與大腸為表裏故肺實則大腸熱熱則秘結肺虛則大腸寒寒則脫肛　素問曰肺欬不已則大腸受之大腸欬狀欬而遺失又曰大腸者傳導之官變化出焉傳導謂傳不潔之道變化謂變化物之形王海藏又曰年高虛人大腸燥秘不可過泄者脈浮在氣杏仁陳皮脈沉在血桃仁陳皮所以俱用陳皮者以手陽明與足太陽俱為表裏也○又屬足太陰脾經陽明胃經素問曰倉廩不藏者是門戶不要也倉廩者謂脾胃門戶者謂魄門要謂禁要 王海藏曰汗多胃熱便難三者皆因燥熱而亡津液即前所謂脾約証也經云燥者潤之故仲景用麻子仁入足太陰手陽明所以潤燥通陽也○又屬足少陰腎經李東垣腎主大便　素問曰大便难刺足少陰○又屬足厥陰肝經劉河間曰大便澁滯由火盛金不能平木肝木生風風能朦濕熱能耗液故也○又屬足太陽膀胱經靈樞曰足太陽之正別入於膕中其一道下尻五寸別入於肛

收闭，故肺与大肠为通道。贲，音奔；贲门，胃也。孙景思曰：肛门者，肺之口也。肺与大肠为表里，故肺实则大肠热，热则秘结，肺虚则大肠寒，寒则脱肛。《素问》曰：肺咳不已，则大肠受之。大肠咳状，咳而遗失。又曰：大肠者，传导之官，变化出焉传导，谓传不洁之道；变化，谓变化物之形。王海藏又曰：年高虚人，大肠燥秘，不可过泄者，脉浮在气，杏仁、陈皮；脉沉在血，桃仁、陈皮，所以俱用。陈皮者，以手阳明与足太阳俱为表里也。〇又属足太阴脾经、阳明胃经。《素问》曰：仓廪不藏者，是门户不要也仓廪者谓脾胃，门户者谓魄门。要，谓禁要。王海藏曰：汗多、胃热、便难，三者皆因燥热而亡津液，即前所谓脾约证也。《经》云燥者润之，故仲景用麻子仁入足太阴、手阳明，所以润燥通阳也。〇又属足少阴肾经。李东垣：肾主大便。《素问》曰：大便难，刺足少阴。〇又属足厥阴肝经。刘河间曰：大便涩滞，由火盛金不能平木，肝木生风，风能朦湿，热能耗液，故也。〇又属足太阳膀胱经。《灵枢》曰：足太阳之正，别入于腘中，其一道下尻五寸，别入于肛。

大小便第四十五

大小便〇屬下焦　中藏曰下焦實熱則小便不通大便難苦重痛虛寒則大小便泄下不止故李東垣防已大苦寒絶陰泄血中之濕熱通血中之滯寒補陰瀉陽助秋冬瀉春夏之藥也下焦有濕熱流入十二經以致二陰不通方可審用若上焦濕熱則不可用〇又統屬足少陰腎經素問曰北方黑色入通於腎開竅於二陰畏濕　王太僕曰腎氣化則二陰通二陰閟則胃填滿蓋腎者胃之關也　王海藏曰以在下言之則便溺俱陰以前後言之則前氣後血以腎言之則總主大小便難溺濇秘結俱為水少經言熱淫於內治以鹹寒佐以苦辛故用芒硝大黄相須為使　沈子禄曰芒硝辛也大黄苦也或曰古今方論以澁為收芍藥本收劑而本註云利小便何謂也李東垣曰芍藥能停諸濕而益津液以此補陰滋濕故小便自行非通利之也〇又屬手陽明大腸太陽小腸經　陳良甫曰臟府氣實皆生於熱熱隨所停之處而成病故熱結

大小便第四十五

大小便〇属下焦。《中藏》曰：下焦实热，则小便不通，大便难苦；重痛虚寒，则大小便泄下不止。故李东垣：防己，大苦寒绝阴，泄血中之湿热，通血中之滞塞，补阴泻阳，助秋冬、泻春夏之药也。下焦有湿热，流入十二经，以致二阴不通，方可审用。若上焦湿热，则不可用。〇又统属足少阴肾经。《素问》曰：北方黑色，入通于肾，开窍于二阴，畏湿。　王太仆曰：肾气化则二阴通，二阴闷则胃填满。盖肾者，胃之关也。　王海藏曰：以在下言之，则便溺俱阴；以前后言之，则前气后血；以肾言之，则总主大小便难。溺涩秘结，俱为水少。《经》言：热淫于内，治以咸寒，佐以苦辛。故用芒硝、大黄相须为使。　沈子禄曰：芒硝，辛也；大黄，苦也。或曰：古今方论以涩为收，芍药本收剂，而本注云利小便，何谓也？李东垣曰：芍药能停诸湿而益津液，以此补阴滋湿，故小便自行，非通利之也。〇又属手阳明大肠、太阳小肠经。陈良甫曰：脏腑气实皆生于热，热随所停之处而成病，故热结

於大腸則小便不通熱結於小腸則大便不通若大小腸俱為熱所結則煩滿而大小便皆不通也

篡間第四十六篡慣音

篡間前陰後陰之兩間屬翳處也郎會陰穴 屬任脈別絡俠督脈衝脈之會 素問曰屏翳兩筋間為篡内深處下極之俞是督脈所起處也又曰下陰別下陰郎會陰穴俠督脈衝脈之會故曰下陰別一也

○臑第四十七臑猱音

臑肩之下肘之上也 中外廉屬手少陽經三焦 靈樞曰手少陽之筋上繞臑外廉又曰手少陽所生病者臑肘臂外皆痛○外前㢘屬手陽明經大腸 靈樞曰手陽明所生病者肩前臑弱○外後廉屬太陽經小腸 靈樞曰手太陽生病者臑肘臂外後痛○中內廉屬手厥陰經心包 ○內前廉屬手太陰經肺 靈樞曰手太陰所生病者臑臂內前廉痛厥○內後廉屬手少陰經心 靈樞曰手少陰所生病者臑臂內後廉痛厥

肘第四十八

肘臑之下臂之上謂臂節也 統屬手太陰經肺 少陰經心 靈樞曰肺心

于大肠，则小便不通；热结于小肠，则大便不通。若大小肠俱为热所结，则烦满，而大小便皆不通也。

篡间第四十六篡，音惯

篡间前阴后阴之两间，属翳处也，即会阴穴　属任脉别络，挟督脉、冲脉之会。《素问》曰：屏翳两筋间，为篡内深处，下极之俞，是督脉所起处也。又曰：下阴别下阴即会阴穴，挟督脉、冲脉之会。故曰：下阴别一也。

臑第四十七臑，音猱

臑肩之下肘之上也　中外廉属手少阳三焦经。《灵枢》曰：手少阳之筋，上绕臑外廉。又曰：手少阳所生病者，臑肘臂外皆痛。〇外前廉属手阳明大肠经。《灵枢》曰：手阳明所生病者，肩前臑弱。〇外后廉属太阳小肠经。《灵枢》曰：手太阳生病者，臑肘臂外后痛。〇中内廉属手厥阴心包经。〇内前廉属手太阴肺经。《灵枢》曰：手太阴所生病者，臑臂内前廉痛厥。〇内后廉属手少阴心经。《灵枢》曰：手少阴所生病者，臑臂内后廉痛厥。

肘第四十八

肘臑之下臂之上，谓臂节也　统属手太阴肺经、少阴心经。《灵枢》曰：肺心有邪其氣留于兩肘○內廉中間曲澤穴之分也穴在左右尺澤穴下一寸筋間動脈陷中屈肘得之尺澤見下屬手厥陰心包經○內上廉尺澤穴之分也穴在左右肘中約紋上動脈中是也屬手太陰肺經○內下廉少海穴之分也穴在兩肘輔骨內廉節後縫中肘內大骨外去肘端五分屬手少陰心經○外廉中間天井穴之分也穴在左右曲肘後一寸叉手按膝頭取兩筋骨罅中屬手少陽三焦經○外上廉曲池穴之分也穴在兩肘外輔骨屈肘曲骨中以手拱胷取之橫紋盡處是穴屬手陽明大腸經○外下廉兩骨間小海穴之分也穴在兩肘輔骨外骨縫中去肘端五分陷中屈手向頭取之屬手太陽小腸經

臂第四十九

臂肘之下腕之上也統屬足厥陰肝少陰心經張雞峯曰臂細無力不任重此肝腎氣虛風邪客滯於營衛之間使氣血不能周養四肢故有此証宜專補肝補腎○上廉屬手陽明大腸經○下廉屬手太陽小腸經○外廉屬手少陽三焦經朱丹溪曰手足陰陽合生見証曰臂外痛手太陽少陽○內廉屬手厥陰心包經○內上廉屬手太陰肺經○內下廉屬手少陰心經

掌後上廉高骨第五十

掌後上廉高骨關也屬手太陰肺經○下廉銳骨踝也屬手

有邪，其气留于两肘。○内廉中间曲泽穴之分也。穴在左右尺泽穴下一寸，筋间动脉陷中，屈肘得之，尺泽见下属手厥阴心包经。○内上廉尺泽穴之分也。穴在左右肘中，约纹上动脉中是也属手太阴肺经。○内下廉少海穴之分也。穴在两肘辅骨内廉节后缝中，肘内大骨外，去肘端五分属手少阴心经。○外廉中间天井穴之分也。穴在左右曲肘后一寸，叉手按膝头，取两筋骨罅中属手少阳三焦经。○外上廉曲池穴之分也。穴在两肘外辅骨屈肘曲骨中，以手拱胃取之，横纹尽处是穴属手阳明大肠经。○外下廉两骨间小海穴之分也。穴在两肘辅骨外骨缝中，去肘端五分陷中，屈手向头取之属手太阳小肠经。

臂第四十九

臂肘之下，腕之上也　统属足厥阴肝、少阴心经。张鸡峰曰：臂细无力不任重，此肝肾气虚，风邪客滞于营卫之间，使气血不能周养四肢，故有此证，宜专补肝补肾。○上廉属手阳明大肠经。○下廉属手太阳小肠经。○外廉属手少阳三焦经。朱丹溪曰：手足阴阳合生见证，曰臂外痛，手太阴[1]少阳。○内廉属手厥阴心包经。○内上廉属手太阴肺经。○内下廉属手少阴心经。

掌后上廉高骨第五十

掌后上廉高骨关也　属手太阴肺经。○下廉锐骨踝也属手

---

①阴：原作“阳”，据《经络考略》改。

少阴心经、太阳小肠经之会。 《灵枢》曰：少阴独无俞者，不病乎？曰其外经病而脏不病，故独取其经于掌后锐骨之端。 沈子禄曰：外经者，手厥阴心包经也。脏不病，谓心脏不可病。如少阴厥逆心痛，引喉身热，死不可治之类，非谓心不病也。《难经》云：假令得心脉，其心证，面赤、口干、喜笑，其病烦心，心痛，掌中热而啘[1]。有是者心也，无是者非也喜当作善，啘者有声而无物，心热所发也。此数症者，皆手厥阴经中是动所生病，而《难经》置之手少阴经者，正谓心主不可病，其病皆外经之意也。与《灵枢》语异而意同。独谓少阴无俞者，未详其义，盖五脏皆有俞，心即锐骨、神门二穴是也。一名锐冲，在掌后锐骨端，两筋间陷中，手少阴脉之所注。今曰无俞，何谓耶？

手表中间第五十一

手表中间　属手少阳三焦经。

虎口第五十二

虎口两手大指次指歧骨间，合谷穴之分也。穴在歧骨陷中　属手阳明大肠、太阴肺经。

①啘：同“哕”，干呕。

小指赤白肉際第五十三

小指赤白肉際　屬手太陽小腸經

手心中間第五十四

手心中間　屬手厥陰心包經　靈樞曰手厥陰是動則病手心熱○又屬手少陰心經靈樞曰手少陰所生病者掌中熱痛○又屬手太陰肺經靈樞曰手太陰所生病者掌中熱

魚第五十五

魚兩手大指本節後肥肉隆起處魚際穴之分也穴在手大指本節後肉側散脈中骨下縫間赤白肉際　屬手太陰肺經靈樞曰手太陰之脈入寸口上魚　素問曰刺手魚腹內陷為腫手魚腹內肺脈所留故刺之內陷則為腫也○又屬足陽明胃經靈樞曰胃中有寒手魚之絡多青魚上白肉有青血脈胃中有熱魚際絡赤○又屬手陽明大腸經　靈樞曰魚絡血者手陽明病

手指第五十六

手指○大指屬手太陰肺經○大指次指謂大指之次指即第二指也今稱食指　屬手陽明大腸經太陰肺經靈樞曰手陽明之脈所生病者大指次指痛不用○中指第三指也今稱將指

小指赤白肉际第五十三

小指赤白肉际　属手太阳小肠经。

手心中间第五十四

手心中间　属手厥阴心包经。《灵枢》曰：手厥阴是动则病，手心热。〇又属手少阴心经。《灵枢》曰：手少阴所生病者，掌中热痛。〇又属手太阴肺经。《灵枢》曰：手太阴所生病者，掌中热。

鱼第五十五

鱼两手大指本节后肥肉隆起处，鱼际穴之分也。穴在手大指本节后肉侧散脉中，骨下缝间赤白肉际　属手太阴肺经。《灵枢》曰：手太阴之脉，入寸口上鱼。《素问》曰：刺手鱼腹内陷为肿手鱼腹内肺脉所留，故刺之内陷则为肿也。〇又属足阳明胃经。《灵枢》曰：胃中有寒，手鱼之络多青，鱼上白肉，有青血脉；胃中有热，鱼际络赤。〇又属手阳明大肠经。《灵枢》曰：鱼络血者，手阳明病。

手指第五十六

手指〇大指属手太阴肺经。〇大指次指谓大指之次指，即第二指也，今称食指属手阳明大肠经、太阴肺经。《灵枢》曰：手阳明之脉所生病者，大指次指痛不用。〇中指第三指也，今称将指属手厥阴心包经。○小指次指谓小指之次指，即第四指也，今称无名指属手少阳三焦经。《灵枢》曰：手少阳所生病者，小指次指不用。○小指第五指也，今称禁指内廉属手少阴心经。○外廉属手太阳小肠经。

髀第五十七髀[1]音彼

髀股外也　统属足太阴脾经。《灵枢》曰：脾有邪，其气留于两髀。○中间属足少阳胆经。○前廉属足阳明胃经。《素问》曰：胃脉搏坚而长，其色赤当病折髀。○后廉属足太阳膀胱经。《灵枢》曰：足太阳是动则病，髀不可以曲。

股第五十八

股髀内也　中间属足厥阴肝经。○前廉属足太阴脾经。《灵枢》曰：足太阴所生病者，股膝内肿厥。○后廉属足少阴肾经。《灵枢》曰：足少阴所生病者，脊股内后廉痛。　沈子禄曰：足三阳之脉，在外皆曰髀，足三阴之脉，在内皆曰股。许氏《说文》以股髀混言之，非也。

膝第五十九

膝　统属足少阴肾经、厥阴肝经。

李东垣曰：脚膝痿软，行步乏力或痛，乃肾肝伏热。

[1]髀：原作“脾”，据标题改。

王海藏曰木瓜入肝故益筋與血病腰腎脚膝無力者不可缺也〇外廉輔骨屬足少陽膽經靈樞曰足少陽之筋上循脛外廉〇外前廉屬足陽明胃經靈樞曰足陽明之筋上結於膝外廉〇內廉膝曲橫紋頭屬足厥陰肝經〇內前廉屬太陰脾經

膕中第六十膕音國

膕中腓腸之上腿之下膝之後曲處約紋中委中穴之分也穴在約紋間動脈陷中統屬足少陰腎經靈樞曰腎有邪其氣留於兩膕〇外廉屬足太陽膀胱經靈樞曰足太陽是動則病膕如結又曰足太陽之筋其病膕攣脊反折〇內廉屬足陰腎經

外踝骨第六十一踝音拐

外踝骨 中央上至膝屬足少陽膽經靈樞曰足少陽之筋上結於外踝上循脛外廉結於膝外廉又曰足少陽所生病者髀膝外至脛絕骨外踝前及諸節皆痛〇外前廉骭外廉也屬足陽明胃經靈樞曰足陽明所生病者骭外廉足跗上皆痛骭謂脛骨近足而細於股者也素問曰熱病始於足脛者刺足明而汗出止又

王海藏曰：木瓜入肝，故益筋与血病，腰肾脚膝无力者不可缺也。〇外廉辅骨属足少阳胆经。《灵枢》曰：足少阳之筋，上循胫外廉。〇外前廉属足阳明胃经。《灵枢》曰：足阳明之筋，上结于膝外廉。〇内廉膝曲横纹头属足厥阴肝经。〇内前廉属太阴脾经。

腘中第六十腘，音国

腘中腓肠之上，腿之下，膝之后，曲处约纹中，委中穴之分也。穴在约纹间动脉陷中　统属足少阴肾经。《灵枢》曰：肾有邪，其气留于两腘。〇外廉属足太阳膀胱经。《灵枢》曰：足太阳是动则病，腘如结。又曰：足太阳之筋，其病腘挛脊反折。〇内廉属足少[1]阴肾经。

外踝骨第六十一踝，音拐

外踝骨　中央上至膝，属足少阳胆经。《灵枢》曰：足少阳之筋，上结于外踝，上循胫外廉，结于膝外廉。又曰：足少阳所生病者髀，膝外至胫、绝骨外踝前及诸节皆痛。〇外前廉骭，外廉也属足阳明胃经。《灵枢》曰：足阳明所生病者骭，外廉足跗上皆痛骭谓胫骨，近足而细于股者也。《素问》曰：热病始于足胫者，刺足明而汗出止。又

①少：原无，据《经络考略》补。

曰：连骱若折，治阳明中俞髎。　沈子禄曰：足阳明之脉，下循骱外廉，故其病连骱，若折阳明中，足阳明经之中也。俞髎，三里穴也，在两膝下外侧，辅骨下三指地，离骱骨外一指许，两筋间宛宛中骱，音干。离，去声。〇外后廉腨外廉也属足太阳膀胱经。《灵枢》曰：足太阳之筋，其别者结于腨外。又曰：足太阳是动则病，腨如裂。《素问》曰：三阳为病，发寒热，下为痈肿，及①为痿厥，腨痟三阳谓太阳。痟，酸疼也。又曰：刺腨肠内陷为肿腨肠之中，足太阳脉也。太阳气泄，故为肿。痟，音渊。

内踝骨第六十二

内踝骨　中央上至膝属足厥阴肝经。〇上踝三寸名三阴交穴属足三阴脾、肾、肝经之交会。〇内前廉胻，内廉也属足太阴脾经。〇内后廉腨，内廉也属足少阴肾经。沈子禄曰：手足六经散而为十二则。曰：自臑下，臂外廉之中，手少阳也；外之上廉，手阳明也；外之下廉，手太阳也。自髀下，胫外廉之中，足少阳也；外之前廉，足阳明也。外之后廉，足太阳也。自臑下，臂内廉之中，手厥阴也；内之上廉，手太阴也；内之下廉，手少阴

①及：原作"反"，据《经络考略》改。

也。自股下，胫内廉之中，足厥阴也；内之前廉，足太阴也；内之后廉，足少阴也。统而为六则，曰：外则三阳主之，中曰少阳，前曰阳明，后曰太阳；内则三阴主之，中曰厥阴，前曰太阴，后曰少阴。约而为三则，曰：阳明与太阴为表里，故并居于前；太阳与少阴为表里，故并居于后；少阳与厥阴为表里，故并居于中。在手为手经，在足为足经。虽若不齐，而实则一贯，学者知此，则易晓而不忘矣易，音异。

跗第六十三跗，音附

跗足面也，亦作趺　属足厥阴肝经、阳明胃经之会。　沈子禄曰：跗上有太冲穴，一名冲阳，又名跗阳，在两跗上大指次指本节后二寸许，寻摸动脉陷中。穴中有脉则生，无脉则死。盖由此穴乃足厥阴脉之所注，肝之俞也，足阳明脉之所过，胃之原也。肝为生发之源，胃为五脏之本，以其能冲贯百骸，营养诸经，故谓之冲也。二经相须，未有肝死而胃独生，胃绝而肝犹在者。故异经而同穴，不必分其孰为肝、孰为胃也。《灵枢》云：两跗之上脉丰陷者，足阳明病，此胃脉也素問云身重難以行者胃脈在足也專言胃則肝可知然須診太谿脈以參決之詳見後踵條過平声見音現○內上廉屬足厥陰經肝○內下廉赤白肉際屬足太陰經脾○內後廉屬足少陰經腎○中間屬足陽明經胃○外上廉屬足少陽經膽靈樞曰足少陽是動則病足外廉反熱○外下廉赤白肉際屬足太陽經膀胱

足心第六十四

足心名湧泉穴屬足少陰經腎靈樞曰足少陰所生病者足下熱而痛又曰足少陰之筋其病足下轉筋　素問曰陰脈者集於足下而聚於足心故陽氣朦則足下熱也　沈子祿曰足三陰之脈集於足下足少陰之經聚於足心陽朦則陰虛故足下熱丹溪云熱從脚下起入腹者虛之極也正謂陰虛也

踵第六十五

踵足跟也亦屬足少陰經腎靈樞曰足少陰之筋結於踵　素問曰腎痺者善脹尻以代踵脊以代頭腎者胃之關關不利則胃氣不轉故善脹尻以代踵謂足攣急也脊以代頭謂身卷屈也腎氣不足而受邪故不伸展沈子祿曰外踝骨下略近後跟骨緣上動脈

也。《素问》云：身重难以行者，胃脉在足也。专言胃则肝可知。然须诊太溪脉，以参决之。详见后踵条过，平声；见，音现。〇内上廉属足厥阴肝经。〇内下廉赤白肉际属足太阴脾经。〇内后廉属足少阴肾经。〇中间属足阳明胃经。〇外上廉属足少阳胆经。《灵枢》曰：足少阳是动则病，足外廉反热。〇外下廉赤白肉际属足太阳膀胱经。

足心第六十四

足心名涌泉穴　属足少阴肾经。《灵枢》曰：足少阴所生病者，足下热而痛。又曰：足少阴之筋，其病足下转筋。　《素问》曰：阴脉者，集于足下而聚于足心，故阳气朦则足下热也。　沈子禄曰：足三阴之脉集于足下，足少阴之经聚于足心，阳朦则阴虚，故足下热。丹溪云：热从脚下起入腹者，虚之极也。正谓阴虚也。

踵第六十五

踵足跟也　亦属足少阴肾经。《灵枢》曰：足少阴之筋结于踵。　《素问》曰：肾痹者善胀，尻以代踵，脊以代头肾者，胃之关，关不利，则胃气不转，故善胀。尻以代踵，谓足挛急也。脊以代头，谓身卷屈也，肾气不足而受邪，故不伸展。沈子禄曰：外踝骨下，略近后跟骨缘上，动脉陷中者名太谿穴此穴有脈則生無脈則死盖腎者生氣之源十二經之根本太谿則其俞穴也其脈動而不息者真氣充達於一身也若真氣憊腎氣絶則其脈不動而死矣縱跗陽有脈稍能進食亦主死也

足趾第六十六

足趾亦作指 拇足大指也 內廉屬足太陰脾經靈樞曰足太陰所生病者足大指不用又曰足太陰之筋其病足大指支內踝痛○外廉屬足厥陰肝經靈樞曰足厥陰之筋其病足大指支內踝之前痛○大趾次趾謂大趾之次趾也屬足陽明胃經○中趾無經脈當亦屬足陽明胃經靈樞曰足陽明所生病者足跗止皆痛中指不用又曰足陽明之筋其病足中指支脛轉筋○小趾次趾謂小趾之次趾也屬足少陽膽經靈樞曰足少陽所生病者小指次指不用又曰足少陽之筋其病小指次指支轉筋○小趾屬足太陽膀胱經靈樞曰足太陽所生病者小指不用又曰足太陽之筋其病小指支跟腫痛

陷中者，名太溪穴。此穴有脉则生，无脉则死。盖肾者生气之源，十二经之根本，太溪则其俞穴也。其脉动而不息者，真气充达于一身也。若真气惫，肾气绝，则其脉不动而死矣。纵跗阳有脉，稍能进食，亦主死也。

足趾第六十六

足趾亦作指　拇足大指也内廉属足太阴脾经。《灵枢》曰：足太阴所生病者，足大指不用。又曰：足太阴之筋，其病足大指支内踝痛。○外廉属足厥阴肝经。《灵枢》曰：足厥阴之筋，其病足大指支内踝之前痛。○大趾次趾谓大趾之次趾也属足阳明胃经。○中趾无经脉，当亦属足阳明胃经。《灵枢》曰：足阳明所生病者，足跗上皆痛，中指不用。又曰：足阳明之筋，其病足中指支胫转筋。○小趾次趾谓小趾之次趾也属足少阳胆经。《灵枢》曰：足少阳所生病者，小指次指不用。又曰：足少阳之筋，其病小指次指支转筋。○小趾属足太阳膀胱经。《灵枢》曰：足太阳所生病者，小指不用。又曰：足太阳之筋，其病小指支跟肿痛。

目錄

正人臟圖
伏人臟圖
臟腑全圖
臟腑所司飲食化源論
續後因語
素問九鍼論
九鍼式
九鍼所宜
下鍼法
出鍼法
金鍼辯義
煑鍼法
火鍼
温鍼
煖鍼
暈鍼
折鍼
刺宜從時
刺王公布衣之異
鍼灸手宜得其人
用鍼十四法
人身左右補瀉不同
補瀉雪心歌
薛眞人天星十一穴歌
禁鍼歌
艾灸方宜
艾葉
艾灸補瀉
艾炷六小
點艾火
壯數多少
灸法
炷火先後
灸寒熱

目录

正人脏图
伏人脏图
脏腑全图
脏腑所司饮食化源论
续后因语
《素问·九针论》
九针式
九针所宜
下针法
出针法
金针辩义
煮针法
火针
温针
暖针
晕针
折针
刺宜从时
刺王公布衣之异
针灸手宜得其人
用针十四法
人身左右补泻不同
补泻雪心歌
薛真人天星十一穴歌
禁针歌
艾灸方宜
艾叶
艾灸补泻
艾炷大小
点艾火
壮数多少
灸法
炷火先后
灸寒热

灸瘡要法　　貼灸瘡
洗灸瘡　　灸宜保養
灸忌食物房勞　　避人神論
逐日人神所在不宜刺灸諸證鍼灸經穴
禁灸歌　　崔氏四花六穴并辨

節穴身鏡上卷水集

正人臟圖

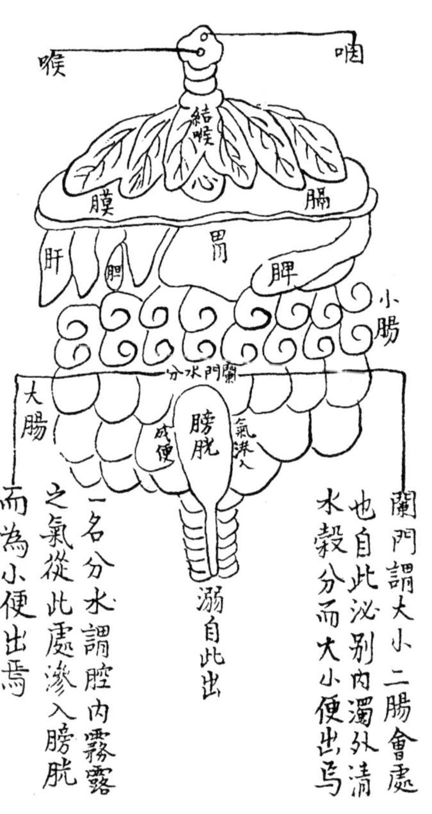

灸疮要法　　贴灸疮
洗灸疮　　灸宜保养
灸忌食物房劳　　避人神论
逐日人神所在不宜刺灸　　诸证针灸经穴
禁灸歌　　崔氏四花六穴并辨

节穴身镜上卷水集

正人脏图（图见上）

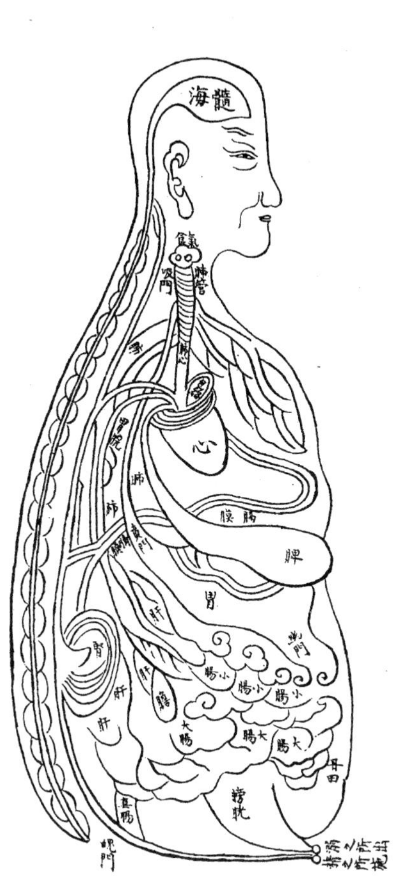

脏腑全图（图见上）

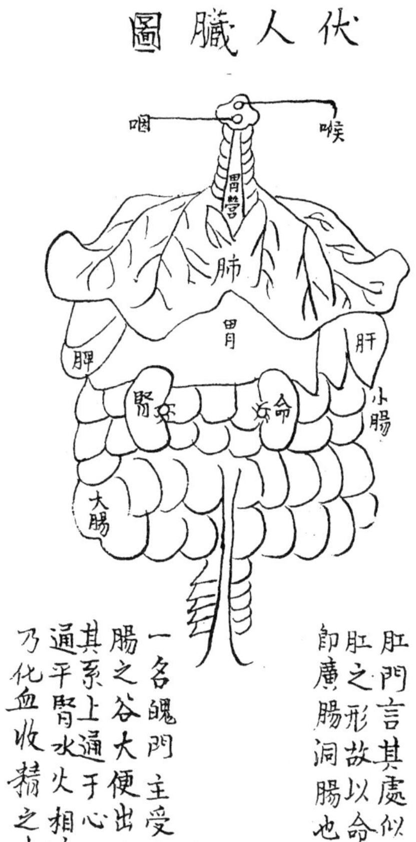

伏人脏图（图见上）

臟腑所司飲食化源論

心者君主之官也神明出焉肺者相傳之官治節出焉肝者将軍之官謀慮出焉膽者中正之官决斷出焉膻中者臣使之官喜樂出焉脾胃倉廪之官五味出焉大腸者傳道之官變化出焉小腸者受盛之官化物出焉腎者作强之官伎巧出焉三焦者決瀆之官水道出焉膀胱者州都之官津液藏焉氣化則能出矣腦者髓之海諸髓皆屬之故上至泥丸下至尾骶俱腎主之膻中者在兩乳間為氣之海能分布陰陽為生化之源故名曰海膈膜在肺下與脇腹周回相着如募以遮濁氣使不熏蒸上焦幽門在大小腸之間津液滲入膀胱滓穢流入大腸變化出矣經曰飲食入胃游溢精氣上輸於脾、氣散精上歸於肺通調水道下輸膀胱水精四布五經并行合於四時五行陰陽揆度以為常也夫胃為倉廪之官無物不受全藉脾土轉輸而運化焉盖水穀入胃其濁者為查滓下出幽門達大小腸而為糞以出於穀道其清者倏焉

脏腑所司饮食化源论

心者，君主之官也，神明出焉。肺者，相传之官，治节出焉。肝者，将军之官，谋虑出焉。胆者，中正之官，决断出焉。膻中者，臣使之官，喜乐出焉。脾胃，仓廪之官，五味出焉。大肠者，传道之官，变化出焉。小肠者，受盛之官，化物出焉。肾者，作强之官，伎巧出焉。三焦者，决渎之官，水道出焉。膀胱者，州都之官，津液藏焉，气化则能出矣。脑者，髓之海，诸髓皆属之，故上至泥丸，下至尾骶，俱肾主之。膻中者，在两乳间，为气之海，能分布阴阳，为生化之源。故名曰海。膈膜在肺下，与胁腹周回相着，如募以遮浊气，使不熏蒸上焦。幽门在大小肠之间，津液渗入膀胱，滓秽流入大肠，变化出矣。经曰：饮食入胃，游溢精气，上输于脾，脾气散精，上归于肺，通调水道，下输膀胱，水精四布，五经并行，合于四时五行阴阳，揆度以为常也。夫胃为仓廪之官，无物不受，全藉脾土转输而运化焉。盖水谷入胃，其浊者为渣滓，下出幽门，达大小肠而为粪，以出于谷道。其清者，倏焉

而化為氣依脾氣而上升於肺其至清而至精者由肺孔脉絡而灌溉乎四體而為汗液津唾助血脉益氣力而為生生不息之運用也其清中之濁者下膈膜至幽門滲入膀胱而為溺以出乎小便耳其未入而在膀胱之外者尚為濁氣既入而在膀胱之内者即為清水矣故曰飲者無形之氣正謂此也盖肺屬金而覆乎脾胃之上即如天之覆於地之上也經曰清陽為天濁陰為地地氣上而為雲天氣下而為雨水入於胃輙化為霧露而下降也或曰老人與壯年者飲水無異多寡壯年小便甚少而老者小便甚多何也曰壯者如春夏之氣升者多而降者少老人如秋冬之氣降者多而升者少耳或曰降多即小便多升多者未見其為何物而出於上竅焉曰經言清陽出上竅濁陰出下竅清陽發腠理濁陰走五藏清陽實四肢濁陰歸六府各從其化也夫大塊之為器不可論其涵容之量人之氣化亦猶是也

續後因語

而化为气，依脾气而上升于肺；其至清而至精者，由肺孔脉络而灌溉乎。四体而为汗液津唾，助血脉，益气力，而为生生不息之运用也；其清中之浊者，下膈膜，至幽门，渗入膀胱而为溺，以出乎小便耳。其未入而在膀胱之外者，尚为浊气；既入而在膀胱之内者，即为清水矣。故曰：饮者，无形之气，正谓此也。盖肺属金，而覆乎脾胃之上，即如天之覆于地之上也。《经》曰：清阳为天，浊阴为地，地气上而为云，天气下而为雨。水入于胃，辄化为雾露而下降也。或曰：老人与壮年者，饮水无异多寡，壮年小便甚少，而老者小便甚多，何也？曰：壮者如春夏之气，升者多而降者少；老人如秋冬之气，降者多而升者少耳。或曰：降多即小便多，升多者未见其为何物，而出于上窍焉。曰：经言清阳出上窍，浊阴出下窍，清阳发腠理，浊阴走五脏，清阳实四肢，浊阴归六腑，各从其化也。夫大块之为器，不可论其涵容之量，人之气化，亦犹是也。

续后因语

已上之集，欲授之于梓。盖前人之所未有也。已后之集，虽参已见间有补缺，然皆前人之所有，兹乃合梓者，庶几集无不备，方成大全，益便于览者之查考也。其经穴逐一发明于治病之与，与夫针之浅深，灸之多寡，悉照《内经》，暨前贤定局，亦无遗失矣。书成，余复虑之甚第，恐业是者，览之粗心浮气，易忽越人治尸厥于维会，随手而甦。《史记》云：虢太子死，扁鹊曰：太子病，所谓尸厥也。夫以阳入阴中，动胃气缘，众经维络，别下于三焦、膀胱，是以阳脉下坠，阴脉上争，会气闭而不通，阴上而阳内下行，内鼓而不起，上绝外为而不使，上有绝阳之络，下有破阴之经，破阴绝阳之厄，已见脉乱而形静如死状，太子未死也。夫以阳入支阑藏者生，以阴入支阑藏者死。凡此数事，皆五脏厥中之时暴作也。良工取之，拙者疑殆①。扁鹊乃使弟子子阳厉针砭石，以取外三阳五会。有间，太子苏，乃使弟子子豹五分之熨，以八减之剂和煮之，以更熨两胁下。太子起坐。更适阴阳，仍服汤剂二旬而复故。维会穴，即百会穴也，一名三阳五会。文伯泻死胎于交阴，应针而落。徐文伯，字德秀，东阳人也。为太山太守。素有德行，笃好医术，昔宋太子惟善医书，因见一孕妇，太子自为诊之，云是一女也。令文伯亦诊之，乃曰一男一女也。太子惟性急，欲剖腹视之。文伯曰：请针之，当自见。于是泻足三阴交，补手阳明合谷，则应针而落，果如文伯之言也。泻足三阴交者，一以泻肝脾二经，使其血衰；一以泻肾经，使动其胎系拔其根。原此一举而两得之也。合谷穴与肺为表里，主气，补合谷者，使其气旺血衰，胎无所养，故应针而落也。便可按图索骥，执针施病。则余又为患者之罪人矣。

①殆：原作“治”，据《史记·扁鹊仓公列传》改。

夫何盖古今有時勢之殊風土有運氣之别人身有
虛實之異粤夫上古之人食飲有節起居有常志閑
而少欲心安而不懼形勞而不倦恬惔虛無精神内
守皆度百歲而動作不衰者以其德全不危也間或
虛邪賊風偶湊於皮膚經滯氣鬱而已以鍼行滯散
鬱則病隨已況上有岐黄之聖而垂教於下故厲鍼
砭石之可能治也然猶慎之曰無刺熇熇之熱無刺
渾渾之脈無刺漉漉之汗無刺大醉人無刺大怒人
無刺大勞人無刺新飽人無刺大饑人無刺大渴人

無刺大驚人又曰形氣不足病氣不足此陰陽皆不
足也不可刺、之重竭其氣老者絶滅壯者不復矣
此等語出自盛世聖人尚謹若是也至於今時之人
以酒為漿以妄為常醉以入房以欲竭其精以耗散
其真不知持滿不時御神務快其心務逆其生起居
無節寒暑不避故半百而衰是皆病從内生外邪亦
易於中也經曰鍼刺治其外湯液治其内病既屬於
内生非藉湯液之蕩滌其能濟乎此和緩已後方藥
盛行而鍼灸罕用者實由世之不古矣今去古逾遠

夫何？盖古今有时势之殊，风土有运气之别，人身有虚实之异，粤夫上古之人，食饮有节，起居有常，志闲而少欲，心安而不惧，形劳而不倦，恬惔虚无，精神内守，皆度百岁而动作不衰者，以其德全不危也。间或虚邪贼风，偶凑于皮肤，经滞气郁而已，以针行滞散郁，则病随已。况上有岐黄之圣，而垂教于下，故厉针砭石之可能治也。然犹慎之，曰：无刺熇熇之热，无刺浑浑之脉，无刺漉漉之汗，无刺大醉人，无刺大怒人，无刺大劳人，无刺新饱人，无刺大饥人，无刺大渴人，无刺大惊人。又曰：形气不足，病气不足，此阴阳皆不足也，不可刺，刺之重竭其气，老者绝灭，壮者不复矣。此等语出，自盛世圣人尚谨若是也。至于今时之人，以酒为浆，以妄为常，醉以入房，以欲竭其精，以耗散其真，不知持满，不时御神，务快其心，务逆其生，起居无节，寒暑不避，故半百而衰。是皆病从内生，外邪亦易于中也。《经》曰：针刺治其外，汤液治其内，病既属于内生，非藉汤液之荡涤，其能济乎？此和缓已。后方药盛行，而针灸罕用者，实由世之不古矣。今去古逾远，

衰憊尤甚豈能以柔脆之軀當無至聖之聰妄投厲
鍼砭石之治耶故王燾有曰鍼能殺生人不能起死
人雖一偏之見然不失慎重之心比如朱丹溪所云
新產婦人十日之內不可用白芍藥亦仁者心恐其
酸寒能伐發生之氣也然血虛腹痛非此不除若以
酒煨酒炒重復數次去其酸寒之毒存其補血健脾
之性用之於一二日間未有不奏功者又如張元素
曰古方今病決難相值於治療俱斯之謂歟況禁刺
不獨六俞而三十二穴之安危所係差之毫末則生
死立判非扁鵲華陀甄權徐熙之神而不為鹵莽之
治吾未之信也夫今之世究心研習但可施於氣痛
攣痺風濕癰疽蓄結壅滯之疾皮膚肌肉之間而不
關礙於性命根原務以人之司命是重願為仁德萬
全之醫雖鄙愚言庸陋亦為幸矣殆余集著約捷醫
鏡陰陽宅鏡易圖丹鏡皆人之性命關要實慨世襲
去古日遠離道就魔以妄溷真魯魚亥豕以訛傳訛
致彼蒼生蒙害彌深了無覺悟即如余幻亦不諳道
縱欲快心逆於生樂幾希病亡遇師指迷得博墳典

衰惫尤甚，岂能以柔脆之躯，当无至圣之聪，妄投厉针砭石之治耶？故王焘有曰：针能杀生人，不能起死人。虽一偏之见，然不失慎重之心。比如朱丹溪所云：新产妇人，十日之内不可用白芍药，亦仁者心，恐其酸寒能伐发生之气也。然血虚腹痛，非此不除，若以酒煨酒炒重复数次，去其酸寒之毒，存其补血健脾之性，用之于一二日间，未有不奏功者。又如张元素曰：古方今病决难相值，于治疗俱斯之谓欤？况禁刺不独六俞，而三十二穴之安危所系，差之毫末，则生死立判。非扁鹊、华佗、甄权、徐熙之神，而不为鲁莽之治，吾未之信也。夫今之世究心研习，但可施于气痛、挛痹、风湿、痈疽、蓄结、壅滞之疾，皮肤肌肉之间，而不关碍于性命根原，务以人之司命是重，愿为仁德万全之医。虽鄙愚言庸陋，亦为幸矣。殆余集著约捷医镜、阴阳宅镜、易图丹镜，皆人之性命关要，实慨世袭去古日远，离道就魔，以妄溷真鲁鱼亥豕，以讹传讹，致彼苍生蒙害弥深，了无觉悟，即如余幻，亦不谙道，纵欲快心，逆于生乐，几希病亡，遇师指迷，得博坟典玄妙始悔前非止於至善丙得延今望七之年不啻兩生人耳感大道之載生不織耕而衣食何補於世而不為之蠹哉乃爾励志作此苦行頭陀闡揚大道辟邪歸正使人人得保天年不致誤夭是以集而病病而集、成庶無負於此生矣若是集也已無意於災木而苗將軍遇合於三千里外為之評攷校正捐俸樂梓豈非夙根有在天假之緣乎較之平生積功德於人而人反負於功德雖大塊無言幽冥神鑒有愧於苗將軍者多矣筆之於此欲知是集之本原也

素問九鍼論

岐伯曰夫聖人之起天之數也一而九之故以主九野九而九之九九八十一以起黃鍾數焉以鍼應數也帝曰以鍼應九數奈何岐伯曰一者天也天者陽也五藏之應天者肺肺者五臟六腑之盖也皮者肺之合也人之陽也故為之治鍼必大其頭而鋭其末令毋得深入而陽氣出二者地也人之所以應土者肉也故為之治鍼必筩其身而員其末令毋得傷肉分傷則氣得竭三者人也人之所以成主者血脈也

玄妙始悔。前非止于至善，丙得延今望七之年，不啻两生人耳，感大道之载，生不织耕，而衣食何补于世，而不为之蠹哉？乃尔励志作此，苦行头陀，阐扬大道，辟邪归正，使人人得保天年不致误夭，是以集而病，病而集，集成庶无负于此生矣。若是集也，已无意于灾木，而苗将军遇合于三千里外，为之评考校正，捐俸乐梓，岂非夙根，有在天假之缘乎。较之平生积功德于人，而人反负于功德，虽大块无言，幽真神鉴，有愧于苗将军者多矣。笔之于此，欲知是集之本原也。

《素问·九针论》

岐伯曰：夫圣人之起天之数也，一而九之，故以立[1]九野。九而九之，九九八十一，以起黄钟数焉，以针应数也。帝曰：以针应九数，奈何？岐伯曰：一者，天也。天者，阳也。五脏之应天者肺，肺者，五脏六腑之盖也，皮者，肺之合也，人之阳也。故为之治针，必大其头而锐其末，令毋得深入而阳气出。二者，地也。人之所以应土者，肉也。故为之治针，必筒其身而圆其末，令毋得伤肉分，伤则气得竭。三者，人也。人之所以成主者，血脉也。

①立：原作“主”，据《灵枢·九针论》改。

故爲之治鍼必大其身而員其末令可以按末勿陷以致其氣令邪氣獨出四者時也時者四時八風之客於經絡之中爲瘤病也故爲之治鍼必筩其身而鋭其末令深以寫熱出血而痼病竭五者音也音者冬夏之分分於子午陰與陽别寒與熱争兩氣相搏合爲癰膿者也故爲之治鍼必令其末如劍鋒可以取大膿六者律也律者調陰陽四時而合十二經絡虚邪客於經絡而爲暴痺者也故爲之治鍼必令尖如氂且員且鋭中身微大以取暴氣七者星也星者人之七竅邪之所客經絡而爲痛痺舍於經絡者也故爲之治鍼令尖如蚊芒喙静以徐往微以久留正氣内之真邪俱往出鍼而養者也八者風也風者人之股肱八節也八正之虚風八風傷人内舍於骨解腰脊節腠理之間爲深痺也故爲之治鍼必長其身鋒其末可以深取遠痺九者野也野者人之節解皮膚之間也淫邪流溢於身如風水之狀而溜不能通於機關大節者也故爲之治鍼令小大如挺其鋒微員以取大氣之不能過於關節者也一天二地三人

故为之治针，必大其身而圆其末，令可以按末勿陷，以致其气，令邪气独出。四者，时也。时者，四时八风之客于经络之中，为瘤病也。故为之治针，必筒其身而锐其末，令深以泻热出血，而痼病竭。五者，音也。音者，冬夏之分，分于子午，阴与阳别，寒与热争，两气相搏，合为痈脓者也。故为之治针，必令其末如剑锋，可以取大脓。六者，律也。律者，调阴阳四时而合十二经络，虚邪客于经络而为暴痹者也。故为之治针，必令尖如氂，且圆且锐，中身微大，以取暴气。七者，星也。星者，人之七窍，邪之所客经络，而为痛痹，舍于经络者也。故为之治针，令尖如蚊芒喙，静以徐往，微以久留，正气内之，真邪俱往，出针而养者也。八者，风也。风者，人之股肱八节也。八正之虚风，八风伤人，内舍于骨解、腰脊节、腠理之间为深痹也。故为之治针，必长其身，锋其末，可以深取远痹。九者，野也。野者，人之节解、皮肤之间也。淫邪流溢于身，如风水之状，而溜不能通于机关、大节者也。故为之治针，令小大如挺，其锋微员，以取大气之不能过于关节者也。一天、二地、三人、四時五音六律七星八風九野身形亦應之鍼有所宜故曰九鍼人皮應天人肉應地人脈應人人筋應時人聲應音人陰陽合氣應律人齒面目應星人出入氣應風人九竅三百六十五絡應野故一鍼皮二鍼肉三鍼脈四鍼五藏五鍼骨六鍼調陰陽七鍼應精八鍼除風九鍼通九竅除三百六十五節氣此之謂有所主也

九鍼式

帝曰鍼之長短有數乎岐伯對曰一曰鑱鍼取法於中鍼頭大末銳去末寸半卒銳之長一寸六分二曰員鍼取法於絮鍼筩其身而卵其鋒鍼如卵形員其末長一寸六分三曰鍉鍼鍉音低不取法於黍粟之銳長三寸半四曰鋒鍼取法於絮鍼筩其身鋒其末刃三隅長一寸六分五曰鈹鍼取法於劍鋒末如劍廣二寸半長四寸六曰員利鍼取法於氂鍼且員且銳微大其末反小其身又曰中身微大長一寸六分七曰毫鍼取法於毫毛尖如蚊芒喙長一寸六分八曰長鍼取法於綦鍼鋒利身薄長七寸九曰火鍼取法於

四时、五音、六律、七星、八风、九野，身形亦应之，针有所宜。故曰：九针，人皮应天，人肉应地，人脉应人，人筋应时，人声应音，人阴阳合气应律，人齿面目应星，人出入气应风，人九窍三百六十五络应野，故一针皮，二针肉，三针脉，四针五脏，五针骨，六针调阴阳，七针应精，八针除风，九针通九窍除三百六十五节气，此之谓有所主也。

九针式

帝曰：针之长短有数乎？岐伯对曰：一曰镵针，取法于巾[1]针，头大末锐，去末寸半，卒锐之，长一寸六分。二曰圆针，取法于絮针，筩其身而卵其锋，针如卵形，圆其末，长一寸六分。三曰鍉针鍉，音低不，取法于黍粟之锐，长三寸半。四曰锋针，取法于絮针，筩其身，锋其末，刃三隅，长一寸六分。五曰铍针，取法于剑锋，末如剑，广二寸半，长四寸。六曰圆利针，取法于氂针，且圆且锐，微大其末，反小其身，又曰中身微大，长一寸六分。七曰毫针，取法于毫毛，尖如蚊虻[2]喙，长三[3]寸六分。八曰长针，取法于綦针，锋利身薄，长七寸。九曰火针，取法于

①巾：原作“中”，据《灵枢·九针论》改。
②虻：原作“芒”，据《灵枢·九针十二原》改。下同。
③三：原作“一”，据《灵枢·九针十二原》改。

鋒鍼尖如挺其鋒微員長四寸鍼形畢矣此九鍼之長短也

九鍼圖

鑱鍼平半寸長一寸六分頭大末銳其病熱在頭身宜此今之名箭頭鍼是也

員鍼其身員鋒如卵形長一寸六分肉分氣滿宜此今按摩家用之

鍉鍼其鋒如黍粟之銳長三寸五分脈氣虛少宜此

鋒鍼其刃三隅長一寸六分瀉熱此血宜此今之所謂三稜鍼者是也

錍鍼一名鈹鍼末如劍鋒廣二分半長四寸破癰腫出膿今名劍鍼是也

員利鍼尖如毫且員且利中身微大長一寸六分調陰陽去暴痺飛經走氣今之醫常用之是也

毫鍼法象毫尖如蚊芒喙長三寸六分調經絡去疾病

長鍼鋒如利長七寸痺深居骨解腰脊節膝之間者用之今之名長跳鍼是也

锋针，尖如挺，其锋微圆，长四寸。针形毕矣，此九针之长短也。

九针图

镵针平半寸，长一寸六分，头大末锐。其病热在头身宜此。今之名箭头针是也。

圆针其身圆，锋如卵形，长一寸六分。肉分气满宜此。今按摩家用之。

鍉针其锋如黍粟之锐，长三寸五分。脉气虚少宜此。

锋针其刃三隅，长一寸六分。泻热出[1]血宜此。今之所谓三棱针者是也。

錍针一名铍针。末如剑锋，广二分半，长四寸。破痈肿出脓。今名剑针是也。

圆利针尖如毫，且圆且利，中身微大，长一寸六分。调阴阳去暴痹，飞经走气。今之医常用之是也。

毫针法象毫，尖如蚊虻喙，长三寸六分。调经络去疾病。

长针锋如利，长七寸。痹深居骨解、腰脊、节膝之间者用之。今之名长跳针是也。

①出：原作“此”，据《针灸摘英集》改。

火鍼一名燔鍼長四寸風虛腫毒解肌排毒用之

九鍼所宜

九鍼之用各有所宜長短大小各有所施刺熱者用鑱鍼病在皮膚取以鑱鍼於病所膚白勿取刺寒者用毫鍼病痺氣通而不去者取以毫鍼毫鍼者靜以徐往微以久留而癢以取痛痺刺大者用鋒鍼鋒鍼者以發痼疾刺小者用員利鍼員利鍼者以取暴氣病痺氣暴發者取以員利鍼刺癰者用鈹鍼鈹鍼者以取大膿井滎分俞病為大膿者取以鈹鍼鑱鍼出寫陽氣員鍼者指摩分肉間不得傷肌肉以寫分氣鍉鍼者主按脈勿陷以致其氣令邪勿陷於病所病在脈氣少當補之者取之鍉針長鍼者可以取遠痺病在中者取以長鍼火鍼者以寫機關之水水腫不能過關節者取以火鍼以小治小者其功小以大治大者多害故其以成膿血者其惟砭石鈹鍼之所取也

火针一名燔针。长四寸。风虚肿毒、解肌排毒用之。

九针所宜

九针之用，各有所宜，长短大小，各有所施。刺热者用镵针，病在皮肤，取以镵针于病所，肤白勿取。刺寒者用毫针，病痹气通而不去者，取以毫针。毫针者，静以徐往，微以久留而痒，以取痛痹。刺大者，用锋针。锋针者，以发痼疾。刺小者，用圆利针。圆利针者，以取暴气，病痹气暴发者，取以圆利针。刺痈者，用铍针。铍针者，以取大脓，井荥分俞病为大脓者，取以铍针。镵针出，泻阳气。圆针者，指摩分肉间，不得伤肌肉，以泻分气。鍉针者，主按脉勿陷，以致其气，令邪勿陷于病所。病在脉气少，当补之者，取之鍉针。长针者，可以取远痹。病在中者，取以长针。火针者，以泻机关之水，水肿不能过关节者，取以火针。以小治小者，其功小。以大治大者，多害。故其以成脓血者，其惟砭石、铍针之所取也。

下鍼法

金鍼賦云先須爪按重而切之次令咳嗽一聲隨咳下鍼凡補先呼氣初鍼刺至皮肉乃曰天才少停進鍼刺至肉内是曰人才又停進鍼刺至筋骨之間名曰地才此為極處就當補之再停良久却須退鍼至人之分待氣沉緊倒鍼朝病進退往來飛經走氣盡在其中矣凡寫者吸氣初鍼至天少停進鍼至上於地里氣寫之再停良久却須退鍼復至於人待氣沉緊倒鍼朝病法同前矣

及夫調氣之法下鍼至地之後復人之分欲氣上行將鍼右撚欲氣下行將鍼左撚欲補先呼後吸欲寫先吸後呼氣不至者以手循攝以爪切掐以鍼摇動進撚搓彈直待氣至以龍虎升騰之法按之在前使氣在後按之在後使氣在前運氣走至疼痛之所以納氣之法扶鍼直插復向下納使氣不回若關節阻滯氣不過者以龍虎龜鳳通經接氣太段之法馳而運之仍以循攝爪切無不應矣此通仙之妙

先說平鍼法含鍼口内温按揉令氣散掐穴故教深

下针法

《金针赋》云：先须爪按重而切之，次令咳嗽一声，随咳下针。凡补先呼气，初针刺至皮肉，乃曰天才；少停进针，刺至肉内，是曰人才；又停进针，刺至筋骨之间，名曰地才。此为极处，就当补之，再停良久，却须退针至人之分，待气沉紧，倒针朝病，进退往来，飞经走气，尽在其中矣。凡泻者吸气，初针至天，少停进针，至上于地，得[①]气泻之，再停良久，却须退针，复至于人，待气沉紧，倒针朝病，法同前矣。

及夫调气之法，下针至地之后，复人之分，欲气上行，将针右捻；欲气下行，将针左捻。欲补先呼后吸，欲泻先吸后呼。气不至者，以手循摄，以爪切掐，以针摇动，进捻搓弹，直待气至。以龙虎升腾之法，按之在前，使气在后，按之在后，使气在前。运气走至疼痛之所，以纳气之法，扶针直插，复向下纳，使气不回。若关节阻滞，气不过者，以龙虎龟凤通经接气，太假之法，驰而运之，仍以循摄爪切，无不应矣。此通仙之妙。

先说平针法，含针口内温。按揉令气散，掐穴故教深。

---

①得：原作“里”，据《针灸大成》卷二改。

持鍼安穴上令他嗽一聲隨嗽歸天部停鍼再至人
再停歸地部待氣候鍼沉氣若不來至指甲切其經
次提鍼向病鍼退天地人〇補必隨經刺令他吹氣
頻隨吹隨左轉遂歸天地人待氣停鍼久三彈更熨
溫出鍼口吸氣急〻閉其門瀉欲迎經取吸則納其
鍼吸則須右轉他次進天人轉鍼仍復吸依法再停
鍼出鍼吹出氣搖動大其門

出鍼法

金鍼賦云病勢既退鍼氣微鬆病未退者鍼氣如根
推之不動轉之不移此為邪氣吸拔其鍼乃真氣未
至不可出之出之者其病即復再須補當停以待之
直候微鬆方可出鍼豆許搖而停之補者吸之去疾
其穴急捫瀉者呼之去徐其穴不閉欲令腠密然後
吸氣故曰下鍼貴遲太急傷血出鍼貴緩太急傷氣
劉宗厚曰出鍼不可猛出必須作三四次徐徐轉而
出之則無血若猛出必見血也

金鍼辯義

古云金鍼者貴之也金為五金之總名銅鐵金銀皆

持针安穴上，令他嗽一声。随嗽归天部，停针再至人，再停归地部，待气候针沉，气若不来至，指甲切其经，次提针向病，针退天地人。〇补必随经刺，令他吹气频。随吹随左转，遂归天地人。待气停针久，三弹更熨温。出针口吸气，急急闭其门。泻欲迎经取，吸则纳其针，吸则须右转，他次进天人。转针仍复吸，依法再停针。出针吹出气，摇动大其门。

出针法

《金针赋》云：病势既退，针气微松。病未退者，针气如根，推之不动，转之不移，此为邪气吸拔其针，乃真气未至，不可出之。出之者其病即复，再须补，当停以待之，直候微松，方可出针豆许，摇而停之。补者吸之去疾，其穴急扪；泻者呼之去徐，其穴不闭。欲令腠密，然后吸气。故曰：下针贵迟，太急伤血；出针贵缓，太急伤气。刘宗厚曰：出针不可猛出，必须作三四次，徐徐转而出之则无血，若猛出必见血也。

金针辩义

古云：金针者贵之也。金为五金之总名，铜铁金银皆

是也本草云馬啣鐵無毒可作鍼以馬屬午屬火火
剋金解鐵毒故用以作鍼

煮鍼法

煮鍼一法素問原無今世用之欲温而澤也是亦有
益而無害故從之　危氏書用烏頭巴豆各一兩硫
黄麻黄各五錢木鱉子烏梅各十箇同鍼入水用砂
鍋内或罐煮一日洗擇之再用止痛藥没藥乳香當
歸花蕊石各半兩又如前水煮一日取出用皂角水
洗再於犬肉内煮一日仍用瓦屑打磨浄端直松子
油塗之常近人氣為妙

火鍼

經曰焠鍼者以麻油滿盞燈草令多如大指許叢其
燈火燒鍼頭頻以麻油蘸其鍼燒令通紅用方有功
若不紅者反損於人不能去病燒時令鍼頭低下恐
油熱傷手先令他人燒鍼醫者臨時用之以免致手
熱纔覺鍼紅醫則取鍼先以鍼安穴上自然乾鍼之
亦佳凡行鍼點艾相似以墨記之使鍼時無差穴道
差則無功火鍼甚难須有臨陣之將心方可行鍼先

是也。《本草》云：马衔铁无毒，可作针。以马属午属火，火克金，解铁毒，故以作针。

煮针法

煮针一法，《素问》原无，今世用之，欲温而泽也，是亦有益而无害，故从之。《危氏书》用乌头、巴豆各一两，硫黄、麻黄各五钱，木鳖子、乌梅各十个，同针入水，用砂锅内或罐煮一日，洗择之。再用止痛药没药、乳香、当归、花蕊石各半两，又如前水煮一日，取出，用皂角水洗，再于犬肉内煮一日，仍用瓦屑打磨净，端直，松子油涂之，常近人气为妙。

火针

《经》曰：焠针者，以麻油满盏，灯草令多如大指许。丛其灯火烧针头，频以麻油蘸其针，烧令通红用，方有功。若不红者，反损于人，不能去病。烧时令针头低下，恐油热伤手。先令他人烧针，医者临时用之，以免致手热，才觉针红，医则取针，先以针安穴上，自然干，针之亦佳。凡行针点艾相似，以墨记之，使针时无差穴道，差则无功。火针甚难，须有临阵之将心，方可行针。先

以左手按定其穴然後鍼之切忌太深〻則反傷經
絡不可太浅〻則治病無功但消息取中也凡大醉
之後不可用鍼不適浅深有害無利凡行火鍼必先
安慰病人令勿驚動較之火鍼及灸〻則直受艾灼
燒過痛則久也火鍼雖則畏人其鍼下疾一鍼便去
不久也凡下火鍼一〻鍼之後疾速换去不可久留尋
即以左手速按鍼孔上則疼止不按則疼甚火鍼不
宜鍼脚氣反加腫痛不能行履火鍼者宜破癰疽發
背潰膿在內外皮無頭者但按毒上軟處以潰膿闊
大者按頭尾及中以點記宜下三鍼決破出膿一鍼
腫上不可按之即以指從兩旁捺之令膿隨手而出
或腫大膿多鍼時須側身廻避恐膿射出污身
鍼灸節要謂火鍼之功用甚大凡癥瘕積塊癱瘓癰
疽瘿瘤并宜火鍼

温鍼

王節齋曰近有為温鍼者灸火之時鍼其穴調之温
鍼古人鍼則不灸〻則不鍼夫鍼而且灸〻而且鍼
此後人俗法也此法行於山野鄙人或無損若行於

以左手按定其穴，然后针之。切忌太深，深则反伤经络；不可太浅，浅则治病无功。但消息取中也。凡大醉之后，不可用针，不适浅深，有害无利。凡行火针，必先安慰病人，令勿惊动。较之火针及灸，灸则直受艾灼烧过，痛则久也。火针虽则畏人，其针下疾，一针便去，不久也。凡下火针，一针之后，疾速换去，不可久留，寻即以左手速按针孔上，则疼止；不按则疼甚。火针不宜针脚气，反加肿痛，不能行履。火针者，宜破痈疽发背。溃脓在内，外皮无头者。但按毒上软处，以溃脓阔大者，按头尾及中，以点记。宜下三针，决破出脓。一针肿上，不可按之，即以指从两旁捺之。令脓随手而出，或肿大脓多，针时须侧身回避，恐脓射出污身。

《针灸节要》谓：火针之功用甚大，凡癥瘕、积块、瘫痪、痈疽、瘿瘤，并宜火针。

温针

王节斋曰：近有为温针者，灸火之时，针其穴，谓[1]之温针。古人针则不灸，灸则不针。夫针而且灸，灸而且针，此后人俗法也。此法行于山野鄙人或无损，若行于

①谓：原作“调”，据《古今医统大全》卷七改。

富貴之人肌膚不任者危害出於頃刻其為終身之害也有矣
煖鍼
素問遺篇註云用員利鍼長鍼未刺時先含口內温鍼煖而用之又曰毫鍼於人近體煖鍼至温方刺凡煖鍼刺人經絡氣得煖而易行也
暈鍼
金鍼賦云其或暈鍼者神氣虛也以鍼補之以袖掩之口鼻氣回熱湯與之畧停少頃依前再施
指微賦云醫人深明氣血往来取穴部分不差補冩得宜必無暈鍼昏倒之患或荒芒之際畏刺之人多感此壮者氣行自已怯者當速救療假令鍼肝經感氣暈以補肝經合曲泉穴之絡假令鍼肝絡血暈以補本經曲泉穴之經鍼入復甦効如起生餘皆倣此劉宗厚曰暈鍼者奪命穴救之男左女右取之不回却再取右女亦然此穴正在手膊上側筋骨陷中蝦蟆兒上自肩至肘正在當中
濟生拔萃云有隨鍼而卒者何曰一則不知刺禁如

富贵之人，肌肤不任者，危害出于顷刻，其为终身之害也有矣。

暖针

《素问·遗篇》注云：用圆利针、长针，未刺时先含口内温针，暖而用之。又曰：毫针于人，近体暖针至温，方刺。凡暖针刺人经络，气得暖而易行也。

晕针

《金针赋》云：其或晕针者，神气虚也，以针补之，以袖掩之，口鼻气回，热汤与之。略停少顷，依前再施。

《指微赋》云：医人深明气血往来，取穴部分不差，补泻得宜，必无晕针昏倒之患。或匆忙[1]之际，畏刺之人多感此。壮者气行自已，怯者当速救疗。假令针肝经，感气晕，以补肝经，合曲泉穴之络；假令针肝络，血晕，以补本经曲泉穴之经，针入复苏，效如起生。余皆仿此。刘宗厚曰：晕针者，夺命穴救之，男左女右取之。不回，却再取右，女亦然。此穴正在手膊上侧筋骨陷中虾蟆儿上，自肩至肘，正在当中。

《济生拔萃》云：有随针而卒者何？曰：一则不知刺禁，如

①匆忙：原作“荒芒”，据《普济方》卷四〇九改。又，《子午流注针经》卷上作“忽忙”。

刺中心一日死之類也二則不明脈候如下利其脈忽大者死之類凡鍼灸者先須審詳脈候觀察病證然後知其刺禁其經絡穴道遠近氣候息數深浅分寸

折鍼

本草云醫工鍼人而鍼折在肉中不出杵牡鼠肝尺腦塗之又象牙主諸鍼及雜物入肉割取屑細碾入水和傅上立出肘後方鍼折肉中象牙屑水和傅上立出

寶鑑湧鍼膏取鍼刺入肉并箭頭不出用鼠糞頭十箇螻蛄四十九箇土消虫十箇芫青馬肉中蛆醬內蛆俱焙乾蜣蜋巴豆信石硇砂夏枯草磁石黄丹蘇木地骨皮各一兩石腦油三兩蒿柴灰汁三升右將灰汁石腦油以文武火熬成膏次下諸藥令匀磁器內收貯臨時看瘡大小點藥良久自然湧出

神聖膏取鍼入皮膚以車脂不拘多少成膏子好攤紙上如錢大貼之二日一換三五次鍼自出大有神効

刺中心一日死之类也；二则不明脉候，如下利，其脉忽大者死之类。凡针灸者，先须审详脉候，观察病证，然后知其刺禁，其经络穴道，远近气候，息数深浅分寸。

折针

《本草》云：医工针人，而针折在肉中不出，杵牡鼠肝及[1]脑涂之。又象牙主诸针及杂物入肉，割取屑，细碾入水和，敷上立出。《肘后方》：针折肉中，象牙屑水和敷上立出。

《宝鉴》涌针膏：取针刺入肉并箭头不出。用鼠粪头十个，蝼蛄四十九个，土消虫十个，芫青、马肉中蛆、酱内蛆俱焙干，蜣螂、巴豆、信石、硇砂、夏枯草、磁石、黄丹、苏木、地骨皮各一两，石脑油三两，蒿柴灰汁三升。上将灰汁、石脑油以文武火熬成膏，次下诸药令匀，瓷器内收贮。临时看疮大小点药，良久自然涌出。

神圣膏：取针入皮肤，以车脂不拘多少，成膏子好，摊纸上，如钱大，贴之，二日一换，三五次，针自出，大有神效。

---

①及：原作“尺”，据《针灸聚英》卷三改。

烏翎散取鍼鐵入皮膚烏翎三五枝火炙焦為末好醋調成膏塗瘡上紙盖一二次其鍼自出一法以緊磁石引其肉中之鍼即出

刺宜從時

凡刺之法必候日月星辰四時八正之氣氣定乃刺之是故天温日明則人血淖澤而衛氣浮故而易瀉氣易行天寒日陰則人血凝澁而衛氣沉月始生則血氣始精衛氣始行月郭滿則血氣實肌肉堅月郭空則肌肉減經絡虚衛氣去形獨居是以因天時而調血氣也是以天寒無刺天温無凝月生無瀉月滿無補月郭空無治是謂得時而調之也因天之序盛虚之時移光定位正立而待之故曰月空而瀉是謂藏虚月滿而補血氣揚波絡有留血命曰重實月郭空而治是謂亂經陰陽相錯真邪不別沈以留止外虚内亂淫邪乃起帝曰星辰八正何候岐伯曰星辰者所以候日月之行也八正者所以候八風虚邪以時至者也四時者所以分春夏秋冬之氣所在以調之也八正之虚邪避之勿犯也

乌翎散：取针铁入皮肤，乌翎三五枝，火炙焦为末，好醋调成膏，涂疮上，纸盖，一二次其针自出。一法，以紧磁石引其肉中之针即出。

刺宜从时

凡刺之法，必候日月星辰四时八正之气，气定乃刺之，是故天温日明，则人血淖泽而卫气浮，故而易泻，气易行；天寒日阴，则人血凝涩而卫气沉。月始生，则血气始精，卫气始行；月廓满，则血气实，肌肉坚；月廓空，则肌肉减，经络虚，卫气去，形独居。是以因天时而调血气也。是以天寒无刺，天温无凝，月生无泻，月满无补，月廓空无治，是谓得时而调之也。因天之序，盛虚之时，移光定位，正立而待之。故曰月空而泻，是谓脏虚；月满而补，血气扬波，络有留血，命曰重实；月廓空而治，是谓乱经。阴阳相错，真邪不别，沉以留止，外虚内乱，淫邪乃起。帝曰：星辰八正何候？岐伯曰：星辰者，所以候日月之行也；八正者，所以候八风虚邪以时至者也；四时者，所以分春夏秋冬之气所在以调之也。八正之虚邪，避之勿犯也。

正月二月三月人氣在左無刺左足之陽四月五月
六月人氣在右無刺右足之陽七月八月九月人氣
在右無刺右足之陰十月十一月十二月人氣在左
無刺左足之陰
甲乙日自乘無刺頭無發蒙於耳内丙子日自乘無
振挨於肩喉廉泉戊巳日自乘四季無刺足去爪寫
水庚辛日自乘無刺關骨於股膝壬癸日自乘無刺
足脛
隨日之長短各以為紀而刺之謹候其時病可與期
失時反候者百病不治故曰刺實者刺其来也刺虚
者刺其去也此言氣存亡之時以候虚實而刺之候
氣之所在而刺之是謂逢時在於三陽必候其氣在
於陽而刺之病在於三陰必候其氣在於陰而刺之
刺王公布衣之異
帝曰夫王公大人血食之君身體柔脆肌肉軟弱血
氣慓悍滑利其刺之淺深疾徐多女何如岐伯曰膏
粱藿菽之味何可同也氣滑即疾出氣濇則出遲氣
悍則鍼小而入淺氣濇則鍼大而入深、則欲留淺

正月二月三月，人气在左，无刺左足之阳；四月五月六月，人气在右，无刺右足之阳；七月八月九月，人气在右，无刺右足之阴；十月十一月十二月，人气在左，无刺左足之阴。

甲乙日自乘，无刺头，无发蒙于耳内；丙丁[①]日自乘，无振埃于肩喉廉泉；戊己日自乘四季，无刺腹[②]，去爪泻水；庚辛日自乘，无刺关节[③]于股膝；壬癸日自乘，无刺足胫。

随日之长短，各以为纪而刺之。谨候其时，病可与期。失时反候者，百病不治。故曰：刺实者，刺其来也；刺虚者，刺其去也。此言气存亡之时，以候虚实而刺之，候气之所在而刺之，是谓逢时。在于三阳，必候其气在于阳而刺之；病在于三阴，必候其气在于阴而刺之。

刺王公布衣之异

帝曰：夫王公大人，血食之君，身体柔脆，肌肉软弱，血气慓悍滑利，其刺之浅深，疾徐多少，何如？岐伯曰：膏粱藿菽之味，何可同也？气滑即疾出，气涩则出迟，气悍则针小而入浅，气涩则针大而入深。深则欲留，浅

①丁：原作“子”，据《灵枢·五禁》改。
②腹：原作“足”，据《灵枢·五禁》改。
③节：原作“骨”，据《灵枢·五禁》改。

則欲疾以此觀之刺布衣者深而留之刺大人者微以徐之此皆因其慓悍滑利也

鍼灸手宜得其人

明目者可使視色聰耳者可使聽音捷辭疾語者可使傳論語徐而安靜手考而心審諦者可使行鍼艾理血氣而調諸逆順察陰陽而兼諸方緩節柔筋而心和調者可使導引行氣疾毒言語輕人者可使唾癰呪病爪苦手毒為事善傷者可使按積抑痺各得其能方乃可行其名乃彰不得其人其功不成其師無名故曰得其人乃言非其人勿傳此之謂也手毒者可使按龜置龜於器下而按其上五十日而死矣手甘者復生如故也

用鍼十四法

進者凡不得氣男外女內及春夏秋冬各有進退之理退者為補寫欲出鍼時各先退鍼一豆許然後却留鍼方可出鍼動者如氣不行將鍼伸提而已搖者凡寫時欲出鍼必須動搖而後出彈者凡補時用指甲輕彈使氣疾行也如寫不可用捫者凡補者出鍼

则欲疾。以此观之，刺布衣者，深而留之；刺大人者，微以徐之。此皆因其剽悍滑利也。

针灸手宜得其人

明目者，可使视色；聪耳者，可使听音；捷辞疾语者，可使传论；语徐而安静，手巧[1]而心审谛者，可使行针艾，理血气而调诸逆顺，察阴阳而兼诸方。缓节柔筋而心和调者，可使导引行气；疾毒言语轻人者，可使唾痈咒病；爪苦手毒为事善伤者，可使按积抑痹。各得其能，方乃可行，其名乃彰。不得其人，其功不成，其师无名。故曰：得其人乃言，非其人勿传，此之谓也。手毒者，可使按龟，置龟于器下而按其上，五十日而死矣。手甘者，复生如故也。

用针十四法

进者凡不得气，男外女内，及春夏秋冬，各有进退之理。退者为补泻，欲出针时，各先退针一豆许，然后却留针，方可出针。动者如气不行，将针伸提而已。摇者凡泻时欲出针，必须动摇而后出。弹者凡补时，用指甲轻弹，使气疾行也，如泻，不可用。扪者凡补者，出针

①巧：原作"考"，据《灵枢·官能》改。

時用手捫閉其穴也【攝者】下鍼時得氣澁滯隨經絡用大指甲上下切其氣血自得通行也【循者】凡下鍼於部分經絡之處用手上下循之使氣血往來經云推之則行引之則止【切者】凡下鍼必先用大指甲左右於穴切之令氣血宣散然後下鍼使不傷於榮衛也【按者】以手按鍼無得進退如按切之狀【爪者】凡下鍼用手指作力置鍼有准也【盤者】如鍼腹部於穴内輕盤摇而已【搓者】凡令病人覺熱向外鍼似搓線之狀勿轉太緊治寒面裏卧鍼前轉法以為搓也【撚者】以手指撚鍼也務要記夫左右左為外右為内

人身左右補寫不同

神應經曰人身左邊右手以大指進前撚鍼為補大指退後撚鍼為寫右邊以右手大指退後撚鍼為補進前撚鍼為寫

補寫雪心歌

行鍼補寫分寒熱寫寒補熱須分别撚鍼向外寫之方撚鍼向内補之訣寫左須将大指前寫右大指當後拽補左大指向前搓補右大指往下搣何如補寫

时用手扪，闭其穴也。【摄者】下针时，得气涩滞，随经络用大指甲上下切其气血，自得通行也。【循者】凡下针于部分经络之处，用手上下循之，使气血往来。《经》云：推之则行，引之则止。【切者】凡下针，必先用大指甲左右于穴切之，令气血宣散，然后下针，使不伤于荣卫也。【按者】以手按针，无得进退，如按切之状。【爪者】凡下针，用手指作力置针，有准也。【盘者】如针腹部，于穴内轻盘摇而已。【搓者】凡令病人觉热，向外针，似搓线之状，勿转太紧。治寒而[1]里卧，针前转法以为搓也。【捻者】以手指捻针也，务要记夫左右，左为外，右为内。

人身左右补泻不同

《神应经》曰：人身左边，右手以大指进前捻针为补，大指退后捻针为泻；右边，以右手大指退后捻针为补，进前捻针为泻。

补泻雪心歌

行针补泻分寒热，泻寒补热须分别。捻针向外泻之方，捻针向内补之诀。泻左须将大指前，泻右大指当后拽。补左大指向前搓，补右大指往下拽[2]。何如补泻

①而：原作“面”，据《针经指南》改。
②拽：原作“搣”，据《针灸大成》卷三改。

有两般，盖是经络两边发。补泻又要识迎随，随即为补迎为泻。古人补泻左右分，今人乃为男女别。男女经脉一般生，昼夜循环无暂歇。两手阳经上走头，阴经胸走手指辄。两足阳经头走足，阴经足走腹中结。随即针头随经行，迎即针头迎经夺。更有补泻定呼吸，吸泻呼补真奇绝。补则呼出却入针，要知针用三飞法。气至出针吸气入，疾而一退急扪穴。泻则吸气方入针，要知阻气通身达。气至出针呼气出，徐而三退穴间捺。莫向人前容易说。

薛真人天星十一穴歌

三里 内庭穴，曲池 合谷截。委中配承山，下至昆仑穴。环跳及阳陵，通里并列缺。合担用法担，合截用法截。担截常记取，莫与非人说。三百六十五，不出十一穴。此法少人知，金锁都开澈。治病显奇功，有如汤泼雪。学者细推寻，神功无尽竭。

禁针歌

禁针穴道要先明，脑户囟会及神庭。络郄玉枕角孙穴，颅囟承泣随承灵。神道灵台膻中忌，水分神阙并會陰橫骨氣衝手五里箕門承筋并青靈更加臂上三陽絡二十二穴不可鍼孕婦不宜鍼合谷三陰交內亦通倫石門鍼灸應須忌女子終身無孕娠外有雲門并鳩尾缺盆客主人莫深肩井深時人悶倒三里急補人還平

艾灸方宜

北方者天地之所閉藏之域也其地高陵居風寒冰冽其民樂野處而乳食藏寒生滿病其治宜灸焫故灸焫者亦從北方來

艾葉

本草云艾味苦氣微溫陰中之陽無毒主灸百病三月三日五月五日採曝乾陳久者良避惡殺鬼又採艾之法五月五日灼艾有効制艾先要如法令乾燥入臼搗之以細篩去塵屑每入石臼搗取潔白為上須令焙大燥則灸有力火易燃如潤無功

證類本草云出明州圖經云舊不著所出州土但云生田野今在處有之惟蘄州葉厚而幹高果氣味之大用之甚効

会阴。横骨气冲手五里，箕门承筋并青灵。更加臂上三阳络，二十二穴不可针。孕妇不宜针合谷，三阴交内亦通伦。石门针灸应须忌，女子终身无孕娠。外有云门并鸠尾，缺盆客主人莫深。肩井深时人闷倒，三里急补人还平。

艾灸方宜

北方者，天地之所闭藏之域也。其地高陵居，风寒冰冽，其民乐野处而乳食，脏寒生满病，其治宜灸焫。故灸焫者亦从北方来。

艾叶

《本草》云：艾味苦，气微温，阴中之阳，无毒，主灸百病。三月三日，五月五日采，曝干、陈久者良，避恶杀鬼。又，采艾之法，五月五日灼艾有效。制艾先要如法，令干燥，入臼捣之，以细筛去尘屑，每入石臼捣取，洁白为上，须令焙大燥则灸有力，火易燃。如润，无功。

《证类本草》云：出明州。《图经》云：旧不著所出州土，但云生田野，今在处有之，惟蕲州叶厚而干高，果气味之大，用之甚效。

孟子曰七年之病求三年之艾丹溪曰艾性至熱入
火灸則上行入藥服則下行
艾灸補瀉
氣盛則瀉之虛則補之○鍼所不為灸之所宜陰陽
皆虛火自當之經陷下者火則當之經絡堅緊火所
治之陷下則灸之○絡滿經虛灸陰刺陽經滿絡虛
刺陰灸陽○以火補者毋吹其火須自滅也以火瀉
者疾吹其火傳其灸須其火滅也
艾炷大小
黄帝曰灸不三分是謂徒冤炷務大也小弱乃小作
之又曰小兒七日以上周年以還炷如雀糞
明堂下經云凡灸欲炷 下廣三分若不三分則火
氣不達病未能愈則是灸炷欲其大惟頭與四肢欲
小耳明堂上經乃曰艾炷依小筋頭作其病脈粗細
狀如細線但令當脈灸之雀糞大炷亦能愈疾又有
一途如腹脹疝瘕痃癖伏梁氣等須大艾炷故小品
曰腹背爛燒四肢但去風邪而已不宜大炷如巨闕
鳩尾灸之不過四七壯炷依竹筋頭大但令正當脈

孟子曰：七年之病，求三年之艾。丹溪曰：艾性至热，入火灸则上行，入药服则下行。

艾灸补泻

气盛则泻之，虚则补之。○针所不为，灸之所宜。阴阳皆虚，火自当之；经陷下者，火则当之。经络坚紧，火所治之，陷下则灸之。○络满经虚，灸阴刺阳；经满络虚，刺阴灸阳。○以火补者，毋吹其火，须自灭也；以火泻者，疾吹其火，传其灸，须其火灭也。

艾炷大小

黄帝曰：灸不三分，是谓徒冤，炷务大也。小弱乃小作之。又曰：小儿七日以上，周年以还，炷如雀粪。

《明堂下经》云：凡灸欲炷，下广三分，若不三分，则火气不达，病未能愈，则是灸炷欲其大，惟头与四肢欲小耳。《明堂上经》乃曰：艾炷依小筋头作，其病脉粗细状如细线，但令当脉灸之。雀粪大炷亦能愈疾。又有一途，如腹胀、疝瘕、痃癖、伏梁气等须大艾炷。故《小品》曰：腹背烂烧，四肢但去风邪而已，大宜大炷。如巨阙、鸠尾灸之不过四七壮，炷依竹筋头大，但令正当脉

上灸之艾炷若大復灸多其人永無心力如頭上灸
多令人失精神背脚灸多令人血脈枯竭四肢細而
無力既失精神又加細節令人短壽王節齋云面上
灸炷須小手足上猶可粗

點艾火

明堂下經曰古來灸病忌松柏枳橘榆棗桑竹八木
火切宜避之有火珠耀日以艾承之得火為上次有
火鏡耀日亦以艾引得火此火皆良諸蕃部用鑌鐵
擊堦石得火以艾引之凡倉卒难備則不如無木火
清麻油點燈上燒艾莖點灸兼滋潤灸瘡至愈不疼
用蠟燭更佳

壯數多少

千金云凡言壯數者若丁壯病根深篤可倍於方數
老少羸弱可减半扁鵲灸法有至三五百壯千壯此
亦大過曹氏灸法有百壯有五十壯小品諸方亦然
惟明堂本經云鍼入六分灸三壯更無餘治故後人
不准惟以病之輕重而增損之凡灸頭項止於七壯
積至七七壯止○銅人治風灸上星前頂百會至二

上灸之，艾炷若大，复灸多，其人永无心力。如头上灸多，令人失精神，背脚灸多，令人血脉枯竭，四肢细而无力，既失精神，又加细节，令人短寿。王节斋云：面上灸炷须小，手足上犹可粗。

点艾火

《明堂下经》曰：古来灸病，忌松、柏、枳、橘、榆、枣、桑、竹八木火，切宜避之。有火珠耀日，以艾承之，得火为上。次有火镜耀日，亦以艾引得火，此火皆良。诸蕃部用镔铁击硞[①]石得火，以艾引之。凡仓卒难备，则不如无木火，清麻油点灯上烧艾茎，点灸，兼滋润灸疮，至愈不疼，用蜡烛更佳。

壮数多少

《千金》云：凡言壮数者，若丁壮病根深笃，可倍于方数，老少羸弱可减半。《扁鹊灸法》有至三五百壮、千壮，此亦太过。曹氏灸法，有百壮、有五十壮。《小品》诸方亦然。惟《明堂本经》云：针入六分，灸三壮，更无余治。故后人不准，惟以病之轻重而增损之。凡灸头项，止于七壮，积至七七壮止。〇《铜人》治风，灸上星、前顶、百会，至二

①硞：原作“堦”，据《黄帝明堂灸经》卷上改。

百壯腹背灸五百壯若鳩尾巨闕亦不宜多灸、多則四肢細而無力千金方於足三里穴乃云多至三百壯心俞禁灸若中風則急灸至百壯皆視其病之輕重而用之不可泥一說而不通其變也

灸法

千金方云凡灸法坐點穴則坐灸卧點穴則卧灸立點穴則立灸須四體平直毋令傾側穴不正徒破好肉耳〇明堂云須得身體平直毋令拳縮坐點毋令俯仰立點毋令傾側

炷火先後

資生云凡灸當先陽後陰言從頭向左而漸下次從頭向右而漸下先上後下〇明堂云先灸上後灸下先灸少後灸多皆宜審之王節齋曰灸火須自上而下不可先灸下後灸上

灸寒熱

灸寒熱之法先灸大推以年為壯數次灸撅骨以年為壯數視背俞陷者灸與臂肩上陷者灸之兩季脇之間灸之外踝上絶骨之端灸之足小指次指間灸

百壮，腹背灸五百壮。若鸠尾、巨阙，亦不宜多灸，灸多则四肢细而无力。《千金方》于足三里穴，乃云多至三百壮。心俞禁灸。苦中风则急灸至百壮。皆视其病之轻重而用之，不可泥一说，而不通其变也。

灸法

《千金方》云：凡灸法，坐点穴，则坐灸；卧点穴，则卧灸；立点穴，则立灸。须四体平直，毋令倾侧。若倾侧[1]，穴不正，徒破好肉耳。〇《明堂》云：须得身体平直，毋令拳缩，坐点毋令俯仰，立点毋令倾侧。

炷火先后

《资生》云：凡灸当先阳后阴，言从头向左而渐下，次从头向右而渐下，先上后下。〇《明堂》云：先灸上，后灸下，先灸少，后灸多，皆宜审之。王节斋曰：灸火须自上而下，不可先灸下后灸上。

灸寒热

灸寒热之法，先灸大椎，以年为壮数，次灸橛[2]骨，以年为壮数。视背俞陷者灸之[3]，臂肩上陷者灸之，两季胁之间灸之，外踝上绝骨之端灸之，足小指、次指间灸

①若倾侧：此三字原脱，据《针灸大成》卷九补。
②橛：原作"撅"，据《素问·骨空论》改。
③之：原作"与"，据《素问·骨空论》改。

之腨下陷脈灸之外踝後灸之缺盆骨上切之堅動如筋者灸之膺中陷骨間灸之臍下関元三寸灸之毛際動脈灸之膝下三寸分間灸之足陽明跗上動脈灸之巔上一穴灸之

灸瘡要發

資生云凡著艾得瘡發所患卽瘥若不發其病不愈甲乙經云灸瘡不發者故履底灸令熱熨之三日卽發今人用赤皮葱三五莖去青於溏灰中煨熱拍破熱熨瘡上十餘變其瘡三日遂發又以生麻油漬之而發亦有用皂角煎湯候冷頻點之而發亦有恐血氣衰不發服四物湯滋養血氣不可一槩論也有復灸一二壯遂發有食熱灸之物如燒魚煎豆腐羊肉之類而發在人以意取助不可順其自然終不發矣

貼灸瘡

古人貼灸瘡不用膏藥要得膿出多而疾除資生云春用柳絮夏用竹膜秋用新綿冬用兎腹下白細毛或猫腹毛今人多以膏藥貼之日兩三易而欲其速愈此非治疾之本意也但今世貼膏藥亦取其便不

之，腨下陷脉灸之，外踝后灸之，缺盆骨上切之坚动如筋者灸之，膺中陷骨间灸之，脐下关元三寸灸之，毛际动脉灸之，膝下三寸分间灸之，足阳明跗上动脉灸之，巅上一穴灸之。

灸疮要发

《资生》云：凡著艾得疮发，所患即瘥，若不发，其病不愈。《甲乙经》云：灸疮不发者，故履底灸，令热熨之，三日即发。今人用赤皮葱三五茎，去青，于溏灰中煨热，拍破，热熨疮上十余遍[1]，其疮三日遂发。又以生麻油渍之而发，亦有用皂角煎汤，候冷，频点之而发，亦有恐血气衰不发，服四物汤，滋养血气，不可一概论也。有复灸一二壮遂发，有食热炙之物，如烧鱼、煎豆腐、羊肉之类而发，在人以意取助，不可顺其自然，终不发矣。

贴灸疮

古人贴灸疮不用膏药，要得脓出多而疾除。《资生》云：春用柳絮，夏用竹膜，秋用新绵，冬用兔腹下白细毛或猫腹毛。今人多以膏药贴之，日两三易。而欲其速愈，此非治疾之本意也。但今世贴膏药，亦取其便，不

①遍：原作“变”，据《黄帝明堂灸经》卷上改。

可易速若膏藥不壞惟久々貼之可也若速易即速
愈恐病根未盡除也

洗灸瘡

古人灸艾炷大便用洗法其法以赤皮葱薄荷煎湯
温洗瘡周圍約一時久令驅逐風邪於瘡口出更令
經脉往来不澁自然疾愈若灸火退痂後用東南桃
枝青嫩皮煎湯温洗能護瘡中諸風若瘡内黑爛加
胡荽煎洗若疼不可忍加黄連煎神効

灸宜保養

灸艾後患者宜於静室謝事飲食寒温俱要適宜調
養正氣復完邪氣自退而病根除矣今人多不知恬
養雖灸艾何益每有近房勞貪厚味此又自增其咎
也故因灸而反致害者此也徒責灸艾不効何耶

灸忌食物房勞

資生云既灸之後當忌食魚膾猪膏熱麺生冷生酒
動風之物尤忌大怒大勞房室忍饑太飽受熱冒寒
非徒無益反得有損不可不慎也

避人神論

可易速。若膏药不坏，惟久久贴之可也。若速易，即速愈，恐病根未尽除也。

洗灸疮

古人灸艾炷大便用洗法。其法以赤皮葱、薄荷煎汤，温洗疮周围，约一时久，令驱逐风邪于疮口出，更令经脉往来不涩，自然疾愈。苦灸火退痂后，用东南桃枝青嫩皮煎汤温洗，能护疮中诸风；若疮内黑烂，加胡荽煎洗；若疼不可忍，加黄连煎，神效。

灸宜保养

灸艾后，患者宜于静室谢事，饮食寒温，俱要适宜调养，正气复完，邪气自退而病根除矣。今人多不知恬养，虽灸艾何益？每有近房劳，贪厚味，此又自增其咎也。故因灸而反致害者此也。徒责灸艾不效，何耶？

灸忌食物房劳

《资生》云：既灸之后，当忌食鱼脍猪膏热面，生冷生酒，动风之物，尤忌大怒、大劳、房室、忍饥、太饱、受热、冒寒，非徒无益，反得有损，不可不慎也。

避人神论

千金云欲行鍼灸先知行年宜忌及人神所在不與禁忌相應卽可故男忌除女忌破男忌戌女忌巳有日神忌有每月忌有十二時忌有四季人神有十二部人神十二部年人神有九部旁通人神有雜忌傍通人神有血支血忌之類凡醫者不能知此避忌若逢病人厄會男女氣怯下手至困通人達士豈拘此哉若遇卒暴急患皆不拘禁忌許希云卒暴之疾須速灸療一日之間止忌一時是也千金云癰疽疔腫喉痺客忤尤為急切凡作湯藥宜速不可避凶又曰

凡人卒暴急證并中風卒仆痰厥等證卽用鍼灸治療若論忌神少緩則不可救此所以不可拘泥也若平居從容治病於未形選吉日避人神可也

逐日人神所在不宜刺灸

○初一日在足大指厥陰分　犯之跗腫○初二日在足外踝少陽分　犯之經筋緩○初三日在股內少陰分　犯之小腹痛○初四日在腰太陽分　犯之腰僂無力○初五日在口太陰分　犯之舌強○初六日在兩手陽明分　犯之咽喉不利○初七日

《千金》云：欲行针灸，先知行年宜忌及人神所在，不与禁忌相应即可。故男忌除，女忌破；男忌戌，女忌巳。有日神忌，有每月忌，有十二时忌，有四季忌[1]。人神有十二部，人神、十二部年人神。有九部旁通人神，有杂忌，旁通人神有血支、血忌之类。凡医者，不能知此避忌，若逢病人厄会，男女气怯，下手至困，通人达士岂拘此哉！若遇卒暴急患，皆不拘禁忌。许希云：卒暴之疾，须速灸疗。一日之间止，忌一时是也。《千金》云：痈疽疔肿，喉痹客忤，尤为急切。凡作汤药宜速，不可避凶。又曰：凡人卒暴急证，并中风卒仆痰厥等证，即用针灸治疗。若论忌神，少缓则不可救。此所以不可拘泥也。若平居从容，治病于未形，选吉日避人神可也。

逐日人神所在不宜刺灸

○初一日在足大趾厥阴分，犯之跗踵。○初二日在足外踝少阳分，犯之经筋缓。○初三日在股内少阴分，犯之小腹痛。○初四日在腰太阳分，犯之腰偻无力。○初五日在口太阴分，犯之舌强。○初六日在两手阳明分，犯之咽喉不利。○初七日

①忌：原书无。据《备急千金要方》补。

在内踝少陰分　犯之陰經筋急○初八日在手腕太陽分　犯之腕不收○初九日在尻厥陰分　犯之病結○初十日在腰背太陽分　犯之腰背僂○十一日在鼻柱陽明分　犯之齒面腫○十二日在髮際少陰分　犯之令人耳重○十三日在牙齒少陰分　犯之氣寒○十四日在胃腕陽明分　犯之氣腫○十五日在遍身不宜補瀉鍼灸大忌○十六日在胸太陽分　犯之逆息○十七日在氣衝陽明分　犯之難息○十八日在股内少陰分　犯之引陰氣痛○十九日在足趺陽明分　犯之發腫○二十日在内踝少陰分　犯之經筋攣○二十一日在手小指太陽分　犯之不仁○二十二在足外踝少陽分　犯之經筋緩○二十三日在肝及足厥陰分　犯之發轉筋○二十四日在手陽明分　犯之咽喉中不利○二十五日在足陽明分　犯之胃氣脹○二十六日在胸太陰分　犯之令人咳嗽○二十七日在膝陽明分　犯之足厥逆○二十八日在陰少陰分　犯之小腹急痛○二十九日在膝脛厥陰

在内踝少阴分，犯之阴经筋急。○初八日在手腕太阳分，犯之腕不收。○初九日在尻厥阴分，犯之病结。○初十日在腰背太阳分，犯之腰背偻。○十一日在鼻柱阳明分，犯之齿面肿。○十二日在发际少阴分，犯之令人耳重。○十三日在牙齿少阴分，犯之气寒。○十四日在胃脘阳明分，犯之气肿。○十五日在遍身，不宜补泻，针灸大忌。○十六日在胸太阳分，犯之逆息。○十七日在气冲阳明分，犯之难息。○十八日在股内少阴分，犯之引阴气痛。○十九日在足趺阳明分，犯之发肿。○二十日在内踝少阴分，犯之经筋挛。○二十一日在手小指太阳分，犯之不仁。○二十二日在足外踝少阳分，犯之经筋缓。○二十三日在肝及足厥阴分，犯之发转筋。○二十四日在手阳明分，犯之咽喉中不利。○二十五日在足阳明分，犯之胃气胀。○二十六日在胸太阴分，犯之令人咳嗽。○二十七日在膝阳明分，犯之足厥逆。○二十八日在阴少阴分，犯之小腹急痛。○二十九日在膝胫厥阴

分犯之筋痿少力〇三十日在足趺皆忌鍼灸

諸證針灸經穴

中風證

大率氣血虛火與痰凡中風必口眼喎斜中府則四肢不收中藏則九竅不利昏危不語雖有續命湯之類須灸刺可獲全功

風中內藏氣寒涎上不語昏危之穴　百會　風池　大椎　肩井　曲池　足三里　間使　凡覺中昏亂神思不定手足麻木此中風之候也不問是風與氣可速灸此七穴謂之鑿竅踈風可保無虞也

中風口眼喎斜之穴　聽會　頰車　百會　地倉　喎左則灸右喎右則灸左艾炷如麥大頻頻灸之口眼正爲止

中風手足不遂等證之穴　百會　髮際　肩髃　曲池　風市　足三里　絶骨一名懸鍾　患左灸右患右灸左

偏風半身不遂之穴　肩髃　曲池　合谷　列缺

分，犯之筋痿少力。〇三十日在足趺，皆忌针灸。

诸证针灸经穴

中风证

大率气血，虚火与痰，凡中风必口眼㖞斜。中腑则四肢不收，中脏则九窍不利，昏危不语。虽有续命汤之类，须灸刺，可获全功。

风中内脏，气寒涎上，不语，昏危之穴：百会　风池　大椎　肩井　曲池　足三里　间使　凡觉心中昏乱，神思不定，手足麻木，此中风之候也。不问是风与气，可速灸此七穴，谓之凿窍疏风，可保无虞也。

中风，中眼㖞斜之穴：听会　颊车　百会　地仓　㖞左则灸右，㖞右则灸左。艾炷如麦大，频频灸之，口眼正为止。

中风，手足不遂等证之穴：百会　发际　肩髃　曲池　风市　足三里　绝骨一名悬钟　患左灸右，患右灸左。

偏风，半身不遂之穴：肩髃　曲池　合谷　列缺

陽陵泉　環跳　足三里　絶骨　風市　丘墟
委中
癱瘓之穴　曲池　陽谷　合谷　中渚　三里
陽輔　崑崙
風痺之穴　天井　尺澤　陽輔　少海　委中
風癇之穴　神庭　百會　前頂　絲竹空　神闕
鳩尾　風池并宜灸
痛風之穴　臨泣　百會　肩髃　肩井　曲池
內關
厲風　此疾因受天地肅殺之風以其酷烈暴悍之
可畏之穴　承漿任脈宜灸三次　委中膀胱脈刺出血刺其腫
處血出如墨刺三次血色變紅方愈一云刺到二
十餘日間日一刺之
中寒之穴　陰寒厥冷脈絶欲死者宜灸之　氣海
神闕　丹田　關元俱任脈宜灸百壯陽氣自回
傷寒證
身熱惡寒之穴　後谿小腸經
身熱汗出足冷之穴　大都

阳陵泉　环跳　足三里　绝骨　风市　丘墟　委中

瘫痪之穴：曲池　阳谷　合谷　中渚　三里　阳辅　昆仑

风痹之穴：天井　尺泽　阳辅　少海　委中

风痫之穴：神庭　百会　前顶　丝竹空　神阙　鸠尾　风池并宜灸

痛风之穴：临泣　百会　肩髃　肩井　曲池　内关

厉风　此疾因受天地肃杀之风，以其酷烈暴悍之可畏之穴：承浆任脉，宜灸三次　委中膀胱脉，刺出血刺其肿处，血出如墨，刺三次，血色变红方愈。一云：刺到二十余日，间日一刺之。

中寒之穴：阴寒厥冷，脉绝欲死者，宜灸之。气海　神阙　丹田　关元俱任脉宜灸百壮，阳气自回。

伤寒证

身热，恶寒之穴：后溪小肠经

身热，汗出足冷之穴：大都

汗不出凄凄惡寒之穴　玉枕　大杼　肝俞

膈俞　陶道

身熱汗不出之穴　曲池　合谷　厲兑　解谿

身熱而喘之穴　三間

煩心好嘔之穴　巨闕　商丘

六脉沉細一息三至宜灸下穴　氣海　関元

少陰發熱宜灸下穴　太谿

惡寒之穴　関元灸

惡風之穴　風池　風府宜灸

胸脇滿之穴　期門宜灸

結胸之穴　期門　肺俞宜灸

欬逆之穴　胸中氣不交水火相搏而聲逆上也

期門　乳根刺灸任行

小腹滿之穴　委中　奪命穴　関元灸

煩燥之穴　厥陰俞灸

蓄血熱入血室之穴　期門刺

嘔吐之穴　厥陰灸五十壯

戰慄四逆之穴宜灸　氣海　腎俞　肝俞

汗不出，凄凄恶寒之穴：玉枕　大杼　肝俞　膈俞　陶道

身热汗不出之穴：曲池　合谷　厉兑　解溪

身热而喘之穴：三间

烦心好呕之穴：巨阙　商丘

六脉沉细，一息三至，宜灸下穴：气海　关元

少阴发热，宜灸下穴：太溪

恶寒之穴：关元灸

恶风之穴：风池　风府宜灸

胸胁满之穴：期门宜灸

结胸之穴：期门　肺俞宜灸

咳逆之穴，胸中气不交，水火相搏，而声逆上也：期门　乳根刺灸任行

小腹满之穴：委中　夺命穴　关元灸

烦躁之穴：厥阴俞灸

蓄血，热入血室之穴：期门刺

呕吐之穴：厥阴灸五十壮

战栗，四逆之穴宜灸：气海　肾俞　肝俞

鬱冒宜刺之穴 大杼門第一 肺俞 肝俞
自利之穴 大谿宜灸
腹痛之穴 委中刺 関元灸 太衝 大淵俱刺之以瀉實
陰證陰毒之穴 関元 氣海宜灸
頭痛之穴有風有熱有痰 腕骨 京骨刺 風池灸
腰痛之穴有風有寒濕熱血虛皆宜灸 腎俞 崑崙 命門
心痛之穴宜刺宜灸 犯寒者多灸 大谿 然谷 尺澤
行間 建里 大都 太白 中脘 神門
陰都 通谷
脇痛之穴 木氣實肝火盛有死血痰 丘墟
中瀆宜刺
牙齒痛之穴 有風寒濕熱可灸刺 頰車 合谷
內庭 浮白 三間 陽白 肩髃 陽谿
眼目之穴 風熱者多次血虛腎水不足 絲竹空
上星 百會 宣洩 痛者風池 合谷灸
風寒外搏連腦痛者之穴 二間 合谷灸
小兒疳眼之穴 合谷灸
瀉痢之穴 脾氣下陷者 脾俞灸 関元 腎俞

郁冒宜刺之穴：大杼第一门　肺俞　肝俞

自利之穴：太溪宜灸

腹痛之穴：委中刺　关元灸　太冲　太渊俱刺之，以泻实

阴证、阴毒之穴：关元　气海宜灸

头痛之穴有风、有热、有痰：腕骨　京骨刺　风池灸

腰痛之穴有风、寒、湿、热、血虚，皆宜灸：肾俞　昆仑　命门

心痛之穴宜刺宜灸：犯寒者多灸。太溪　然谷　尺泽　行间　建里　大都　太白　中脘　神门　阴都　通谷

胁痛之穴，木气实，肝火盛，有死血、痰：丘墟　中渎宜刺

牙齿痛之穴，有风寒湿热，可灸刺：颊车　合谷　内庭　浮白　三间　阳白　肩髃　阳溪

眼目之穴，风热者多，次血虚，肾水不足：丝竹空　上星　百会　宣泄[1]　痛者：风池　合谷灸

风寒外搏，连脑痛者之穴：二间　合谷灸

小儿疳眼之穴：合谷灸

泻痢之穴，脾气下陷者：脾俞灸　关元　肾俞

①宣泄：此二字宜作小字注释，非穴名。《铜人腧穴针灸图经》等均载丝竹空、上星等穴可“宣泄诸阳热气”。

復溜 腹哀 大谿 長强 中脘 氣舍 大腸俞 小腸俞

瘧疾之穴 合谷 曲池 公孫刺并 大陵 內關灸并宜 大椎第一節灸 第三節 小指尖男左女右灸

咳嗽之穴 肺俞灸 少商 行間 廉泉宜刺 脾俞 肝俞 上脘 隱白宜灸

下血之穴 隱白刺宜 三里灸 腎俞灸 三十椎下灸隨年

淋證之穴 三陰交灸

小便不禁之穴 陰陵泉 氣海灸并宜

癥瘕之穴 氣海 內踝腕、中灸俱可 女人灸天樞二穴積聚灸胃脘百壯

霍亂之穴 臍中灸納鹽 氣海

翻胃之穴 乳根 中脘 下脘 建里 三里可俱灸 內踝下三指斜向前宜灸七壯

卒厥尸厥之穴 百會 氣海 丹田灸并宜 水溝針

五痔之穴 脊中 窮骨上灸并宜

鼻衄之穴 上星 百會 自勞灸并宜

諸氣逆上腹中雷鳴嘔逆煩滿憂思結氣心痛之穴

复溜　腹哀　太溪　长强　中脘　气舍　大肠俞　小肠俞

疟疾之穴：合谷　曲池　公孙并刺　大陵　内关并宜灸　大椎第一节灸　第三节　小指尖男左女右，灸

咳嗽之穴：肺俞灸　少商　行间　廉泉宜刺　脾俞　肝俞　上脘　隐白宜灸

下血之穴：隐白宜刺　三里灸　肾俞灸　三十椎下随年灸

淋证之穴：三阴交灸

小便不禁之穴：阴陵泉　气海并宜灸

癥瘕之穴：气海　内踝腕腕中俱可灸。女人灸天枢二穴。积聚灸胃脘百壮

霍乱之穴：脐中纳灸盐　气海

翻胃之穴：乳根　中脘　下脘　建里　三里俱可灸　内踝下三指斜向前，宜灸七壮。

卒厥、尸厥之穴：百会　气海　丹田并宜灸　水沟针

五痔之穴：脊中　穷骨上并宜灸

鼻衄之穴：上星　百会　百劳并宜灸

诸气逆上，腹中雷鸣，呕逆烦满，忧思结气，心痛之穴：

太衝　太倉　胃脘并宜灸
臍下痛之穴　關元灸
短氣而喘之穴　大椎　肺俞　臍中并宜灸
諸氣不足虛弱灸氣海之穴　柳公度曰人之生惟
元氣為主氣海者元氣之所生也故宜灸
喉痺之穴　天突　合谷　豐隆　湧泉并宜針
頭腫針曲池
瘰癧諸瘡之穴　肩井　曲池　大迎　肘骨尖并宜
灸
諸疝之穴　大敦　三陰交灸　小腹上橫紋斜尖灸
大衝鍼　外陵　歸来灸
脚氣之穴　足三里灸　絕骨灸　公孫　衝陽并宜灸
痿證之穴　足三里　肺俞并宜灸　中瀆　環跳并宜鍼
喘證之穴　中府　膻中　雲門　天府　華蓋
肺俞　天突　脊中七節下灸一壯
惡心之穴　胃俞　中府　膈俞　石門　商丘
陽關并宜灸
嗝噎之穴　石關　三里　胃俞　胃脘　胃倉

太冲　太仓　胃脘并宜灸

脐下痛之穴：关元灸

短气而喘之穴：大椎　肺俞　脐中并宜灸

诸气不足，虚弱，灸气海之穴：柳公度曰：人之生，惟元气为主。气海者，元气之所生也。故宜灸。

喉痹之穴：天突　合谷　丰隆　涌泉并宜针

头肿：针曲池

瘰疬，诸疮之穴：肩井　曲池　大迎　肘骨尖并宜灸

诸疝之穴：大敦　三阴交灸　小腹上横纹斜尖灸　太冲针　外陵　归来灸

脚气之穴：足三里灸　绝骨灸　公孙　冲阳并宜灸

痿证之穴：足三里　肺俞并宜灸　中渎　环跳并宜针

喘证之穴：中府　膻中　云门　天府　华盖　肺俞　天突　脊中七节下灸一壮

恶心之穴：胃俞　中府　膈俞　石门　商丘　阳关并宜灸

嗝噎之穴：石关　三里　胃俞　胃脘　胃仓

膈俞　水分并宜灸

水肿之穴：胃仓　石门　水沟　三里　复溜　四满并宜刺

鼓胀之穴：上脘　三里　章门　期门　阴谷　关元　脾俞　承满宜刺

头眩之穴：上星　风池　天柱并宜刺

肩臂痛之穴：肩髃　曲池并宜针宜灸

梦遗之穴：中极　曲骨　膏肓　肾俞并宜灸

妇人诸病之穴

漏下，月水不调：气海灸　血海灸　带下，小腹急痛：阴谷灸

月水不通：会阴灸　疝气，脐下冷痛：中庭灸

小儿诸病之穴

急惊：小溪针　慢惊：尺泽灸　印堂灸　撮口，脐风：然谷灸

惊痫啼叫：百会灸　癖气：章门　脊中并宜灸

积聚、泻泄、痃癖：十一椎下两旁，相去各一寸五分灸七壮

吐乳食：中庭灸　脱肛：百会　龟尾并宜灸

秦承祖灸鬼法之穴

鬼哭穴，以两手大指相并缚定，用艾炷骑缝灸之，令两甲角后肉四处着火，

處無火則不効

禁灸歌

禁灸之穴四十五承光啞門及風府天柱素窌臨泣上睛明攢竹迎香數禾窌顴窌絲竹空頭維下關與脊中肩貞心俞白環俞天牖人迎共乳中周榮淵液并鳩尾腹哀少商魚際位經渠天府及中衝陽關陽池地五會隱白漏谷陰陵泉條口犢鼻兼陰市伏兎髀間委中穴殷門申脈承扶忌

崔氏四花六穴并辨

治男子婦人五勞七傷氣血虛弱骨蒸潮熱咳嗽痰喘五心煩熱四肢困倦形容憔悴并宜治之

先二穴令患人平身正直立定取一線繩蠟之勿令展縮於男左女右脚底貼肉堅踏之其繩前與大拇指端齊後頭循當脚根中心向後引繩從脚端肚貼肉直上至膂曲中大横紋即委中穴截斷又令患人解髮分兩邊令見頭縫自顖門平分至腦後脚平身正坐取向所截繩一頭令與鼻端齊引繩向上正循頭縫至腦後貼肉垂下循脊內引繩向下至繩盡處當脊骨

一[1]处无火则不效。

禁灸歌

禁灸之穴四十五，承光哑门及风府。天柱素髎临泣上，睛明攒竹迎香数。禾髎颧髎丝竹空，头维下关与脊中。肩贞心俞白环俞，天牖人迎共乳中。周荣渊液并鸠尾，腹哀少商鱼际位。经渠天府及中冲，阳关阳池地五会。隐白漏谷阴陵泉，条口犊鼻兼阴市。伏兔髀间委中穴，殷门申脉承扶忌。

崔氏四花六穴并辨

治男子妇人五劳七伤，气血虚弱，骨蒸潮热，咳嗽痰喘，五心烦热，四肢困倦，形容憔悴，并宜治之。

先二穴，令患人平身，正直立定，取一线绳蜡之，勿令展缩，于男左女右，脚底贴肉坚踏之。其绳前与大拇指端齐，后头循当脚根中心向后引绳，从脚端肚贴肉直上，至膂曲中大横纹即委中穴截断，又令患人解发分两边，令见头缝，自囟门平分至脑后脚，平身正坐，取向所截绳一头，令与鼻端齐，引绳向上，正循头缝至脑后，贴肉垂下，循脊内引绳向下，至绳尽处当脊骨

①一：原脱，据《类经图翼》卷六补。

中，以墨点记之墨点不是灸处。又取一绳子，令患人合口，将绳子按于口上，上两头至吻，却钩起绳子中心至鼻柱根下，如△三角样，下二角齐两吻截断，将此绳令尽处是穴，以圈记之若妇人缠脚短小，非自然也。若以量脚，索子加之于首，必不及也。今移下于右肩腧穴点定，引绳向下，至中指尽处截断，以代量足之用。以上是第一次点二穴。

次二穴，令患人平身正坐，稍缩臂膊，取一绳绕项向前，双垂头与鸠尾齐胸前及骨间之尽处是也。双头齐截断，却翻双绳头向后，以绳子中心按于喉咙结骨上，其绳两头相垂，循脊骨以墨点记之墨点不是灸穴。又取一绳，令患人合口，横量，齐两吻截断，还于脊骨上墨点，横量如法，绳子两头以白圈记之，此是灸穴。以上是第二次点二穴。

前四穴同时灸之，各三七壮，累灸至百壮，候灸疮将瘥，又根据后法灸二穴。

又二穴，以第二次量口吻绳，于第二次双绳头尽处墨点上，当脊骨直下起点，其绳子中心[①]放在墨点上，于上下绳头尽处以白圈记之[②]，此是灸处。以上

①心：底本版蚀，据《幼幼心书》卷二十补。

②之：底本版蚀，据《幼幼心书》卷二十补。

是第三次点二穴。

通前共六穴，择取离日、火日灸之，百日内[①]宜忌房室劳思，将息调养，饮食应时，寒热得中。未[②]愈者，如前再灸一翻，无有不愈。

按：《资生经》灸骨蒸劳瘵，取上二穴，合五椎两旁开三寸，乃心俞二穴是也。心主血，劳为血病，故灸之。崔知悌取四花穴灸劳，按其量法《节要》中备载[③]之，先比口吻阔狭样式，度裁纸四方，中剪一孔，取脊中墨点以纸中孔按上，其纸四角平取四花，是其膈俞、胆俞之四穴也。《经》曰：血会膈俞。《疏》曰：血病，治此。盖骨蒸劳热，血虚火盛，故取此以补之。胆为肝之腑脏血，故亦取之。崔氏止言四花，不言膈、胆俞四穴，为粗工告也。今世以四花科取其误也，故多不效。依平取之，然要合三俞穴，方准有效。今以传讹，一旦厘正，恐人不信，故[④]载斜穴于前，而辨其误于后。知者审而用之，幸毋踵其误焉可也。

①内：底本版蚀，据《类经图翼》卷十补。

②未：底本版蚀，据《类经图翼》卷十补。

③载：原作“截”，据《古今医统大全》卷六改。

④故：底本版蚀，据《古今医统大全》卷一补。以下数处蚀空处均据此补。

節穴身鏡下卷火集風集總目錄

《节穴身镜》下卷火集风集总目录

①经：底本字蚀，据正文补。

下卷風集目録

下卷风集目录

奇經陰維脈
八會穴
十二井滎俞原經合穴
經脈丈尺

節穴身鏡下卷火集

白岳張星餘澹初甫纂著
居庸苗自成遂田甫校刊

取穴尺寸圖說

人身經脈十四絡脈十五原穴十二誠為一身樞要綱維之大不可以不熟會於胸中至於取法如標幽賦云取五穴用一穴而必端取三經用一經而可正今世之醫惟取中指中節謂之同身寸尺取諸穴悉依之其亦未之思耳殊不知同身之義隨身之大小肥瘦長短隨處分折而取之則是無

奇经阴维脉　　十二井荥俞原经合穴
八会穴　　经脉丈尺

《节穴身镜》下卷火集

白岳张星余澹初甫纂著
居庸苗自成遂田甫校刊

取穴尺寸图说

人身经脉十四，络脉十五，原穴十二，诚为一身枢要。纲维之大，不可以不熟会于胸中。至于取法，如《标幽赋》云：取五穴用一穴而必端，取三经用一经而可正。今世之医惟取中指中节，谓之同身寸尺，取诸穴悉依之，其亦未之思耳。殊不知同身之义，随身之大小，肥瘦长短，随处分折而取之，则是无

此長彼短之弊而庶幾乎同身之義有準矣若以
中指為法如瘦人指長而身小期背腹之橫寸豈
不太闊耶如肥人指短而身大則背腹之橫寸豈
不太狹耶古人所以特謂同身寸法者盖必同其
身體隨在而分折之固無肥瘦長短之差訛也如
頭部則以前眉中直上至後大杼骨共折一尺八
寸眼内眥角至外眥角為一寸頭部直橫寸法悉
依此准如背部自大椎下至尾骶共折三尺橫寸
第二行連脊外開各二寸第三行連脊分開各三
寸半背部直橫寸法悉依此准如腹部天突至膻
中折六寸岐骨至臍折八寸臍下至毛際折五寸
兩乳對折八寸腹部直橫寸法悉依此准如四肢
尺寸手肘内曲澤穴至經渠為一尺足膝至踝尖
為一尺六寸踝尖至地為三寸亦不獨以中指為
法也何後世不論背腹槩以中指謂之同身簡而
行簡訛而愈訛愚故悉圖背腹總較尺寸以備考
取之便倘考有未盡法有未周惟同志者訂之庶
斯集之無遺憾也此出徐春甫古今醫統

此长彼短之弊，而庶几乎同身之义有准矣。若以中指为法，如瘦人指长而身小，期背腹之横寸岂不太阔耶；如肥人指短而身大，则背腹之横寸岂不太狭耶。古人所以特谓同身寸法者，盖必同其身体，随在而分折之，固无肥瘦长短之差讹也。如头部则以前眉中直上至后大杼骨共折一尺八寸，眼内眦角至外眦角为一寸，头部直横寸法悉依此准。如背部自大椎下至尾骶共折三尺，横寸第二行连脊外开各二寸，第三行连脊分开各三寸半，背部直横寸法悉依此准。如腹部天突至膻中折六寸，歧骨至脐折八寸，脐下至毛际折五寸，两乳对折八寸，腹部直横寸法悉依此准。如四肢尺寸，手肘内曲泽穴至经渠为一尺，足膝至踝尖为一尺六寸，踝尖至地为三寸，亦不独以中指为法也。何后世不论背腹，概以中指谓之同身，简而行简，讹而愈讹。愚故悉图背腹，总较尺寸，以备考取之便。倘考有未尽，法有未周，惟同志者订之，庶斯集之无遗憾也此出徐春甫《古今医统》。

伏人尺寸之圖

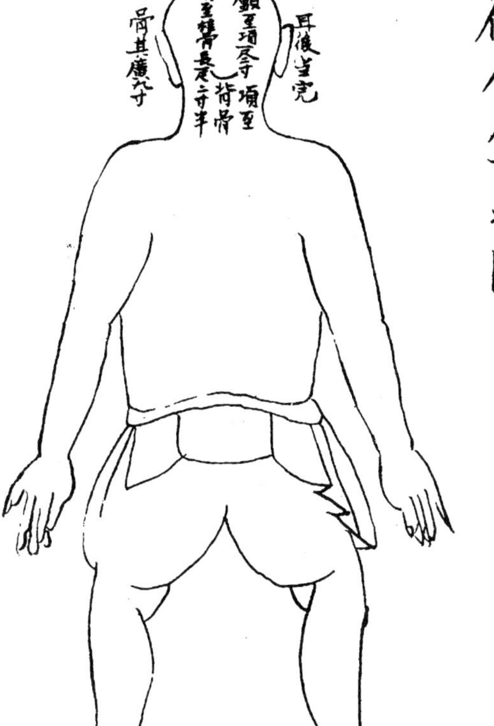

伏人尺寸之图（图见上）

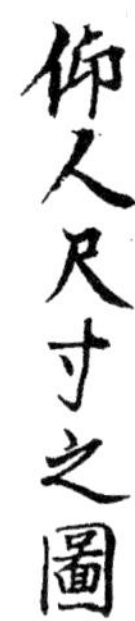

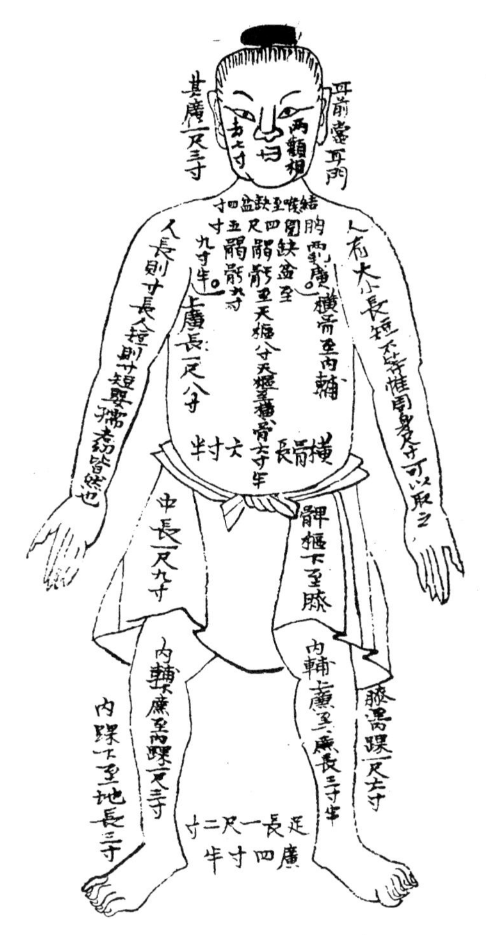

仰人尺寸之图（图见上）

背部穴俞歌

二節大椎風門肺俞厥陰心督肝鬲膽脾胃俞三焦腎俞氣海大腸關元小腸膀俞中膂白環上次中下皆窌也膏肓患門四花六穴腰俞命門穴皆可徹

腹部中穴歌

天突璇璣華蓋紫宫玉堂膻中中庭鳩尾巨闕上脘中脘建里下脘水分神闕交海石門關元中極曲骨膀門二寸夾臍天樞期章二门不可不知

二寸	二寸	二寸	天　突	二寸	二寸	二寸
寸六云	气	俞	璇寸六玑	府	户	门寸六
寸六中	库	彧	华寸六盖	中	房	府寸六
寸六周	屋	神	紫寸六宫	藏	翳	荣寸六
寸六胸	膺	灵	玉寸六堂	墟	窗	乡寸六
寸六天	乳	神	膻寸六中	封	中	溪寸六
寸六食	乳	步	中寸六庭	廊	根	窦寸六
寸半	寸半	寸半	鸠骨下五分尾	寸半	寸半	寸半
期	不	幽	巨寸五阙	门	容	门
日五分	承一寸	通一寸	上一寸脘	谷	满	月
腹寸半	梁一寸	阴一寸	中一寸脘	都	门	哀
	关一寸	石一寸	建一寸里	关	门	
	太一寸	商一寸	下一寸脘	曲	乙	
	滑一寸		水一寸分		肉	
一寸	一寸	一寸	水一寸分	一寸	一寸	一寸
	天一寸	肓	神一寸脐阙	俞	枢一寸	
大三寸半	外一寸	中一寸	阴一寸交	注一寸	陵一寸	横
腹一寸五分	大一寸	四一寸	气五分海	满一寸	巨一寸	结
		气一寸	石五分门	穴一寸		
		大一寸	关一寸元	赫一寸		
府二寸		横一寸	中一寸极	骨一寸		舍
冲一寸			曲一寸骨			门
	水				道	
	归二寸				来二寸	
	气一寸		会　阴		冲一寸	

背部穴俞歌

二节大椎，风门肺俞，厥阴心督，肝膈胆脾，胃俞三焦，肾俞气海，大肠关元，小肠膀俞，中膂白环，上次中下皆髎也，膏肓患门，四花六穴，腰俞命门，穴皆可彻。

腹部中穴歌

天突璇玑，华盖紫宫，玉堂膻中，中庭鸠尾，巨阙上脘，中脘建里，下脘水分，神阙交海，石门关元，中极曲骨，膀门二寸，夹脐天枢，期章二门，不可不知。

頭部

前髮際至後髮際折作十二節爲一尺二寸前髮際不明者取眉心直上行三寸後髮際不明者取大椎上行三寸前後俱不明者折作一尺八寸頭部直寸並依此法取眼内眥角至外眥角爲一寸頭部橫穴並依此穴寸法

神庭穴至曲差穴曲差穴至本神穴本神穴至頭維穴各一寸半自神庭至頭維共四寸半

背部

大椎穴下尾骶骨穴共計二十一椎通作三尺故謂人爲三尺之軀者此也

上七椎每椎一寸四分一釐共九寸八分七厘

中七椎每椎一寸六分一釐十四椎與臍平共二尺一寸一分四釐

下七椎每椎一寸二分六釐共八寸六分二釐

第二行夾脊各一寸半 除脊一寸共折作四寸分兩傍

第三行夾脊各三寸 除脊一寸共折作七寸

头部

前发际至后发际折作十二节，为一尺二寸。前发际不明者，取眉心直上行三寸。后发际不明者，取大椎上行三寸。前后俱不明者，折作一尺八寸，头部直寸并依此法取。眼内眦角至外眦角为一寸，头部横穴并依此穴寸法。

神庭穴至曲差穴，曲差穴至本神穴，本神穴至头维穴各一寸半，自神庭至头维共四寸半。

背部

大椎穴下尾骶骨穴，共计二十一椎，通作三尺故谓人为三尺之躯者，此也。

上七椎每椎一寸四分一厘共九寸八分七厘，中七椎每椎一寸六分一厘，十四椎与脐平共二尺一寸一分四厘。

下七椎每椎一寸二分六厘共八寸六分二厘。

第二行，夹脊各一寸半，除脊一寸，共折作四寸，分两旁。

第三行，夹脊各三寸，除脊一寸，共折作七寸，

分兩傍
腹部
膺部腹部横寸并用對乳間横折作八寸〇膺腹横寸取穴悉依直寸取穴依心胷岐骨下至臍共折八寸臍下至毛際横骨折作五寸〇天突至膻中折作六寸八分下行一寸六分為中庭上取天突至中庭共折八寸四分〇手足穴并用中指寸取之
謹按同身尺寸頭之大骨圍二尺六寸胸圍四尺五寸腰圍四尺二寸髮所覆者顱至項尺二寸髮以下至頤長一尺結喉以下至缺盆中長四寸缺盆以下至髃骬長九寸過則肺大不滿則肺小髃骬以下至天樞長八寸過則胃大不及則胃小天樞以下至横骨長六寸半過則廻腸廣長不滿則短狹横骨長六寸半横骨上廉以下至内輔之上廉長一尺八寸内輔之上廉以下至下廉長三寸半内輔下廉下至内踝長一尺三寸内踝以下至地長三寸膝膕以下至附屬長一尺六寸附屬以

分两旁。

腹部

膺部腹部横寸，并用对乳间横折作八寸。○膺腹横寸取穴悉依直寸取穴，依心胸岐骨下至脐共折八寸，脐下至毛际横骨折作五寸。○天突至膻中折作六寸八分，下行一寸六分为中庭，上取天突至中庭共折八寸四分。○手足穴并用中指寸取之。

谨按同身尺寸，头之大骨围二尺六寸，胸围四尺五寸，腰围四尺二寸，发所覆者，颅至项尺二寸，发以下至颐长一尺，结喉以下至缺盆中长四寸，缺盆以下至髃骬长九寸，过则肺大，不满则肺小。髃骬以下至天枢长八寸，过则胃大，不及则胃小。天枢以下至横骨长六寸半，过则回肠广长，不满则短狭。横骨长六寸半，横骨上廉以下至内辅之上廉长一尺八寸。内辅之上廉以下至下廉长三寸半。内辅下廉下至内踝长一尺三寸，内踝以下至地长三寸。膝腘以下至跗[1]属长一尺六寸，跗属以

①跗：原作“附”，据《灵枢·骨度》改。下同。

下至地長三寸故骨圍大則大過小則不及角以下至柱骨長一尺行腋中不見者長四寸腋以下至脅脇長一尺二寸脅脇以下至髀樞長六寸髀樞以下至膝中長一尺九寸膝以下至踝長一尺六寸外踝以下至京骨長三寸京骨以下至地長一寸耳後當完骨者廣九寸耳前當耳門者廣一尺三寸兩顴之間相去七寸兩乳之間廣九寸兩髀之門廣六寸半足長一尺二寸廣四寸半肩至肘長一尺七寸肘至腕長一尺二寸半腕至中指本節長四寸至其末節長四寸半項髮以下至骨長二寸半膂骨以下至尾骶二十一節長三尺周身經穴隨處而取之則其長短濶狹各合其度而自無過與不及之弊矣今人悉以中指一寸通身取之烏得為之同身當曰同指必其隨所處而取其穴道故曰同身寸

十四經脈長短尺寸

手之六陽經脈從手至頭長五尺共計五六合三丈

手之六陰經脈從胷走手長三尺五寸共計三六一丈八尺五六合三尺合二丈一尺

下至地长三寸。故骨围大则大过，小则不及。角以下至柱骨长一尺，行腋中不见者长四寸，腋以下至季胁长一尺二寸，季胁以下至髀枢长六寸，髀枢以下至膝中长一尺九寸，膝以下至踝长一尺六寸，外踝以下至京骨长三寸，京骨以下至地长一寸。耳后当完骨者广九寸，耳前当耳门者广一尺三寸，两颧之间相去七寸，两乳之间广九寸。两髀之门广六寸半，足长一尺二寸，广四寸半。肩至肘长一尺七寸，肘至腕长一尺二寸半。腕至中指本节长四寸，至其末节长四寸半。项发以下至骨长二寸半，膂骨以下至尾骶二十一节长三尺周身经穴随处而取之，则其长短阔狭各合其度，而自无过与不及之弊矣。今人悉以中指一寸通身取之，乌得为之同身？当曰同指。必其随所处而取其穴道，故曰同身寸。

十四经脉长短尺寸

手之六阳经脉，从手至头，长五尺，共计五六合三丈。

手之六阴经脉，从胸走手，长三尺五寸，共计三六一丈八尺，五六合三尺，合二丈一尺。

足之六陽經脉從頭走至足長八尺共計六八四丈八尺

足之六陰經脉從足走入胷中長六尺五寸共計六六三十六五六當三尺合三丈九尺

督脉任脉各長四尺五寸共合九尺

兩蹻脉從足至目各長七尺五寸共合一丈五尺

十四脉都合十六丈二尺此氣之大經隧也

經脉說

夫所謂經者以其氣血流行之大經常而不息者謂之脉者以其血理分袤（音謀言相去也）行體者而言也謂之絡者本經之旁支而別出以聯絡於十二經者也如手太陰經之支者從腕後出次指端而交於陽明經者是也

足之六阳经脉，从头走至足，长八尺，共计六八四丈八尺。

足之六阴经脉，从足走入胸中，长六尺五寸，共计六六三十六，五六当三尺，合三丈九尺。

督脉、任脉各长四尺五寸，共合九尺。

两跷脉从足至目，各长七尺五寸，共合一丈五尺。

十四脉都合十六丈二尺，此气之大经隧也。

经脉说

夫所谓经者，以其气血流行之大经常而不息者。谓之脉者，以其血理分袤音谋，言相去也行体者而言也。谓之络者，本经之旁支而别出以联络于十二经者也，如手太阴经之支者，从腕后出次指端而交于阳明经者是也。

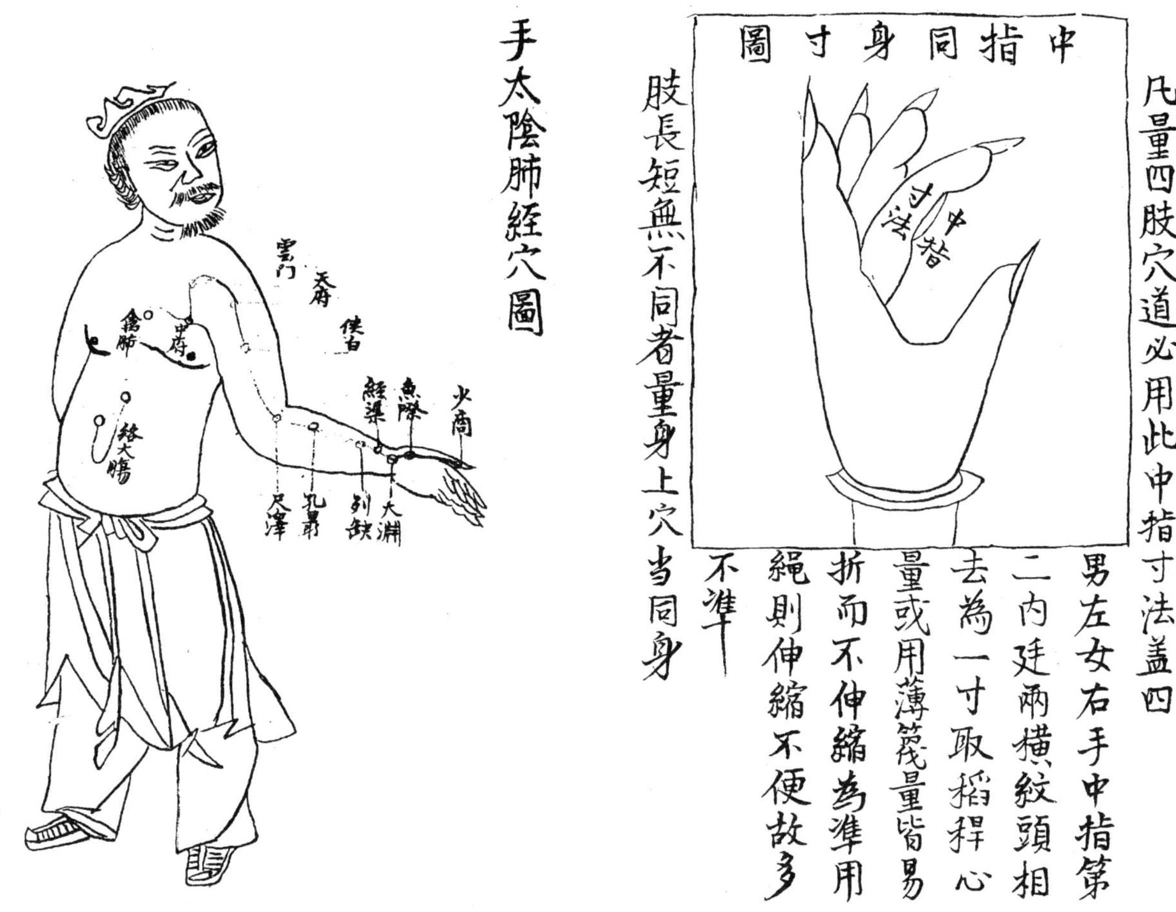

凡量四肢穴道必用此中指寸法，盖四肢长短无不同者，量身上穴当同身。

男左女右，手中指第二内廷两横纹头相去为一寸，取稻秆心量，或用薄篾量，皆易折而不伸缩为准，用绳则伸缩不便，故多不准。

中指同身寸图（图见上）

手太阴肺经穴图（图见上）

內經曰西方白色入通於肺開竅於鼻藏精於肺故病在背其味辛其類金其畜馬其谷稻其音商其數九其臭腥其液涕肺主鼻其在天為燥在地為金在體為皮毛在藏為肺在色為白在音為商在聲為哭在變動為咳在竅為鼻在味為辛在志為憂、傷肺喜勝憂熱傷皮毛寒勝熱辛傷皮毛苦勝辛其應四时上為太白星是以知病之在皮毛也

肺者氣之本魄之處也其華在毛其充在皮為陽中之太陽通於秋氣

肺者轉相之官治節出焉　肺之合皮也其榮毛也其主心也

肺色白欲如鵞毛不欲如鹽

肺氣絶則皮毛焦皮毛焦則津液去津液去則皮節傷皮節傷則皮枯毛折毛折者死不治

手太陰肺脈起於中焦下絡大腸還循胃口上膈屬肺起從肺系喉嚨是也橫出腋下循臑內行少陰心主之前下肘中循臂內上骨下廉入寸口上魚際

《内经》曰：西方白色，入通于肺，开窍于鼻，藏精于肺，故病在背。其味辛，其类金，其畜马，其谷稻，其音商，其数九，其臭腥，其液涕。肺主鼻，其在天为燥，在地为金，在体为皮毛，在脏为肺，在色为白，在音为商，在声为哭，在变动为咳，在窍为鼻，在味为辛，在志为忧。忧伤肺，喜胜忧。热伤皮毛，寒胜热。辛伤皮毛，苦胜辛。其应四时，上为太白星。是以知病之在皮毛也。

肺者，气之本，魄之处也，其华在毛，其充在皮，为阳中之太阳，通于秋气。

肺者，转相之官，治节出焉。肺之合皮也，其荣毛也，其主心也。

肺色白，欲如鹅毛，不欲如盐。

肺气绝则皮毛焦，皮毛焦则津液去，津液去则皮节伤，皮节伤则皮枯毛折，毛折者死，不治。

手太阴肺脉起于中焦，下络大肠，还循胃口，上膈属肺，起从肺系喉咙是也，横出腋下，循臑内，行少阴心主之前，下肘中，循臂内上骨下廉，入寸口，上鱼际，

出大指之端支者，从腕后直出次指内廉，出其端。〇凡十一穴，左右共二十二穴。

经穴歌

手太阴十一穴，中府云门天府列。侠白尺泽孔最存，列缺经渠太渊涉。鱼际直出大指终，络过阳明大肠接。

肺经步穴歌

太阴肺兮出中府，云门之下一寸许。云门气户旁二寸，人迎之下二骨数。天府腋下三寸求，侠白去肘五寸主。尺泽肘中约纹论，孔最腕中七寸许。列缺腕侧一寸半，经渠寸口陷中是。太渊掌后横纹[1]头，鱼际节后大指本节后散脉举。少商大指内侧端，此穴若针疾咸愈。

中府一名膺俞　在云门下一寸，乳上三肋间，动脉应手陷中，去中行六寸，肺之募募犹结募也，言经气聚此，足太阴脾脉之命。针入三分，〇灸五壮《埤雅》云：壮者，以壮人为法也。主治腹胀食不下，四肢肿，喘气胸满，肩背痛，呕啘，

①纹：原作"绽"，据《神应经》改。

咳逆上气，肺系急，肺寒热，胸悚悚，胆热浊涕，风汗出，面肿少气不得卧，伤寒胸中热，飞尸遁注，瘿瘤。

云门 在巨骨下挟气户旁二寸陷中，动脉应手，举臂取之，去胸中行任脉两旁，相去各六寸。针入三分，不宜深，深则使人气逆。〇灸五壮。主治伤寒，四肢热不已，咳逆短气，上冲心胸，胁彻背痛，喉痹，臂不得举，瘿气。

天府 在腋下三寸，臂臑内廉动脉陷中，以鼻取之。《铜人》针四分，〇灸二七壮至百壮。《资》云：非大急不灸。《甲乙经》禁灸，灸之使人逆气。主治暴痹内逆，肝肺[1]相搏，血溢鼻口，鼻衄血不止，卒中恶风邪气，泣出，喜忌，飞尸恶疰，鬼语遁下，喘不得息，疟寒热目眩，远视䀮䀮，瘿气。

侠白 在天府下去肘五寸动脉中。〇针三分，〇灸五壮。主治心痛短气，干呕烦满。

尺泽 在肘中约纹上，屈肘横纹筋骨罅陷中，手太阴肺脉所入为合水，肺实泻之。〇针三分，〇灸三

①肺：原重作“肝”，据《灵枢·寒热病》改。

壯銅人禁灸素問灸五壯主肩背痛汗出中風小便數而久溺色變遺失無度面白善嚏悲愁不樂灑淅寒熱風痺臑肘攣手臂不得舉喉痺上氣嘔吐口舌乾欬嗽痎瘧四肢腫臂寒短氣心痛肺積息賁小兒慢驚風

孔最　去腕上七寸〇銅人鍼三分〇灸五壯主治熱病汗不出欬逆肘臂屈伸難吐血失音咽痛頭痛

列缺　手太陰别絡走陽明去腕側上一寸五分滑氏以手交叉頭食指末筋罅中是穴〇銅人鍼二分〇灸三壯明堂鍼三分灸七壯主治偏風口面喎斜手肘無力半身不遂口禁不開寒熱瘧嘔沫咳嗽善笑驚癇妄見面目四肢癰腫肩痺胷背寒慄少氣不足以息尸厥寒厥按素問曰直行者謂之經旁出者謂之絡手太陰之支從腕後直出次指内廉出其端是列缺爲太陰别走陽明之絡人或有寸關尺三部脉不見自列缺至陽谿脉見者俗謂反關脉此經脉虛而絡

壮《铜人》禁灸，《素问》灸五壮。主肩背痛，汗出中风，小便数而久溺色变，遗失无度，面白善嚏，悲愁不乐，洒淅寒热，风痹，臑肘挛，手臂不得举，喉痹上气，呕吐，口舌干，咳嗽痎疟，四肢肿，臂寒，短气心痛，肺积息贲，小儿慢惊风。

孔最　去腕上七寸。〇《铜人》针三分，〇灸五壮。主治热病汗不出，咳逆，肘臂屈伸难，吐血失音，咽痛，头痛。

列缺　手太阴别络走阳明，去腕侧上一寸五分。滑氏以手交叉，头食指末筋罅中是穴。〇《铜人》针二分，〇灸三壮《明堂》针三分，灸七壮。主治偏风，口面㖞斜，手肘无力，半身不遂，口禁不开，寒热疟，呕沫，咳嗽，善笑，惊痫妄见，面目四肢痈肿，肩痹，胸背寒栗，少气不足以息，尸厥寒厥。按：《素问》曰：直行者谓之经，旁出者谓之络。手太阴之支，从腕后直出，次指内廉出其端是列缺，为太阴别走阳明之络。人或有寸关尺三部脉不见，自列缺至阳溪脉见者，俗谓反关脉。此经脉虚而络

脈滿千金翼謂陽脈逆反大於寸口三倍惜叔和尚未之及而況高陽生哉

經渠　在寸口陷中○鍼三分禁灸灸傷人神明

主治瘧寒熱胷背拘急膨脹喉痺欬逆上氣傷寒熱病汗不出心痛嘔吐

太淵一名太泉避唐相諱在掌後陷中肺脈手注為俞經曰脈會太淵疏曰脈病治此　平旦寅時氣血從此始故曰寸口者脈之大要會手太陰之動也○鍼一分○灸三壯

主治胸痺逆氣善嘔噦飲水咳嗽煩躁不得眠肺脹彭眼痛眼青生瞖赤筋缺盆痛引臂肩背痛寒喘不息氣上逆心痛咳血狂言溺色變遺失無痛

魚際　在大指本節後內側陷中又云散脈中肺脈所溜為滎○鍼一分○灸三壯

主治酒病身熱惡風寒虛熱舌上黃頭痛咳嗽噦傷寒汗不出痺走胷背痛目眩煩心少氣腹痛不下食肘攣肢滿喉中乾燥寒慄溺出嘔血悲恐心痺乳癰

脉满，《千金翼》谓阳脉逆反大于寸口三倍。惜叔和尚未之及，而况高阳生哉。

经渠　在寸口陷中。○针三分，禁灸灸伤人神明。主治疟寒热，胸背拘急，膨胀喉痹，咳逆上气，伤寒热病，汗不出，心痛，呕吐。

太渊一名太泉，避唐祖[1]讳　在掌后陷中，肺脉手注为俞。经曰：脉会太渊。疏曰：脉病治此。平旦寅时气血从此始，故曰寸口者，脉之大要会，手太阴之动也。○针一分，○灸三壮。主治胸痹，逆气，善呕哕，饮水咳嗽，烦躁不得眠，肺胀膨，眼痛，眼青，生翳赤筋，缺盆痛引臂肩背痛，寒喘不息，气上逆，心痛，咳血，狂言，溺色变，遗失无痛。

鱼际　在大指本节后内侧陷中，又云散脉中，肺脉所溜为荥。○针一分，○灸三壮。主治酒病，身热，恶风寒，虚热，舌上黄，头痛，咳嗽，哕，伤寒汗不出，痹走胸背痛，目眩，烦心，少气，腹痛不下食，肘挛肢满，喉中干燥，寒栗溺出，呕血，悲恐，心痹，乳痈。

①祖：原作"相"，据《千金要方》卷二十九改。

少商　在大指端内側去爪甲角如韭葉白肉際宛宛中肺脈所出爲井木〇鍼一分〇灸一壯主項腫喉痹煩心善嘔心下滿汗出而煩欬逆痎瘧振寒腹滿唾沫引飲食不下小兒乳鵞唐刺史項腫如升喉中閉塞水粒不下甄權以三稜針刺之微出血而立愈

手陽明大腸經穴圖

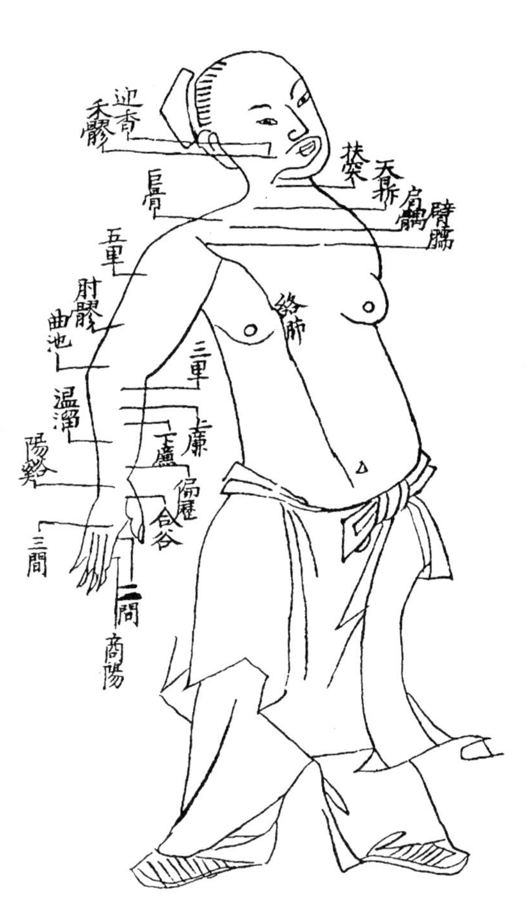

少商　在大指端内侧，去爪甲角如韭叶，白肉际宛宛中。肺脉所出为井木。〇针一分，〇灸一壮。主项肿喉痹，烦心、善呕，心下满，汗出而烦，咳逆，痎疟振寒，腹满，唾沫引饮，食不下，小儿乳鹅。唐刺史项肿如升，喉中闭塞，水粒不下，甄权以三棱针刺之，微出血而立愈。

手阳明大肠经穴图（图见上）

內經曰大腸者傳道之官變化出焉 又云大腸
為白腸
食下則腸實而胃虛故曰實而不滿、而不實
手陽明大腸之脈起於大指次指之端循指上廉
出合谷兩骨之間上入兩筋之中大指之次指謂
食指也凡經脈之道陰脈行手足之裏陽脈行手
足之外此經多血多氣循臂上廉入肘外廉上循
臑外前廉上肩出髃骨之前廉上出柱骨之會上
下入缺盆絡肺下鬲屬大腸其支者別從缺盆上
頸貫頰入下齒縫中還出挾口交人中左之右右
之左上挾鼻孔 凡二十穴左右共四十穴
商陽一名絕陽 手大指次指內側去爪甲角如韭葉手陽
明大腸脈所出為井金○鍼一分○灸三壯
主治胸中滿氣喘支腫痛熱汗不出耳鳴耳聾寒
熱痎瘧口乾頤腫齒痛惡寒肩背急相引缺盆中
痛目青盲灸三壯右取左左取右如食頃立已
二間一名間谷 在食指本節前內側陷中手陽明大腸脈
所溜為滎水○鍼三分○灸三壯

《内经》曰：大肠者，传道之官，变化出焉。又云：大肠为白肠。

食下则肠实而胃虚，故曰：实而不满，满而不实。

手阳明大肠之脉，起于大指次指之端，循指上廉，出合谷两骨之间，上入两筋之中。大指之次指谓食指也。凡经脉之道，阴脉行手足之里，阳脉行手足之外。此经多血多气，循臂上廉入肘外廉，上循臑外前廉，上肩出髃骨之前廉，上出柱骨之会上，下入缺盆，络肺，下膈，属大肠。其支者，别从缺盆上颈贯颊，入下齿缝中，还出挟口，交人中，左之右，右之左，上挟鼻孔。凡二十穴，左右共四十穴。

商阳一名绝阳　手大指次指内侧，去爪甲角如韭叶，手阳明大肠脉所出为井金。○针一分，○灸三壮。主治胸中满，气喘，肢肿痛，热汗不出，耳鸣耳聋，寒热痎疟，口干，颐肿齿痛，恶寒，肩背急相引，缺盆中痛，目青盲。灸三壮。右取左，左取右，如食顷立已。

二[1]**间**一名间谷　在食指本节前内侧陷中。手阳明大肠脉所溜为荥水。○针三分，○灸三壮。

①二：底本版蚀不清，据《针灸甲乙经》卷三第二十七补正。

主治喉痺頷顋腫肩背臑痛振寒鼻衄多驚齒痛
目黄口乾口喘急食不通傷寒水結
三間一名少谷在食指本節後内側陷中手陽明大腸脈
所注為俞水○鍼三分○灸三壯○主治喉痺咽
中如梗下齒齲痛嗜卧胸腹滿腸鳴洞瀉寒熱瘧
唇焦口乾氣喘目眥痛喜驚多唾寒熱結水
合谷一名虎口手大指次指岐骨間陷中手陽明大腸脈
所過為原○鍼三分○灸三壯○主治傷寒大渴
脈浮在表發熱惡寒頭痛脊强無汗寒熱瘧鼻衄
不止熱病汗不出目視不明偏正頭痛腰脊内引
痛小兒单乳蛾○婦人姙娠補合谷即墮胎
陽谿一名中魁腕中上側兩筋間陷中手陽明大腸脈所
行為經火○鍼三分○灸三壯○主治狂言笑喜
見鬼熱病煩心目赤爛翳厥逆頭痛胸滿不得息
寒熱瘧嘔沫喉痺耳鳴驚掣肘臂不舉
偏歷在腕中後三寸陽明絡脈别走太陰
鍼三分○灸三壯○主治肩髆肘腕痠疼目䀮䀮
齒痛鼻衄寒熱瘧癲疾多言喉痺耳鳴汗不出利

主治喉痹，颔颛肿，肩背臑痛，振寒，鼻衄，多惊，齿痛，目黄口干，口㖞[1]喘急，食不通，伤寒水结。

三间一名少谷　在食指本节后内侧陷中，手阳明大肠脉所注为俞水。○针三分，○灸三壮。○主治喉痹，咽中如梗，下齿龋痛，嗜卧，胸腹满，肠鸣洞泻，寒热疟，唇焦口干，气喘，目眦痛，喜惊多唾，寒热结水。

合谷一名虎口　手大指次指歧骨间陷中。手阳明大肠脉所过为原。○针三分，○灸三壮。○主治伤寒大渴，脉浮在表，发热恶寒，头痛脊强无汗，寒热疟，鼻衄不止，热病汗不出，目视不明，偏正头痛，腰脊内引痛，小儿单乳鹅。○妇人妊娠，补合谷即堕胎。

阳溪一名中魁　腕中上侧两筋间陷中，手阳明大肠脉所行为经火。○针三分，○灸三壮。○主治狂言笑喜，见鬼，热病烦心，目赤烂翳，厥逆头痛，胸满不得息，寒热疟，呕沫，喉痹，耳鸣，惊掣，肘臂不举。

偏历　在腕中后三寸，阳明络脉别走太阴。针三分，○灸三壮。○主治肩髆肘腕酸疼，目䀮䀮，齿痛鼻衄，寒热疟，癫疾多言，喉痹，耳鸣，汗不出，利

①㖞：原脱，据《针灸大成》卷六补。

小便

温溜一名逆注 一名池頭 腕後大士五寸小士六寸明堂腕後
五寸六寸間〇針三分〇灸三壯
主腸鳴腹痛傷寒噦逆噫鬲氣閉寒熱頭痛喜笑
狂言見鬼吐沫四肢腫口舌痛喉痹

下廉 在輔骨下去上廉一寸輔銳肉分外
針五分〇灸三壯〇主治飧泄癆瘵小腹滿小便
血狂言偏風濕痹小腸氣面無顏色痃癖腹痛不
可忍飧泄臍腹痛食不化氣喘涎出乳癰

上廉 在三里下一寸其分獨抵陽明之會外
針五分〇灸五壯〇主治小便澁腸鳴胸痛半身
不遂手足不仁喘息大腸氣腦風頭痛

三里一名手三里 在曲池下二寸按之內起銳肉之端〇
鍼二分〇灸三壯〇主治霍亂遺失失音齒痛頰
腫瘰癧手痹不仁中風口癖手足不隨

曲池 在肘外輔骨屈肘兩骨中以手拱胸取之手
陽明大腸脉所入為合土〇針七分〇灸七壯至
百壯

小便。

温溜一名逆注，一名池头 腕后大士五寸，小士六寸。《明堂》腕后五寸六寸间。○针三分，○灸三壮。主肠鸣腹痛，伤寒哕逆，噫膈气闭，寒热头痛，喜笑狂言，见鬼，吐沫，四肢肿，口舌痛，喉痹。

下廉 在辅骨下，去上廉一寸，辅锐肉分外。针五分，○灸三壮。○主治飧泄，痨瘵，小腹满，小便血，狂言，偏风，湿痹，小肠气，面无颜色，痃癖，腹痛不可忍，飧泄，脐腹痛，食不化，气喘，涎出，乳痈。

上廉 在三里下一寸，其分独抵阳明之会外。针五分，○灸五壮。○主治小便涩，肠鸣胸痛，半身不遂，手足不仁，喘息，大肠气，脑风头痛。

三里一名手三里 在曲池下二寸，按之内起锐肉之端。○针二分，○灸三壮。○主治霍乱遗失，失音齿痛，颊肿瘰疬，手痹不仁，中风口癖，手足不随。

曲池 在肘外辅骨屈肘两骨中，以手拱胸取之。手阳明大肠脉所入为合土。○针七分，○灸七壮至百壮。

主繞踝風手臂紅腫肘中痛偏風半身不遂風邪泣出喉痺不能言臂髆痛筋緩屈伸不便無力瘈瘲顛疾皮膚乾燥痂疥婦人經脈不通

肘髎 在肘大骨外廉陷中○鍼三分○灸三壯主治風嗜卧臂痛不舉麻木不仁

五里 在肘上三寸行向裏大脈中央禁針○灸十壯○主治風瘮驚恐吐血咳嗽肘臂痛難動脹滿氣逆徵熱瘰癧

臂臑 肘上七寸䐃肉端肩髃下一寸兩筋兩骨罅陷宛宛中乎手取之手陽明絡手足太陽陽維之會○不宜針明堂灸七壯主治臂痛無力瘰癧頸項拘急

肩髃一名中肩井一名偏肩 髆骨頭肩端上兩骨罅閒陷者宛宛中舉臂取之有空足少陽陽蹻之會鍼六分○灸七壯○主治中風偏風半身不遂手足不隨肩臂痛不能向頭上勞氣泄精憔悴傷寒作熱不已四肢熱諸癭氣昔有臂痛無力不能挽弓肩髃進針即可射

主绕踝风，手臂红肿，肘中痛，偏风半身不遂，风邪泣出，喉痹不能言，臂膊痛，筋缓屈伸不便，无力，瘈疭颠疾，皮肤干燥，痂疥，妇人经脉不通。

肘髎 在肘大骨外廉陷中。〇针三分，〇灸三壮。主治风，嗜卧，臂痛不举，麻木不仁。

五里 在肘上三寸，行向里大脉中央。禁针，〇灸十壮。〇主治风痨，惊恐，吐血，咳嗽，肘臂痛难动，胀满气逆，微[1]热，瘰疬。

臂臑 肘上七寸，䐃肉端肩髃下一寸，两筋两骨罅陷宛宛中乎，手取之。手阳明络、手足太阳、阳维之会。〇不宜针《明堂》，灸七壮。主治臂痛无力，瘰疬，颈项拘急。

肩髃一名中肩井，一名偏肩 膊骨头肩端上两骨罅间陷者宛宛中，举臂取之有空，足少阳、阳跷之会。针六分，〇灸七壮。〇主治中风偏风，半身不遂，手足不随，肩臂痛不能向头上，劳气泄精，憔悴，伤寒作热不已，四肢热，诸瘿气。昔有臂痛无力，不能挽弓，肩髃进针即可射。

①微：原作“徵”，据《针灸大成》卷六改。

巨骨　肩尖上行兩叉骨罅間陷中手陽明陽蹻之會○禁鍼素註灸七壯
主治驚癇吐血胸中有瘀血臂膊痛不得屈伸

天鼎　頸缺盆上直扶突後一寸○針三分○灸三壯○主治喉痹嗌腫不得食

扶突一名水穴　氣舍後一寸五分在頸當曲頰下一寸人迎後一寸五分仰而取之○針三分○灸三壯
主治咳嗽多唾上氣喘息喉中如水雞暴瘖氣破

禾窌　在鼻孔下夾水溝旁五分
鍼三分○灸五壯○主尸厥及口不可開鼻瘡息肉鼻塞不聞香臭衄

迎香　在禾窌上一寸鼻下孔旁五分手陽明足陽明之會○鍼三分○禁灸
主治鼻塞不聞香臭偏風喎斜面癢浮腫風動葉落狀為虫行喘息不利多涕有瘡衄衂鼻有肉息

手陽明經穴歌
手陽明脈起商陽二間三間合谷藏陽谿偏歷溫溜注下廉上廉三里長曲池肘髎迎五里臂臑肩

巨骨　肩尖上行两叉骨罅间陷中，手阳明、阳跷之会。禁针《素注》，灸七壮。主治惊痫吐血，胸中有瘀血，臂膊痛不得屈伸。

天鼎　颈缺盆上直扶突后一寸。○针三分，○灸三壮。主治喉痹，嗌肿不得食。

扶突一名水穴　气舍后一寸五分，在颈当曲颊下一寸，人迎后一寸五分，仰而取之。○针三分，○灸三壮。主治咳嗽多唾，上气喘息，喉中如水鸡，暴喑气破。

禾髎　在鼻孔下夹水沟旁五分，针三分，○灸五壮。○主尸厥及口不可开，鼻疮息肉，鼻塞不闻香臭，衄。

迎香　在禾髎上一寸，鼻下孔旁五分。手阳明足阳明之会。○针三分，○禁灸。主治鼻塞不闻香臭，偏风㖞斜，面痒浮肿，风动叶落，状为虫行，喘息不利，多涕有疮，衄衄，鼻有息肉[1]。

手阳明经穴歌

手阳明脉起商阳，二间三间合谷藏。阳溪偏历温溜注，下廉上廉三里长。曲池肘髎迎五里，臂臑肩

①息肉：原作"肉息"，据《针灸资生经》卷六乙正。

髃巨骨當天鼎扶突禾髎接終以迎香二十穴

手陽明經步穴歌

手陽明經屬大腸食指内側起商陽本節前取二間定本節後取三間强岐骨陷中尋合谷陽谿腕中上側詳腕後三寸是偏歷五寸之中温溜當下廉上廉各一寸上廉此下一寸方屈肘曲中曲池得池下二寸三里場肘窌大骨外廉陷五里肘上三寸量臂臑髃下一寸取肩髃肩端兩骨当巨骨肩端叉骨内天鼎缺盆之上針扶突曲頰下一寸和髎五分水溝旁鼻孔兩傍各五分左右二穴皆迎香

髃巨骨当。天鼎扶突禾髎接，终以迎香二十穴。

手阳明经步穴歌

手阳明经属大肠，食指内侧起商阳。本节前取二间定，本节后取三间强。歧骨陷中寻合谷，阳溪腕中上侧详。腕后三寸是偏历，五寸之中温溜当。下廉上廉各一寸，上廉此下一寸方。屈肘曲中曲池得，池下二寸三里场。肘髎大骨外廉陷，五里肘上三寸量。臂臑髃下一寸取，肩髃肩端两骨当。巨骨肩端叉骨内，天鼎缺盆之上针。扶突曲颊下一寸，禾[1]髎五分水沟旁。鼻孔两旁各五分，左右二穴皆迎香。

---

①禾：原作“和”，本书“禾髎”“和髎”混用，今律齐为“禾髎”。

足陽明胃經穴圖

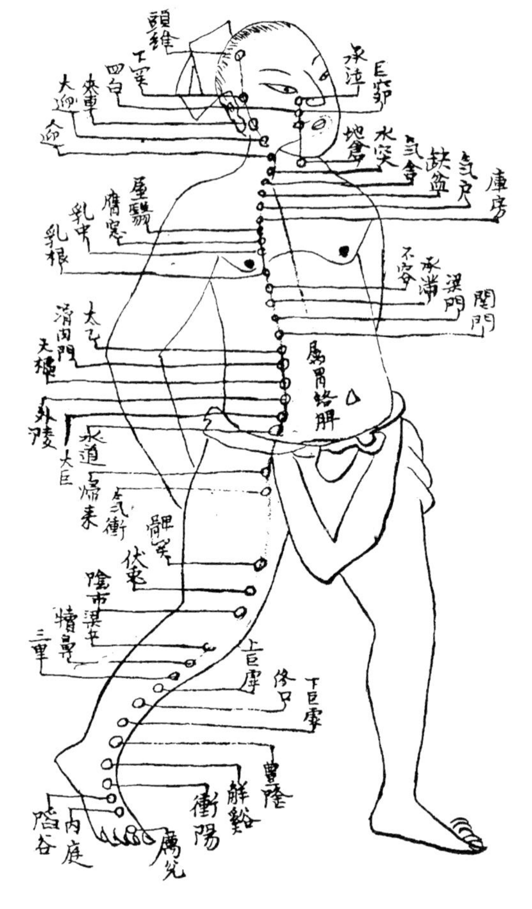

經曰胃者倉廩之官五味出焉又曰胃為廣腸五味入口藏於胃以養五臟氣味者水穀之海六腑之大原也是以五臟六腑之氣味皆出於胃食入於胃散精於肝淫氣於筋食入於胃濁氣歸心淫精於脈脈氣流經經氣歸於肺々朝百脈輸精於皮毛々脈合精行氣於腑々精神明留於四臟氣歸於權衡權衡以平氣口成寸以決死生飲入於胃游溢精氣上輸于皮々氣散精上歸於肺通調水道下輸膀胱水精四布五經并行合於四

足阳明胃经穴图（图见上）

《经》曰：胃者，仓廪之官，五味出焉。又曰：胃为广肠。五味入口，藏于胃，以养五脏气。胃[①]者，水谷之海，六腑之大原也，是以五脏六腑之气味皆出于胃。食入于胃，散精于肝，淫气于筋。食入于胃，浊气归心，淫精于脉。脉气流经，经气归于肺。肺朝百脉，输精于皮毛。毛脉合精，行气于腑，腑精神明，留于四脏，气归于权衡。权衡以平，气口成寸，以决死生。饮入于胃，游溢精气，上输于脾[②]，脾气散精，上归于肺，通调水道，下输膀胱。水精四布，五经并行。合于四

①胃：原作“味”，据《针灸甲乙经》卷一第三改。

②脾：原作“皮”，据《素问·经脉别论》改。下一个“脾”字同。

時五臟陰陽揆度以為常也人胃中常留穀二斗水一斗五升故平人日再圊五升七日五七三斗五升故平人七日不食而死也〇凡四十五穴左右共九十穴足陽明之脈起於鼻交頞中旁約太陽之脈下循鼻外上入齒中還出挾口環唇下交承漿卻循頷後下廉出大迎循頰車上耳前過客主人循髮際至額顱其支別者從大迎前下人迎循喉嚨入缺盆下鬲屬胃絡脾其直行者從缺盆下乳內廉挾臍入氣沖中其支者起胃下口循腹裏下至氣沖而合以下髀關抵伏菟下入膝臏中下循骭外廉下足跗入中指外間其支者下膝三寸而別以下入中指外間其支者別跗上入大指間出其端

承泣　在目下七分直瞳子陷中陽蹻脈任脈胃脈之會〇禁灸〇禁針〇主治冷淚出瞳子痒遠視䀮䀮昏夜無見口眼喎斜

四白　在目下一寸直瞳子令病正視取之〇針三分〇灸七壯〇主頭痛目眩目赤目昏痛僻淚眼

时五脏阴阳，揆度以为常也。人胃中常留谷二斗、水一斗五升，故平人日再圊五升，七日五七三斗五升，故平人七日不食而死也。〇凡四十五穴，左右共九十穴。足阳明之脉，起于鼻交頞中，旁约太阳之脉，下循鼻外，上入齿中，还出挟口环唇，下交承浆，却循颔后下廉出大迎，循颊车，上耳前，过客主人，循发际至额颅。其支别者，从大迎前下人迎，循喉咙，入缺盆，下膈属胃络脾。其直行者，从缺盆下乳内廉，挟脐入气冲中。其支者，起胃下口，循腹里下至气冲而合，以下髀关抵伏兔，下入膝膑中，下循骭外廉，下足跗，入中指外间。其支者，下膝三寸而别，以下入中指外间。其支者，别跗上入大指间出其端。

承泣　在目下七分，直瞳子陷中。阳跷脉、任脉、胃脉之会。〇禁灸，〇禁针。〇主治冷泪出，瞳子痒，远视䀮䀮，昏夜无见，口眼㖞斜。

四白　在目下一寸，直瞳子，令病正视取之。〇针三分，〇灸七壮。〇主头痛目眩，目赤目昏痛，僻泪，眼

弦痒口眼喎僻不能言
巨窌　挟鼻孔旁八分直瞳子平水溝蹻脈足陽明之會〇鍼三分〇灸七壯〇
主治瘈瘲唇頰腫痛口喎僻目障青肓無見遠視䀮䀮面風鼻頔腫脚氣膝腫痛
地倉　夾口吻旁四分外如近下有脈微動手足陽明任蹻脈之會〇針三分〇灸二七壯
主治偏風口眼喎斜目不得閉失音不語飲水不收水漿漏落眼瞤動遠視䀮、昏夜無見
大迎　在曲頷前一寸三分骨陷中動脈又以口下當兩肩是穴〇針三分〇灸三壯
主治風痓口瘖口噤不開唇吻瞤動頰腫牙痛寒熱瘰癧舌强不能言目痛不得閉
頰車一名機關 一名曲牙　耳下曲頰端近前陷中開口有空〇針三分〇灸三壯〇主治中風口禁失音不語口眼喎斜頰腫牙痛不可嚼物
下関　在客主人下耳前動脈下廉合口有空開口則閉、口有穴足陽明少陽之會〇針三分〇灸

弦痒，口眼㖞僻，不能言。

巨髎　挟鼻孔旁八分，直瞳子，平水沟，跷脉、足阳明之会。〇针三分，〇灸七壮。〇主治瘈疭，唇颊肿痛，口㖞僻，目障青盲无见，远视䀮䀮，面风，鼻頔肿，脚气，膝肿痛。

地仓　夹口吻旁四分外，如近下有脉微动，手足阳明、任、跷脉之会。〇针三分，〇灸二七壮。〇主治偏风，口眼㖞斜，目不得闭，失音不语，饮水不收，水浆漏落，眼瞤动，远视䀮䀮，昏夜无见。

大迎　在曲颔前一寸三分骨陷中动脉，又以口下当两肩是穴。〇针三分，〇灸三壮。〇主治风痉，口喑，口噤不开，唇吻瞤动，颊肿牙痛，寒热瘰疬，舌强不能言，目痛不得闭。

颊车一名机关，一名曲牙　耳下曲颊端近前陷中，开口有空。〇针三分，〇灸三壮。〇主治中风口噤，失音不语，口眼㖞斜，颊肿，牙痛不可嚼物。

下关　在客主人下耳前动脉下廉，合口有空，开口则闭，闭口有穴。足阳明、少阳之会。〇针三分，〇灸

三壯〇主治偏風口眼喎斜耳鳴耳聾痛痒出汗
失欠牙車脫臼
頭維　額角入髮際本神旁一寸五分神庭旁四寸
五分足少陽、明二脈之會〇針三分〇禁灸
主治頭痛如破目痛如脫淚出偏風視物不明
人迎一名五會　頭下大脈動應手夾結喉兩旁一寸五分
仰而取之以候五臟足陽明少陽之會〇禁針灸
水突一名水門　頸大筋前直人迎下氣舍上〇鍼三分〇
灸三壯〇主治咳逆上氣咽喉癰腫呼吸短氣喘
息不得卧
氣舍　頸直人迎下夾天突陷中〇鍼二分〇灸五
壯〇主治欬逆上氣肩腫不能顧喉痺咽哽食飲
不下瘿瘤
缺盆一名天蓋　在肩下横骨陷中〇針三分〇灸三壯
主治喘急息賁胸滿水腫瘰癧喉痺汗出寒熱缺
盆中腫外癀傷寒胸中熱不已
氣户　在巨骨下俞肝兩旁各二寸陷中仰而取之
去中行各四寸去膺窗四寸八分

三壮。〇主治偏风，口眼㖞斜，耳鸣耳聋，痛痒出汗，失欠，牙车脱臼。

头维　额角入发际，本神旁一寸五分，神庭旁四寸五分。足少阳、阳明二脉之会。〇针三分，〇禁灸。主治头痛如破，目痛如脱，泪出偏风，视物不明。

人迎一名五会　头下大脉动应手，夹结喉两旁一寸五分。仰而取之以候五脏，足阳明、少阳之会。〇禁针灸。

水突一名水门　颈大筋前直人迎下气舍上。〇针三分，〇灸三壮。〇主治咳逆上气，咽喉痈肿，呼吸短气，喘息不得卧。

气舍　颈直人迎下夹天突陷中。〇针二分，〇灸五壮。〇主治咳逆上气，肩肿不能顾，喉痹咽哽，食饮不下，瘿瘤。

缺盆一名天盖　在肩下横骨陷中。〇针三分，〇灸三壮。主治喘急息贲，胸满水肿，瘰疬，喉痹，汗出寒热，缺盆中肿外溃，伤寒胸中热不已。

气户　在巨骨下俞肝两旁各二寸陷中，仰而取之，去中行各四寸，去膺窗四寸八分。

鍼三分○灸五壯○主治咳逆上氣胸背痛支滿喘急不得息不知味

庫房　在氣戶下一寸六分陷中去中行各四寸仰而取之○鍼三分○灸五壯

主胸脇滿欬逆上氣呼吸不至唾膿血濁沫

屋翳　在庫房下一寸六分陷中氣戶下三寸二分去中行各四寸巨骨下四寸八分仰而取之

鍼二分○灸五壯○主治欬逆上氣唾膿血濁痰身腫皮膚痛不可近不禁衣淫濼瘈瘲不仁

膺窗　在屋翳下一寸六分陷中去中行各四寸○鍼四分○灸五壯

主治胸滿短氣不得臥腸鳴注泄乳癰寒熱

乳中　當乳之中是○微針○禁灸

乳根　乳中下一寸六分陷中去中行各四寸仰而取之○針三分○灸三壯○主治胸下痛滿悶膈氣不下食噎臂痛乳痛淒淒寒熱霍亂轉筋四厥

不容　幽門旁相去各一寸五分去中行任脈各三寸上脘兩旁各一寸直四肋間

针三分，○灸五壮。○主治咳逆上气，胸背痛，支满，喘急不得息，不知味。

库房　在气户下一寸六分陷中，去中行各四寸，仰而取之。○针三分，○灸五壮。○主胸胁满，咳逆上气，呼吸不至，唾脓血浊沫。

屋翳　在库房下一寸六分陷中，气户下三寸二分，去中行各四寸，巨骨下四寸八分，仰而取之。针二分，○灸五壮。○主治咳逆上气，唾脓血浊痰，身肿，皮肤痛不可近，不禁衣，淫泺，瘈疭不仁。

膺窗　在屋翳下一寸六分陷中，去中行各四寸。○针四分，○灸五壮。○主治胸满短气不得卧，肠鸣注泄，乳痈寒热。

乳中　当乳之中是。○微针，○禁灸。

乳根　乳中下一寸六分陷中，去中行各四寸，仰而取之。○针三分，○灸三壮。○主治胸下痛，满闷，膈气不下，食噎，臂痛，乳痛，凄凄寒热，霍乱转筋四厥。

不容　幽门旁相去各一寸五分，去中行任脉各三寸，上脘两旁各一寸，直四肋间。

鍼五分○灸五壯○主治腹滿痃癖肩脇痛心痛
唾血喘嗽嘔吐痰癖腹虛鳴不嗜食疝瘕

承滿 不容下一寸去中行各三寸○針三分○灸
三壯○主治腹脹腸鳴上氣喘急食飲不下肩息
唾血

梁門 在承滿下一寸去中行各三寸○針二分○
灸五壯○主治脇下積氣飲食不思大腸滑泄完
穀不化

關門 在梁門下一寸去中行各三寸○鍼八分○
灸五壯○主治善滿積氣腸鳴卒痛泄痛不欲食
走氣痛痰瘧振寒遺溺

太乙 在關門下一寸去中行各三寸○鍼八分○
灸五壯○主治心煩癲狂吐舌

滑肉門 在太乙下一寸下夾臍下一寸至天樞去
中行各三寸○針八分○灸五壯
主治癲狂嘔逆吐血重舌舌強

天樞一名長谿 一名穀門 去肓俞寸半夾臍中兩旁各二寸陷
中大腸之募○鍼五分○灸五壯 拔萃灸百壯

针五分，○灸五壮。○主治腹满痃癖，肩胁痛，心痛，唾血喘嗽，呕吐痰癖，腹虚鸣，不嗜食，疝瘕。

承满 不容下一寸，去中行各三寸。○针三分，○灸三壮。○主治腹胀肠鸣，上气喘急，食饮不下，肩息唾血。

梁门 在承满下一寸，去中行各三寸。○针二分，○灸五壮。○主治胁下积气，饮食不思，大肠滑泄，完谷不化。

关门 在梁门下一寸，去中行各三寸。○针八分，○灸五壮。○主治善满积气，肠鸣卒痛，泄痛，不欲食，走气痛，痰疟，振寒，遗溺。

太乙 在关门下一寸，去中行各三寸。○针八分，○灸五壮。○主治心烦，癫狂，吐舌。

滑肉门 在太乙下一寸，下夹脐下一寸至天枢，去中行各三寸。○针八分，○灸五壮。○主治癫狂，呕逆吐血，重舌舌强。

天枢一名长溪，一名谷门 去肓俞寸半，夹脐中两旁各二寸陷中，大肠之募。○针五分，○灸五壮《拔萃》：灸百壮。

主治奔豚泄瀉赤白痢水痢不止食不下水腫腹脹腸鳴上氣冲胸不能久立久積冷氣遶臍切痛時上冲心煩滿嘔吐霍亂不嗜身黃瘦女人癥瘕血結成塊漏下月水不調

外陵　在天樞下一寸去中行各二寸〇鍼三分〇灸五壯〇主治腹痛心下如懸下引臍痛

大巨　在外陵一寸天樞下二寸去中行各二寸〇針五分〇灸五壯

主治小腹脹滿小便難㿉疝四肢不收驚悸不眠

水道　在大巨下三寸去中行各二寸〇針八分半〇灸五壯〇主治肩背痠痛三焦膀胱腎熱氣婦人小腹脹痛引陰中月經至則腰腹脹痛胞中瘕子門寒大小便不通

歸來　在水道下二寸去中行各二寸〇鍼八分半〇灸五壯〇主奔豚腎子上入腹引心痛九疝婦人血臟積冷

氣衝一名氣街　在歸來下素註腹下夾臍相去四寸鼠鼷上一寸動脈應手宛宛中衝脈所起〇鍼三分〇

〇主治奔豚，泄泻，赤白痢，水痢不止，食不下，水肿，腹胀肠鸣，上气冲胸，不能久立，久积冷气，绕脐切痛，时上冲心，烦满呕吐，霍乱不嗜食[1]，身黄瘦，女人癥瘕，血结成块，漏下，月水不调。

外陵　在天枢下一寸，去中行各二寸。〇针三分，〇灸五壮。〇主治腹痛，心下如悬，下引脐痛。

大巨　在外陵一寸，天枢下二寸，去中行各二寸。〇针五分，〇灸五壮。〇主治小腹胀满，小便难，㿉疝，四肢不收，惊悸不眠。

水道　在大巨下三寸，去中行各二寸。〇针八分半，〇灸五壮。〇主治肩背酸痛，三焦膀胱肾热气，妇人小腹胀痛引阴中，月经至则腰腹胀痛，胞中瘕，子门寒，大小便不通。

归来　在水道下二寸，去中行各二寸。〇针八分半，〇灸五壮。〇主奔豚，肾子上入腹引心痛，九疝，妇人血脏积冷。

气冲一名气街　在归来下。《素》注：腹下夹脐相去四寸，鼠鼷上一寸，动脉应手宛宛中，冲脉所起。〇针三分，〇

①食：原脱，据《类经图翼》卷六补。

灸七壯○主治腹滿不得正卧癩疝大腸中熱身
熱腹痛陰莖痛奔豚婦人無子小腹痛妊娠子上
衝心産難包衣不下
髀關　在膝上伏菟後交分中○鍼六分○灸三壯
主治腰痛膝寒足麻木不仁痿痺股内筋絡急小
腹引喉痛
伏菟　膝上六寸起肉正跪坐而取之一云膝盖上
七寸左右各三指按捺上有肉起如菟之伏因以
此名○主脚氣膝冷風痺婦人八部諸疾
陰市一名陰鼎　膝上三寸伏菟下陷中拜而取之
鍼三分○禁灸○主治脚膝冷痿痺不仁不得屈
伸寒疝小腹痛滿
梁丘　膝上二寸兩筋間○鍼三分○灸三壯
主脚膝痛冷痺不仁不可屈伸足寒乳腫痛
犢鼻　在膝臏下骭骨上挾解大筋陷中形如牛鼻
故名○鍼三分○灸三壯
主膝中腫痛不仁難跪脚氣
三里　在膝下三寸骭骨外廉大筋内宛〻中兩筋

灸七壮。○主治腹满不得正卧，癞疝，大肠中热，身热，腹痛，阴茎痛，奔豚，妇人无子，小腹痛，妊娠子上冲心，产难包衣不下。

髀关　在膝上伏兔后交分中。○针六分，○灸三壮。○主治腰痛膝寒，足麻木不仁，痿痹，股内筋络急，小腹引喉痛。

伏兔　膝上六寸起肉，正跪坐而取之。一云膝盖上七寸左右各三指，按捺上有肉起如兔之状，因以此名。○主脚气膝冷风痹，妇人八部诸疾。

阴市一名阴鼎　膝上三寸伏兔下陷中，拜而取之。○针三分，○禁灸。○主治脚膝冷，痿痹不仁，不得屈伸，寒疝，小腹痛满。

梁丘　膝上二寸两筋间。○针三分，○灸三壮。○主脚膝痛，冷痹不仁，不可屈伸，足寒，乳肿痛。

犊鼻　在膝膑下骭骨上，挟解大筋陷中，形如牛鼻故名。○针三分，○灸三壮。○主膝中肿痛不仁，难跪，脚气。

三里　在膝下三寸，骭骨外廉大筋内宛宛中，两筋内分間舉足取之極重按之則跌上動脈止矣鍼五分○灸七壯千金灸一百壯主胃中寒心腹脹滿腸鳴藏氣虛憊真氣不足腹痛食不下大便不通心痛逆氣上攻腰痛不得俛仰小腸氣痃癖四肢滿膝骭痠痛目不明主治五勞七傷羸瘦虛乏等証皆治

巨虛上廉一名上巨虛 三里下三寸舉足取之足陽明胃合手陽明大腸○鍼三分○灸三壯

主治藏氣不足偏風脚氣腰腿手足不仁脚脛痠疼不能久立俠臍腹痛腸中切痛

條口 在下廉上一寸舉足取之○鍼五分○灸三壯○主治足膝麻木脚痛跌腫轉筋濕痺足緩不收不能久立

巨虛下廉一名下巨虛 上廉下三寸蹲池舉足取之足陽明胃與手太陽小腸合○鍼三分○灸七壯

主治小腸氣面無顏色偏風腿痿足不履地熱風冷痺風温痺喉痺足跗不收跟腫

豐隆 外踝上八寸下骭外廉陷中足陽明絡別走

内分间，举足取之。极重按之，则趺上动脉止矣。○针五分，○灸七壮《千金》：灸一百壮。○主胃中寒，心腹胀满，肠鸣，脏气虚惫，真气不足，腹痛食不下，大便不通，心痛，逆气上攻，腰痛不得俯仰，小肠气，痃癖，四肢满，膝骱酸痛，目不明。主治五劳七伤，羸瘦虚乏等证皆治。

巨虚上廉一名上巨虚　三里下三寸，举足取之。足阳明胃合手阳明大肠。○针三分，○灸三壮。○主治脏气不足，偏风脚气，腰腿手足不仁，脚胫酸疼，不能久立，挟脐腹痛，肠中切痛。

条口　在下廉上一寸，举足取之。○针五分，○灸三壮。○主治足膝麻木，脚痛，趺肿转筋，湿痹，足缓不收，不能久立。

巨虚下廉一名下巨虚　上廉下三寸，蹲地[1]举足取之。足阳明胃与手太阳小肠合。○针三分，○灸七壮。○主治小肠气，面无颜色，偏风腿痿，足不履地，热风冷痹，风湿[2]痹，喉痹，足跗不收，跟肿。

丰隆　外踝上八寸，下骱外廉陷中，足阳明络别走

①地：原作“池”，据《针灸大成》卷六改。
②湿：原作“温”，据《针灸大成》卷六改。

太陰○鍼三分○灸三壯
主治逆小便難怠惰腿膝痠屈伸不便腹痛如切
肢腫足清寒濕喉痺不能言顛狂見鬼好笑
解谿　在衝陽後一寸五分腕上陷中足大指次指
直上跗上陷考宛宛中足陽明胃脉內行為經
鍼五分○灸三壯○主治風氣面浮厥氣上冲腹
脹頭痛目眩癲疾煩心膝股䯒腫轉筋霍亂
衝陽　足跗上五寸去陷中谷三寸骨間動脉足陽
明胃脉所過為原○鍼三分○灸三壯
主治面目浮腫及水病善噫腸鳴腹痛汗不出振
寒瘧疾
內庭　在足大指次指外間陷中陽明胃脉所溜為
滎○鍼三分○灸三壯○主治四脉厥逆腹滿數
火惡聞人聲口喎齒齲鼻衄赤白痢手足逆冷
厲兑　在足大指次指之端去爪甲角如韭葉足陽
明胃脉所出為井○鍼一分○灸一壯
主治尸厥口禁伏如中惡心腹滿水腫熱病汗不
出寒熱瘧不食面腫膝臏腫痛多驚發狂

太阴。○针三分，○灸三壮。○主治厥[1]逆，小便难，怠惰，腿膝酸，屈伸不便，腹痛如切，肢肿，足清寒湿，喉痹不能言，癫狂见鬼，好笑。

解溪　在冲阳后一寸五分，腕上陷中，足大指次指直上跗上陷考宛宛中，足阳明胃脉内行为经。○针五分，○灸三壮。○主治风气面浮，厥气上冲，腹胀头痛，目眩癫疾，烦心，膝股䯒肿，转筋霍乱。

冲阳　足跗上五寸，去陷中谷三寸骨间动脉，足阳明胃脉所过为原。○针三分，○灸三壮。○主治面目浮肿及水病，善噫，肠鸣腹痛，汗不出，振寒，疟疾。

内庭　在足大指次指外间陷中，阳明胃脉所溜为荥。○针三分，○灸三壮。○主治四脉厥逆，腹满数欠[2]，恶闻人声，口㖞，齿龋，鼻衄，赤白痢，手足逆冷。

厉兑　在足大指次指之端，去爪甲角如韭叶，足阳明胃脉所出为井。○针一分，○灸一壮。○主治尸厥口噤，伏如中恶，心腹满，水肿，热病汗不出，寒热疟，不食，面肿，膝膑肿痛，多惊，发狂。

①厥：原无，据《针灸大成》卷六补。
②欠：原作"火"，据《千金要方》卷三十改。

足陽明經穴歌

四十五穴足陽明承泣四白巨髎經地倉大迎頰車峙下関頭維人迎對水突氣舍連鈌盆氣户庫房屋翳屯胸窓乳中延乳根不容承滿梁門起關門太乙滑肉門天樞外陵大巨存水道歸来氣衝次髀関伏兎走陰市梁丘犢鼻足三里上巨虚連條口位下巨虚位及豊隆解谿衝陽陷谷中内庭厲兑經穴經

足陽明經步穴歌

胃之經兮足陽明承泣目下七分尋四白一寸不可深巨窌鼻孔旁八分地倉夾吻四分近大迎曲頰前寸三頰車耳下八分鍼下関耳前動脈是頭維本神五寸取人迎結喉大脈真水突在頸大筋下直至氣舍上人迎氣舍迎下挾天突鈌盆横骨陷中親氣户俞府傍二寸至乳六寸又四分庫房屋翳膺窓迎乳中正在乳頭心次有乳根出乳下各一寸六不相侵穴夾幽門一寸五是穴不容依法數下其承滿至梁門関門太乙從頭舉節次續

足阳明经穴歌

四十五穴足阳明，承泣四白巨髎经。地仓大迎颊车峙，下关头维人迎对。水突气舍连缺盆，气户库房屋翳屯。膺[1]窗乳中延乳根，不容承满梁门起。关门太乙滑肉门，天枢外陵大巨存。水道归来气冲次，髀关伏兔走阴市。梁丘犊鼻足三里，上巨虚连条口位。下巨虚位及丰隆，解溪冲阳陷谷中，内庭厉兑经穴经。

足阳明经步穴歌

胃之经兮足阳明，承泣目下七分寻。四白一寸不可深，巨髎鼻孔旁八分。地仓夹吻四分近，大迎曲颊前寸三。颊车耳下八分针，下关耳前动脉是。头维本神五寸取，人迎结喉大脉真。水突在颈大筋下，直至气舍上人迎。气舍迎下挟天突，缺盆横骨陷中亲。气户俞府旁二寸，至乳六寸又四分。库房屋翳膺窗迎，乳中正在乳头心。次有乳根出乳下，各一寸六不相侵。穴夹幽门一寸五，是穴不容依法数。下其承满至梁门，关门太乙从头举。节次续

①膺：原作“胸”，据《针灸大成》卷六改。

排滑肉門各各一寸為君數天樞穴在夾臍傍外
陵樞下一寸當二寸大巨五水道歸来七寸以尋
将氣衝曲骨傍二寸来下氣衝脈中央髀関兎後
六寸分伏兎市上三寸强陰市膝上三寸許梁丘
二寸得其塲膝臏膝上尋犢鼻膝下三寸尋三里
下里三寸上廉地條口上廉下一寸下廉條下一
寸係豊隆下廉外一寸上踝八寸分明記解谿衝
陽後寸半衝陽陷上二寸係陵外内庭後二寸内
庭次指外間是厲兌大指次指端去爪如韭胃所

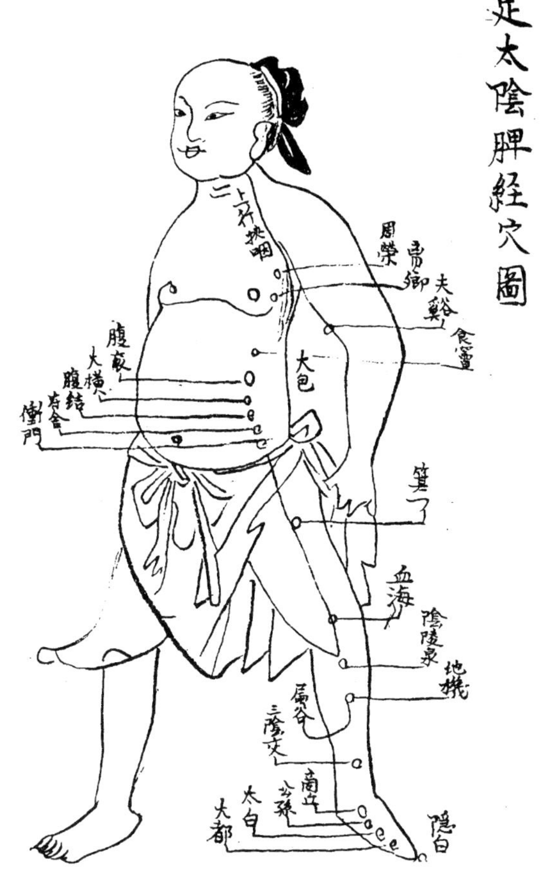

排滑肉门，各各一寸为君数。天枢穴在夹脐旁，外陵枢下一寸当。二寸大巨五水道，归来七寸以寻将。气冲曲骨旁二寸，来下气冲脉中央。髀关兔后六寸分，伏兔市上三寸强。阴市膝上三寸许，梁丘二寸得其场。膝膑膝上寻犊鼻，膝下三寸寻三里。下里三寸上廉地。条口上廉下一寸，下廉条下一寸系。丰隆下廉外一寸，上踝八寸分明记。解溪冲阳后寸半，冲阳陷上二寸系。陵外内庭后二寸，内庭次指外间是。厉兑大指次指端，去爪如韭胃所起[1]。

足太阴脾经穴图（图见上）

①起：底本缺字，据《凌门传授铜人指穴》补。

內經曰脾胃者倉廩之官五味出焉
又曰中央黄色通入於脾開竅於口藏精於脾故病在舌本其味甘其類土其畜牛其穀稷其應四時上為震星是以知病之在肉也其音宫其数五其臭焦其液涎其色黄 中央生濕〻生土〻生甘〻生脾〻生肉其在天為濕在地為土在身為肉在臟為脾在聲為咳在變動為噦在竅為口在味為甘在志為思〻傷脾怒勝思濕傷肉風勝濕甘傷肉酸勝甘
脾者倉廩之本榮之居也其華在唇四白其充在肌此至陰之類通於土氣孤藏以灌四旁脾主四肢為胃行其津液
足太陰脾脈起於大指之端循指内側白肉際過覈骨後上内踝前廉上腨内循骱骨久交出厥陰之前上循膝股内前廉入腹屬脾絡胃上膈挾咽連舌本散舌下其支别者復從胃别上鬲注心中
○凡二十一穴左右共四十二穴
隱白 在足大指端内側去爪甲角如韭葉脾胃所

《内经》曰：脾胃者，仓廪之官，五味出焉。

又曰：中央黄色，通入于脾，开窍于口，藏精于脾，故病在舌本。其味甘，其类土，其畜牛，其谷稷，其应四时，上为震星，是以知病之在肉也。其音宫，其数五，其臭香[①]，其液涎，其色黄。中央生湿，湿生土，土生甘，甘生脾，脾生肉。其在天为湿，在地为土，在身为肉，在脏为脾，在声为咳，在变动为哕，在窍为口，在味为甘，在志为思，思伤脾，怒胜思，湿伤肉，风胜湿，甘伤肉，酸胜甘。

脾者，仓廪之本，荣之居也。其华在唇四白，其充在肌。此至阴之类，通于土气，孤脏以灌四旁。脾主四肢，为胃行其津液。

足太阴脾脉起于大指之端，循指内侧白肉际，过覈骨后，上内踝前廉，上腨内，循骱骨后[②]，交出厥阴之前，上循膝股内前廉，入腹，属脾络胃，上膈，挟咽，连舌本，散舌下。其支别者，复从胃别上膈，注心中。

凡二十一穴，左右共四十二穴。

隐白 在足大指端内侧，去爪甲角如韭叶，脾脉[③]所

①香：原作"焦"，据《素问·金匮真言论》改。
②后：原作"久"，据《素问·厥论》改。
③脉：原作"胃"，据《针灸大成》卷六改。

出為井水○鍼一分○灸三壯○主治腹脹喘滿不得卧嘔吐食不下胸中熱暴泄衄血尸厥不識人婦人月事過時不止小兒客忤驚風

大都 足大指本指後內側陷中骨縫赤白肉際脾脈所溜為滎火○鍼三分○灸三壯

主治熱病汗不出不得卧身重骨痛傷寒手足逆冷腹滿喜嘔悶亂吐逆腰痛不可俛仰

太白 在足大指內側內踝前核骨下陷中脾脈所注為俞土○鍼三分○灸三壯

主治身熱煩滿腹脹食不化嘔吐瀉泄氣逆霍亂腹中切痛腸鳴膝股骱痠轉筋身重骨痛

公孫 在足大指本節後一寸內踝前脾之絡脈別走陽明胃經○鍼四分○灸三壯○主治寒瘧不食癇氣好太息多寒熱汗出喜嘔心煩多飲膽虛

商丘 足內踝骨下微前陷中脾脈所行為經金鍼三分○灸三壯○主治腹脹腸鳴不便脾虛令人不楽身寒善太息善嘔骨髀氣喘陰股內痛狐疝走上下引小腹痛不可俛仰脾積痞氣黃疸舌

出为井木[①]。○针一分，○灸三壮。○主治腹胀喘满不得卧，呕吐，食不下，胸中热，暴泄衄血，尸厥不识人，妇人月事过时不止，小儿客忤惊风。

大都 足大指本指后内侧陷中，骨缝赤白肉际。脾脉所溜为荥火。○针三分，○灸三壮。○主治热病汗不出，不得卧，身重骨痛，伤寒手足逆冷，腹满喜呕，闷乱吐逆，腰痛不可俯仰。

太白 在足大指内侧内踝前核骨下陷中，脾脉所注为俞土。○针三分，○灸三壮。○主治身热烦满，腹胀食不化，呕吐泻泄，气逆霍乱，腹中切痛肠鸣，膝股骱酸转筋，身重骨痛。

公孙 在足大指本节后一寸内踝前，脾之络脉别走阳明胃经。○针四分，○灸三壮。○主治寒疟不食，痫气，好太息，多寒热，汗出喜呕，心烦多饮，胆虚。

商丘 足内踝骨下微前陷中，脾脉所行为经金。○针三分，○灸三壮。○主治腹胀肠鸣不便，脾虚令人不乐，身寒，善太息，善呕，骨痹[②]气喘，阴股内痛，狐疝走上，下引小腹痛，不可俯仰，脾积痞气，黄疸，舌

①木：原作“水”，据《针灸大成》卷六改。
②痹：原作“髀”，据《针灸大成》卷六改。

本強胃脘痛腹脹寒瘧體重肢節痛怠惰嗜卧

三陰交　內踝上三寸骨下陷中足太陰少陰厥陰之交會○鍼三分○灸三壯○主脾骨虛弱心腹脹滿不思飲食脾痛身重四肢不舉飧泄痃癖小便不利膝內廉痛足痿不行陰莖痛疝氣痛欲死臍下痛不可忍中風厥卒不省人事

漏谷一名太陰絡　在內踝上六寸骱骨下陷中鍼三分○灸三壯

主膝痺不仁腸鳴腹脹痃癖冷氣小腹痛

地機一名脾舍　在膝下五寸膝內側輪骨下陷中仰足取之足太陰郄別走上一寸有空○鍼三分○灸五壯○主腰痛不可俛仰溏泄腹脹水腫小便不利女子癥瘕

陰陵泉　在膝下內側輔骨下陷中伸足取之或曲膝取之與陽陵泉穴相對足太陰脾脈所入為合水○鍼五分○禁灸主治腹中寒痛脹滿喘逆不得卧小便不利腰痛不可俛仰疝瘕遺尿泄瀉陰痛

血海　在膝臏上內廉白肉際二寸半○鍼五分○

本强，胃脘痛，腹胀，寒疟，体重肢节痛，怠惰嗜卧。

三阴交　内踝上三寸骨下陷中。足太阴、少阴、厥阴之交会。○针三分，○灸三壮。○主脾胃[1]虚弱，心腹胀满，不思饮食，脾痛身重，四肢不举，飧泄，痃癖，小便不利，膝内廉痛，足痿不行，阴茎痛，疝气痛欲死，脐下痛不可忍，中风，厥卒不省人事。

漏谷一名太阴络　在内踝上六寸骱骨下陷中。○针三分，○灸三壮。○主膝痹不仁，肠鸣腹胀，痃癖，冷气，小腹痛。

地机一名脾舍　在膝下五寸，膝内侧轮骨下陷中，仰足取之。足太阴郄别走上一寸有空。○针三分，○灸五壮。○主腰痛不可俯仰，溏泄腹胀，水肿，小便不利，女子癥瘕。

阴陵泉　在膝下内侧辅骨下陷中，伸足取之或曲膝取之。与阳陵泉穴相对。足太阴脾脉所入为合水。○针五分，○禁灸。○主治腹中寒痛，胀满，喘逆不得卧，小便不利，腰痛不可俯仰，疝瘕遗尿，泄泻阴痛。

血海　在膝膑上内廉，白肉际二寸半。○针五分，○

①胃：原作“骨”，据《针灸大成》卷六改。

灸三壮〇主女子崩中漏下不止月事不調帶下

箕門 在魚腹上越筋間陰股内動脉應手一云股上起筋間〇灸三壮〇禁鍼

主治小便不通遺尿鼠鼷腫痛

衝門一名上慈宫 去大横五寸府舍下横骨兩端約中動脉去腹中行四寸半〇鍼七分〇灸五壮

主治腹中寒積聚陰疝姙娠冲心

府舍 在腹結下三寸去腹中行各四寸半足厥陰太陰〻維之會〇针七分〇灸五壮

主治疝癖腹滿積聚痺痛

腹結一名腸屈 十四經發揮云在大横下一寸三分去腹中行四寸半〇鍼七分〇灸五壮

主治咳逆臍腹痛寒瀉痢心痛

大横 在腹哀下三寸五分直臍旁二寸五分去腹中行四寸半足太陰陰維之會〇鍼七分〇灸三壮〇主治大風逆氣四肢不舉

腹哀 在日月下一寸五分去腹中行四寸半足太陰陰維之會〇鍼三分〇禁灸

灸三壮。〇主女子崩中，漏下不止，月事不调，带下。

箕门 在鱼腹上越筋间，阴股内动脉应手。一云股上起筋间。〇灸三壮，〇禁针。〇主治小便不通，遗尿，鼠鼷肿痛。

冲门一名上慈宫 去大横五寸，府舍下横骨两端约中动脉，去腹中行四寸半。〇针七分，〇灸五壮。〇主治腹中寒，积聚，阴疝，妊娠冲心。

府舍 在腹结下三寸，去腹中行各四寸半，足厥阴、太阴、阴维之会。〇针七分，〇灸五壮。〇主治疝癖腹满，积聚痹痛。

腹结一名肠屈 《十四经发挥》云：在大横下一寸三分，去腹中行四寸半。〇针七分，〇灸五壮。〇主治咳逆，脐腹痛，寒泻痢，心痛。

大横 在腹哀下三寸五分，直脐旁二寸五分，去腹中行四寸半。足太阴、阴维之会。〇针七分，〇灸三壮。〇主治大风逆气，四肢不举。

腹哀 在日月下一寸五分，去腹中行四寸半。足太阴、阴维之会。〇针三分，〇禁灸。

主治寒中食不化大便膿血
食竇　在天谿下一寸六分舉臂取之○鍼四分○灸五壯○主治胸脇支滿鬲間常有水聲
天谿　在胸鄉下一寸六分陷中仰而取之鍼四分○灸五壯○主治胸中滿喘逆上氣喉中聲息婦人乳腫㿉癰
胸鄉　在周榮下一寸六分陷中仰而取之鍼四分○灸五壯主治胸脇支滿引背痛不得卧轉側
周榮　在中府下一寸六分仰而取之○鍼四分○灸五壯○主胸滿不得俛仰欬逆食不下
大包　在淵液下三寸布胸脇中出九肋間脾之太絡總統陰陽諸絡由脾灌溉五藏鍼三分○灸三壯○主治胸中痛喘氣
足太陰脾經穴歌
二十一穴太陰脾隱白太都太白隨公孫商丘三陰交漏谷地機陰陵抝血海箕門衝門開府舍腹結太横排腹哀食竇天谿派胸鄉周榮太包隨

○主治寒中食不化，大便脓血。

食窦　在天溪下一寸六分，举臂取之。○针四分，○灸五壮。○主治胸胁支满，膈间常有水声。

天溪　在胸乡下一寸六分陷中，仰而取之。○针四分，○灸五壮。○主治胸中满，喘逆上气，喉中声息，妇人乳肿㿉痈。

胸乡　在周荣下一寸六分陷中，仰而取之。○针四分，○灸五壮。○主治胸胁支满引背痛，不得卧转侧。

周荣　在中府下一寸六分，仰而取之。○针四分，○灸五壮。○主胸满不得俯仰，咳逆食不下。

大包　在渊液下三寸，布胸胁中出九肋间，脾之大络总统阴阳诸络，由脾灌溉五脏。○针三分，○灸三壮。○主治胸中痛，喘气。

足太阴脾经穴歌

二十一穴太阴脾，隐白大都太白随。公孙商丘三阴交，漏谷地机阴陵拗。血海箕门冲门开，府舍腹结大横排。腹哀食窦天溪派，胸乡周荣大包随。

足太陰脾經步穴歌

拇指內側隱白位大都節後陷中起太白核骨下陷中公孫節後一寸至商丘有穴屬經金踝下微前陷中是內踝三寸三陰交漏谷一寸有次第膝下五寸為地機陰陵內側膝輔際血海分明膝臏上內廉肉際二寸地箕門魚腹上六寸筋間動脈須詳審冲門五寸大橫下三寸三分尋府舍腹結橫下寸三分大橫夾臍非比假腹哀寸半去日月直與食竇相連亞食竇天谿及胸鄉周榮各一寸六分大包淵液下三寸出九肋間當記也

足太阴脾经步穴歌

拇指内侧隐白位，大都节后陷中起。太白核骨下陷中，公孙节后一寸至。商丘有穴属经金，踝下微前陷中是。内踝三寸三阴交，漏谷六[1]寸有次第。膝下五寸为地机，阴陵内侧膝辅际。血海分明膝膑上，内廉肉际二寸地。箕门鱼腹上六寸，筋间动脉须详审。冲门五寸大横下，三寸三分寻府舍。腹结横下寸三分，大横夹脐非比假。腹哀寸半去日月，直与食窦相连亚。食窦天溪及胸乡，周荣各一寸六分。大包渊液下三寸，出九肋间当记也。

②六：原作“一”，据《脏腑论治图说人镜经》卷二改。

手少陰心經穴圖

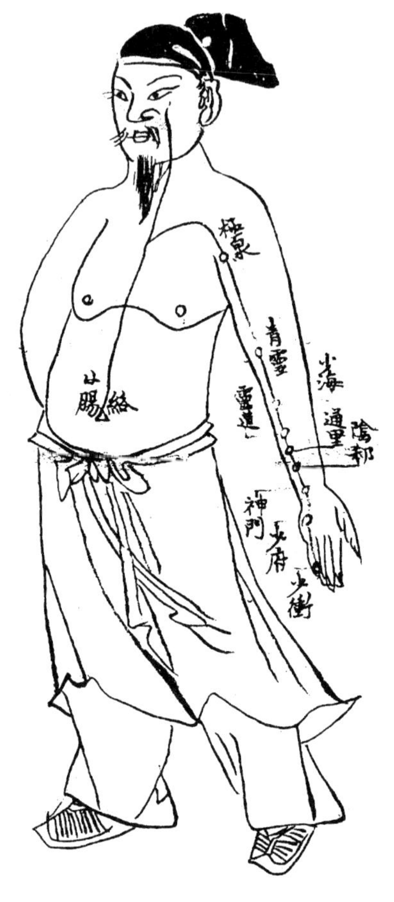

心者君主之官神明出焉心者生之本神之變也其華在面其充在血脈為陽中之太陽通於夏氣南方赤色通出於心開竅於耳藏精於心故病在五臟其味苦其類火其畜羊其穀黍其應四時上為滎惑星是以知病之在脈也其音徵其數八其臭焦其味苦其聲言其液汗

南方生熱、生火、生苦、生心、生血、生脾心主舌其在天為熱在地為火在體為脈在臟為心在色為赤在聲為笑在變動憂在竅為舌在味

手少阴心经穴图（图见上）

心者，君主之官，神明出焉。心者，生之本，神之变也。其华在面，其充在血脉，为阳中之太阳，通于夏气。南方赤色通出于心，开窍于耳，藏精于心，故病在五脏。其味苦，其类火，其畜羊，其谷黍，其应四时，上为荣惑星，是以知病之在脉也。其音徵，其数八，其臭焦，其味苦，其声言，其液汗。

南方生热，热生火，火生苦，苦生心，心生血，血生脾。心主舌，其在天为热，在地为火，在体为脉，在脏为心，在色为赤，在声为笑，在变动为忧，在窍为舌，在味為苦在志為喜、傷心恐勝喜苦傷氣鹹勝苦手少陰之脉起於心中出屬心系下膈絡小腸其支者從心係上挾咽系目其直者復從心系却上肺出腋下、循臑內後廉行厥陰心主之後下肘內廉循臂內後廉抵掌後兊骨之端入掌內廉循小指之內出其端腕下踝為兊骨自少海而下循臂內後廉歷靈道通理至掌後兊骨之端經陰郄神門入掌內廉至少府循小指端之少衝而終以交於手太陽也〇凡九穴左右共一十八穴

極泉　在臂內腋下筋間動脈入胸〇鍼三分〇灸七壯〇主治脇痛肘臂厥寒四肢厥乾嘔煩滿

青靈　在肘後三寸伸肘舉臂取之〇灸三壯主治頭痛目黃振寒脇痛肩臂不舉

少海一名曲節　在肘內廉節後大骨外去肘端五分屈肘向頭得之心脉所入為合水〇鍼三分〇灸三分主治齒齲痛目眩發狂嘔吐涎沫項不得回頭風痛氣逆瘰癧肘臂不舉

靈道　在掌後一寸五分心脉所行為經金

为苦，在志为喜。喜伤心，恐胜喜，苦伤气，咸胜苦。

手少阴之脉起于心中，出属心系，下膈络小肠。其支者，从心系上挟咽系目。其直者，复从心系却上肺，出腋下，下循臑内后廉，行厥阴心主之后，下肘内廉，循臂内后廉，抵掌后兑骨之端，入掌内廉，循小指之内出其端。腕下踝为兑骨，自少海而下循臂内后廉，历灵道、通里，至掌后兑骨之端，经阴郄、神门入掌内廉，至少府循小指端之少冲而终，以交于手太阳也。〇凡九穴，左右共一十八穴。

极泉　在臂内腋下筋间动脉入胸。〇针三分，〇灸七壮。〇主治胁痛，肘臂厥寒，四肢厥，干呕烦满。

青灵　在肘后三寸，伸肘举臂取之。〇灸三壮。〇主治头痛目黄，振寒胁痛，肩臂不举。

少海一名曲节　在肘内廉节后大骨外，去肘端五分，屈肘向头得之。心脉所入为合水。〇针三分，〇灸三分。〇主治齿龋痛，目眩，发狂，呕吐涎沫，项不得回，头风痛，气逆，瘰疬，肘臂不举。

灵道　在掌后一寸五分，心脉所行为经金。

鍼三分〇灸三壯
主治心痛乾嘔相引瘈瘲肘攣暴瘖不能言
通里 在腕後一寸陷中手少陰心脉之絡别走太
陽小腸經〇鍼三分〇灸三壯
主治頭痛目眩面熱无汗懊憹暴瘖心悸肘臂臑
痛苦嘔喉痺少氣遺溺婦人經血過多崩漏
陰郄 在掌後脉中去腕五分〇鍼三分〇灸三壯
主治鼻衄吐血灑淅惡厥逆氣驚心痛
神門一名銳中一名中都 在掌後銳骨端陷中手少陰心脉所
注為俞土〇鍼三分〇灸三壯〇主治瘧疾心
煩驚悸心痛少氣身熱面赤發狂笑喜嘔血吐血
遺溺失音健忘心積伏梁大人小兒五癎證
少府 在小指本節後骨縫陷中直勞宮少陰心脉
所流為心火〇鍼三分〇灸三壯
主治煩滿少氣臂痠肘腋攣急胸中痛痎瘧久不
愈振寒陰挺出陰痒陰痛遺尿偏墜小便不利
少衝一名經始 在手小指內廉端去爪甲角如韭葉手少
陰心脉所出為井水〇鍼一分〇灸一壯

〇针三分，〇灸三壮。〇主治心痛干呕，相引瘈疭肘挛，暴喑不能言。

通里 在腕后一寸陷中，手少阴心脉之络别走太阳小肠经。〇针三分，〇灸三壮。〇主治头痛目眩，面热无汗，懊侬，暴喑，心悸，肘臂臑痛，苦呕，喉痹，少气，遗溺，妇人经血过多，崩漏。

阴郄 在掌后脉中，去腕五分。〇针三分，〇灸三壮。〇主治鼻衄吐血，洒淅恶寒，厥逆，气惊心痛。

神门一名锐中，一名中都 在掌后锐骨端陷中，手少阴心脉所注为俞土。〇针三分，〇灸三壮。〇主治疟疾，心烦惊悸，心痛少气，身热面赤，发狂笑喜，呕血吐血，遗溺，失音，健忘，心积伏梁，大人小儿五痫证。

少府 在小指本节后骨缝陷中，直劳宫。少阴心脉所流为心火。〇针三分，〇灸三壮。〇主治烦满少气，臂酸，肘腋挛急，胸中痛，痎疟久不愈，振寒，阴挺出，阴痒阴痛，遗尿偏坠，小便不利。

少冲一名经始 在手小指内廉端，去爪甲角如韭叶。手少阴心脉所出为井水。〇针一分，〇灸一壮。

主治熱病煩滿上氣嗌乾渴臑臂內後廉痛厥心痛胸脇痛肘腋痛手攣不伸

手少陰經穴歌

手少陰心九穴存極泉青靈少海深靈道通里陰郄邃神門少府少衝尋

手少陰心經步穴歌

少陰心起極泉中腋下筋間脈入胸青靈節後上三寸少海肘內節後容靈臺掌後一寸半通里腕後一寸同陰郄五分取動脈神門掌後兌骨隆少府節後勞宮直小指內側取少中

主治热病烦满，上气嗌干渴，臑臂内后廉痛，厥心痛，胸胁痛，肘腋痛，手挛不伸。

手少阴经穴歌

手少阴心九穴存，极泉青灵少海深。灵道通里阴郄邃，神门少府少冲寻。

手少阴心经步穴歌

少阴心起极泉中，腋下筋间脉入胸。青灵节后上三寸，少海肘内节后容。灵台掌后一寸半，通里腕后一寸同。阴郄五分取动脉，神门掌后兑骨隆。少府节后劳宫直，小指内侧取少冲。

經曰小腸者受盛之官化物出爲食下則腸實而
胃虛又云小腸為赤腸
胃之下口小腸之上口也在臍上三寸水穀於是
分爲大腸上口小腸之下口也至是而秘别清濁氣
液滲入膀胱滓穢流入大腸手太陰之脉起於小
指之端循手大側上腕出踝中直上循臂骨下廉
出肘内側兩骨之間上循臑外後廉出肩解繞
肩胛交肩上入缺盆絡心循咽下膈抵胃屬小腸
其支者從缺盆貫顙上頰至目鋭眥却大耳中其

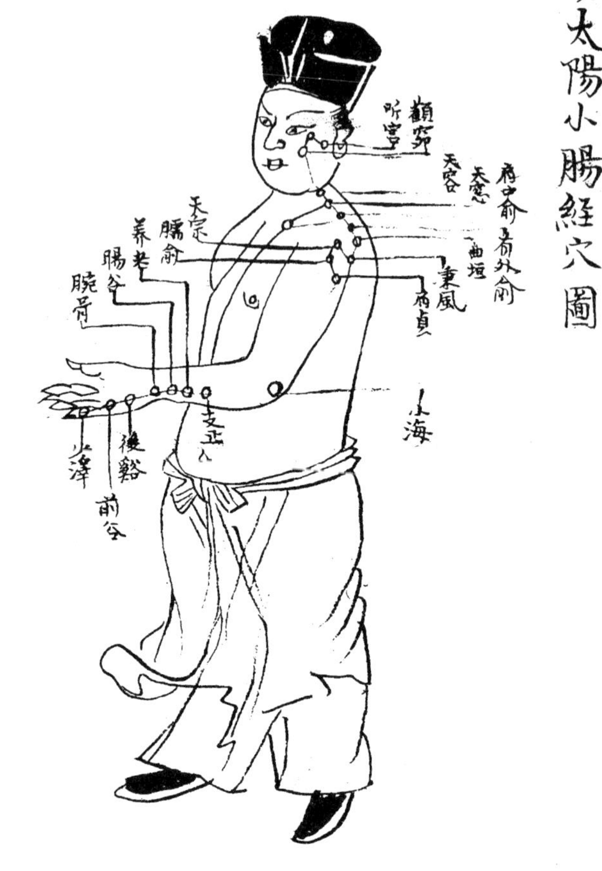

手太阳小肠经穴图（图见上）

《经》曰：小肠者，受盛之官，化物出焉。食下则肠实而胃虚。又云：小肠为赤肠。

胃之下口，小肠之上口也，在脐上二[1]寸，水谷于是分焉。大肠上口，小肠之下口也，至是而泌别清浊，水[2]液渗入膀胱，滓秽流入大肠。手太阳[3]之脉起于小指之端，循手外[4]侧上腕，出踝中，直上循臂骨下廉，出肘内侧两骨之间，上循臑外后廉，出肩解，绕肩胛，交肩上，入缺盆，络心，循咽，下膈抵胃，属小肠。其支者，从缺盆贯颈[5]上颊至目锐眦，却入[6]耳中。其

①二：原作“三”，据《针灸大成》卷六改。
②水：原作“气”，据《针灸大成》卷六改。
③阳：原作“阴”，据《灵枢·经脉》改。
④外：原作“大”，据《灵枢·经脉》改。
⑤颈：原作“类”，据《灵枢·经脉》改。
⑥入：原作“大”，据《灵枢·经脉》改。

支别者别循頰上頔抵鼻至目内眥
凡一十九穴在右共三十八穴
少澤一名少吉在手小指端外側去爪甲角下一分陷中
手太陽小腸脉所出為井金〇
鍼一分〇灸一壯〇主治瘧寒熱汗不出喉痺舌
強心煩咳嗽瘕瘦臂痛頸項痛不可顧目生翳
前谷 在手小指外側本節前陷中手太陽小腸脉
所溜為滎水〇鍼一分〇灸五壯〇主治热病汗
不出痎瘧癲疾耳鳴喉痺頸項頰腫引耳後咳嗽
鼻塞吐衄臂痛不得婦人產後無乳
後谿 在手小指外側本節後陷中捏拳取之手太
陽小腸脉所注為俞木〇鍼一分〇灸一壯
注治瘧瘓寒熱目翳鼻衄耳聾頭強不得回顧癲疾
臂肘攣急
腕骨 在手外側腕前起骨下陷中手太陽小腸脉
所過為原〇鍼二分〇灸三壯〇主治熱病汗不
出脇下痛頸項腫寒熱耳鳴目出冷淚生翳肘不
得屈伸瘧疾煩悶頭痛瘈瘲五指掣

支别者，别循颊上頔，抵鼻至目内眦。

凡一十九穴，左右共三十八穴。

少泽一名少吉　在手小指端外侧，去爪甲角下一分陷中。手太阳小肠脉所出为井金。〇针一分，〇灸一壮。〇主治疟寒热，汗不出，喉痹，舌强，心烦，咳嗽，瘀瘈，臂痛，颈项痛不可顾，目生翳。

前谷　在手小指外侧本节前陷中。手太阳小肠脉所溜为荥水。〇针一分，〇灸五壮。〇主治热病汗不出，痎疟癫疾，耳鸣喉痹，颈项颊肿引耳后，咳嗽，鼻塞，吐衄，臂痛不得举[①]，妇人产后无乳。

后溪　在手小指外侧本节后陷中，捏拳取之。手太阳小肠脉所注为俞木。〇针一分，〇灸一壮。〇主治疟寒热，目翳，鼻衄，耳聋，头强不得回顾，癫疾，臂肘挛急。

腕骨　在手外侧腕前起骨下陷中，手太阳小肠脉所过为原。〇针二分，〇灸三壮。〇主治热病汗不出，胁下痛，颈项肿，寒热耳鸣，目出冷泪生翳，肘不得屈伸，疟疾，烦闷头痛，瘈瘀，五指掣。

①举：原无，据《针灸大成》卷六补。

陽谷　在手外側腕中銳骨下陷中手太陽大腸所
行為經火〇鍼二分〇灸三壯
主治癲疾發狂熱病汗不出脇痛項腫寒热耳聾
耳鳴齒齲痛臂不舉小兒瘈瘲舌强
養老　在手踝骨前上一云腕骨後一寸陷中
鍼三分〇壯灸三〇主治肩臂痠痛肩欲折臂如
拔手不能上下目視不明
支正　在腕後五寸手太陽絡脉别去少陰
鍼三分〇灸三壯〇主治五勞癲狂驚風風虛肘
臂不能屈伸手不能握腰背痠項强
小海　在肘内大骨外去肘端五分陷中屈手向頭
取之手太陽小腸脉所入為合
鍼二分〇灸五壯〇主治肘臂肩臑頸項痛寒热
齒根腫風眩瘍腫小腹痛五癇瘈瘲
肩貞　在曲胛下兩骨解間肩髃後陷中
鍼五分〇灸三壯〇主治傷寒、热耳鳴耳聾缺
盆肩中熱痛風痺手足麻木不拳
臑俞　挾肩髎後大骨下胛上廉陷中舉臂取之手

阳谷　在手外侧腕中，锐骨下陷中。手太阳大肠所行为经火。〇针二分，〇灸三壮。〇主治癫疾发狂，热病汗不出，胁痛项肿，寒热，耳聋耳鸣，齿龋痛，臂不举，小儿瘈疭，舌强。

养老　在手踝骨前上，一云腕骨后一寸陷中。〇针三分，〇灸三壮。〇主治肩臂酸痛，肩欲折，臂如拔，手不能上下，目视不明。

支正　在腕后五寸。手太阳络脉别去少阴。〇针三分，〇灸三壮。〇主治五劳，癫狂惊风，风虚肘臂不能屈伸。手不能握，腰背酸，项强。

小海　在肘内大骨外去肘端五分陷中，屈手向头取之。手太阳小肠脉所入为合。〇针二分，〇灸五壮。〇主治肘臂肩臑颈项痛，寒热齿根肿，风眩疡肿，小腹痛，五痫瘈疭。

肩贞　在曲胛下两骨解间，肩髃后陷中。〇针五分，〇灸三壮。〇主治伤寒寒热，耳鸣耳聋，缺盆肩中热痛，风痹，手足麻木不举。

臑俞　挟肩髎后大骨下胛上廉陷中，举臂取之。手

太陽、維陽蹻三經之會○鍼八分○灸三壯
主治臂痠無力肩痛引胛寒熱氣腫痓痛
天宗 在秉風後大骨下陷中○鍼五分○灸二壯
主治肩臂痠疼肘外後廉痛頰頷腫
秉風 天髎外肩上小髃後舉臂有空手太陽、明
手少陽足少陽四脈之會○鍼五分○灸五壯
主治肩痛不能舉
曲垣 在肩中央曲胛陷中按之應手痛
鍼五分○灸三壯○主治肩臂热痛拘急
肩外俞 在肩胛上廉去脊三寸陷中
鍼六分○灸三壯○主治肩胛痛周痺寒至肘
肩中俞 肩胛内廉去脊二寸陷中○鍼三分○灸
三壯○主治咳嗽生氣唾血寒热目視不明
天窓一名窓籠 在頸大筋間曲頰下扶突後動脈應手陷
中○鍼三分○灸三壯
主治頸痛肩胛引項不得顧頰腫齒噤
天容 在耳下曲頰後○灸三壯○禁鍼
主治癭頸癰不可回顧不能言胸滿嘔逆吐沫齒

太阳、阳维、阳跷三经之会。○针八分，○灸三壮。○主治臂酸无力，肩痛引胛，寒热气肿，痓痛。

天宗 在秉风后大骨下陷中。○针五分，○灸二壮。○主治肩臂酸疼，肘外后廉痛，颊颔肿。

秉风 天髎外肩上小髃后，举臂有空。手太阳、阳明、手少阳、足少阳四脉之会。○针五分，○灸五壮。○主治肩痛不能举。

曲垣 在肩中央曲胛陷中，按之应手痛。○针五分，○灸三壮。○主治肩臂热痛拘急。

肩外俞 在肩胛上廉，去脊三寸陷中。○针六分，○灸三壮。○主治肩胛痛，周痹，寒至肘。

肩中俞 肩胛内廉去脊二寸陷中。○针三分，○灸三壮。○主治咳嗽，生气唾血，寒热，目视不明。

天窗一名窗笼 在颈大筋间曲颊下扶突后动脉应手陷中。○针三分，○灸三壮。○主治颈痛，肩胛引项不得顾，颊肿齿噤。

天容 在耳下曲颊后。○灸三壮，○禁针。○主治瘿，颈痛不可回顾，不能言，胸满呕逆，吐沫，齿

噤耳鳴　耳聾
顴髎　在面頄骨下廉鋭骨端陷中手少陽太陽之會〇針二分〇禁灸
主治口喎眼瞤不止䪼腫齒痛
聽會一名多所聞　耳中珠子大如赤小豆手足少陽手太陽三脈之會〇鍼三分〇灸三壯
主治失音癲疾心腹滿耳內蟬鳴
手太陽小腸經穴歌
手太陽穴一十九少澤前谷後谿髃腕骨陽谷可養老支正少海肩貞走臑俞天宗及秉風曲垣肩外複肩中天窓天容上顴髎却入耳中循聽宮
手太陽經步穴歌
手小指端為少澤前谷外側本節索節後陷中尋後谿腕骨陷前着外側腕中骨下陽谷討腕上一寸各養老支正腕後量五寸少海肘端五分好肩貞胛下兩解間臑俞大骨之下保天宗骨下有陷中秉風髎後舉有空曲垣肩中曲垣陷外俞胛後一寸從肩中二寸大杼旁天窓頰下動脈詳天容

噤，耳鸣耳聋。

颧髎　在面頄骨下廉锐骨端陷中。手少阳、太阳之会。〇针二分，〇禁灸。〇主治口㖞，眼瞤不止，䪼肿齿痛。

听会一名多所闻　耳中珠子大如赤小豆，手足少阳、手太阳三脉之会。〇针三分，〇灸三壮。〇主治失音癫疾，心腹满，耳内蝉鸣。

手太阳小肠经穴歌

手太阳穴一十九，少泽前谷后溪髃。腕骨阳谷可养老，支正小海肩贞走。臑俞天宗及秉风，曲垣肩外复肩中。天窗天容上颧髎，却入耳中循听宫。

手太阳经步穴歌

手小指端为少泽，前谷外侧本节索。节后陷中寻后溪，腕骨陷前着外侧。腕中骨下阳谷讨，腕上一寸名[①]养老。支正腕后量五寸，小海肘端五分好。肩贞胛[②]下两解间，臑俞大骨之下保。天宗骨下有陷中，秉风髎后举有空。曲垣肩中曲垣陷，外俞脾后一寸从。肩中二寸大杼旁，天窗颊下动脉详。天容

①名：原作“各”，据《尊生图要》改。
②胛：原作“脾”，据《尊生图要》改。

耳下曲頰後顴髎面頄兊端量聽宫耳端大如菽

此為小腸手太陽

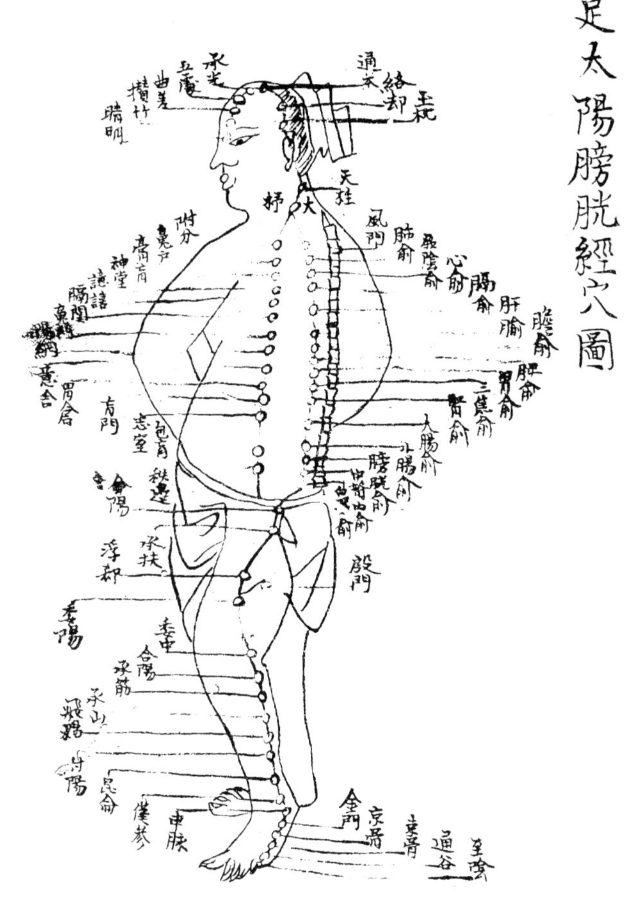

耳下曲颊后，颧髎[1]面頄[2]兑端量。听宫耳端大如菽，此为小肠手太阳。

足太阳膀胱经穴图（图见上）

①髎：原作“胶”，据《尊生图要》改。
②頄：原作“颜”，据《尊生图要》改。

經曰膀胱者州都之官津液藏焉氣化則能出矣又云為黑腸

諸書辨膀胱不一有云有土口無下口有云上下皆有口或云有小竅注泄皆非也惟有下竅以出溺上皆有泌別滲入膀胱其所以出也入也由於氣不施則往入大腸而為泄在下之氣不施則急脹濇澁苦不出而為淋

足太陽膀胱之脉起於目内眥上額交巔上其支者別從巔至耳上角其直行者從巔入絡腦還出別下項循肩髆内挾脊抵腰中入循膂絡腎屬膀胱其支別者從腰中下貫臀入膕中其支別者從髆内左右別下貫胛挾脊内過髀樞循髀外後廉下合膕中以下貫腨内出外踝之後循京骨至小指外側端　凡六十三穴左右共一百二十六穴

睛明一名淚空　在目内眥明堂云内眥頭外一分宛宛中手足太陽足陽明陰蹻陽蹻五脉之會鍼一分半○灸三壯○主治目視不明見風淚出胬肉攀睛白翳皆癢頭痛目眩

《经》曰：膀胱者，州都之官，津液藏焉，气化则能出矣。又云为黑肠。

诸书辨膀胱不一。有云有上[1]口无下口，有云上下皆有口，或云有小窍注泄，皆非也。惟有下窍以出溺，上皆由[2]泌别渗入膀胱，其所以出也、入也。由于气不施则注[3]泌入大肠而为泄，在下之气不施则急胀涩涩，若不出而为淋。

足太阳膀胱之脉，起于目内眦，上额交巅上。其支别者，从巅至耳上角。其直行者，从巅入络脑，还出别下项，循肩膊内挟脊抵腰中，入循膂，络肾属膀胱。其支别者，从腰中下贯臀入腘中。其支别者，从膊内左右别下贯胛，挟脊内，过髀枢，循髀外后廉下合腘中，以下贯腨内，出外踝之后，循京骨至小指外侧端。

凡六十三穴，左右共一百二十六穴。

睛明一名泪空　在目内眦，《明堂》云：内眦头外一分宛宛中。手足太阳、足阳明、阴跷、阳跷、五脉之会。○针一分半，○灸三壮。○主治目视不明，见风泪出，胬肉攀睛，白翳皆痒，头痛目眩。

①上：原作“土”，据《针灸大成》卷六改。
②由：原作“有”，据《针灸大成》卷六改。
③注：原作“往”，据《针灸大成》卷六改。

攅竹一名始元 一名元柱 一名光明 穴在兩眉頭少陷宛〻中
鍼三分○灸三壯○明堂用細三稜鍼刺之宣泄
热氣眼目大明又宜刺三分出血○主治目視荒
淚出目眩瞳子癢眼中赤痛及臉瞤動不卧
曲差 在神庭旁一寸五分入髮際
鍼三分○灸三壯○主治目不明頭痛鼻塞鼽衄
頂巔痛身體煩热
五處 夾上星旁一寸五分○鍼三分○灸三壯
主治脊强反折瘈瘲顛疾頭風目眩目不明
承光 在五處後一寸五分又云一寸○鍼三分○
禁灸○主治頭風〻眩嘔吐心煩鼻塞不利
通天 在承光後一寸半○鍼三分○灸三壯
主治頭旋耳鳴狂走瘈瘲恍惚青肓內障目無所
見
絡却一名胸盖 在通天後一寸五分
鍼三分○灸三壯○主治旋口喎鼻寒項腫癭瘤
玉洸 在絡却後一寸五分俠腦户旁一寸三分
鍼三分○灸三壯

攒竹一名始元，一名元柱，一名光明 穴在两眉头少陷宛宛中。○针三分，○灸三壮。○《明堂》用细三棱针刺之，宣泄热气，眼目大明。又宜刺三分出血。○主治目视䀮䀮[①]，泪出目眩，瞳子痒，眼中赤痛及睑瞤动不卧。

曲差 在神庭旁一寸五分入发际。○针三分，○灸三壮。○主治目不明，头痛，鼻塞，鼽衄，顶巅痛，身体烦热。

五处 夹上星旁一寸五分。○针三分，○灸三壮。○主治脊强反折，瘈疭癫疾，头风目眩，目不明。

承光 在五处后一寸五分。又云一寸，○针三分，○禁灸。○主治头风风眩，呕吐心烦，鼻塞不利。

通天 在承光后一寸半。○针三分，○灸三壮。○主治头旋耳鸣，狂走瘈疭，恍惚青盲，内障目无所见。

络却一名强阳[②]，一名胸盖 在通天后一寸五分。○针三分，○灸三壮。○主治头[③]旋口㖞，鼻塞[④]，项肿，瘿瘤。

玉枕 在络却后一寸五分，挟脑户旁一寸三分。○针三分，○灸三壮。

①䀮䀮：原作一个"荒"字，据《针灸大成》卷六改。
②强阳：原无，据《针灸大成》卷六补。
③头：原无，据《针灸大成》卷六补。
④塞：原作"寒"，据《类经图翼》卷六改。下同。

主目痛如脱不能遠視頭項痛鼻塞不聞

天柱 挾項後髮際大筋外廉陷中

鍼二分〇灸七壯〇主治頭旋胸痛鼻塞項強

大杼 在項後第一椎下两旁相去脊中各一寸五

分陷中正坐取之督脈別絡手足太陽少陽之會

鍼三分〇灸七壯〇主治膝痛不可屈伸傷寒汗

不出腰脊痛項強痎瘧頭痛咳嗽身熱癲疾筋攣

風門一名熱府 在二椎下两旁相去脊各一寸五分正坐

取之〇鍼五分〇灸五壯

主治發背癰疽身熱欬逆胸背痛嘔吐傷寒頭痛

項强胸中熱

肺俞 在三椎下两旁相去各一寸五分又以手搭

背左取右、取左當中指末是穴坐正取之

鍼三分〇灸五壯有灸百壯〇主治五勞傳尸骨蒸肺

痿咳嗽嘔吐支滿腰脊强痛寒熱瘿氣黄疸

厥陰俞一名闕俞 在四椎下两旁各開一寸五分正坐取

之〇鍼三分〇灸七壯

主治咳逆牙痛心痛胸滿嘔吐

〇主目痛如脱，不能远视，头项痛，鼻塞不闻。

天柱 挟项后发际大筋外廉陷中。〇针二分，〇灸七壮。〇主治头旋胸痛，鼻塞项强。

大杼 在项后第一椎下，两旁相去脊中各一寸五分陷中，正坐取之。督脉别络、手足太阳、少阳之会。〇针三分，〇灸七壮。〇主治膝痛不可屈伸，伤寒汗不出，腰脊痛，项强，痎疟头痛，咳嗽身热，癫疾筋挛。

风门一名热府 在二椎下，两旁相去脊各一寸五分，正坐取之。〇针五分，〇灸五壮。〇主治发背痈疽，身热咳逆，胸背痛，呕吐伤寒，头痛项强，胸中热。

肺俞 在三椎下，两旁相去各一寸五分，又以手搭背，左取右，右取左，当中指末是穴，坐正取之。〇针三分，〇灸五壮有灸百壮。〇主治五劳传尸，骨蒸肺痿，咳嗽，呕吐，支满，腰脊强痛，寒热，瘿气，黄疸。

厥阴俞一名阙俞 在四椎下，两旁各开一寸五分，正坐取之。〇针三分，〇灸七壮。〇主治咳逆，牙痛，心痛，胸满，呕吐。

心俞　在五椎下兩旁相去脊各一寸五分正坐取之○鍼三分○灸三壮○主治偏風半身不遂心氣亂恍惚中風偃卧不得冐絶發癎嘔吐咳血發狂健忘小兒氣不足數歲不語

鬲俞　在七椎下兩旁相去脊中一寸五分正坐取之○鍼三分○灸三壮○主治心痛周痺吐食翻胃痃癖欬逆四支怠惰嗜卧骨蒸熱病汗不出食不下腹脇脹滿

肝俞　在九椎下兩旁相去脊中各一寸五分正坐取之○鍼三分○灸七壮

主治氣短咳血多怒黄疸鼻痠熱病後目出淚疝氣筋痓相引轉筋入腹

膽俞　在十椎下兩旁相去脊中各一寸五分正坐取之○鍼三分○灸三壮素問云刺深中胆者一日死愚謂背俞俱不宜刺深恐中藏府皆死○主治頭痛振寒汗不出腋下腫心腹脹口乾苦嘔吐骨蒸勞熱

脾俞　在十一椎下兩旁相去脊中各一寸五分正坐取之○鍼三分○灸五壮

心俞　在五椎下，两旁相去脊各一寸五分，正坐取之。○针三分，○灸三壮。○主治偏风半身不遂，心气乱，恍惚，中风，偃卧不得，冒绝，发痫，呕吐，咳血，发狂，健忘，小儿气不足，数岁不语。

膈俞　在七椎下，两旁相去脊中一寸五分，正坐取之。○针三分，○灸三壮。○主治心痛周痹，吐食翻胃，痃癖，咳逆，四肢怠惰嗜卧，骨蒸，热病汗不出，食不下，腹胁胀满。

肝俞　在九椎下，两旁相去脊中各一寸五分，正坐取之。○针三分，○灸七壮。○主治气短，咳血，多怒，黄疸，鼻酸，热病后目出泪，疝气筋痓相引转筋入腹。

胆俞　在十椎下，两旁相去脊中各一寸五分，正坐取之。○针三分，○灸三壮。《素问》云：刺深中胆者一日死。愚谓背俞俱不宜刺深，恐中脏腑皆死。○主治头痛振寒，汗不出，腋下肿，心腹胀，口干苦，呕吐，骨蒸劳热。

脾俞　在十一椎下，两旁相去脊中各一寸五分，正坐取之。○针三分，○灸五壮。

主治痃癖積聚肋下滿痎瘧寒熱黃疸不食
胃俞　在十二椎下兩旁相去脊中各一寸五分正
坐取之○鍼三分○灸三壯
主寒吐逆翻胃霍亂腹脹支滿肌膚疲瘦不嗜食
脊痛筋攣
三焦俞　在十三椎下兩旁相去脊中各一寸五分
正坐取之○鍼三分○灸五壯○主治臟腑積聚
脹滿不飲食羸瘦傷寒頭痛吐逆肩背急腰脊强
不得俛仰水穀不化下利腸鳴目眩
腎俞　在十四椎下兩旁相去脊中各一寸五分與
臍平正坐取之
經曰欲知背俞先度其兩乳間中折之更以他草
度去半已即以兩隅相拄也乃舉以度其背令其
一隅居上齊脊大椎兩隅在下當其下隅者肺之
俞也復下一度心之俞也復下一庭肝之俞也脾
之俞也復下一度腎之俞也○鍼三分○灸三壯
主治虛勞羸瘦耳聾腎虛腰痛夢遺精滑脚膝拘
急身重振寒

○主治痃癖，积聚，肋下满，痎疟寒热，黄疸，不食。

胃俞　在十二椎下，两旁相去脊中各一寸五分，正坐取之。○针三分，○灸三壮。○主寒，吐逆翻胃，霍乱，腹胀支满，肌肤疲瘦，不嗜食，脊痛筋挛。

三焦俞　在十三椎下，两旁相去脊中各一寸五分，正坐取之。○针三分，○灸五壮。○主治脏腑积聚，胀满不饮食，羸瘦，伤寒头痛，吐逆，肩背急，腰脊强，不得俯仰，水谷不化，下利肠鸣，目眩。

肾俞　在十四椎下，两旁相去脊中各一寸五分。与脐平，正坐取之。○《经》曰：欲知背俞，先度其两乳间中折之。更以他草度去半已，即以两隅相挂也。乃举以度其背，令其一隅居上，齐脊大椎，两隅在下，当其下隅者，肺之俞也。复下一度，心之俞也。复下一庭，肝之俞也。脾之俞也。复下一度，肾之俞也。○针三分，○灸三壮。○主治虚劳羸瘦，耳聋，肾虚腰痛，梦遗精滑，脚膝拘急，身重振寒。

大腸俞　在十六椎下兩旁相去脊中各一寸五分伏取之〇鍼三分〇灸三壯〇主治脊强不得俛仰腰痛腹脹繞臍痛腸鳴腸澼瀉痢不化大便難

小腸俞　在十八椎下兩旁相去脊中各一寸五分伏而取之〇鍼三分〇灸三壯

主治膀胱三焦津液小便赤不利淋瀝遺尿小腹脹滿瀉痢膿血脚腫婦人帶下

膀胱俞　在十九椎下兩旁相去脊中各一寸五分伏而取之〇鍼三分〇灸三壯〇主治小便不利

遺溺腹痛滿陰瘡脚膝無力女子癥瘕

中膂內俞一名脊內俞　在二十椎下兩旁相去脊中各一寸五分夾脊伸起肉伏取之〇鍼三分〇灸三壯

主治腎虛消渴腰脊强不得俛仰腸冷赤白痢疝痛汗不出脇腹脹

白環俞　在二十一椎下兩旁相去脊中各一寸五分伏而取之〇鍼五分〇灸三壯〇主治腰脊痛疝痛手足不仁便不利溫瘧筋攣痺縮虛熱閉塞

上髎　第一空腰髁下一寸夾陷中足太陽少陽之

大肠俞　在十六椎下，两旁相去脊中各一寸五分，伏取之。〇针三分，〇灸三壮。〇主治脊强不得俯仰，腰痛，腹胀，绕脐痛，肠鸣肠癖，泻痢不化，大便难。

小肠俞　在十八椎下，两旁相去脊中各一寸五分，伏而取之。〇针三分，〇灸三壮。〇主治膀胱三焦津液，小便赤不利，淋沥遗尿，小腹胀满，泻痢脓血，脚肿，妇人带下。

膀胱俞　在十九椎下，两旁相去脊中各一寸五分，伏而取之。〇针三分，〇灸三壮。〇主治小便不利，遗溺，腹痛满，阴疮，脚膝无力，女子癥瘕。

中膂内俞一名脊内俞　在二十椎下，两旁相去脊中各一寸五分，夹脊伸起肉，伏取之。〇针三分，〇灸三壮。〇主治肾虚消渴，腰脊强不得俯仰，肠冷，赤白痢，疝痛，汗不出，胁腹胀。

白环俞　在二十一椎下，两旁相去脊中各一寸五分，伏而取之。〇针五分，〇灸三壮。〇主治腰脊痛，疝痛，手足不仁，便不利，温疟，筋挛痹缩，虚热闭塞。

上髎　第一空腰髁下一寸夹陷中。足太阳、少阳之

絡○鍼三分○灸七壯○主治大小便不利嘔逆
膝冷寒熱瘧陰挺出白帶
次髎　第二空夾脊陷中○鍼三分○灸七壯
主治大小便不利腰痛足清疝氣下墜腸鳴瀉泄
白帶
中髎　三空夾脊陷中足厥陰少陽所結之會
鍼二分○灸三壯○主治五勞七傷二便不利腹
脹飱泄　下月經不調
下髎　四空夾脊陷中○鍼二分○灸三壯
主治腸鳴泄瀉二便不利腰痛引小腸急痛
會陽一名利機陰尾尻骨兩旁○鍼八分○灸五壯
主治脹中寒熱氣泄瀉腸澼久痔陰汗濕
承扶一名肉郄一名陰關一名皮部尻臀下陰股上文中又云臀下
陷文中○鍼七分○灸三壯
主治腰脊引如解久痔臀腫大難小便不利
殷門　肉郄下六寸○鍼七分○禁灸
主治腰脊不可俛仰泄注外股腫
浮郄　委陽上一寸展膝得之○鍼五分○灸三壯

络。○针三分，○灸七壮。○主治大小便不利，呕逆，膝冷，寒热疟，阴挺出，白带。

次髎　第二空夹脊陷中。○针三分，○灸七壮。○主治大小便不利，腰痛足清，疝气下坠，肠鸣泻泄，白带。

中髎　三空夹脊陷中。足厥阴、少阳所结之会。○针二分，○灸三壮。○主治五劳七伤，二便不利，腹胀飧泄，带[1]下月经不调。

下髎　四空夹脊陷中。○针二分，○灸三壮。○主治肠鸣泄泻，二便不利，腰痛引小肠急痛。

会阳一名利机　阴尾尻骨两旁。○针八分，○灸五壮。○主治胀，中寒热气，泄泻肠澼，久痔，阴汗湿。

承扶一名肉郄，一名阴关，一名皮部　尻臀下阴股上纹中，又云臀下陷纹中。○针七分，○灸三壮。○主治腰脊引如解，久痔，臀肿，大便[2]难，小便不利。

殷门　肉郄下六寸。○针七分，○禁灸。○主治腰脊不可俯仰，泄注外股肿。

浮郄　委阳上一寸，展膝得之。○针五分，○灸三壮。

①带：底本空字，据《针灸大成》卷六补。
②便：原无，据《针灸大成》卷六补。

主治霍亂轉筋小腸热大腸結筋急髀樞不仁
委陽　承扶下一寸六分屈伸取之足太陽之前少
陽之後出於膕中外廉內筋間三焦下輔俞足太
陽之别絡〇鍼七分〇灸三壯〇主治腰脊痛不
可俛仰引陰中不得小便瘈瘲顛疾小腹滿
委中一名血郄在膕中央約文動脈陷中令人面挺伏地
卧取之足太陽膀胱脈所入為合土
鍼五分〇灸三壯〇主治膝痛反拇指腰夾脊沉
沉遺溺小腹堅髀樞痛热病汗不出大風髮眉脫
落　刺血出愈
附分　在二椎下附項內廉两旁相去夾脊中各三
寸正坐取之手足太陽之會〇鍼三分〇灸三壯
主治肘肱不仁肩背拘急風客腠理頸痛不得回
顧
魄户　直附分下三推下两旁相去脊中行各三寸
正坐取之〇鍼五分〇灸七壯
主治肩髆痛虛勞肺痿三尸走注項強喘逆
膏肓俞　在四推下近五椎上两旁相去脊中各三

〇主治霍乱转筋，小肠热，大肠结，筋急，髀枢不仁。

委阳　承扶下一寸六分，屈伸取之。足太阳之前少阳之后，出于腘中外廉内筋间。三焦下辅俞，足太阳之别络。〇针七分，〇灸三壮。〇主治腰脊痛不可俯仰，引阴中不得小便，瘈疭癫疾，小腹满。

委中一名血郄　在腘中央约纹动脉陷中，令人面挺伏地卧取之。足太阳膀胱脉所入为合土。〇针五分，〇灸三壮。〇主治膝痛，反拇指，腰夹脊沉沉，遗溺，小腹坚，髀枢痛，热病汗不出，大风发眉脱落，刺血出愈。

附分　在二椎下附项内廉，两旁相去夹脊中各三寸，正坐取之。手足太阳之会。〇针三分，〇灸三壮。〇主治肘肱不仁，肩背拘急，风客腠理，颈痛不得回顾。

魄户　直附分下三椎下，两旁相去脊中行各三寸，正坐取之。〇针五分，〇灸七壮。〇主治肩髆痛，虚劳肺痿，三尸走注，项强喘逆。

膏肓俞　在四椎下近五椎上，两旁相去脊中各三

寸正坐曲脊伸手以臂着膝前令端直手大指與
膝頭齊以物支肘無令動摇取之○灸百壯多至
五百壯○當灸足三里以引火氣實下○主治百
病無所不療五勞七傷諸病咳逆痰火健忘
神堂　在五椎下兩旁相去脊中各三寸陷中正坐
取之○鍼三分○灸五壯
主治腰脊强不可俛仰洒淅胸腹滿逆上時饐
譩譆　肩髆內廉夾六椎下兩旁相去脊中各三寸
正坐取之以手重按病人言譩譆應手
鍼六分○灸五壯○主治大風汗不出勞損不得
卧瘟瘧胸腹脹悶腰背脇拘急目痛咳逆鼻衄
鬲關　七椎下兩旁相去脊中行各三寸陷中正坐
開肩取之○鍼五分○灸三壯○主治肩痛惡寒
脊强俛仰嘔吐飲食不下胸中噎悶大小便不利
魂門　九椎下兩旁相去脊中各三寸陷中正坐取
之○鍼五分○灸三壯
主治尸厥走注胸背連心痛食不下腹中雷鳴
陽綱　在十椎下兩旁相去脊中行各三寸正坐濶

寸，正坐曲脊伸手，以臂着膝前，令端直，手大指与膝头齐，以物支肘，无令动摇取之。○灸百壮，多至五百壮。○当灸足三里以引火气实下。○主治百病无所不疗，五劳七伤诸病，咳逆，痰火，健忘。

神堂　在五椎下，两旁相去脊中各三寸陷中，正坐取之。○针三分，○灸五壮。○主治腰脊强不可俯仰，洒淅，胸腹满，逆上时饐。

噫嘻　肩膊内廉夹六椎下，两旁相去脊中各三寸，正坐取之。以手重按病人言“噫嘻”应手。○针六分，○灸五壮。○主治大风汗不出，劳损不得卧，瘟疟，胸腹胀闷，腰背胁拘急，目痛，咳逆，鼻衄。

膈关　七椎下，两旁相去脊中行各三寸陷中。正坐开肩取之。○针五分，○灸三壮。○主治肩痛恶寒，脊强俯仰，呕吐，饮食不下，胸中噎闷，大小便不利。

魂门　九椎下，两旁相去脊中各三寸陷中，正坐取之。○针五分，○灸三壮。○主治尸厥走注，胸背连心痛，食不下，腹中雷鸣。

阳纲　在十椎下，两旁相去脊中行各三寸，正坐阔

肩取之○鍼五分○灸三壯
主治腸鳴痛食不下小便澁身熱腹脹泄痢
意舍　在十一椎下兩旁相去脊中各三寸正坐取
之○鍼五分○灸七壯
主治背痛腹脹大便泄小便黃嘔吐惡食消渴
胃倉　在十二椎下兩旁相去脊中各三寸正坐取
之○鍼五分○灸五壯
主治腹滿水腫食不下惡寒背脊痛不可俛仰
肓門　在十三椎下四旁相去脊中行各三寸陷中
叉肋間與鳩尾相直正坐取之○鍼五分○灸三
壯○主心下痛大便堅婦人乳痛
志室　在十四椎下兩旁相去脊中行各三寸陷中
正坐取之○鍼九分○灸三壯
主治陰腫陰痛背脊强兩脇痛霍亂吐逆不食
胞肓　在十九椎下兩旁相去脊中行各三寸陷中
伏取之○鍼五分○灸五壯
主腰脊痛腹堅腸鳴大小便不利
秩邊　在二十椎下兩旁相去脊中行各三寸陷中

肩取之。○针五分，○灸三壮。○主治肠鸣痛，食不下，小便涩，身热，腹胀，泄痢。

意舍　在十一椎下，两旁相去脊中各三寸，正坐取之。○针五分，○灸七壮。○主治背痛腹胀，大便泄，小便黄，呕吐恶食，消渴。

胃仓　在十二椎下，两旁相去脊中各三寸，正坐取之。○针五分，○灸五壮。○主治腹满，水肿，食不下，恶寒背脊痛，不可俯仰。

肓门　在十三椎下，两[1]旁相去脊中行各三寸陷中。叉肋间与鸠尾相直，正坐取之。○针五分，○灸三壮。○主心下痛，大便坚，妇人乳痛。

志室　在十四椎下，两旁相去脊中行各三寸陷中，正坐取之。○针九分，○灸三壮。○主治阴肿阴痛，背脊强，两胁痛，霍乱吐逆不食。

胞肓　在十九椎下，两旁相去脊中行各三寸陷中，伏取之。○针五分，○灸五壮。○主腰脊痛，腹坚肠鸣，大小便不利。

秩边　在二十椎下，两旁相去脊中行各三寸陷中。

①两：原作“四”，据前后文例改。

伏取之〇鍼三分〇灸三壯
主治腰痛五痔小便赤澁
合陽　在約文中下二寸〇鍼六分〇灸五壯
主治腰脊强引腹痛陰股熱 胻痠腫寒疝偏墜女
子崩帶下不止
承筋一名腨腸一名直腸　腨腸中央陷中脛後從脚跟上七寸
鍼三分〇灸三壯〇主治腰背拘急腋腫大便秘
五痔腨痠脚跟痛轉筋霍亂
承山一名魚腹　在兊腨腸中分肉間陷中一云腿肚下分
内間〇鍼五分〇灸五壯
主治痔腫大便難膝腫脛痠跟痛轉筋不立
飛揚一名厥揚　外踝骨上七寸太陽絡脈別走少陰
鍼三分〇灸五壯〇主治痔痛不得起坐脚痠腫
不能立歷節風不得屈伸癲疾寒瘧
附陽　在外踝上三寸太陽前少陽後筋骨之間陽
蹻脈郄〇鍼六分〇灸五壯
主治霍亂轉筋腰痛不能立髀樞股胻痛痿厥風
痹不仁頭重頔痛四肢不舉

伏取之。〇针三分，〇灸三壮。〇主治腰痛，五痔，小便赤涩。

合阳　在约纹中下二寸。〇针六分，〇灸五壮。〇主治腰脊强引腹痛，阴股热，胻酸肿，寒疝偏坠，女子崩带下不止。

承筋一名腨肠，一名直肠　腨肠中央陷中，胫后从脚跟上七寸。〇针三分，〇灸三壮。〇主治腰背拘急，腋肿，大便秘，五痔，腨酸，脚跟痛，转筋霍乱。

承山一名鱼腹　在兑腨肠中分肉间陷中，一云腿肚下分内间。〇针五分，〇灸五壮。〇主治痔肿，大便难，膝肿胫酸，跟痛转筋不立。

飞扬一名厥扬　外踝骨上七寸。太阳络脉别走少阴。〇针三分，〇灸五壮。〇主治痔痛不得起坐，脚酸肿不能立，历节风不得屈伸，癫疾，寒疟。

附阳　在外踝上三寸，太阳前少阳后筋骨之间，阳跷脉郄。〇针六分，〇灸五壮。〇主治霍乱转筋，腰痛不能立，髀枢股胻痛，痿厥，风痹不仁，头重頔痛，四肢不举。

崑崙　在足外踝後跟骨上陷中細脈動應手足太陽膀胱脈所行為經火○鍼三分○灸三壯○主治腰尻脚氣足腨腫不得步頭痛肩拘急欬喘目眩産難包衣不下小兒發癇瘈瘲

僕參一名安邪　在足跟骨上陷中拱足得之陽蹻之太鍼三分○灸三壯○主治足痿不收足跟痛霍亂轉筋吐逆尸厥癲癇狂言見鬼膝腫

申脈即陽蹻　在外踝下五分陷中容爪甲白肉際陽蹻脈所出○鍼三分○灸三壯○主治風眩腰脚痛䯒痠不能立氣逆腿膝不能屈伸婦人氣血痛

金門一名梁関　在外踝下申脈下一寸足太陽郄陽維別屬○鍼一分○灸三壯○主治霍亂轉筋尸厥癲癇疝氣膝胻痠不能立小兒張口搖頭身反

京骨　在足小指外側本節後大骨下陷中足太陽脈所過為原○鍼三分○灸三壯○主治腰脊痛如折髀不可曲項强不能回顧筋攣瘧寒熱目內眥赤爛頭痛如破

束骨　在足小指外側本節後赤白肉際陷中足太

昆仑　在足外踝后跟骨上陷中，细脉动应手。足太阳膀胱脉所行为经火。○针三分，○灸三壮。○主治腰尻，脚气，足腨肿不得步，头痛，肩拘急，咳喘目眩，产难包衣不下，小儿发痫瘈瘲。

仆参一名安邪　在足跟骨上陷中，拱足得之。阳跷之本[1]。○针三分，○灸三壮。○主治足痿不收，足跟痛，霍乱转筋吐逆，尸厥癫痫，狂言见鬼，膝肿。

申脉即阳跷　在外踝下五分陷中，容爪甲白肉际，阳跷脉所出。○针三分，○灸三壮。○主治风眩，腰脚痛，䯒酸不能立，气逆，腿膝不能屈伸，妇人气血痛。

金门一名梁关　在外踝下，申脉下一寸。足太阳郄阳维别属。○针一分，○灸三壮。○主治霍乱转筋，尸厥，癫痫，疝气，膝胻酸不能立，小儿张口摇头，身反。

京骨　在足小指外侧本节后大骨下陷中。足太阳脉所过为原。○针三分，○灸三壮。○主治腰脊痛如折，髀不可曲，项强不能回顾，筋挛，疟寒热，目内眦赤烂，头痛如破。

束骨　在足小指外侧本节后赤白肉际陷中。足太

①本：原作“太”，据《针灸甲乙经》改。

陽脉所注為俞〇鍼三分〇灸三壯
主治腸澼泄瀉瘧痔癲狂發背癰疔頭痛目眩腰
脊痛項强不可回顧
通谷　在足小指外側本節前陷中足太陽脉所留
為滎水〇鍼二分〇灸三壯
主治頭痛目眩項痛鼽衄目䀮䀮食多不化失欠
至陰　在足小指外側去爪甲角如韭葉足太陽脉
所出為井金〇鍼一分〇灸三壯〇主治頭重風
寒鼻塞目翳胸脇痛轉筋寒瘧汗不出失精目疼

足太陽膀胱經穴歌

大太陽經六十三睛明攢竹曲差參五處承光通
天穴絡却玉枕天柱强大杼風門引肺俞厥陰心
俞鬲俞注肝俞膽俞脾俞合胃俞三焦腎俞中大
腸小腸膀胱俞中膂白環兩俞輸自從大杼至白
環相去脊中三寸間上髎次髎中復下會陽承扶
殷門央浮郄委陽委中罅膊内夾脊附分當太陽
行背第三行魄戶膏肓與神堂譩譆鬲關魄門旁
陽綱意舍仍胃倉肓門志室胞肓續二十椎下秩

阳脉所注为俞。○针三分，○灸三壮。○主治肠澼泄泻，疟痔癫狂，发背痈疔，头痛目眩，腰脊痛，项强不可回顾。

通谷　在足小指外侧本节前陷中。足太阳脉所留为荥水。○针二分，○灸三壮。○主治头痛目眩，项痛，鼽衄，目䀮䀮，食多不化，失欠。

至阴　在足小指外侧，去爪甲角如韭叶。足太阳脉所出为井金。○针一分，○灸三壮。○主治头重风寒，鼻塞目翳，胸胁痛转筋，寒疟汗不出，失精目疼。

足太阳膀胱经穴歌

足[①]太阳经六十三，睛明攒竹曲差参。五处承光通天穴，络却玉枕天柱强。大杼风门引肺俞，厥阴心俞膈俞注。肝俞胆俞脾俞合，胃俞三焦肾俞中。大肠小肠膀胱俞，中膂白环两俞输。自从大杼至白环，相去脊中三寸间。上髎次髎中复下，会阳承扶殷门央。浮郄委阳委中罅，膊内夹脊附分当。太阳行背第三行，魄户膏肓与神堂。譩譆膈关魂[②]门旁，阳纲意舍仍胃仓。肓门志室胞肓续，二十椎下秩

①足：原作“大”，据《类经图翼》卷六改。
②魂：原作“魄”，据《类经图翼》卷六改。

邊藏合骨以下合陽是承筋承山居其次飛陽附陽洎崑崙僕參申脈連金門京骨束骨又通谷小指外側至陰續

太陽膀胱步穴歌

足太陽兮膀胱經目眥內角始睛明眉頭陷中攢竹名曲差二穴伴神庭血處挨排夾上星承光五處後寸半通天絡却亦停勻玉枕橫夾於腦戶尺寸當准銅人經天柱夾項後髮際大筋外廉陷中是夾脊相去寸五分大杼大椎二風門肺俞三焦厥陰四心俞五椎之下論更有鬲俞相梯級第七椎下隱然立第八椎下穴無有肝俞數之當第九十椎膽俞脾十一十二椎下胃俞取三焦腎俞次第下十三十四兩椎主大腸俞在十六椎小腸俞十八椎止十九椎下尋膀胱中膂內俞椎二十白環二十一椎當上髎次髎中與下一空二夾腰胯并同夾脊四箇髎載在千金君勿訝會陽陰尾兩旁分尺寸須看督脈分第二椎下外附分夾脊相去古法云先從脊後量三寸不是灸狹能傷筋魄

边藏。合骨以下合阳是，承筋承山居其次。飞阳跗阳洎昆仑，仆参申脉连金门。京骨束骨又通谷，小指外侧至阴续。

太阳膀胱步穴歌

足太阳兮膀胱经，目眦内角始睛明。眉头陷中攒竹名，曲差二穴伴神庭。五[①]处挨排夹上星，承光五处后寸半。通天络却亦停匀，玉枕横夹于脑户，尺寸当准《铜人经》。天柱夹项后发际，大筋外廉陷中是。夹脊相去寸五分，大杼大椎二风门。肺俞三椎[②]厥阴四，心俞五椎之下论。更有膈俞相梯级，第七椎下隐然立。第八椎下穴无有，肝俞数之当第九。十椎胆俞脾十一，十二椎下胃俞取。三焦肾俞次第下，十三十四两椎主。大肠俞在十六椎，小肠俞十八椎止。十九椎下寻膀胱，中膂内俞椎二十。白环二十一椎当，上髎次髎中与下。一空二空[③]夹腰胯，并同夹脊四个髎，载在《千金》君勿讶。会阳阴尾两旁分，尺寸须看督脉分。第二椎下外附分，夹脊相去古法云。先从脊后量三寸，不是灸狭能伤筋。魄

①五：原作“血”，据《经络考略》改。
②椎：原作“焦”，据《经络考略》改。
③空：原脱，据《经络考略》补。

戶三椎膏肓四四五三分分明是第五椎下索神堂第六譩譆兩穴出膈関第七魂門九陽綱意舍十十一胃倉肓門屈指痺椎看十二與十三志室次之為十四包肓十九合參詳秩邊二十椎下是承扶臀陰文中央殷門承扶六寸直浮郄一寸上委陽委陽却與殷門并膕中外廉兩筋鄉委中膝膕約文裏此下三寸尋合陽承筋腨腸中央是承山腨下分肉傍飛陽外踝上七寸附陽踝上三寸量金門正在外踝下崑崙踝後跟骨中僕參跟骨下陷是申脈分明踝下容京骨外側大骨下束骨本節後陷中通谷本節前陷是至陰小指外側逢

户三椎膏肓四，四五三分分明是。第五椎下索神堂，第六噫嘻两穴出。膈关第七魂门九，阳纲意舍十十一。胃仓肓门屈指探[1]，椎看十二与十三。志室次之为十四，胞肓十九合参详。秩边二十椎下是，承扶臀阴纹中央。殷门承扶六寸直，浮郄一寸上委阳。委阳却与殷门并，腘中外廉两筋乡。委中膝腘约纹里，此下三寸寻合阳。承筋腨肠中央是，承山腨下分肉旁。飞扬外踝上七寸，跗阳踝上三寸量。金门正在外踝下，昆仑踝后跟骨中。仆参跟骨下陷是，申脉分明踝下容。京骨外侧大骨下，束骨本节后陷中。通谷本节前陷是，至阴小指外侧逢。

①探：原作“痹”，据《经络考略》改。

足少陰腎經穴圖

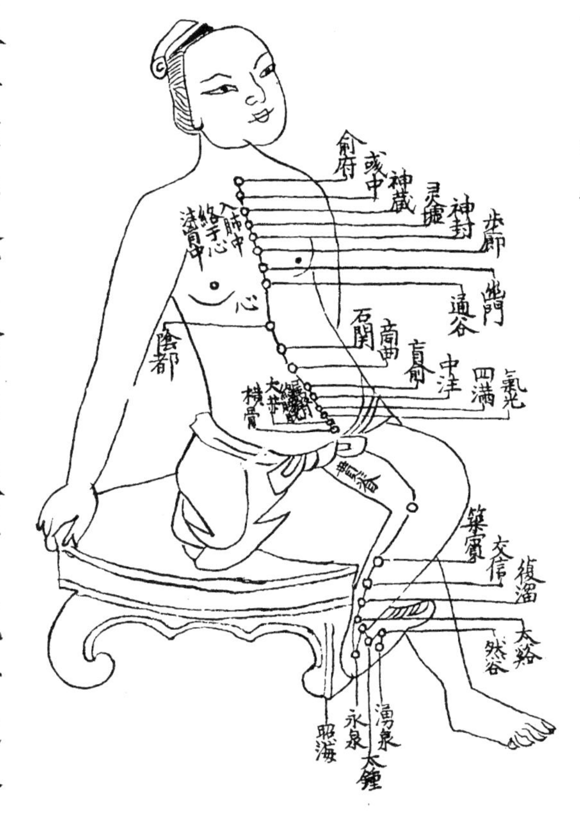

經曰腎者作强之官伎巧出焉腎者主蟄封藏之本精之處也其華在髮其充在骨為陰中之少陰通於冬氣

北方黑色通入於腎開竅於二陰藏精於腎故病在谿其味鹹其類水其畜彘其應四時上為辰星是以知病之在骨也其音羽其數六其臭腐其液唾其色黑北方生寒寒生水水生鹹鹹生腎腎生骨髓其在天為寒在地為水在體為骨在藏為腎在色為黑在音為羽在聲為呻在變動為慄在竅

足少阴肾经穴图（图见上）

《经》曰：肾者，作强之官，伎巧出焉。肾者主蛰，封藏之本，精之处也。其华在发，其充在骨，为阴中之少阴，通于冬气。

北方黑色，通入于肾，开窍于二阴，藏精于肾，故病在溪。其味咸，其类水，其畜彘，其应四时，上为辰星，是以知病之在骨也。其音羽，其数六，其臭腐，其液唾，其色黑。北方生寒，寒生水，水生咸，咸生肾，肾生骨髓。其在天为寒，在地为水，在体为骨，在脏为肾，在色为黑，在音为羽，在声为呻，在变动为栗，在窍

為耳在味為鹹在志為恐恐傷腎思勝恐寒傷血
濕勝寒鹹傷血甘勝鹹
腎開竅於耳耳和則聞五音矣
足少陰之脈起於小指之下斜趨足心出然谷之
下循内踝之後別入跟中上腨内出膕内廉上股
内後廉貫脊屬腎終膀胱其直行者從腎上貫肝
膈入肺中循喉嚨系舌本其支者從肺出絡心注
胸中
湧泉一名地衝在足心陷中屈足拳指宛宛中跪取之足
少陰脈所出為井水〇鍼五分〇灸三壯
主治尸厥面黑如炭喘吐有血目視䀮䀮無所見
善恐咽腫腸澼小腹急痛泄瀉下重足脛寒頸痛
目眩轉胞不得尿霍亂轉筋腎積奔豚熱厥
然谷一名龍淵足内踝前起大骨下陷中又三内踝前在
下一寸別於太陰蹻脈之郄足少陰脈所流為榮
鍼三分〇灸三壯〇主治足跗腫骱痠小腹脹痿
厥寒疝咽痛心恐煩滿男子遺精婦人陰挺出月
經不調初生小兒臍風口噤

为耳，在味为咸，在志为恐，恐伤肾，思胜恐。寒伤血，湿胜寒。咸伤血，甘胜咸。

肾开窍于耳，耳和则闻五音矣。

足少阴之脉，起于小指之下，斜趋足心，出然谷之下，循内踝之后，别入跟中。上腨内，出胭内廉，上股内后廉，贯脊，属肾，络[1]膀胱。其直行者，从肾上贯肝膈，入肺中，循喉咙，系舌本。其支者，从肺出，络心，注胸中。

涌泉一名地冲　在足心陷中，屈足拳指宛宛中，跪取之。足少阴脉所出为井木[2]。〇针五分，〇灸三壮。〇主治尸厥，面黑如炭，喘吐有血，目视䀮䀮无所见，善恐，咽肿，肠澼，小腹急痛，泄泻下重，足胫寒，颈痛目眩，转胞不得尿，霍乱转筋，肾积奔豚，热厥。

然谷一名龙渊　足内踝前起大骨下陷中。一云[3]内踝前在下一寸，别于太阴、跷脉之郄，足少阴脉所流为荥火[4]。〇针三分，〇灸三壮。〇主治足跗肿，骱酸，小腹胀，痿厥，寒疝，咽痛，心恐烦满，男子遗精，妇人阴挺出，月经不调，初生小儿脐风口噤。

①络：原作“终”，据《灵枢·经脉》改。
②木：原作“水”，据《针灸大成》卷六改。
③一云：原作“又三”，据《针灸大成》卷六改。
④荥火：原作一个“荥”，据《针灸大成》卷六改。

太谿一名呂細在足內踝後跟骨上動脈陷中足少陰腎脈所注爲俞土凡男子婦人病有此脈則生無此則死〇鍼三分〇灸三壯

主治久瘧欬逆心疼脈沉手足寒嘔吐寒疝熱病汗不出咳嗽咽腫痃癖傷寒所足厥冷

大鍾　在足跟後踵中大骨上兩筋間足少陰絡別走太陽〇鍼二分〇灸三壯〇主治胸腹滿腕息嘔吐少氣不足舌乾食不下氣逆煩悶

照海　在足內踝下陰蹻所主〇鍼四分〇灸三壯

主治四肢懈惰久瘧卒疝小腹痛淋陰挺出月水不調

水泉　在太谿下一寸內踝不少陰郄

鍼四分〇灸五壯〇主治目䀮䀮不能遠視女子月事不來小腹痛小便淋陰挺出

復溜一名昌陽在足內踝上二寸筋骨陷中前傍骨是復溜後旁筋是交信二穴止隔一條筋足少陰脈所行為經金〇鍼三分〇灸五壯〇主治腸澼腰脊內引痛不得俛仰足痿䯒寒不得履目視䀮䀮腹

太溪一名吕细　在足内踝后跟骨上动脉陷中。足少阴肾脉所注为俞土。凡男子妇人病，有此脉则生，无此则死。〇针三分，〇灸三壮。〇主治久疟咳逆，心疼脉沉，手足寒，呕吐寒疝，热病汗不出，咳嗽咽肿，痃癖，伤寒手[1]足厥冷。

大钟　在足跟后踵中，大骨上两筋间。足少阴络别走太阳。〇针二分，〇灸三壮。〇主治胸腹满，喘[2]息呕吐，少气不足，舌干食不下，气逆烦闷。

照海　在足内踝下，阴跷所主。〇针四分，〇灸三壮。〇主治四肢懈惰，久疟卒疝，小腹痛淋，阴挺出，月水不调。

水泉　在太溪下一寸内踝下[3]，少阴郄。〇针四分，〇灸五壮。〇主治目䀮䀮不能远视，女子月事不来，小腹痛，小便淋，阴挺出。

复溜一名昌阳　在足内踝上二寸筋骨陷中，前傍骨是复溜，后旁筋是交信二穴。止隔一条筋，足少阴脉所行为经金。〇针三分，〇灸五壮。〇主治肠澼，腰脊内引痛，不得俯仰，足痿䯒寒不得履，目视䀮䀮，腹

①手：原作"所"，据《针灸大成》卷六改。
②喘：原作"腕"，据《针灸大成》卷六改。
③下：原作"不"，据《千金要方》卷二十九改。

痛腸鳴四肢腫十種水病五淋盜汗齒齲脈微細

交信　在足內踝骨上二寸少陰前太陰後廉筋骨陰蹻之郄○鍼四分○灸三壯

主治五淋陰疝急瀉痢赤白大小便難女子漏血不止陰挺月事不調小腹痛盜汗

築賓　在內踝上五寸腨分中陰維之郄

鍼四分○灸三壯○主治癩疝癲疾發狂罵詈嘔吐涎沫足腨痛

陰谷　在膝下內輔骨後大筋下小筋上按之應手屈膝乃得之足少陰脈所入為合水

鍼四分○灸三壯○主治膝痛不得屈伸小便急引陰痿痛陰股內廉痛腹脹女人漏下不止少妊

橫骨　在大赫下一寸肓俞下五寸陰上橫骨中宛曲如卧月中央去腹中行各一寸半足少陰衝脈之會○鍼五分○灸三壯○主治五淋小便不通陰器下縱引痛小腹滿目眥赤痛五藏虛

大赫一名陰維一名陰関　在氣穴下一寸去腹中行各一寸半足少陰衝脈之會○鍼三分○灸五壯

痛肠鸣，四肢肿，十种水病，五淋，盗汗，齿龋，脉微细。

交信　在足内踝骨上二寸，少阴前太阴后廉筋骨，阴跷之郄。○针四分，○灸三壮。○主治五淋，阴疝急，泻痢赤白，大小便难，女子漏血不止，阴挺，月事不调，小腹痛，盗汗。

筑宾　在内踝上五寸腨分中，阴维之郄。○针四分，○灸三壮。○主治癫①疝，癫疾，发狂骂詈，呕吐涎沫，足腨痛。

阴谷　在膝下内辅骨后，大筋下小筋上，按之应手，屈膝乃得之。足少阴脉所入为合水。○针四分，○灸三壮。○主治膝痛不得屈伸，小便急引阴痿痛，阴股内廉痛，腹胀，女人漏下不止，少妊。

横骨　在大赫下一寸，肓俞下五寸，阴上横骨中宛曲如卧月中央，去腹中行各一寸半。足少阴冲脉之会。○针五分，○灸三壮。○主治五淋，小便不通，阴器下纵引痛，小腹满，目眦赤痛，五脏虚。

大赫一名阴维，一名阴关　在气穴下一寸，去腹中行各一寸半。足少阴、冲脉之会。○针三分，○灸五壮。

①癫：原作“癞”，据《针灸大成》卷六改。

主治虛勞失精陰痿莖中痛目赤痛
氣穴一名胞門一名子戶在四滿下一寸去腹中行兩旁各一
寸半足少陰衝脈之會○鍼三分○灸五壯
主治奔豚上引脊痛瀉痢經不調
四滿一名髓府在中注下一寸氣穴上一寸去腹中行各
一寸半少陰脈衝脈之會○鍼三分○灸三壯
主治積聚疝瘕腸澼奔豚臍下痛女人月經不調
中注　在肓俞下一寸去腹中行各一寸半足少陰
冲脈之會○鍼一分○灸五壯○主治小腹熱大
便堅燥腰脊痛目眥痛女子月事不調
肓俞　在商曲下一寸去臍中五分足少陰冲脈之
會○鍼一分○灸五壯
主腹痛寒疝大便燥目赤痛從內眥始
商曲　在石關下一寸出腹中行各五分足少陰冲
脈之會○鍼一分○灸五壯
主治腹中切痛積聚不嗜食目赤痛內眥始
石關　在陰都下一寸去腹中行各五分足少陰衝
脈之會○鍼一分○灸三壯

○主治虚劳失精，阴痿，茎中痛，目赤痛。

气穴一名胞门，一名子户　在四满下一寸，去腹中行两旁各一寸半。足少阴、冲脉之会。○针三分，○灸五壮。○主治奔豚上引脊痛，泻痢，经不调。

四满一名髓府　在中注下一寸，气穴上一寸，去腹中行各一寸半。少阴脉、冲脉之会。○针三分，○灸三壮。○主治积聚疝瘕，肠澼，奔豚，脐下痛，女人月经不调。

中注　在肓俞下一寸，去腹中行各一寸半。足少阴、冲脉之会。○针一分，○灸五壮。○主治小腹热，大便坚燥，腰脊痛，目眦痛，女子月事不调。

肓俞　在商曲下一寸，去脐中五分。足少阴、冲脉之会。○针一分，○灸五壮。○主腹痛寒疝，大便燥，目赤痛从内眦始。

商曲　在石关下一寸，出腹中行各五分。足少阴、冲脉之会。○针一分，○灸五壮。○主治腹中切痛，积聚不嗜食，目赤痛内眦始。

石关　在阴都下一寸，去腹中行各五分。足少阴、冲脉之会。○针一分，○灸三壮。

主治噦噫嘔逆腹痛氣淋小便不利大便燥目赤痛婦人子藏有悪血上衝腹痛不可忍

陰都一名食官 在通谷下一寸夾男腕兩邊相去五分少陰冲脉之會○鍼三分○灸三壯

主心滿逆氣腸鳴肺脹氣搶脇下熱痛目痛

通谷 幽門下一寸夾上脘兩旁相去五分自肓俞至幽門去中行各一寸足少陰冲脉之會

鍼五分○灸三壯○主治口喎暴瘖積聚痃癖胸滿食不化喜嘔目赤痛

幽門 夾巨闕兩旁各五分陷中明堂在巨闕旁一寸五分衝脉所會○鍼一分○灸五壯

主治小腹滿胸滿痛嘔吐不食逆氣

步廊 在神封下一寸六分陷中去胸中行二寸仰而取之○鍼三分○灸五壯○主治胸脇肢滿痛引胸鼻塞不得息少氣欬逆嘔吐不食臂不得舉

神封 在靈墟下一寸六分陷中胸中行各開二寸

鍼三分○灸五壯

主治胸脇肢滿痛引胸逆氣嘔吐不食

○主治哕噫呕逆，腹痛气淋，小便不利，大便燥，目赤痛，妇人子脏有恶血，上冲腹痛不可忍。

阴都一名食官　在通谷下一寸，夹胃脘[1]两边，相去五分。少阴、冲脉之会。○针三分，○灸三壮。○主心满逆气，肠鸣，肺胀，气抢胁下，热痛，目痛。

通谷　幽门下一寸，夹上脘两旁，相去五分，自肓俞至幽门去中行各一寸。足少阴、冲脉之会。○针五分，○灸三壮。○主治口㖞暴喑，积聚痃癖，胸满食不化，喜呕，目赤痛。

幽门　夹巨阙两旁各五分陷中，《明堂》在巨阙旁一寸五分。冲脉所会。○针一分，○灸五壮。○主治小腹满，胸满痛，呕吐不食，逆气。

步廊　在神封下一寸六分陷中，去胸中行二寸，仰而取之。○针三分，○灸五壮。○主治胸胁支[2]满痛引胸，鼻塞不得息，少气咳逆，呕吐不食，臂不得举。

神封　在灵墟下一寸六分陷中，胸中行各开二寸。○针三分，○灸五壮。○主治胸胁支满痛引胸，逆气，呕吐不食。

①胃脘：原作“男腕”，据《古今医统大全》卷六改。

②支：原作“肢”，据《古今医统大全》卷六改。下同。

靈墟　神藏下一寸六分陷中去中行各開一寸鍼三分○灸五壯○主治同神封

神藏　在彧中下一寸六分陷中去胸中行二寸鍼三分○灸五壯○主治同上

彧中　在俞府下一寸六分去胸中行二寸仰而取之○鍼三分○灸五壯

主治欬逆喘息不能胸脇肢滿多唾

俞府　巨骨下旋璣旁二寸陷中仰而取之鍼三分○灸五壯

主治欬逆上氣嘔吐不食胸中痛

足少陰腎經經穴歌

足少陰穴二十七湧泉然谷太谿溢大鍾照海通水泉復溜交信築賓連陰谷橫骨大赫位氣穴四滿中注立肓俞商曲石関蹲陰都通谷幽門僻步廊神封靈墟崇神藏彧中俞府既

少陰腎經步穴歌

腎經起處有其所湧泉屈足拳指取然谷踝前大骨下踝後跟上太谿府谿下五分尋大鍾照海踝

灵墟　神藏下一寸六分陷中，去中行各开一寸。○针三分，○灸五壮。○主治同神封。

神藏　在彧中下一寸六分陷中，去胸中行二寸。○针三分，○灸五壮。○主治同上。

彧中　在俞府下一寸六分，去胸中行二寸，仰而取之。○针三分，○灸五壮。○主治咳逆喘息不能，胸胁支满，多唾。

俞府　巨骨下璇玑旁二寸陷中，仰而取之。○针三分，○灸五壮。○主治咳逆上气，呕吐不食，胸中痛。

足少阴肾经经穴歌

足少阴穴二十七，涌泉然谷太溪溢。大钟照海通水泉，复溜交信筑宾连。阴谷横骨大赫位，气穴四满中注立。肓俞商曲石关蹲，阴都通谷幽门僻。步廊神封灵墟崇，神藏彧中俞府既。

少阴肾经步穴歌

肾经起处有其所，涌泉屈足拳指取。然谷踝前大骨下，踝后跟上太溪府。溪下五分寻大钟，照海踝下陰蹻生踝上二寸復溜名溜前筋骨取交信亦曰踝上二寸行築賓六寸腨分處陰谷膝内着骨輔横骨有陷如仰月大赫氣穴四満據中注肓俞正夾臍二穴五寸各一數商曲石関上陰都通谷幽門一寸居幽門半寸夾巨闕步廊神封過靈墟神藏彧中至俞府各一寸六不差殊欲知俞府居何分旋璣之下各二寸

手厥陰心包絡經穴圖

下阴跷生。踝上二寸复溜名，溜前筋骨取交信。亦曰踝上二寸行，筑宾六寸腨分处。阴谷膝内着骨辅，横骨有陷如仰月。大赫气穴四满据，中注肓俞正夹脐。二穴五寸各一数，商曲石关上阴都。通谷幽门一寸居，幽门半寸夹巨阙。步廊神封过灵墟，神藏彧中至俞府，各一寸六不差殊。欲知俞府居何分，璇玑之下各二寸。

手厥阴心包络经穴图（图见上）

心包絡在心下横膜之上竪膜之下與横膜相粘而黄脂裹者心也其脂膜之外有細筋膜如系與心肺相連者心包也

滑氏曰手厥陰心主又曰心包何也曰君火以名相火以位手厥陰代君火行事以用而言故曰手厥陰心主以經而言曰心包絡一經而二名實相火也

手厥陰之脉起於胸中出屬心包下鬲歷絡三焦其支者循胸出脇下腋三寸上抵腋下下循臑内行太陰少陰之間入肘中下循行兩筋之間入堂中循中指出其端其支别者從掌中循小指次指出其端　凡九穴左右共一十八穴

天池一名天會　在腋下三寸乳後一寸着脇直脇撅肋間手足厥陰少陽之會○鍼二分○灸三壯

主目𥌒𥌒不明胸脇肢滿欬逆臂痛上氣寒熱瘧熱病汗不出

天泉一名天濕　曲腋下二寸舉臂取之○鍼六分○灸三壯○主惡風寒胸脇肢滿欬逆背胛臂痛

心包络在心下横膜之上，竖[①]膜之下，与横膜相粘，而黄脂裹者，心也。其脂膜之外，有细筋膜如系，与心肺相连者，心包也。

滑氏曰：手厥阴心主又曰心包，何也？曰：君火以名，相火以位。手厥阴代君火行事，以用而言，故曰手厥阴心主，以经而言，曰心包络。一经而二名，实相火也。

手厥阴之脉，起于胸中，出属心包，下膈历络三焦。其支者，循胸出胁，下腋三寸上抵腋下，下循臑内行太阴、少阴之间，入肘中，下循行两筋之间，入掌[②]中，循中指出其端。其支别者，从掌中循小指次指出其端。凡九穴，左右共一十八穴。

天池一名天会　在腋下三寸，乳后一寸着胁直胁撅肋间。手足厥阴、少阳之会。○针二分，○灸三壮。○主目䀮䀮不明，胸胁支满，咳逆，臂痛，上气，寒热疟，热病汗不出。

天泉一名天湿　曲腋下二寸，举臂取之。○针六分，○灸三壮。○主恶风寒，胸胁支满，咳逆，背胛臂痛。

---

①竖：原作“坚”，据《针灸大成》卷六改。

②掌：原作“堂”，据《铜人腧穴针灸图经》卷上改。

曲澤 肘内廉不陷中屈肘得之心包絡脈所入為合水〇鍼三分〇灸三壯〇主治心痛善驚心熱煩渴臂肘搖動傷寒嘔吐氣逆

郄門 在掌後去腕五寸手厥陰心包絡脈郄鍼三分〇灸五壯

主治嘔血衄血心痛嘔噦驚恐神氣不足

間使 掌後三寸兩筋間陷中心包絡脈所行為經金〇鍼三分〇灸五壯〇主治傷寒結胸心懸如饑嘔沫少氣中風氣塞昏危不語鬼邪霍亂乾嘔婦人月水不調小兒客忤久瘧

內關 掌後宛二寸兩筋間與外關相對心主之絡別走少陽〇鍼五分〇灸三壯

主治中風失志心痛目赤支滿肘攣久瘧不已

太陵 在掌後骨下兩筋間陷中手厥陰心包絡脈所注為俞土〇鍼五分〇灸三壯

主治熱病汗不出肘臂攣痛善笑不休心懸如饑頭痛氣短脇痛驚恐悲泣目赤小便如血

勞宮一名五里 一名掌中 在掌中央動脈屈無名指取之心包

曲泽 肘内廉下[①]陷中，屈肘得之。心包络脉所入为合水。〇针三分，〇灸三壮。〇主治心痛善惊，心热烦渴，臂肘摇动，伤寒呕吐气逆。

郄门 在掌后去腕五寸，手厥阴心包络脉郄。〇针三分，〇灸五壮。〇主治呕血衄血，心痛呕哕，惊恐，神气不足。

间使 掌后三寸两筋间陷中。心包络脉所行为经金。〇针三分，〇灸五壮。〇主治伤寒结胸，心悬如饥，呕沫少气，中风气塞昏危，不语，鬼邪，霍乱干呕，妇人月水不调，小儿客忤，久疟。

内关 掌后去[②]腕二寸，两筋间与外关相对。心主之络别走少阳。〇针五分，〇灸三壮。〇主治中风失志，心痛，目赤，支满，肘挛，久疟不已。

大陵 在掌后骨下两筋间陷中。手厥阴心包络脉所注为俞土。〇针五分，〇灸三壮。〇主治热病汗不出，肘臂挛痛，善笑不休，心悬如饥，头痛气短胁痛，惊恐悲泣，目赤，小便如血。

劳宫一名五里，一名掌中 在掌中央动脉，屈无名指取之。心包

①下：原作“不”，据《灵枢·本输》改。
②去：原脱，据《针灸甲乙经》卷三第二十五改。

脈所溜為滎火〇鍼二分〇灸三壯〇主治中風悲笑不休手痺熱病汗不出脇痛不可轉側大小便血衄血嘔吐食不下胸脇肢滿口中腥臭

中衝　手中指端去爪甲角如韭葉陷中心包絡脈出為井水〇鍼一分〇灸一壯

主治熱病汗不出身如火煩滿舌强

手厥陰心包絡經穴歌

厥陰心包九穴真天池天泉曲澤深郄門間使內關對大陵勞宮中衝盡

厥陰心包絡經步穴歌

厥陰心包何處尋乳後一寸天池深天泉腋下離二寸曲澤內紋動脈尋郄門去腕五寸通間使腕後三寸逢內關去腕纔二寸大陵掌後兩筋中勞宮屈中名指取中指之末是中衝

脉所溜为荥火。〇针二分，〇灸三壮。〇主治中风，悲笑不休，手痹，热病汗不出，胁痛不可转侧，大小便血，衄血，呕吐食不下，胸胁支满，口中腥臭。

中冲　手中指端去爪甲角如韭叶陷中。心包络脉出为井木[1]。〇针一分，〇灸一壮。〇主治热病汗不出，身如火，烦满舌强。

手厥阴心包络经穴歌

厥阴心包九穴真，天池天泉曲泽深。郄门间使内关对，大陵劳宫中冲尽。

厥阴心包络经步穴歌

厥阴心包何处寻，乳后一寸天池深。天泉腋下离二寸，曲泽内纹动脉寻。郄门去腕五寸通，间使腕后三寸逢。内关去腕才二寸，大陵掌后两筋中。劳宫屈中名指取，中指之末是中冲。

①木：原作“水”，据《针灸大成》卷七改。

手少陽三焦經穴圖

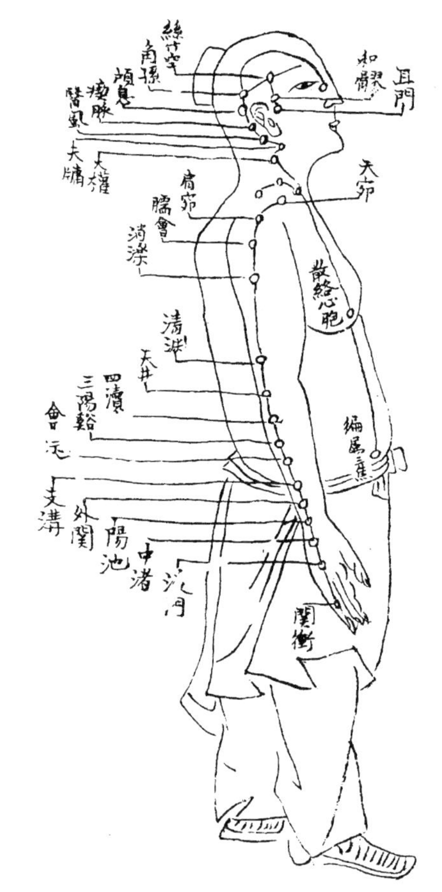

經曰三焦者決瀆之官水道出焉

三焦者水穀之道路氣之所終始也上焦者在心下下鬲在胃上口主內而不出其治在膻中玉堂下一寸兩乳間陷中者是也中焦者在胃中脘不上不下主腐熟水穀其治在臍旁下焦者當膀胱上口主分別清濁主內而不出以傳道其治在臍下一寸故名三焦又云上焦如霧中焦如漚下焦如瀆

手少陽三焦之脈起於小指次指之端上出次指

手少阳三焦经穴图（图见上）

《经》曰：三焦者，决渎之官，水道出焉。

三焦者，水谷之道路，气之所终始也。上焦者，在心下，下膈在胃，上口主内而不出，其治在膻中，玉堂下一寸，两乳间陷中者是也。中焦者，在胃中脘不上不下，主腐熟水谷，其治在脐旁。下焦者，当膀胱上口，主分别清浊，主内而不出，以传道，其治在脐下一寸，故名三焦。又云：上焦如雾，中焦如沤，下焦如渎。

手少阳三焦之脉，起于小指次指之端，上出次指

之間循手表腕出臂外兩骨之間上貫肘循臑外
上肩交出足少陽之後入缺盆交膻中散絡心包
下鬲循屬三焦其支者從膻中上出缺盆上項繫
耳後直上出耳上角以屈下頰至䪼其支者從耳
後入耳中至目銳眦

凡二十三穴左右共四十六穴

關衝　在手小指次指之端去爪甲角如韭葉手少
陽三焦脉所出為井金〇鍼一分〇灸一壯
主治喉痹口乾頭痛霍亂胸中氣噎不食肘臂痛
不能舉目昏昏

液門　在手小指次指間陷中握拳取之少陽三焦
脉所溜為滎水〇鍼二分〇灸三壯
主驚悸寒厥臂痛不得上下痎瘧寒熱目赤澁頭
痛耳聾牙齦痛

中渚　手小指次指本節後間陷中在腋門下一寸
少陽三焦脉所注為俞木〇鍼三分〇灸三壯
主熱病汗不出臂痛不得伸頭痛目翳耳聾久瘧
咽腫

之间，循手表腕，出臂外两骨之间，上贯肘，循臑外上肩，交出足少阳之后，入缺盆交膻中，散络心包，下膈循属三焦。其支者，从膻中上出缺盆，上项系耳后，直上出耳上角，以屈下颊至䪼。其支者，从耳后入耳中至目锐眦。

凡二十三穴，左右共四十六穴。

关冲　在手小指次指之端，去爪甲角如韭叶。手少阳三焦脉所出为井金。〇针一分，〇灸一壮。〇主治喉痹口干，头痛，霍乱，胸中气噎不食，肘臂痛不能举，目昏昏。

液门　在手小指次指间陷中，握拳取之。少阳三焦脉所溜为荥水。〇针二分，〇灸三壮。〇主惊悸寒厥，臂痛不得上下，痎疟寒热，目赤涩，头痛，耳聋，牙龈痛。

中渚　手小指次指本节后间陷中。在液门下一寸。少阳三焦脉所注为俞木。〇针三分，〇灸三壮。〇主热病汗不出，臂痛不得伸，头痛，目翳，耳聋，久疟，咽肿。

陽池一名別陽手表腕上陷中從指本節直摸至腕中心手少陽三焦脉所過為原○鍼二分○灸三壯
主治消渴口乾煩悶寒熱瘧或因折傷手腕捉物不得臂不能舉

外關 在腕後二寸兩筋間陽池上一寸手少陽絡別走心主○鍼三分○灸三壯
主治耳聾無聞五指痛不能握

支溝一名飛虎在腕後臂外三寸兩骨間陷中手少陽脉所行為經火○鍼三分○灸七壯○主治熱病汗不出肩臂酸腫脇腋痛四肢不舉霍亂嘔吐口噤暴瘖卒心痛鬼擊産後血運不省人事

會宗 腕後三寸空中一寸○禁鍼○灸七壯
主治五癇肌膚痛耳聾

三陽絡一名通門臂上大交脉支溝上一寸○禁鍼○灸三壯○主治暴瘖不能言耳聾四肢不欲動

四瀆 在肘前五寸外廉陷中○鍼六分○灸三壯
主治暴氣耳聾下齒齲痛

天井 肘外大骨後肘上一寸輔骨上兩筋叉骨罅

阳池一名别阳　手表腕上陷中。从指本节直摸至腕中心。手少阳三焦脉所过为原。○针二分，○灸三壮。○主治消渴口干，烦闷，寒热疟，或因折伤手腕，捉物不得，臂不能举。

外关　在腕后二寸两筋间，阳池上一寸。手少阳络别走心主。针三分，灸三壮。○主治耳聋无闻，五指痛不能握。

支沟一名飞虎　在腕后臂外三寸，两骨间陷中。手少阳脉所行为经火。○针三分，○灸七壮。○主治热病汗不出，肩臂酸肿，胁腋痛，四肢不举，霍乱，呕吐，口噤，暴喑，卒心痛，鬼击，产后血运，不省人事。

会宗　腕后三寸空中一寸。○禁针，○灸七壮。○主治五痫，肌肤痛，耳聋。

三阳络一名通门　臂上大交脉支沟上一寸。○禁针，○灸三壮。○主治暴喑不能言，耳聋，四肢不欲动。

四渎　在肘前五寸外廉陷中。○针六分，○灸三壮。○主治暴气耳聋，下齿龋痛。

天井　肘外大骨后，肘上一寸，辅骨上两筋叉骨罅

中屈肘拱胸取之三焦脉所入為合土
鍼三分○灸三壯○主治胸痛咳嗽上氣不得語
寒熱淒淒不得卧驚悸瘈瘲癲疾五癎風痺耳聾
目銳眥痛頰腫肘臂痛不得捉物
清冷淵　肘上二寸伸肘舉臂取之
鍼三分○灸三壯○主治諸痺痛肩臂臑不能舉
消濼　在肩下臂外間腋斜肘分下
鍼一分○灸三壯○主治風痺頸項強急腫痛寒
熱頭痛癲疾
臑會一名臑交　肩前廉去肩頭三寸宛宛中手少陽陽維
之會○鍼五分○灸五壯
主治臂痠無力痛不能舉項癭氣瘤
肩髎　在肩端臑上陷中斜舉臂取之
鍼七分○灸三壯○主治臂痛肩重不能舉
天髎　肩缺盆中上毖骨際陷中央須缺盆陷處上
有空突肉上是穴手足少陽陽維之會
鍼八分○灸三壯○主治肩臂痠痛缺盆痛汗不
出胸中煩滿項頸急寒熱

中，屈肘拱胸取之。三焦脉所入为合土。○针三分，○灸三壮。○主治胸痛，咳嗽，上气不得语，寒热凄凄不得卧，惊悸瘈疭，癫疾五痫，风痹耳聋，目锐眦痛，颊肿，肘臂痛不得捉物。

清冷渊　肘上二寸，伸肘举臂取之。○针三分，○灸三壮。○主治诸痹痛，肩臂臑不能举。

消泺　在肩下臂外间腋斜肘分下。○针一分，○灸三壮。○主治风痹，颈项强急肿痛，寒热头痛，癫疾。

臑会一名臑交　肩前廉去肩头三寸宛宛中，手少阳、阳维之会。○针五分，○灸五壮。○主治臂酸无力，痛不能举，项瘿，气瘤。

肩髎　在肩端臑上陷中，斜举臂取之。○针七分，○灸三壮。○主治臂痛，肩重不能举。

天髎　肩缺盆中上毖骨际陷中央，须缺盆陷处上有空，突肉上是穴。手足少阳、阳维之会。○针八分，○灸三壮。○主治肩臂酸痛，缺盆痛，汗不出，胸中烦满，项颈急，寒热。

天牖　穴在頸大筋外缺盆上天容後天柱前脘骨下髮際上○鍼五分不宜補○不宜灸灸即令人面腫資生云宜灸一壯○主治暴聾不聰氣目不明夜夢顛倒面無顏色頭風項强

翳風　在耳後尖角陷中按之引耳中痛以錢二十文令患人口咬之尋取穴中○手足少陽之會鍼三分○灸七壯○主治耳聾口眼喎斜口噤不開脱頷腫頰口不能言小兒喜見

瘈脈一名資脈　耳本後雞足青絡脈　銅人刺出血如豆汁不宜多出○鍼一分○灸三壯

主治頭風耳鳴小兒驚癇瘈瘲嘔吐瀉痢無時驚恐目澁眵膏

顱息　耳後間青絡脈中○灸七壯○禁鍼

主治耳鳴喘息小兒嘔吐瘈瘲發癇身热頭痛不得卧聤耳腫及膿汁

角孫　在耳郭中間上髮際下開口有空　手太陽手足少陽之會○鍼八分○灸三壯

主目生翳齒齦腫不能嚼唇脗燥項頸强

天牖　穴在颈大筋外缺盆上，天容后，天柱前，完[1]骨下，发际上。○针五分，不宜补。○不宜灸，灸即令人面肿。《资生》云：宜灸一壮。○主治暴聋不聪，气目不明，夜梦颠倒，面无颜色，头风项强。

翳风　在耳后尖角陷中，按之引耳中痛。以钱二十文，令患人口咬之，寻取穴中。手足少阳之会。○针三分，○灸七壮。○主治耳聋，口眼㖞斜，口噤不开，脱颔肿颊，口不能言，小儿喜欠[2]。

瘈脉一名资脉　耳本后鸡足青络脉。《铜人》刺出血如豆汁，不宜多出。○针一分，○灸三壮。○主治头风耳鸣，小儿惊痫瘈疭，呕吐泻痢，无时惊恐，目涩眵膏。

颅息　耳后间青络脉中。○灸七壮，○禁针。○主治耳鸣，喘息，小儿呕吐，瘈疭发痫，身热，头痛不得卧，聤耳肿及脓汁。

角孙　在耳郭中间，上发际下开口有空。手太阳、手足少阳之会。○针八分，○灸三壮。○主目生翳，齿龈肿不能嚼，唇吻燥，项颈强。

①完：原作“脘”，据《经脉图考》改。
②欠：原作“见”，据《针灸大成》卷七改。

耳門 耳前起肉當耳缺者缺中〇鍼三分〇灸三壯〇主治耳鳴如蟬聤耳濃汁耳生瘡齒齲唇脗強

和髎 在耳前銳髮下橫動脉手足少陽手太陽三脉之會〇鍼七分〇灸三壯

主治頭痛耳鳴頸項腫瘈瘲口噼

系竹空一名目髎 在眉後陷中手足少陽脉氣所發鍼三分〇禁灸〇主治頭痛目眩視物䀮䀮倒睫拳毛風癇發狂吐涎沫偏正頭風

手少陽三焦經穴歌

二十三穴手少陽関衝液門中渚旁陽池外関支溝會、宗三陽回瀆配天井上合清冷淵消濼臑會肩髎偏天髎天牖同翳風瘈脉顱息角孫通耳門禾髎系竹空

三焦經步穴歌

三焦名指外関衝小次指間名液門中渚次指本節後陽池表腕上陷存腕上二寸外関絡支溝腕上三寸約會宗腕後三寸空須詳一寸毋令錯肘

耳门 耳前起肉当耳缺者缺中。〇针三分，〇灸三壮。〇主治耳鸣如蝉，聤耳脓[1]汁，耳生疮，齿龋，唇吻强。

和髎 在耳前锐发下横动脉。手足少阳、手太阳三脉之会。〇针七分，〇灸三壮。〇主治头痛耳鸣，颈项肿，瘈疭，口噼。

丝竹空一名目髎 在眉后陷中。手足少阳脉气所发。〇针三分，〇禁灸。〇主治头痛目眩，视物䀮䀮，倒睫拳毛，风痫发狂，吐涎沫，偏正头风。

手少阳三焦经穴歌

二十三穴手少阳，关冲液门中渚旁。阳池外关支沟会，会宗三阳四[2]渎配。天井上合清冷渊，消泺臑会肩髎偏。天髎天牖同翳风，瘈脉颅息角孙通，耳门禾髎丝竹空。

三焦经步穴歌

三焦名指外关冲，小次指间名液门。中渚次指本节后，阳池表腕上陷存。腕上二寸外关络，支沟腕上三寸约。会宗腕后三寸空，须详一寸毋令错。肘

①脓：原作“浓”，据《针灸大成》卷七改。
②四：原作“回”，据《针灸大成》卷七改。

前五寸臂大脈外廉陷中三陽絡四瀆骨外并三陽天井肘上一寸側肘上二寸清冷淵消濼臂外肘分索臑會肩頭三寸中肩髎肩端臑上通天髎盆上毖骨際天牖旁頭後天容翳風耳後肖骨陷瘈脈耳後雞足逢顱息耳後青絡脈角孫耳郭開有空系竹眉後陷中着和窌耳前兑髮同耳門耳珠當耳缺此穴禁灸分明說

足少陽膽経穴圖

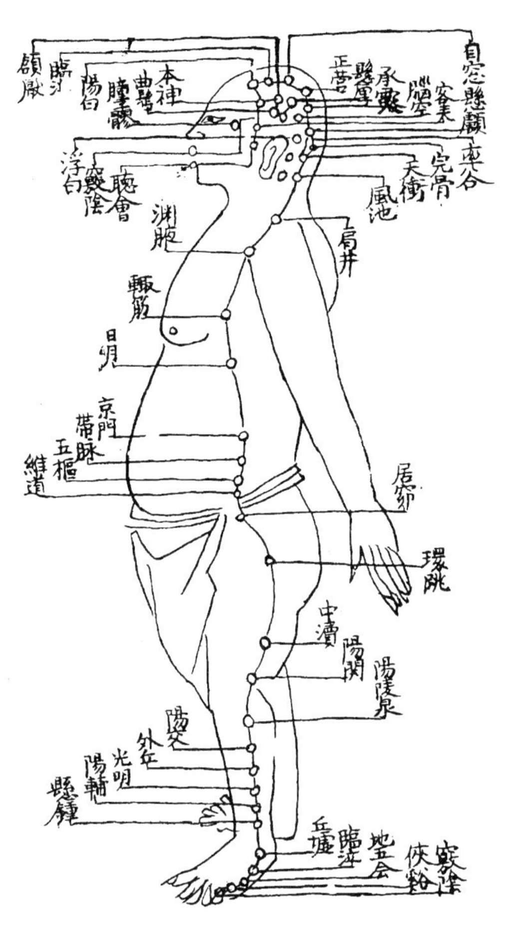

前五寸臂大脉，外廉陷中三阳络。四渎骨外并三阳，天井肘上一寸侧。肘上二寸清冷渊，消泺臂外肘分索。臑会肩头三寸中，肩髎肩端臑上通。天髎盆上毖骨际，天牖旁头后天容。翳风耳后尖[①]骨陷，瘈脉耳后鸡足逢。颅息耳后青络脉，角孙耳郭开有空。丝竹眉后陷中着，和髎耳前兑发同。耳门耳珠当耳缺，此穴禁灸分明说。

足少阳胆经穴图（图见上）

①尖：原作“肖”，据《经络汇编》改。

經曰膽者中正之官决斷出焉凡十一臟皆取决膽也

膽為清淨之府　諸府皆傳穢濁獨膽無所傳道故曰清淨虛則目昏若吐傷膽倒則視物倒植

足少陽膽經之脉起於目鋭眥上抵角不耳後循頸行手少陽之前至肩上却交出手少陽之後入缺盆其支者從耳後入耳中走耳前至目鋭眥後此一節即手三焦交經同其支者别目鋭眥下大迎合於手少陽抵於顱下加頰車下頸合缺盆以下胸中貫膈絡脾屬膽循脇裏出氣衝繞毛際横入髀厭中其直者從缺盆下腋循胸過季脇下合髀厭中以下循髀陽出膝外廉下外輔骨之前直下抵絕骨之端下出外踝之前循足跗上入小指次指之間其支者别跗下入大指之間循大指岐骨内出其端還貫入爪甲出二毛

凡四十三穴左右共八十六穴

瞳子髎一名太陽一名前關　目外去眥五分手太陽足少陽三脉之會○鍼三分○灸三壯

《经》曰：胆者，中正之官，决断出焉，凡十一脏皆取决胆也。

胆为清净之府，诸府皆传秽浊，独胆无所传道，故曰清净。虚则目昏若吐，伤胆倒则视物倒植。

足少阳胆经之脉，起于目锐眦，上抵角，下[①]耳后，循颈，行手少阳之前，至肩上，却交出手少阳之后，入缺盆。其支者，从耳后入耳中，走耳前至目锐眦后此一节即手三焦交经同。其支者，别目锐眦下大迎，合于手少阳，抵于顑，下加颊车，下颈合缺盆，以下胸中，贯膈、络肝[②]属胆，循胁里出气冲，绕毛际，横入髀厌中。其直者，从缺盆下腋，循胸过季胁，下合髀厌中，以下循髀阳，出膝外廉，下外辅骨之前，直下抵绝骨之端，下出外踝之前，循足跗上，入小指次指之间。其支者，别跗下，入大指之间，循大指歧骨内出其端，还贯入爪甲，出二毛。

凡四十三穴，左右共八十六穴。

瞳子髎一名太阳，一名前关　目外去眦五分，手太阳、手[③]足少阳三脉之会。○针三分，○灸三壮。

---

①下：原作“不”，据《针灸大成》卷七改。

②肝：原作“脾”，据《灵枢·经脉》改。

③手：原无，据《针灸大成》卷七补。

主治目痒翳膜青盲遠視䀮䀮淚出多眵

聽會　在耳微前陷中上關下一寸動脉宛宛中張口得之〇鍼三分〇灸三壯

主治耳聾牙車臼脫齒痛中風瘈瘲喎斜

客主人一名上關　耳前起骨上廉開口有空張口取之乃得手足少陽、明之會〇禁鍼〇灸一壯

主治口眼偏邪耳鳴目眩齒齲瘈瘲口噤不能嚼物

頷厭　曲角下顳顬上廉手足少陽、明之交會

鍼七分〇灸三壯

主治頭風偏頭痛目眩耳鳴驚癇歷節風汗出

懸顱　曲角下顳顬上廉手足少陽、明三脉之會

鍼三分〇灸三壯

主治頭痛齒痛偏頭痛引目熱病汗不出

懸厘　曲角上顳顬下廉手足少陽、明四脉之會

鍼三分〇灸三壯

主治面赤腫偏頭痛目銳眥痛熱病汗不出

曲鬢一名曲髮　在耳上髮際曲隅陷中鼓頷有空足太陽

〇主治目痒翳膜，青盲，远视䀮䀮，泪出多眵。

听会　在耳微前陷中，上关下一寸动脉宛宛中，张口得之。〇针三分，〇灸三壮。〇主治耳聋，牙车臼脱，齿痛，中风瘈疭，㖞斜。

客主人一名上关　耳前起骨上廉，开口有空，张口取之乃得。手足少阳、阳明之会。〇禁针，〇灸一壮。〇主治口眼偏邪，耳鸣目眩，齿龋，瘈疭，口噤不能嚼物。

颔厌　曲角下颞颥上廉，手足少阳、阳明之交会。〇针七分，〇灸三壮。〇主治头风偏头痛，目眩耳鸣，惊痫，历节风汗出。

悬颅　曲角下颞颥上廉，手足少阳、阳明三脉之会。〇针三分，〇灸三壮。〇主治头痛齿痛，偏头痛引目，热病汗不出。

悬厘　曲角上颞颥下廉，手足少阳、阳明四脉之会。〇针三分，〇灸三壮。〇主治面赤肿，偏头痛，目锐眦痛，热病汗不出。

曲鬓一名曲发　在耳上发际曲隅陷中，鼓颔有空。足太阳、

少阳之会。○针三分，○灸三壮。○主治颔颊肿引牙车不得开，口噤难言，项强不得顾，头两角痛为巅风，目眇。

率谷 在耳上入发际寸半陷宛宛中，嚼而取之。足太阳、少阳之会。○针三分，○灸三壮。○主治脑痛，两角头痛，酒后皮风肤肿，呕吐烦闷。

天冲 在耳后发际二寸，耳上如前三寸。足太阳二脉之会。○针三分，○灸七壮。○主治癫疾风痉，牙龈肿，惊恐头痛。

浮白 在耳后入发际一寸，足太阳、少阳之会。○针三分，○灸三壮。○主治肩臂不举，足不能行，耳鸣，齿痛，胸满，喉痹，咳逆，项瘿。

窍阴一名枕骨 完骨上枕骨下，动摇有空。足太阳、手足少阳之会。○针三分，○灸三壮。○主治四肢转筋，目痛，头项痛，耳鸣，痈疽发热，手足烦热，汗不出，咳逆，喉痹，舌强，胁痛，口苦。

完骨 在耳后入发际四分。足太阳、少阳之会。○针二分，○灸三壮。○主治头痛，颈项痛，耳鸣，牙车

急頰腫足痿不收頭風口眼喎斜瘈疾

本神　在曲差旁一寸五分直耳上入髮際四分陽維脈所止○鍼三分○灸七壯

主治驚癇吐沫頸項急痛不得轉偏風癲疾

陽白　在眉上一寸直瞳子手足陽明少陽〻維五脈之會○鍼二分○灸三壯

主眼目昏多眵背寒慄重衣不得温

臨泣　目上直入髮際五分陷中令患人正睛取穴足太陽少陽〻維之會

主治目眩生翳出淚驚癇反視卒中風不識人

目窗　在臨泣後一寸足少陽〻維之會

鍼三分○灸五壯

主治頭旋目痛遠視不明面腫寒熱汗不出

正營　在目窗後一寸足少陽〻維之會

鍼三分○灸五壯

主治頭痛目眩齒齲痛唇吻急強

承靈　在正營後一寸五分足少陽〻維之會

主治腦風頭痛惡風鼻窒息不通

急，颊肿，足痿不收，头风，口眼㖞斜，瘈疾。

本神　在曲差旁一寸五分，直耳上入发际四分。阳维脉所止。○针三分，○灸七壮。○主治惊痫，吐沫，颈项急痛不得转，偏风癫疾。

阳白　在眉上一寸直瞳子，手足阳明、少阳、阳维五脉之会。○针二分，○灸三壮。○主眼目昏，多眵，背寒栗，重衣不得温。

临泣　目上直入发际五分陷中，令患人正睛取穴。足太阳、少阳、阳维之会。○主治目眩生翳出泪，惊痫反视，卒中风不识人。

目窗　在临泣后一寸。足少阳、阳维之会。○针三分，○灸五壮。○主治头旋目痛，远视不明，面肿，寒热汗不出。

正营　在目窗后一寸。足少阳、阳维之会。○针三分，○灸五壮。○主治头痛，目眩，齿龋痛，唇吻急强。

承灵　在正营后一寸五分。足少阳、阳维之会。主治脑风，头痛，恶风，鼻窒息不通。

腦空一名顳顬在承靈後一寸五分夾玉枕骨下陷中足少陽、陽維之會〇鍼四分〇灸三壯
主治勞瘵身熱羸瘦項强不得顧頭痛目瞑驚悸癲風引目眇鼻痛

風池 在耳後顳顬後腦空下髮際陷中按之引於耳中手足少陽、陽維之會〇鍼三分〇灸三壯
主治大風中風偏正頭痛痎瘧頸項如拔痛不得回目淚出腰背俱痛傴僂傷寒熱病汗不出

肩井一名膊井在肩上陷中缺盆上大骨前一寸半以三指按取當中指下陷中手足少陽足陽明陽維之會〇鍼五分〇灸五壯
主治中風氣寒涎上不語氣逆五勞七傷頭頸項痛臂不能舉婦人難產墜胎後手足厥逆

淵液一名泉液腋下三寸宛、中舉得之鍼三分〇禁灸〇 主寒熱馬刀瘍

輒筋一名神光一名膽募在期門下五分陷中第三肋端橫直蔽骨旁二寸五分上直兩乳側卧屈上足取之膽之募足太陽少陽之會〇鍼五分〇灸五壯

脑空一名颞颥　在承灵后一寸五分，夹玉枕骨下陷中。足少阳、阳维之会。〇针四分，〇灸三壮。〇主治劳瘵，身热羸瘦，项强不得顾，头痛目瞑，惊悸癫风引目眇，鼻痛。

风池　在耳后颞颥后脑空下发际陷中，按之引于耳中。手足少阳、阳维之会。〇针三分，〇灸三壮。〇主治大风中风，偏正头痛，痎疟，颈项如拔，痛不得回，目泪出，腰背俱痛，伛偻，伤寒热病汗不出。

肩井一名膊井　在肩上陷中，缺盆上大骨前一寸半，以三指按取，当中指下陷中。手足少阳、足阳明、阳维之会。〇针五分，〇灸五壮。〇主治中风气塞[1]，涎上不语，气逆，五劳七伤，头颈项痛，臂不能举，妇人难产、坠胎后手足厥逆。

渊液一名泉液　腋下三寸宛宛中，举得之。〇针三分，〇禁灸。〇主寒热，马刀疡。

辄筋一名神光，一名胆募　在期门下五分陷中，第三肋端横直蔽骨旁二寸五分，上直两乳，侧卧屈上足取之。胆之募，足太阳、少阳之会。〇针五分，〇灸五壮。

①塞：原作"寒"，据《针灸大成》卷七改。

主治太息善悲多唾言語不正四肢不收嘔吐宿
汁吞酸
日月　二穴在期門下五分足太陰少陽陽維之會
鍼七分○灸五壯○主治太息善悲小腸熱欲走
多唾言語不正四肢不收
京門一名氣俞一名氣府監骨下腰中季脇本夾脊腎之募
鍼三分○灸三壯○主治腸鳴小腸痛肩背寒痓
肩胛痛腰痛不得俛仰久立
帶脉　在季脇下一寸八分陷中足少陽帶脉二脉
之會○鍼六分○灸五壯○主治腰腹縱水狀婦
人小腹痛急瘈瘲月經不調
五樞　帶脉下三寸水道旁一寸半陷中足少陽帶
脉二經之會○鍼一分○灸五壯○主治痃癖小
腸膀胱小腹痛陰疝睾丸上入腹婦人赤白帶下
維道　在章門下五寸三分足少陽帶脉二經之會
鍼八分○灸三壯
主治嘔逆不止水腫三焦不調不食
居髎　在章門下八寸三分監骨上陷中足少陽陽

○主治太息善悲，多唾，言语不正，四肢不收，呕吐宿汁，吞酸。

日月　二穴在期门下五分。足太阴、少阳、阳维之会。○针七分，○灸五壮。○主治太息善悲，小肠热欲走，多唾，言语不正，四肢不收。

京门一名气俞，一名气府　监骨下腰中，季胁本夹脊。肾之募。○针三分，○灸三壮。○主治肠鸣，小肠痛，肩背寒痓，肩胛痛，腰痛不得俯仰久立。

带脉　在季胁下一寸八分陷中。足少阳、带脉二脉之会。○针六分，○灸五壮。○主治腰腹纵水状，妇人小腹痛急，瘈疭，月经不调。

五枢　带脉下三寸，水道旁一寸半陷中。足少阳、带脉二经之会。○针一分，○灸五壮。○主治痃癖，小肠膀胱小腹痛，阴疝，睾丸上入腹，妇人赤白带下。

维道　在章门下五寸三分。足少阳、带脉二经之会。○针八分，○灸三壮。○主治呕逆不止，水肿，三焦不调，不食。

居髎　在章门下八寸三分，监骨上陷中，足少阳、阳

維之會〇鍼八分〇灸三壯
主治腰引小腹痛肩引胸臂急不得舉

環跳 髀樞中側卧伸不足屈上足以右手摸穴左摇撼取之足少陽太陽之會〇鍼一分〇灸三壯
主治冷風濕痺不仁半身不遂腰胯痛膝不得伸遍身風疹

中瀆 髀外膝上五寸分肉間陷中足少陽絡別走厥陰〇鍼五分〇灸五壯
主治寒氣客於分肉間攻痛上下筋痺不仁

陽關一名陽陵 陽陵泉上三寸犢鼻外陷中〇鍼五分〇禁灸〇主治風痺不仁膝痛不可屈伸

陽陵泉 膝下一寸胻外廉陷中蹲坐取之膽脈所入為合土〇鍼六分〇灸七壯
主治偏風半身不遂膝冷痺不仁脚氣筋攣

陽交一名別陽一名別髎 足外踝上七寸斜屬二陽分肉之間陽維之郄〇鍼六分〇灸三壯
主治胸滿喉痺膝痛足不收寒厥

外丘 在外踝上七寸〇鍼三分〇灸三壯

维之会。〇针八分，〇灸三壮。〇主治腰引小腹痛，肩引胸臂急不得举。

环跳 髀枢中侧卧伸不足，屈上足，以右手摸穴，左摇撼取之。足少阳、太阳之会。〇针一分，〇灸三壮。〇主治冷风湿痹不仁，半身不遂，腰胯痛，膝不得伸，遍身风疹。

中渎 髀外膝上五寸分肉间陷中。足少阳络别走厥阴。〇针五分，〇灸五壮。〇主治寒气客于分肉间，攻痛上下，筋痹不仁。

阳开一名阳陵 阳陵泉上三寸，犊鼻外陷中。〇针五分，〇禁灸。〇主治风痹不仁，膝痛不可屈伸。

阳陵泉 膝下一寸胻外廉陷中，蹲坐取之。胆脉所入为合土。〇针六分，〇灸七壮。〇主治偏风，半身不遂，膝冷痹不仁，脚气筋挛。

阳交一名别阳，一名足髎[1] 足外踝上七寸，斜属二阳分肉之间。阳维之郄。〇针六分，〇灸三壮。〇主治胸满，喉痹，膝痛，足不收，寒厥。

外丘 在外踝上七寸。〇针三分，〇灸三壮。

[1]足髎：原作"别髎"，据《针灸大成》卷七改。

主治胸满頸項痛痿痺惡風大傷毒不出癲疾
光明　外踝上五寸足少陽之絡别走厥陰
鍼六分〇灸五壯
主淫濼脛肵痛不能久立熱病汗不出卒狂
陽輔一名分肉足外踝上四寸輔骨前絶骨端三分去丘
墟七寸足少陽膽脉所行爲經大
鍼三分〇灸五壯〇主治腰溶〻如水浸膝下膚
腫筋攣百節痠疼痿痺馬刀風痺不仁厥逆頭項
痛汗不出汗出振寒
懸鍾一名絶骨足外踝上三寸動脉中鍼灸經尋摸尖骨
者乃是絶骨兩分開足三陽之大絡按之陽明脉
止乃取之〇鍼六分〇灸三壯
主治心腹脹満不食脚氣膝肵痛筋骨攣足不收
喉痺欬逆虚劳頸項痛頭疽中風手足不隨
丘墟　足外踝下如前陷中骨縱中去臨泣三寸又
夾谿穴中量上外踝骨前五寸足少陽脉所過爲
原〇鍼五分〇灸三壯〇主胸脇満痛不得息久
瘧振寒痿厥腰腿痠轉筋小腹堅卒疝

〇主治胸满，颈项痛，痿痹，恶风大伤，毒不出，癫疾。

光明　外踝上五寸。足少阳之络别走厥阴。〇针六分，〇灸五壮。〇主淫泺，胫肵痛不能久立，热病汗不出，卒狂。

阳辅一名分肉　足外踝上四寸，辅骨前绝骨端三分，去丘墟七寸。足少阳胆脉所行为经火[1]。〇针三分，〇灸五壮。〇主治腰溶溶如水浸，膝下肤肿，筋挛，百节酸疼，痿痹，马刀，风痹不仁，厥逆头项痛，汗不出，汗出振寒。

悬钟一名绝骨　足外踝上三寸动脉中。《针灸经》寻摸尖骨者，乃是绝骨两分开。足三阳之大络，按之阳明脉止，乃取之。〇针六分，〇灸三壮。〇主治心腹胀满不食，脚气，膝肵痛，筋骨挛，足不收，喉痹，咳逆，虚劳，颈项痛，头疽，中风，手足不随。

丘墟　足外踝下如前陷中，骨纵中去临泣三寸。又夹溪穴中量上外踝骨前五寸。足少阳脉所过为原。〇针五分，〇灸三壮。〇主胸胁满痛不得息，久疟振寒，痿厥，腰腿酸，转筋，小腹坚，卒疝。

①火：原作“大”，据《针灸大成》卷七改。

臨泣　在足小指次指本節後間陷中去夾谿一寸五分足少陽膽脉所注爲俞水
鍼三分〇灸三壯
主治胸中滿缺盆中及腋下馬刀瘍痺痛無當厥逆氣喘痻瘧婦人月經不利季脇肢滿乳癰
地五會　足小指次指本節後陷中去夾谿一寸
鍼一分〇禁灸〇
主治腋痛内損吐血足外無膏澤乳癰
夾谿　足小指次指岐骨間本節前陷中足少陽膽脉所溜爲滎水〇鍼三分〇灸三壯
主治胸脇肢滿寒熱病汗不出目赤頷腫胸痛耳聾
竅陰　在足小指次指之端去爪甲角如韭葉足少陽膽經脉所出爲井金〇鍼一分〇灸三壯
主治脇痛欬逆不得息手足煩熱汗不出頭痛喉痺舌強耳聾轉筋肘不能舉
足少陽膽經々穴歌
少陽足經童子髎四十三穴行迢々聽會客主含

临泣　在足小指次指本节后间陷中，去夹溪一寸五分。足少阳胆脉所注为俞水。〇针三分，〇灸三壮。〇主治胸中满，缺盆中及腋下马刀疡，痹痛无常[①]，厥逆气喘，痎疟，妇人月经不利，季胁支满，乳痈。

地五会　足小指次指本节后陷中，去侠溪一寸。〇针一分，〇禁灸。〇主治腋痛，内损吐血，足外无膏泽，乳痈。

侠溪　足小指次指歧骨间，本节前陷中。足少阳胆脉所溜为荥水。〇针三分，〇灸三壮。〇主治胸胁支满，寒热病汗不出，目赤颔肿，胸痛耳聋。

窍阴　在足小指次指之端，去爪甲角如韭叶，足少阳胆经脉所出为井金。〇针一分，〇灸三壮。〇主治胁痛，咳逆不得息，手足烦热，汗不出，头痛，喉痹，舌强，耳聋，转筋，肘不能举。

足少阳胆经经穴歌

少阳足经瞳子髎，四十三穴行迢迢。听会客主含

①常：原作“当”，据《类经图翼》卷六改。

厭集懸顱懸厘曲鬢翹率谷天衝浮白次竅陰完
骨本神企陽白臨泣開目窓正營承靈及腦空風
池肩井淵液長輒筋日月京門當帶脈五樞維道
續居窌環跳下中瀆陽關陽道復陽交外丘光明
陽輔高懸鍾丘虛足臨泣地五夾谿竅陰畢

足少陽膽經步穴歌

少陽膽起童子髎耳前陷中尋聽會上關耳前開
口空懸厘腦空下廉揣懸顱正在曲角端頷厭腦
空上廉看曲鬢偃正尖上邊率谷曲鬢尖上妥本
神耳上入髮際四分平横向前是曲鬢之旁各一
寸陽白眉上一寸記臨泣有穴當兩目直入髮際
五分屬目窓正營各一寸承靈〻後寸五録天衝
耳上二寸居浮白髮際一寸符竅陰枕下動有穴
完骨耳後四分通腦空正夾玉枕骨風池後髮際
陷中肩井大骨前半寸淵液腋下三寸按輒筋平
前却一寸期門在肋第二端日月期下五分断京
骨監骨腰間看帶脈季肋寸八分五樞帶下三寸
門維道五寸二分得居窌八寸三分尋環跳髀樞

厌集，悬颅悬厘曲鬓翘。率谷天冲浮白次，窍阴完骨本神企。阳白临泣开目窗，正营承灵及脑空。风池肩井渊液长，辄筋日月京门当。带脉五枢维道续，居髎环跳下中渎。阳开阳道复阳交，外丘光明阳辅高。悬钟丘虚足临泣，地五侠溪窍阴毕。

足少阳胆经步穴歌

少阳胆起瞳子髎，耳前陷中寻听会。上关耳前开口空，悬厘脑空下廉揣。悬颅正在曲角端，颔厌脑空上廉看。曲鬓偃正尖上边，率谷曲鬓尖上妥。本神耳上入发际，四分平横向前是。曲鬓之旁各一寸，阳白眉上一寸记。临泣有穴当两目，直入发际五分属。目窗正营各一寸，承灵灵后寸五录。天冲耳上二寸居，浮白发际一寸符。窍阴枕下动有穴，完骨耳后四分通。脑空正夹玉枕骨，风池后发际陷中。肩井大骨前半寸，渊液腋下三寸按。辄筋平前却一寸，期门在肋第二端。日月期下五分断，京骨监骨腰间看。带脉季肋寸八分，五枢带下三寸间[1]。维道五寸二分得，居髎八寸三分寻。环跳髀枢

①间：原作“门”，据《凌门传授铜人指穴》改。

宛宛論膝下五寸中瀆搜陽關陽陵上三寸陽陵
膝下一寸求陽交外踝鍼七分踝上六寸尋外丘
光明除踝上五分陽輔踝下四寸收懸鍾三寸即
絶骨丘墟踝前陷中出臨泣寸半後夾谿地五會
穴一寸接夾谿小次歧骨間竅陰足小次指端

足厥陰肝經穴圖

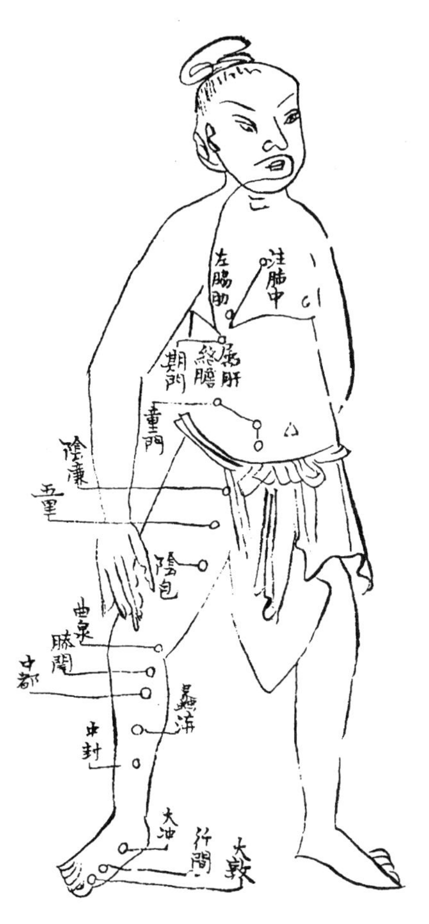

宛宛论，膝下五寸中渎搜。阳关阳陵上三寸，阳陵膝下一寸求。阳交外踝针七分，踝上六寸寻外丘。光明除踝上五分，阳辅踝下四寸收。悬钟三寸即绝骨，丘墟踝前陷中出。临泣寸半后侠溪，地五会穴一寸接。侠溪小次歧骨间，窍阴足小次指端。

足厥阴肝经穴图（图见上）

經曰肝者将軍之官謀慮出焉又曰肝者罷極之本魄之居也其華在爪其充在筋以生血氣為陽中之少陽通於春氣

岐伯曰東方青色入通於肝開竅於目藏精於肝其病發驚駭其味酸其類草木其畜雞其穀麥其應四時上為歳星是以知春氣在頭也其音角其數八是以知病之在筋也其臭臊其聲呼其液泣其色青東方生風、生木、生酸、生肝、生筋筋生心肝主目其在天為玄在人為道在地為化化生五味道生知玄生神、在天為風在地為木在體為筋在臟為肝在色為蒼在音為角在聲為呼在變動為握在竅為目在味為酸在志為怒、傷肝悲勝怒風傷筋燥勝風酸傷筋辛勝酸

足厥陰肝經之脉起於大指聚毛之際上循足跗上廉去内踝一寸足大指甲後為三毛三毛後横紋為聚毛上踝八寸交出太陰之後上膕内廉循股入陰中環陰器抵小腹夾胃屬肝絡膽上貫膈布脇肋循喉嚨之後上入頏顙連目系上出額與

《经》曰：肝者，将军之官，谋虑出焉。又曰：肝者，罢极之本，魄之居也。其华在爪，其充在筋，以生血气，为阳中之少阳，通于春气。

岐伯曰：东方青色，入通于肝，开窍于目，藏精于肝，其病发惊骇。其味酸，其类草木，其畜鸡，其谷麦，其应四时，上为岁星，是以知春气在头也。其音角，其数八，是以知病之在筋也。其臭臊，其声呼，其液泣，其色青。东方生风，风生木，木生酸，酸生肝，肝生筋，筋生心。肝主目，其在天为玄，在人为道，在地为化，化生五味。道生知，玄生神，神在天为风，在地为木，在体为筋，在脏为肝，在色为苍，在音为角，在声为呼，在变动为握，在窍为目，在味为酸，在志为怒。怒伤肝，悲胜怒，风伤筋，燥胜风，酸伤筋，辛胜酸。

足厥阴肝经之脉，起于大指聚毛之际，上循足跗上廉，去内踝一寸，足大指甲后为三毛，三毛后横纹为聚毛，上踝八寸交出太阴之后，上腘内廉，循股入阴中，环阴器抵小腹，夹胃属肝络胆，上贯膈布胁肋，循喉咙之后，上入颃颡，连目系，上出额与

督脈會於巔其支者從目系下頰裏環唇內其支
者復從肝別貫膈上注肺
大敦　在足大指端去爪甲如韭葉及三毛中一云
內側為隱白外側為大敦足厥陰肝經脈所出為
井水○鍼二分○灸三壯
主治五淋七疝小便數不禁陰痛引小腹陰挺出
血崩尸厥如死病左取右病右取左
行間　足大指縫間動脈應手陷中足厥陰肝脈所
溜為滎火○鍼三分○灸三壯
主治嘔逆洞瀉遺溺癃閉消渴嗜飲轉筋胸脇痛
小腹脹中風肝積肥氣小腸氣痃瘧崩漏小兒驚
風
大衝　足大指本節後後二寸或云一寸半內門動
脈應手陷中足厥陰肝脈所注為俞土
鍼三分○灸三壯○主治虛勞浮腫小腹滿陰痛
遺溺溏泄胸脇支滿小腸疝氣小便淋不利嘔逆
善渴骱痠腋下刀瘍女子漏下不止
中封一名懸泉　足內踝骨前一寸筋裏宛宛中足厥陰肝

督脉会于巅。其支者，从目系下颊里，环唇内。其支者，复从肝别贯膈，上注肺。

大敦　在足大指端，去爪甲如韭叶及三毛中。一云内侧为隐白，外侧为大敦。足厥阴肝经脉所出为井水。○针二分，○灸三壮。○主治五淋七疝，小便数不禁，阴痛引小腹，阴挺出，血崩，尸厥如死，病左取右，病右取左。

行间　足大指缝间，动脉应手陷中。足厥阴肝脉所溜为荥火。○针三分，○灸三壮。○主治呕逆洞泻，遗溺癃闭，消渴嗜饮，转筋，胸胁痛，小腹胀，中风，肝积肥气，小肠气，痃疟，崩漏，小儿惊风。

太冲　足大指本节后[1]二寸，或云一寸半内门动脉应手陷中。足厥阴肝脉所注为俞土。○针三分，○灸三壮。○主治虚劳浮肿，小腹满，阴痛，遗溺，溏泄，胸胁支满，小肠疝气，小便淋不利，呕逆善渴，胻酸，腋下刀疡，女子漏下不止。

中封一名悬泉　足内踝骨前一寸，筋里宛宛中。足厥阴肝

①后：此下原重一“后”字，据《针灸大成》卷七删。

脉所行為經金○鍼四分○灸三壯
主治瘖瘧色蒼振寒小腹腫痛五淋足厥冷寒疝
痿厥筋攣失精陰縮入腹相引痛
蠡溝一名交儀在内踝上五寸足厥陰絡别走少陽
鍼二分○灸七壯○主治疝痛小腹滿陰閉小便
不利臍下積氣如石足脛寒痠屈伸難腰背拘急
不可俛仰月經不調
中都一名中都在内踝上七寸䯒骨中與少陰相直
鍼三分○灸五壯○主治腸澼癀疝小腹痛不能
行立脛寒婦人崩中産後惡露不絶
膝関在犢鼻下二寸傍陷中○鍼四分○灸五壯
主治風痹膝内廉痛引臏不可屈伸咽喉中痛
曲泉在膝股上内側輔骨下大筋上小筋下陷中
屈膝横紋頭取之足厥陰肝脉所入為合水
鍼六分○灸三壯○主治癀疝陰股痛小便難腹
脇肢滿㾉閉筋攣不可屈伸四肢不舉膝脛冷陰
茎痛女子陰挺陰痒血瘕
陰包在膝上四寸股内廉两筋間拳足取之看膝

脉所行为经金。○针四分，○灸三壮。○主治痎疟，色苍振寒，小腹肿痛，五淋，足厥冷，寒疝，痿厥，筋挛，失精，阴缩入腹相引痛。

蠡沟一名交仪　在内踝上五寸。足厥阴络别走少阳。○针二分，○灸七壮。○主治疝痛小腹满，阴闭，小便不利，脐下积气如石，足胫寒，酸屈伸难，腰背拘急不可俯仰，月经不调。

中都一名中郄　在内踝上七寸，胻骨中与少阴相直。○针三分，○灸五壮。○主治肠澼，㿉疝，小腹痛不能行立，胫寒，妇人崩中，产后恶露不绝。

膝关　在犊鼻下二寸旁陷中。○针四分，○灸五壮。○主治风痹，膝内廉痛引膑不可屈伸，咽喉中痛。

曲泉　在膝股上内侧，辅骨下大筋上小筋下陷中。屈膝横纹头取之。足厥阴肝脉所入为合水。○针六分，○灸三壮。○主治㿉疝，阴股痛，小便难，腹胁支满，癃闭，筋挛不可屈伸，四肢不举，膝胫冷，阴茎痛，女子阴挺，阴痒，血瘕。

阴包　在膝上四寸，股内廉两筋间。拳足取之，看膝内侧必有槽中。○针六分，○灸三壮。○主腰尻引小腹痛，小便难，遗溺，月水不调。

五里　在气冲下三寸，阴股中动脉应手。○针六分，○灸五壮。○主治肠中热满不得溺，风劳嗜卧。

阴廉　在羊矢下，去气冲二寸动脉中。○针八分，○灸三壮。○主治妇人不妊，若经不调未有孕者，灸三壮即有子。

章门一名长平，一名胁髎　大横外直季胁肋端，髃膝上二寸两旁九寸，侧卧屈上足伸下足，举臂取之。一云肘尖尽处是穴。脾之募，足少阳、厥阴之会。○针六分，○灸百壮。○主治肠鸣食不化，胸胁痛支满，呕吐，咳逆不得卧，腰脊冷，臂不举，奔豚积聚。

期门　直乳两肋端，不[1]容旁一寸五分。肝之募，足厥阴、太阴之会。○针四分，○灸五壮。○主治胸中烦热，奔豚上下，目青而呕，霍乱泻痢，腹硬胸胁痛，支满呕酸，食不下，喘不得卧，伤寒过经不解。

一妇人患伤寒，热入血室，医者不识。许学士曰：小柴胡以迟，当刺期门。予不能针，请善针者针之，如

①不：底本漫漶，据《针灸大成》卷七补。

言而愈
足厥陰經、穴歌
厥陰肝經十三穴大敦行間太衝列中封蠡溝及
中都膝関曲泉膝内輒陰包五里上陰康章門期
門貫上鬲
足厥陰肝經步穴歌
大敦拇指看毛聚行間縫尖動脉處節後有絡亘
五會太衝之脉堪承據中封正在内踝前蠡溝踝
上五寸注中都正在復溜宫陰陵膝尖兩折中内
踝之上三寸詳少陰相直衝骨中膝関犢鼻下二
寸曲泉紋頭兩筋逢陰包四寸膝臏上内康筋間
索其當五里氣衝内寸半直下三寸陰股向陰康
穴在横絞跨章門臍上二寸量横取八寸看兩旁
期門乳旁各一寸直下二寸二肋詳此足厥陰肝
經鄉
十五絡脉穴辯
十五絡脉者十二經之别絡而相通焉者也其三
絡者為任督二脉之絡脾之大絡總統陰陽諸絡

言而愈。

足厥阴经经穴歌

厥阴肝经十三穴，大敦行间太冲列。中封蠡沟及中都，膝关曲泉膝内辄。阴包五里上阴廉，章门期门贯上膈。

足厥阴肝经步穴歌

大敦拇指看毛聚，行间缝尖动脉处。节后有络亘五会，太冲之脉堪承据。中封正在内踝前，蠡沟踝上五寸注。中都正在复溜宫，阴陵膝尖两折中。内踝之上三寸详，少阴相直冲骨中。膝关犊鼻下二寸，曲泉纹头两筋逢。阴包四寸膝膑上，内廉筋间索其当。五里气冲内寸半，直下三寸阴股向。阴廉穴在横纹[1]跨，章门脐上二寸量。横取八寸看两旁，期门乳旁各一寸。直下二寸二肋详，此足厥阴肝经乡。

十五络脉穴辩

十五络脉者，十二经之别络而相通焉者也。其三络者，为任督二脉之络，脾之大络，总统阴阳诸络，

①纹：原作“绞”，据《脏腑论治图说人镜经》卷六改。

灌溉於臟腑者也難經謂三絡為陽蹻陰蹻三絡
愚嘗考之無穴可指且二蹻亦非十四經之正也
鍼灸節要以為任絡曰屏翳督絡曰長强誠得十
四經發揮之正理也加以脾之大絡曰大包此合
十五絡也

手太陰經之別絡曰列闕　足陽明經之別絡曰
豐隆　手陽明經之別絡曰偏歷　足太陰經之
別絡曰公孫　手少陰經之別絡曰通里　足太
陽經之別絡曰飛揚　手太陽經之別絡曰支正
足少陰經之別絡曰火鍾　手厥陰經之別絡曰
内關　足少陽經之別絡曰光明　手少陽經之
別絡曰外關　足厥陰經之別絡曰蠡溝　任脈
之別絡曰屏翳　肥經之火絡曰火包　督脈之
別絡曰長强

灌溉于脏腑者也。《难经》谓三络为阳跷、阴跷三络。愚尝考之，无穴可指，且二跷亦非十四经之正也。《针灸节要》以为任络曰屏翳，督络曰长强，诚得《十四经发挥》之正理也。加以脾之大络曰大包，此合十五络也。

手太阴经之别络曰列缺，足阳明经之别络曰丰隆，手阳明经之别络曰偏历，足太阴经之别络曰公孙，手少阴经之别络曰通里，足太阳经之别络曰飞扬，手太阳经之别络曰支正，足少阴经之别络曰大[①]钟，手厥阴经之别络曰内关，足少阳经之别络曰光明，手少阳经之别络曰外关，足厥阴经之别络曰蠡沟，任脉之别络曰屏翳，脾经之大络曰大包，督脉之别络曰长强。

①大：原作“火”，据《灵枢·经脉》改。

奇經任脈穴圖

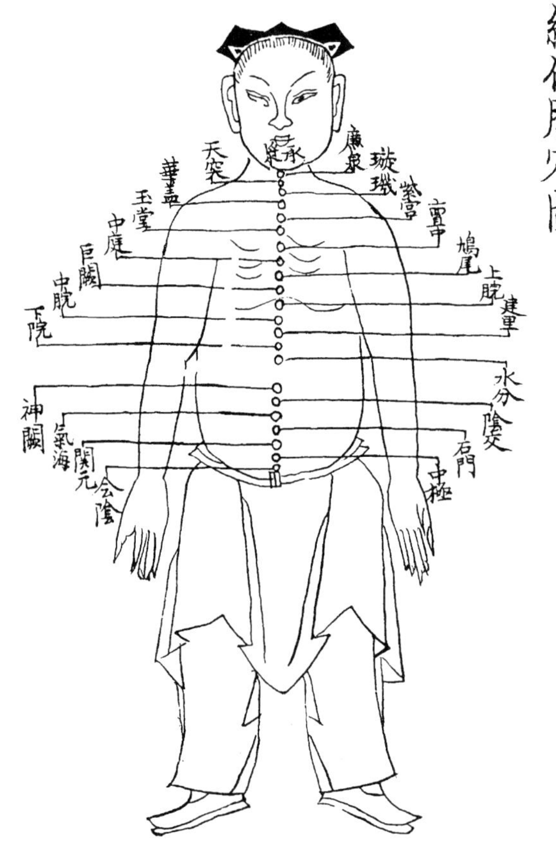

任脈者爲奇經八脈之一脈也起於中極之下以上毛際循腹裏上關元至喉嚨屬陰脈之海也

任與督二脈爲人身陰陽之綱領一源而二岐猶太極而生兩儀也督則由會陰而行背任則由會陰而行腹夫人身之有任督由天地之有子午也人身之任督以腹背言天地之子午以南北言可以分可以合者也分之以是陰陽之不雜合之以見渾淪之無間一而二二而一者也謂任脈爲陰脈之海者以其總諸陰脈之會也故曰陰脈之海

奇经任脉穴图（图见上）

任脉者，为奇经八脉之一脉也。起于中极之下，以上毛际，循腹里，上关元，至喉咙。属阴脉之海也。

任与督二脉，为人身阴阳之纲领，一源而二歧，犹太极而生两仪也。督则由会阴而行背，任则由会阴而行腹。夫人身之有任督，由天地之有子午也；人身之任督以腹背言，天地之子午以南北言，可以分可以合者也。分之以见①阴阳之不杂，合之以见浑沦之无间，一而二，二而一者也。谓任脉为阴脉之海者，以其总诸阴脉之会也，故曰阴脉之海，

①见：原作“是”，据《针灸大成》卷七改。

行腹中行凡二十四穴
會陰一名屏翳在兩陰間任督衝三脉所起任由會陰而
行腹督由會陰而行背衝由會陰而行足少陰
禁鍼○灸三壯○主治陰汗陰痛中諸病前後相
引不得大小便穀道病久痔相通女子陰門痛經
不通
曲骨 在横骨上中極下一寸毛際陷中動脉應手
足厥陰任脉之會○鍼一分○灸七壯
主治小腹滿小便淋㿗疝小腹痛失精虛冷婦人
赤白帶下
中極一名玉泉一名氣原在関元下一寸臍下四寸膀胱之募
足三陰任脉之會○鍼八分○灸百壯
主治冷氣積時上衝心失精無子腹中臍下結塊
奔豚疝瘕婦人產惡露不行胎衣不下月事不調
血積成塊子門腫痛轉脬不得小便
關元 在臍下三寸小腹之募足三陰脉之會
鍼八分○灸七壯○主治積冷虛乏臍下絞痛冷
氣入腹臍下結塊遺精白濁七疝五淋婦人帶下

行腹中行。凡二十四穴。

会阴一名屏翳 在两阴间，任、督、冲三脉所起。任由会阴而行腹，督由会阴而行背，冲由会阴而行足少阴。○禁针，○灸三壮。○主治阴汗，阴头痛，阴中[①]，诸病前后相引，不得大小便，谷道病，久痔相通，女子经水不通，阴门肿痛[②]。

曲骨 在横骨上，中极下一寸毛际陷中动脉应手。足厥阴、任脉之会。○针一分，○灸七壮。○主治小腹满，小便淋，㿗疝，小腹痛，失精，虚冷，妇人赤白带下。

中极一名玉泉，一名气原 在关元下一寸，脐下四寸。膀胱之募，足三阴、任脉之会。○针八分，○灸百壮。○主治冷气积时上冲心，失精无子，腹中脐下结块，奔豚疝瘕，妇人产后[③]恶露不行，胎衣不下，月事不调，血积成块，子门肿痛，转脬不得小便。

关元 在脐下三寸，小腹之募。足三阴脉之会。○针八分，○灸七壮。○主治积冷虚乏，脐下绞痛，冷气入腹，脐下结块，遗精白浊，七疝五淋，妇人带下，

①阴头痛，阴中：原作“阴痛中”，据《针灸大成》卷七改。
②经水不通，阴门肿痛：原作“阴门痛经不通”，据《针灸大成》卷七改。
③后：原脱，据《针灸大成》卷七补。

經水不通不姙或姙娠下血
石門一名命門一名丹田在臍下二寸三焦募也　婦人禁鍼
禁灸犯之終身絶孕○男子鍼八分○灸二七壯
主治小便不利小腹痛瀉泄不止卒疝血淋
氣海一名脖胦一名下肓在臍下一寸半宛宛中男子生氣之
海○鍼八分○灸七壯○主治下焦冷痛陽虛眞
氣不足賁豚七疝小腸膀胱癥瘕結塊狀爲覆杯
臍下冷氣陽脱欲死陰症如縮四肢厥冷婦人赤
白帶下月事不調小兒遺尿
陰交一名橫戶在臍下一寸當膀胱上口三焦之募任脉
少陰衝脉之會○鍼八分○灸百壯○主治小腹
氣痛引陰中不得小便疝痛陰汗濕痒賁豚腰膝
拘攣婦人崩中帶下陰痒
神闕一名氣舍當臍中○禁鍼○灸三壯
主治中風不省人事腹中虛冷腸鳴瀉泄不止水
腫鼓脹小兒風癎角弓反張脱肛
水分在下脘下一寸臍上一寸穴當小腸下口至
是而泌別清濁水液入膀胱滓渣入大腸故曰水

经水不通，不妊或妊娠下血。

石门一名命门，一名丹田　在脐下二寸，三焦募也。妇人禁针、禁灸，犯之终身绝孕。○男子针八分，○灸二七壮。○主治小便不利，小腹痛，泻泄不止，卒疝，血淋。

气海一名脖胦，一名下肓　在脐下一寸半宛宛中。男子生气之海。○针八分，○灸七壮。○主治下焦冷痛，阳虚真气不足，贲豚七疝，小肠、膀胱癥瘕结块，状为覆杯，脐下冷气，阳脱欲死，阴症如缩，四肢厥冷，妇人赤白带下，月事不调，小儿遗尿。

阴交一名横户　在脐下一寸，当膀胱上口。三焦之募。任脉、少阴、冲脉之会。○针八分，○灸百壮。○主治小腹气痛引阴中，不得小便，疝痛，阴汗湿痒，贲豚，腰膝拘挛，妇人崩中，带下，阴痒。

神阙一名气舍　当脐中。○禁针，○灸三壮。○主治中风不省人事，腹中虚冷，肠鸣泻泄不止，水肿鼓胀，小儿风痫，角弓反张，脱肛。

水分　在下脘下一寸，脐上一寸。穴当小肠下口，至是而泌别清浊，水液入膀胱，滓渣入大肠，故曰水

分〇禁鍼〇灸七壯〇主治水病腹堅腫如鼓結
臍痛腸鳴泄瀉小兒陷顖

下脘 在建里下一寸臍上二寸穴當胃之下口小
腸上口水穀於是入焉足太陰任脈之會
鍼八分〇灸七壯至百壯〇主治臍下厥氣䐜堅
痛寒穀不化癖塊連臍瘦弱少食飜胃

建里 在中脘下一寸臍上三寸〇鍼五分〇灸五
壯〇主治腹脹身腫心痛上氣腸鳴嘔逆不食

中脘一名太倉 在上脘下一寸臍上四寸居心蔽骨與臍
之中胃之募手太陽少陽足陽明任脉之會
鍼八分〇灸二七壯至百壯
主治五鬲五噎飜胃不食腹脹脾疼心積伏梁面
黄温瘧霍亂吐瀉寒熱不已

上脘一名胃脘 在巨闕下一寸當一寸五分去蔽骨三寸
臍上五寸上脘中脘屬胃絡脾足陽明手太陽任
脈之會〇鍼八分〇灸二七壯至百壯
主治腹中雷鳴飲食不化霍亂吐利飜胃嘔吐食
不下伏梁積聚黄疸驚悸吐涎沫嘔血

分。〇禁针，〇灸七壮。〇主治水病腹坚肿如鼓，绕[1]脐痛，肠鸣泄泻，小儿陷囟。

下脘 在建里下一寸，脐上二寸。穴当胃之下口，小肠上口，水谷于是入焉。足太阴、任脉之会。〇针八分，〇灸七壮至百壮。〇主治脐下厥气，腹[2]坚痛寒，谷不化，癖块连脐，瘦弱少食，翻胃。

建里 在中脘下一寸，脐上三寸。〇针五分，〇灸五壮。〇主治腹胀身肿，心痛上气，肠鸣，呕逆不食。

中脘一名太仓 在上脘下一寸，脐上四寸。居心蔽骨与脐之中。胃之募。手太阳、少阳、足阳明、任脉之会。〇针八分，〇灸二七壮至百壮。〇主治五膈五噎，翻胃不食，腹胀脾疼，心积伏梁，面黄温疟，霍乱吐泻，寒热不已。

上脘一名胃脘 在巨阙下一寸当一寸五分，去蔽骨三寸，脐上五寸。上脘、中脘属胃络脾，足阳明、手太阳、任脉之会。〇针八分，〇灸二七壮至百壮。〇主治腹中雷鸣，饮食不化，霍乱吐利，翻胃，呕吐食不下，伏梁积聚，黄疸，惊悸，吐涎沫，呕血。

---

①绕：原作“结”，据《针灸大成》卷七改。
②腹：原作“䐜”，据《针灸大成》卷七改。

巨闕　在鳩尾下一寸心之募○鍼六分○灸七壯
主治上氣逆欬胸滿氣短九鍾心痛蛔痛痰飲咳
嗽霍亂腹脹恍惚發狂黄疸中鬲不利煩悶卒心
痛尸厥

鳩尾　蔽骨之端在臆前蔽骨下五分人無蔽骨者
從岐骨際下行一寸曰鳩尾○禁灸○禁鍼

中庭　在膻中下一寸六分陷中○針三分○灸五
壯○主治胸脇支滿噎塞嘔吐食不下

膻中　在玉堂下一寸六分横兩乳間陷中仰而取
之○禁鍼○灸七壯
主治上氣短氣欬逆噎氣鬲食喉鳴氣喘肺癰吐
沫膿血婦人乳汁少

玉堂一名玉英　在紫宮下一寸六分陷中
鍼三分○灸五壯○主治胸膺疼痛心煩欬逆上
氣喘急不得息嘔吐寒痰

紫宮　在華盖下一寸六分陷中仰而取之
鍼三分○灸五壯○主治胸脇支滿膺痛食不下
欬逆上氣吐血煩心

巨阙　在鸠尾下一寸。心之募。○针六分，○灸七壮。○主治上气逆咳，胸满气短，九种心痛，蛔痛，痰饮咳嗽，霍乱腹胀，恍惚发狂，黄疸中膈不利，烦闷卒心痛，尸厥。

鸠尾　蔽骨之端，在臆前蔽骨下五分，人无蔽骨者，从歧骨际下行一寸曰鸠尾。○禁灸，○禁针。

中庭　在膻中下一寸六分陷中。○针三分，○灸五壮。○主治胸胁支满，噎塞，呕吐，食不下。

膻中　在玉堂下一寸六分，横两乳间陷中，仰而取之。○禁针，○灸七壮。○主治上气短气，咳逆，噎气膈食，喉鸣气喘，肺痈吐沫脓血，妇人乳汁少。

玉堂一名玉英　在紫宫下一寸六分陷中。○针三分，○灸五壮。○主治胸膺疼痛，心烦，咳逆上气，喘急不得息，呕吐寒痰。

紫宫　在华盖下一寸六分陷中，仰而取之。○针三分，○灸五壮。○主治胸胁支满，膺痛，食不下，咳逆上气，吐血，烦心。

華盖　在璇璣下一寸陷中仰而取之
鍼三分〇灸五壯〇主治欬逆喘急上氣咳嗽喉
痺水飲不下
璇璣　在天突下一寸陷中仰而取之
鍼三分〇灸五壯〇主治胷脇滿欬逆上氣喉鳴
喘不能言水飲不下
天突　在頸結喉下四寸宛宛中陰維任脈之會
鍼一分〇灸三壯〇主上氣欬逆喘嗽喉痺五噎
嘔吐咯膿血咽腫暴瘖
廉泉一名舌本　在頷下結喉上四寸中央仰而取之維脈
任脈之會〇鍼二分〇灸三壯〇主治咳嗽喘息
上氣吐沫舌下重難言舌根急縮不食涎出口瘡
承漿一名懸漿　唇稜下陷中開口取之大腸脈胃脈督脈
任脈之會〇鍼二分〇灸二壯
主治偏風半身不遂口眼喎斜暴瘖不能言任之
為病其苦內結男子為七疝女子為瘕聚

华盖　在璇玑下一寸陷中，仰而取之。〇针三分，〇灸五壮。〇主治咳逆喘急，上气，咳嗽喉痹，水饮不下。

璇玑　在天突下一寸陷中，仰而取之。〇针三分，〇灸五壮。〇主治胸胁满，咳逆上气，喉鸣喘不能言，水饮不下。

天突　在颈结喉下四寸宛宛中。阴维、任脉之会。〇针一分，〇灸三壮。〇主上气咳逆，喘嗽，喉痹，五噎呕吐，咯脓血，咽肿暴喑。

廉泉一名舌本　在颔下结喉上四寸中央，仰而取之。维脉、任脉之会。〇针二分，〇灸三壮。〇主治咳嗽喘息，上气吐沫，舌下重难言，舌根急缩，不食，涎出、口疮。

承浆一名悬浆　唇棱下陷中，开口取之。大肠脉、胃脉、督脉、任脉之会。〇针二分，〇灸二壮。〇主治偏风半身不遂，口眼㖞斜，暴喑不能言。任之为病，其苦内结，男子为七疝，女子为瘕聚。

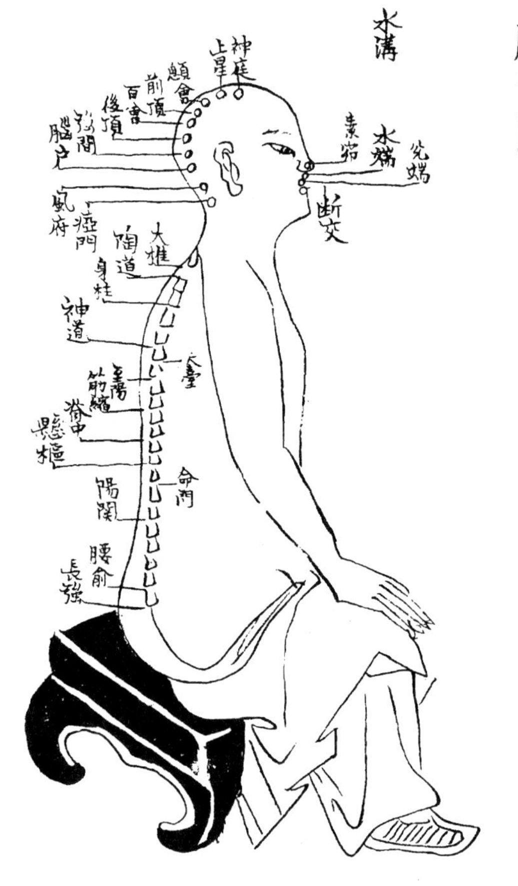

督脈者爲奇經八脈之一脈也起於下極之俞并於脊裏上至風府入腦上巔循額至鼻柱屬陽脈之海也云爲海者以其總爲陽脈之綱故曰海也

行背中行凡二十七穴

長强一名氣之陰郄一名厥骨在脊骶骨端計三分伏地取之乃得足少陰少陽結會督脈别走任脈鍼三分〇灸五壯〇主治腸風下血久痔五淋洞泄失精嘔血小兒顖陷驚癎瘈瘲

腰俞一名腰柱一名腰户在二十一椎節下間宛宛中

督脉之图（图见上）

督脉者，为奇经八脉之一脉也，起于下极之俞，并于脊里，上至风府，入脑上巅，循额至鼻柱，属阳脉之海也。云为海者，以其总为阳脉之纲，故曰海也。

行背中行，凡二十七穴。

长强一名气之阴郄，一名厥骨　在脊骶骨端计三分，伏地取之乃得。足少阴、少阳结会。督脉别走任脉。〇针三分，〇灸五壮。〇主治肠风下血，久痔，五淋洞泄，失精呕血，小儿囟陷，惊痫瘈疭。

腰俞一名腰柱，一名腰户　在二十一椎节下间宛宛中。

鍼八分〇灸七壯〇主治腰脊痛不得俛仰温瘧汗不出婦人經閉溺赤

陽關　在十六椎節下間坐取之鍼五分〇灸三壯

主膝痛不可屈伸風痺不仁筋攣不行

命門一名屬累在十四椎節下間伏取之鍼五分〇灸二壯〇主治頭痛如破身熱如火骨蒸汗不出瘖瘧腰腹痛

懸樞　在十三椎下伏取之〇鍼三分〇灸三壯

主治腰脊強不得屈伸積氣上下水穀不化瀉痢不止

脊中一名神宗一名脊俞在十一椎節下間俛而取之鍼五分〇禁灸〇主治風癇癲邪腹滿不食五痔積聚小兒脫肛

筋縮　在九椎節下間俛取之〇鍼五分〇灸三壯

主治癲疾狂走風癇目上視

至陽　在七椎節下間俛取之〇鍼五分〇灸三壯

主治腰脊痛胃中寒不食胸脇支滿脛酸四肢重

〇针八分。〇灸七壮。〇主治腰脊痛不得俯仰，温疟汗不出，妇人经闭溺赤。

阳关　在十六椎节下间，坐取之。〇针五分，〇灸三壮。〇主膝痛不可屈伸，风痹不仁，筋挛不行。

命门一名属累　在十四椎节下间，伏取之。〇针五分，〇灸二壮。〇主治头痛如破，身热如火，骨蒸汗不出，痎疟，腰腹痛。

悬枢　在十三椎下，伏取之。〇针三分，〇灸三壮。〇主治腰脊强不得屈伸，积气上下，水谷不化，泻痢不止。

脊中一名神宗，一名脊俞　在十一椎节下间，俯而取之。〇针五分，〇禁灸。〇主治风痫癫邪，腹满不食，五痔积聚，小儿脱肛。

筋缩　在九椎节下间，俯取之。〇针五分，〇灸三壮。〇主治癫疾狂走，风痫目上视。

至阳　在七椎节下间，俯取之。〇针五分，〇灸三壮。〇主治腰脊痛，胃中寒不食，胸胁支满，胫酸，四肢重，

寒熱如解㑊

靈臺　在六椎節間俛取之○諸書俱不主治今俗灸之以治氣喘不能卧火到便愈

神道　在五椎節下間俛取之○鍼五分○灸七壯主治傷寒頭痛寒熱往來痎瘧健忘驚悸牙車急張口不合風癇

身柱　在三椎節骨下俛取之○鍼五分○灸七壯主治腰脊痛癲癇狂走瘈瘲妄言

陶道　大椎下間俛取之足太陽督脈之會鍼五分○灸五壯○主治痎瘧寒熱洒淅脊強煩滿汗不出頭重瘈瘲恍惚不樂

大椎　在一椎上陷者宛宛中手足三陽督脈之會鍼五分○灸以十爲壯○主治五勞七傷之力痎瘧肺脹脇滿嘔吐上氣背膊拘急項頸強不得回顧

瘂門一名瘖門一名厭舌一名舌横　在項後入髮際五分項中央宛宛中仰頭取之督脈陽維之會○鍼三分○禁灸灸之令人瘂○主治舌急不語衄血不止脊強反

寒热如解㑊。

灵台　在六椎节间，俯取之。○诸书俱不主治。○今俗灸之以治气喘不能卧，火到便愈。

神道　在五椎节下间，俯取之。○针五分，○灸七壮。○主治伤寒头痛，寒热往来，痎疟，健忘，惊悸，牙车急，张口不合，风痫。

身柱　在三椎节骨下，俯取之。○针五分，○灸七壮。○主治腰脊痛，癫痫狂走，瘈疭妄言。

陶道　大椎下间，俯取之。足太阳督脉之会。○针五分，○灸五壮。○主治痎疟，寒热洒淅，脊强烦满，汗不出，头重瘈疭，恍惚不乐。

大椎　在一椎上陷者宛宛中。手足三阳督脉之会。○针五分，○灸以十为壮。○主治五劳七伤，乏[1]力，痎疟，肺胀胁满，呕吐上气，背膊拘急，项颈强，不得回顾。

哑门一名喑门，一名厌舌，一名舌横　在项后入发际五分，项中央宛宛中，仰头取之。督脉、阳维之会。○针三分，○禁灸，灸之令人哑。○主治舌急不语，衄血不止，脊强反

①乏：原作"之"，据《针灸大成》卷七改。

折瘈瘲癲疾頭重風汗汗不出

風府一名舌本在項後入髮際一寸大筋内宛〻中疾言其肉立起言休立下足太陽督脉陽維之會鍼三分〇禁灸犯之令人失瘖

主治中風舌緩不語振寒汗出身重偏風半身不遂頭痛項急不得回顧傷寒發狂

腦戶一名合顱在枕骨上强間後一寸半足太陽督脉之會〇鍼三分〇禁灸〇主治面赤痛頭重腫痛瘿瘤

强間一名大羽在後頂後一寸半〇鍼二分〇灸五壯

主治頭痛目眩腦旋煩心嘔吐項强狂走不卧

後頂一名交衝在百會穴後一寸半枕骨上〇鍼二分〇灸五壯〇主治頸項强急額顱上痛偏頭痛惡風目䀮䀮

百會一名三陽五會一名巔上一名天满在前頂後一寸五分頂中央旋毛中容豆諳直兩耳尖至頂中央是穴手足三陽督脉之會〇鍼二分〇灸七壯

主治頭風頭痛中風言語蹇滯口禁不開偏風半

折，瘈疭癫疾，头重、风汗汗不出。

风府一名舌本　在项后入发际一寸，大筋内宛宛中。疾言其肉立起，言休立下。足太阳、督脉、阳维之会。〇针三分，〇禁灸，犯之令人失喑。〇主治中风，舌缓不语，振寒汗出，身重偏风，半身不遂，头痛项急不得回顾，伤寒发狂。

脑户一名合颅　在枕骨上强间后一寸半。足太阳、督脉之会。〇针三分，〇禁灸。〇主治面赤痛，头重肿痛，瘿瘤。

强间一名大羽　在后顶后一寸半。〇针二分，〇灸五壮。〇主治头痛目眩，脑旋烦心，呕吐项强，狂走不卧。

后顶一名交冲　在百会穴后一寸半，枕骨上。〇针二分，〇灸五壮。〇主治颈项强急，额颅上痛，偏头痛，恶风，目䀮䀮。

百会一名三阳五会，一名巅上，一名天满　在前顶后一寸五分，顶中央旋毛中容豆许[1]，直两耳尖至顶中央是穴。手足三阳、督脉之会。〇针二分，〇灸七壮。〇主治头风头痛，中风言语蹇滞，口噤不开，偏风半

①许：原作“諳”，据《针灸大成》卷四改。

身不遂風癇卒厥角弓反張嘔吐沫心神恍惚健
忘痎瘧百病皆治
前頂　在顖會後一寸半骨間陷中○鍼一分
灸三壯○主治頭風目眩而赤腫小兒驚癇瘈瘲
顖會　在上星後一寸陷中○鍼二分○灸二壯
主治腦虛冷痛飲酒過多頭皮腫生白屑面目暴
腫鼻塞不聞
上星一名神堂　在神庭後入髮際一寸陷中容豆
鍼三分○灸五壯○主治頭風頭痛頭皮腫面虛
惡寒痎瘧寒熱汗不出鼻血不止
神庭　在鼻上入髮際五分足太陽陽明督脈之會
禁鍼○灸三壯○主治發狂登高妄走風癇癲疾
角弓反張目不識人頭風鼻淵流涕不止頭痛目
淚煩滿喘渴
素髎一名面正　在鼻柱上端準頭○禁灸○鍼一分
主治鼻中息肉不消喘息不利多涕喎噼衄血
水溝一名人中　在鼻下人中近鼻孔陷中督脈手足陽明
之會○鍼三分○灸二壯

身不遂，风痫卒厥，角弓反张，呕吐沫，心神恍惚，健忘，痎疟，百病皆治。

前顶　在囟会后一寸半骨间陷中。○针一分，○灸三壮。○主治头风目眩而赤肿，小儿惊痫瘈疭。

囟会　在上星后一寸陷中。○针二分，○灸二壮。○主治脑虚冷痛，饮酒过多，头皮肿，生白屑，面目暴肿，鼻塞不闻。

上星一名神堂　在神庭后入发际一寸陷中容豆。○针三分，○灸五壮。○主治头风头痛，头皮肿面虚，恶寒，痎疟，寒热汗不出，鼻血不止。

神庭　在鼻上入发际五分，足太阳、阳明、督脉之会。○禁针，○灸三壮。○主治发狂，登高妄走，风痫癫疾，角弓反张，目不识人，头风鼻渊，流涕不止，头痛目泪，烦满喘渴。

素髎一名面正　在鼻柱上端准头。○禁灸，○针一分。○主治鼻中息肉不消，喘息不利，多涕，㖞噼，衄血。

水沟一名人中　在鼻下人中近鼻孔陷中。督脉、手足阳明之会。○针三分，○灸二壮。

主治中風口噤牙関不開卒中惡邪鬼擊不省人事癲癇卒倒消渴飲水遍身浮腫瘟疫口喎噼

兊端 在唇上端〇鍼二分〇灸三壯

主癲癇吐沫齒齦痛消渴衄血口噤鼓項

齗交 在唇内齒上齗縫中任督足陽明之會

鍼三分〇禁灸〇主治鼻息肉不消額頭中痛頸項强目淚多眵牙疳腫痛

奇經衝脉

衝脉者與任脉皆起於胞中上循脊裏為經絡之海其浮於外者循腹上行會於咽喉别而絡唇口故曰衝脉者起於氣衝幷足少陰之經俠臍上行至胸中而散此為病令人逆氣而裏急難經則曰幷足陽明之經以穴攷之足陽明俠臍左右各二寸而上行足少陰俠臍左右各五分而上行鍼經所載衝任與督脉同起於會陰其在腹也行乎幽門通谷陰都石門商曲肓俞中桂四滿氣穴大赫横骨凡二十二穴皆足少陰之分也然則衝脉幷足少陰之經明矣

〇主治中风口噤，牙关不开，卒中恶邪鬼击，不省人事，癫痫卒倒，消渴饮水，遍身浮肿，瘟疫，口㖞噼。

兑端 在唇上端。〇针二分，〇灸三壮。〇主癫痫吐沫，齿龈痛，消渴衄血，口噤鼓项。

龈交 在唇内齿上龈缝中，任、督、足阳明之会。〇针三分，〇禁灸。〇主治鼻息肉不消，额头中痛，颈项强，目泪多眵，牙疳肿痛。

奇经冲脉

冲脉者，与任脉皆起于胞中，上循脊里，为经络之海。其浮于外者，循腹上行，会于咽喉，别而络唇口。故曰：冲脉者，起于气冲，并足少阴之经挟脐上行至胸中而散。此为病，令人逆气而里急。《难经》则曰：并足阳明之经。以穴考之，足阳明挟脐左右各二寸而上行，足少阴挟脐左右各五分而上行。《针经》所载冲、任与督脉同起于会阴，其在腹也，行乎幽门、通谷、阴都、石关[1]、商曲、肓俞、中注[2]、四满、气穴、大赫、横骨，凡二十二穴皆足少阴之分也，然则冲脉并足少阴之经明矣。

①关：原作“门”，据《圣济总录》卷一九二改。
②注：原作“柱”，据《素问·水热穴论》改。下同。

幽門巨闕旁　　通谷上脘兩旁　　陰都通谷下
石門陰都下　　商曲石門下　　肓俞商曲下
中衽肓俞下　　四满中衽下　　氣穴四满下
大赫氣穴下　　橫骨大赫下

逆氣裏急者取諸此

奇經帶脈

帶脈起於季脇回身一周其爲病也腰腹縱容如囊水之狀其脈氣所發正名帶脈以其回身一周如帶也又與足少陽會於維道此帶脈所發凡四穴

帶脈在季脇下一寸八分　維道

奇經陽蹻脈

陽蹻脈者起於跟中循外踝上行入風池其爲病也令人陰緩而陽急兩足蹻脈本太陽之別合於太陽其氣上行氣并相還則爲濡目氣不榮則目不合男子數其陽女子數其陰當數者爲經不當數者爲絡也蹻脈長八尺所發之穴生於申脈以輔陽爲郄本於僕參與足少陽會於居髎又與手

幽门巨阙旁　　通谷上脘两旁　　阴都通谷下
石门阴都下　　商曲石门下　　肓俞商曲下
中注肓俞下　　四满中注下　　气穴四满下
大赫气穴下　　横骨大赫下

逆气里急者取诸此。

奇经带脉

带脉起于季胁，回身一周。其为病也，腰腹纵容如囊水之状。其脉气所发，正名带脉，以其回身一周如带也。又与足少阳会于维道。此带脉所发，凡四穴。

带脉在季胁下一寸八分　维道

奇经阳跷脉

阳跷脉者，起于跟中，循外踝上行入风池。其为病也，令人阴缓而阳急。两足跷脉本太阳之别，合于太阳。其气上行，气并相还则为濡目，气不荣则目不合。男子数其阳，女了数其阴。当数者为经，不当数者为络也。跷脉长八尺。所发之穴生于申脉，以辅阳为郄，本于仆参。与足少阳会于居髎，又与手

陽明會於肩髃及巨骨又與手足太陽陽維會於臑俞與手足陽明會於地倉又與手足陽明會於巨髎又與任脈足陽明會於承泣凡二十穴

申脈外踝下屬足太陽經　輔陽外踝上　僕參跟骨上

居髎章門下　肩髃肩端　巨骨肩端

臑俞肩髎後胛骨上廉　地倉口吻旁　巨髎鼻兩旁

承泣目下七分

奇經陰蹻脈

陰蹻脈者亦起於跟中循內踝上行至咽喉交貫衝脈此為病者令人陽緩而陰急故曰蹻脈者少陰之別別於然谷之後上內踝之上直上陰循陰股入陰上循胸裏入缺盆上出人迎之前入鼻屬目內眥合於太陽女子以之為經男子以之為絡兩足蹻脈長八尺而陰蹻之郄在交信陰蹻病者取此

然骨足內踝下　交信內踝上

奇經陽維脈

陽維維於陽其脈起於諸陽之會與陰維皆維絡

阳明会于肩髃及巨骨，又与手足太阳、阳维会于臑俞，与手足阳明会于地仓，又与手足阳明会于巨髎，又与任脉、足阳明会于承泣。凡二十穴。

申脉外踝下，属足太阳经　辅阳外踝上　仆参跟骨上

居髎章门下　肩髃肩端　巨骨肩端

臑俞肩髎后胛骨上廉　地仓口吻旁　巨髎鼻两旁

承泣目下七分

奇经阴跷脉

阴跷脉者，亦起于跟中，循内踝上行，至咽喉交贯冲脉。此为病者，令人阳缓而阴急。故曰跷脉者，少阴之别，别于然谷之后，上内踝之上，直上阴，循阴股入阴，上循胸里入缺盆，上出人迎之前，入鼻，属目内眦，合于太阳。女子以之为经，男子以之为络。两足跷脉长八尺，而阴跷之郄在交信，阴跷病者取此。

然骨足内踝下　交信内踝上

奇经阳维脉

阳维维于阳，其脉起于诸阳之会，与阴维皆维络

於身若陽不能維於陽則溶溶不能自收持其脈氣所發别於金門以陽交為郄與手足太陽及蹻脈會於臑俞與手足少陽會於天髎又會於肩井其在頭也與足少陽會於陽白上於本神及臨泣上至正營循於腦空下至風池其與督脈會則在風府及瘂門難經云陽維為病苦寒熱　此陽維脈氣所發凡二十四穴

金門足外踝下　陽交外踝上　臑俞肩後胛上
天髎缺盆上　肩井肩頭上　白陽眉上
本神眉上　臨泣眉上　正營目窗上
腦空缺盆上　風池顳顬後　風府髮際
瘂門風府後

奇經陰維脈

陰維維於陰其脈起於諸陰之交若陰不能維於陰則悵然失志其脈氣所發者陰維之郄名曰築賓與足太陰會於腹哀大横又　足太陰厥陰會於府舍期門與任脈會於天突廉泉難經云陰維為病苦心痛　此陰脈所發凡十二穴

于身。若阳不能维于阳，则溶溶不能自收持。其脉气所发，别于金门，以阳交为郄，与手足太阳及跷脉会于臑俞，与手足少阳会于天髎，又会于肩井。其在头也，与足少阳会于阳白，上于本神及临泣，上至正营，循于脑空，下至风池。其与督脉会，则在风府及哑门。《难经》云：阳维为病苦寒热。此阳维脉气所发，凡二十四穴。

金门足外踝下　阳交外踝上　臑俞肩后胛上
天髎缺盆上　肩井肩头上　白阳眉上
本神眉上　临泣眉上　正营目窗上
脑空缺盆上　风池颞颥后　风府发际
哑门风府后

奇经阴维脉

阴维维于阴，其脉起于诸阴之交。若阴不能维于阴，则怅然失志。其脉气所发者，阴维之郄，名曰筑宾，与足太阴会于腹哀、大横，又与[1]足太阴、厥阴会于府舍、期门，与任脉会于天突、廉泉。《难经》云：阴维为病苦心痛。此阴脉所发，凡十二穴。

①与：原脱，据《针灸大成》卷七补。

築賓內踝上
府舍腹結下
廉泉結喉上
腹哀日月下
期門乳下
大橫腹哀下
天突結喉下

十二井滎俞原經合穴

少商肺
隱白脾
商陽大腸
厲兌胃
魚際肺
大都脾
二間大腸
內庭胃
太淵肺
太白脾
三間大腸
陷谷胃
經渠肺
商丘脾
少衝心
湧泉腎
少澤小腸
至陰膀胱
少府心
然骨腎
前谷小腸
通谷膀胱
神門心
太谿腎
後谿小腸
束骨膀胱
靈道心
復溜腎
大敦肝
中衝心包絡
竅陰胆
關衝三焦
行間肝
勞宮心包
俠谿胆
腋門三焦
大衝肝
大陵心包
臨泣胆
中渚三焦
中封肝
門使心包

筑宾内踝上 | 腹哀日月下 | 大横腹哀下
府舍腹结下 | 期门乳下 | 天突结喉下
廉泉结喉上

十二井荥俞原经合穴

少商肺
隐白脾
商阳大肠
厉兑胃
鱼际肺
大都脾
二间大肠
内庭胃
太渊肺
太白脾
三间大肠
陷谷胃
经渠肺
商丘脾

少冲心
涌泉肾
少泽小肠
至阴膀胱
少府心
然骨肾
前谷小肠
通谷膀胱
神门心
太溪肾
后溪小肠
束骨膀胱
灵道心
复溜肾

大敦肝
中冲心包络
窍阴胆
关冲三焦
行间肝
劳宫心包
侠溪胆
腋门三焦
太冲肝
大陵心包
临泣胆
中渚三焦
中封肝
间使心包

陽谿大腸
解谿胃
大淵肺
太白脾
合谷大腸
衝陽胃
尺澤肺
陰陵泉脾
曲池大腸
三里胃

陽谷小腸
崑崙膀胱
神門心
太谿腎
宛骨小腸
京骨膀胱
少海心
陰谷腎
少海小腸
委中膀胱

陽輔胆
支溝三焦
大衝肝
大陵心包
丘墟胆
陽池三焦
曲泉肝
曲澤心包
陽陵泉胆
天井三焦

五臟募俞穴募皆在腹俞皆在背

中府肺之募
期門肝之募
巨闕心之募
中脘胃之募
章門脾之募
肺俞三焦下各寸半
脾俞十一椎下各開寸半
心俞五椎下各開一寸半
腎俞十四椎下各開寸半
肝俞九椎下各開寸半

八會穴

中脘府會
陽輔髓會
章門藏會
鬲會血會
陽陵泉筋會
大杼骨會

阳溪大肠
解溪胃
太渊肺
太白脾
合谷大肠
冲阳胃
尺泽肺
阴陵泉脾
曲池大肠
三里胃

阳谷小肠
昆仑膀胱
神门心
太溪肾
腕骨小肠
京骨膀胱
少海心
阴谷肾
小海小肠
委中膀胱

阳辅胆
支沟三焦
太冲肝
大陵心包
丘墟胆
阳池三焦
曲泉肝
曲泽心包
阳陵泉胆
天井三焦

五脏募俞穴募皆在腹，俞皆在背

中府肝之募
期门肺之募
肺俞三焦下，各寸半
脾俞十一椎下，各开寸半

巨阙心之募
中脘胃之募
心俞五椎下，各开一寸半
肾俞十四椎下，各开寸半

章门脾之募
肝俞九椎下，各开寸半

八会穴

中脘府会
阳辅髓会
章门脏会
膈俞血会
阳陵泉筋会
大杼骨会

大淵脈會　膻中氣會

凡經脈丈尺

手之六陽從手至頭長五尺五六合三丈

手之六陰從胸中至手長三尺五寸三六合一丈八尺五六合三尺共二丈一尺

足之六陽從足上頭長八尺六八合四丈八尺

足之六陰從足至胸中長六尺五寸六六合三丈六尺六合三尺共三丈九尺

蹻脈從足至目長七尺五寸二脈共一丈五尺

任督二脈各長四尺五寸二脈共九尺

通共十六丈二尺此氣之大經隧也

節穴身鏡下卷終

太渊脉会　　膻中气会

凡经脉丈尺

手之六阳，从手至头，长五尺，五六合三丈。

手之六阴，从胸中至手，长三尺五寸，三六合一丈八尺，五六合三尺，共二丈一尺。

足之六阳，从足上头，长八尺，六八合四丈八尺。

足之六阴，从足至胸中，长六尺五寸，六六合三丈六尺，五[1]六合三尺，共三丈九尺。

跷脉从足至目，长七尺五寸，二脉共一丈五尺。

任督二脉各长四尺五寸，二脉共九尺。

通共十六丈二尺，此气之大经隧也。

节穴身镜下卷终

①五：原脱，据《灵枢·脉度》补。

图书在版编目（CIP）数据

中国针灸大成. 经络卷. 经脉图考；人体经穴脏腑图；节穴身镜 / 石学敏总主编，王旭东，陈丽云，尚力执行主编. — 长沙 ：湖南科学技术出版社，2022.12

ISBN 978-7-5710-1933-4

Ⅰ.①中… Ⅱ. ①石… ②王… ③陈… ④尚… Ⅲ. ①《针灸大成》②经脉－研究③经络－研究 Ⅳ. ①R245②R224

中国版本图书馆 CIP 数据核字(2022)第 219953 号

中国针灸大成 经络卷

JINGMAI TUKAO RENTI JINGXUE ZANGFUTU JIEXUE SHENJING

经脉图考 人体经穴脏腑图 节穴身镜

总 主 编：石学敏

执行主编：王旭东 陈丽云 尚 力

出 版 人：潘晓山

责任编辑：李 忠

出版发行：湖南科学技术出版社

社 址：长沙市芙蓉中路一段 416 号泊富国际金融中心

网 址：http://www.hnstp.com

湖南科学技术出版社天猫旗舰店网址：

http://hnkjcbs.tmall.com

邮购联系：0731-84375808

印 刷：长沙新湘诚印刷有限公司

（印装质量问题请直接与本厂联系）

厂 址：长沙市开福区伍家岭街道新码头路 9 号

邮 编：410008

版 次：2022 年 12 月第 1 版

印 次：2022 年 12 月第 1 次印刷

开 本：889mm×1194mm 1/16

张：32

753 千字

978-7-5710-1933-4

,)